Der zweite Blick
Kunst, Schnalke, Bogusch (Hrsg.)

Der zweite Blick

Besondere Objekte aus den
historischen Sammlungen der Charité

Herausgeber
Beate Kunst, Thomas Schnalke, Gottfried Bogusch

DE GRUYTER

Herausgeber

Dipl.-Biol. Beate Kunst
Berliner Medizinhistorisches
Museum der Charité
Charitéplatz 1
10117 Berlin
beate.kunst@charite.de

Prof. Dr. Gottfried Bogusch
Charité – Universitätsmedizin Berlin
Centrum für Anatomie
Philippstraße 12
10115 Berlin

Prof. Dr. med. Thomas Schnalke
Berliner Medizinhistorisches
Museum der Charité
Charitéplatz 1
10117 Berlin
thomas.schnalke@charite.de

Das Werk enthält 115 Abbildungen.

ISBN 978-3-11-022698-0
e-ISBN 978-3-11-022697-3

Library of Congress Cataloging-in-Publication Data

Der zweite Blick : besondere Objekte aus den historischen Sammlungen der Charité / edited by Thomas Schnalke, Beate Kunst, Gottfried Bogusch.
    p. cm.
  ISBN 978-3-11-022698-0
1. Berliner Medizinhistorisches Museum--Exhibitions. 2. Medicine--History--Exhibitions.
I. Schnalke, Thomas. II. Kunst, Beate. III. Bogusch, Gottfried. IV. Berliner Medizinhistorisches Museum.
  R891.B47Z84 2010
  610.74'43155--dc22
                                                                    2010014271

Bibliografische Information der Deutschen Nationalbibliothek

Die deutsche Nationalbibliothek verzeichnet diese Publikation in der Deutschen Nationalbibliografie; detaillierte bibliografische Daten sind im Internet über http://dnb.d-nb.de abrufbar.

© Copyright 2010 by Walter de Gruyter GmbH & Co. KG, Berlin/New York
Printed in Germany

Projektplanung: Dr. Petra Kowalski
Projektmanagement: Simone Pfitzner
Herstellung: Marie-Rose Dobler
Gesamtherstellung: NEUNPLUS1 GmbH, Berlin

Vorwort

Reich ist die Palette an medizin-, wissenschafts- und kulturgeschichtlichen Sachzeugen in den Sammlungen des Berliner Universitätsklinikums, der Charité. Das Spektrum reicht von Feucht- und Trockenpräparaten über wächserne Augenmoulagen, Zahnprothesen, Schädelknochen, Schutzhandschuhe, handschriftliche Folianten, Lidsperrer, Blasenspiegel und Geburtszangen bis hin zu einem japanischen Tempelgong. Etliche Institute und Kliniken des Krankenhauses verfügen über entsprechende größere oder kleinere Objektbestände. Viele von diesen Schätzen konnten bis heute noch nicht gehoben werden. Sie lagern in den Kellern oder auf den Dachböden einzelner Institute und finden sich gelegentlich durch Räumaktionen überraschend wieder ein. Anderen Objekten nehmen sich immer wieder interessierte Mitarbeiter und Mitarbeiterinnen der Institute an, die oft in ihrer Freizeit Objektforschung betreiben und Erstaunliches zutage fördern. Die Inventarisierung, Bestimmung und wissenschaftliche Bearbeitung eines Großteils der Sammlungsstücke ist aber noch nicht erfolgt und wird eine Herausforderung für die kommenden Jahrzehnte bleiben.

Im Jahr 1998 eröffnete auf dem historischen Gelände der Charité in Berlin Mitte das Berliner Medizinhistorische Museum der Charité, ein vollgültiges Museum mit eigener Sammlungstätigkeit und öffentlich zugänglichen Schauräumen. Weitere Sammlungen mit Schauräumen finden sich beispielsweise am Centrum für Anatomie der Charité oder im Institut für Mikrobiologie und Hygiene in der Dorotheenstraße, wobei dieser Gebäudekomplex inzwischen veräußert wurde und das darin untergebrachte Robert-Koch-Museum derzeit nur schwer zugänglich ist. Auch einige andere Institute und Kliniken der Berliner Universitätsklinik zeigen – teilweise auch öffentlich – bedeutende Objekte auf Klinikfluren oder in Aufenthalts- oder Besprechungsräumen. Manche Einrichtungen schließlich haben Sammlungen angelegt, die gar nicht oder nur in Rücksprache mit den verantwortlichen Mitarbeiterinnen und Mitarbeitern präsentiert werden.

Seit dem Jahr 2000 bilden das Berliner Medizinhistorische Museum der Charité und einige Charité-Sammlungen einen informell vernetzten Sammlungsverbund. Ziel ist es, die jeweiligen Interessen und Aktivitäten einer anspruchsvollen und spannenden materialen Medizingeschichte zu bündeln und gemeinsam umzusetzen. Hierzu gehören unter anderem die Suche nach einem gemeinschaftlichen Depot zur Sicherung und Erfassung der vorhandenen und künftig weiter zu sammelnden Realien, der Aufbau und Ausbau einer integrierten Datenbank, die wissenschaftliche Bearbeitung sowie das Ausstellen ihrer Objekte.

Ein erstes nach außen sichtbares Gemeinschaftsprojekt des Sammlungsverbundes war und ist die Vortragsreihe „Das *Besondere Objekt*. Bemerkenswerte Gegenstände aus den historischen Sammlungen der Charité". Seit dem Wintersemester 2002/03 werden dabei in jeweils sechs öffentlichen Abendvorträgen pro Jahr einzelne Stücke aus den Sammlungen vorgestellt. Die Ausführungen beginnen zumeist mit einer genaueren Betrachtung und Beschreibung des Objekts. Dafür wird es vor die Zuhörerschaft platziert und seine ursprüngliche Funktion erläutert. Nach dieser ersten Kontaktaufnahme richtet sich ein zweiter Blick auf alle Aspekte des Gegenstandes. Ziel ist es, über historische Ableitungen in einer Art Erkenntnisspirale die Bedeutung des Sachzeugen für bestimmte wissenschaftliche Entwicklungen und geschichtliche Zusammenhänge aufzuzeigen. Der Vortrag versteht sich stets als Impuls für eine weitergehende Diskussion mit den anwesenden Vertretern der Charité-Sammlungen und vor allem mit den interessierten Gästen, unter welchen sich häufig Experten finden, die mit den vorgestellten Objekten noch gearbeitet oder im Rahmen der angesprochenen Themen anderweitige Erfahrungen gesammelt haben. Nach dem Vortrag wird der vorgestellte Gegenstand, ergänzt zumeist um einige Bilder und Texte, bis zum nächsten Vortragsabend in einer für das *Besondere Objekt* reservierten Vitrine des Berliner Medizinhistorischen Museums der Charité ausgestellt. Zeitgleich erfolgt ein Hinweis auf der Homepage des Museums.

Der vorliegende Band – eingeleitet durch den Versuch, den Ansatz einer materialen Medizingeschichte genauer zu fassen – dokumentiert eine Auswahl der in den ersten Jahren gehaltenen Vorträge dieser Reihe in ihrer chronologischen Abfolge. Es schließt sich eine überblicksartige Vorstellung der zum Charité-Verbund gehörigen oder diesem assoziierten Sammlungen an. In den vergangenen Jahren mussten durch strukturelle Veränderungen innerhalb der Charité und die Pensionierung mancher für die Sammlungen zuständigen Mitarbeiterinnen und Mitarbeiter einige Sammlungen ihren ursprünglichen Ort verlassen. Sie sind vom Berliner Medizinhistorischen Museum der Charité übernommen worden.

Es ist die erklärte Absicht der Herausgeber, insbesondere die an den historischen Sachzeugen des Berliner Universitätsklinikums interessierten Mitarbeiterinnen und Mitarbeiter der Charité zu vernetzen, wissenschaftliche Auseinandersetzung mit Fachleuten anderer Disziplinen zu intensivieren und die Forschungsergebnisse einem interessierten Publikum vorzulegen und mit ihnen zu diskutieren. Die objektgeschichtliche Initiative kommt schließlich auch den vielfältigen Veranstaltungen zugute, in welchen sich die Charité im Jahr 2010 ihres 300jährigen Bestehens erinnert.

Ein besonderer Dank gebührt in erster Linie den zahlreichen Autorinnen und Autoren sowie den vielen aktuellen und ehemaligen ehrenamtlichen Ansprechpartnerinnen und -partnern aus den verschiedenen Sammlungen, ohne die viele der historischen Objektbestände an der Charité immer noch ein Schattendasein fristen würden. Herrn Dr. Ortwin Reichold danken wir für die erste redaktionelle Bearbeitung der in diesem Band versammelten Beiträge, Frau Christine Voigts, Leiterin der Grafik-Abteilung der Charité, für erste Layoutentwürfe sowie Frau Sabine Selle aus dem Institut für Geschichte der Medizin der Charité für die zwischenzeitliche Bearbeitung der Texte. Danken möchten wir zudem dem Berliner Verlag de Gruyter, namentlich Frau Dr. Petra Kowalski, für die bereichernden Diskussionen um diesen Band.

Unsere Hoffnung richtet sich schließlich an alle Leserinnen und Leser, dass sie sich durch die hier vorgelegten ‚Objektgeschichten' angeregt fühlen, die Sachzeugen vor Ort, in den Sammlungen und Schauräumen der Charité, aufzusuchen.

Berlin, im Sommer 2010   Beate Kunst, Thomas Schnalke und Gottfried Bogusch

Inhaltsverzeichnis

Einführung: Vom Objekt zum Subjekt – Grundzüge einer materialen Medizingeschichte . . .   1
Thomas Schnalke

Teil I
Objektgeschichten

1   Spuren im Gesicht – Eine Augenmoulage aus Berlin   19
    Thomas Schnalke

2   Zahnschiene aus Gold – Ein Grabfund aus römischer Zeit   41
    Ilona Marz

3   Schädel eines Calchaquí-Indianers – Zum Schicksal eines Andenvolkes im Spiegel
    einer Krankengeschichte   51
    Ulrich Creutz

4   Hände weg! Zur Gefährlichkeit von Schreckschusswaffen   63
    Gunther Geserick

5   Fernöstliche Verehrung für Robert Koch – Ein Tempelgong als Gastgeschenk   69
    Wolfram Donath

6   Der Weg des Bluts durch das Gewebe – Gefäßpräparate von
    Johann Nathanael Lieberkühn, Leibarzt Friedrichs des Großen   79
    Gottfried Bogusch

7   Brett im Nacken – Ein künstlich deformierter Schädel aus Peru   91
    Ulrich Creutz

8   7.000 Zähne und noch mehr – Eine Patientendokumentation aus der Frühzeit
    der Universitätszahnklinik zu Berlin   103
    Ilona Marz

9   Blinzeln verboten – Ein Lidsperrer aus der Praxis Albrecht von Graefes   117
    Beate Kunst

10 Schneiden, Brennen, Steine knacken – Ein Berliner Operationszystoskop
    aus dem Besitz Maximilian Nitzes   133
    Roland Helms

11 Keine Bange, wir holen eine Zange – Die Geburtszange mit integriertem
    Dynamometer von Samuel Kristeller   147
    Matthias David

12 Ein parlamentarisches Duell – Bürgerinitiative für Rudolf Virchow   157
    Petra Lennig

13 Anatomie in Wachs – Die Präparatoren Adolf und Otto Seifert
    am Institut für Anatomie   177
    Gottfried Bogusch

14 Vom Diener zum Meister – Der Beruf des Anatomischen Präparators in Berlin
    von 1852–1959   185
    Wilfried Witte

15	Trichinellas Wanderwege – Entdeckungsgeschichte eines Parasiten auf Objektträgern .... *Beate Kunst*	219

Teil II
Historische Sammlungen der Charité

1	Sammlungen des Berliner Medizinhistorischen Museums der Charité – ein Überblick . . *Thomas Schnalke*	237
1.1	Sammlung pathologischer Präparate .... *Thomas Schnalke, Navena Widulin*	238
1.2	Handschriften- und Rarasammlung .... *Petra Lennig*	240
1.3	Medizin- und zahnmedizinhistorische Sammlungen des Instituts für Geschichte der Medizin der Humboldt-Universität zu Berlin .... *Ilona Marz*	241
1.4	Medizinhistorische Sammlung des Instituts für Geschichte der Medizin der Freien Universität Berlin .... *Klaus von Fleischbein-Brinkschulte*	243
1.5	Urologische Instrumentensammlung des Instituts für Geschichte der Medizin der Freien Universität Berlin.. *Roland Helms*	245
1.6	Anthropologische Rudolf-Virchow-Sammlung .... *Ulrich Creutz*	246
1.7	Albrecht von Graefe-Sammlung der Deutschen Ophthalmologischen Gesellschaft . . *Beate Kunst*	248
2	Sammlung am Centrum für Anatomie .... *Gottfried Bogusch*	251
3	Instrumentensammlung des Johannes-Müller-Instituts für Physiologie *Peter Bartsch*	253
4	Robert-Koch-Museum des Instituts für Mikrobiologie und Hygiene der Charité *Ute Hornbogen*	257
5	Sammlung des Robert-Koch-Instituts – Berlin und weitere Koch-Nachlässe – ein Exkurs .... *Ulrike Folkens*	259
6	Sammlung Geburtshilflicher Instrumente der Klinik für Frauenheilkunde und Geburtshilfe .... *Matthias David*	261
7	Sammlung des Instituts für Rechtsmedizin .... *Gunther Geserick*	265
8	Sammlung Alte Arzneimittel .... *Eva-Maria Flegel*	267
9	Kunst an der Charité – Sammlung von Gelehrtenbildnissen .... *Gerda Fabert*	269
10	Archiv für Kinder- und Jugendmedizin Berlin im Universitätsarchiv .... der Humboldt-Unversität zu Berlin *Hedwig Wegmann*	273

Anhang

Autorinnen und Autoren, Ansprechpartnerinnen und Ansprechpartner für die Sammlungen . .	277
Personenregister	281

Einführung: Vom Objekt zum Subjekt
Grundzüge einer materialen Medizingeschichte

Thomas Schnalke

Das Ding an sich, räumlich in die dritte Dimension geweitet, hat einen zwiespältigen Ruf in der Medizingeschichte. Als Sammlungsobjekt, Gegenstand von Forschung und Lehre sowie als öffentlich präsentiertes Schaustück gehört es zwar im deutschen Sprachraum spätestens seit dem Sudhoff'schen Initialisierungsschub für eine breite Institutionalisierung des Faches zu Beginn des 20. Jahrhunderts zum medizinhistorischen Quellenkanon,[1] die Arbeit mit und an Realien erfreut sich jedoch bis heute durchaus nur eingeschränkter Beliebtheit. Auf die ambitionierten Sammlungsinitiativen um 1900,[2] getragen durch eine Welle der historischen Selbstvergewisserung der Ärzteschaft mit der Vision eines „historische[n] Zentralmuseums der gesamten Heilkunde"[3] sowie durch die zeitgleich vorbereiteten und durchgeführten großen Hygieneschauen,[4] folgte spätestens mit Beginn des Ersten Weltkriegs eine längere Phase der Ernüchterung. Eine materiale medizinhistorische Kultur blühte allenfalls punktuell und zumeist streng profiliert an einigen der sich etablierenden medizingeschichtlichen Instituten, in den Gliederungen geschichtsbewusster medizinischer Fachgesellschaften sowie an größeren kulturgeschichtlichen Museen.[5] Ihre größte Konstanz und Breite dürfte die Beschäftigung mit medizinhistorischen Sachzeugen im letzten Jahrhundert hierzulande in den Kabinetten und Netzwerken privater Sammler erfahren haben, wobei jedoch einschlägige Untersuchungen, die diese Vermutung prüfen, gänzlich fehlen.

Ihre größten Verluste mussten medizingeschichtlich wertvolle Objektbestände unzweifelhaft durch die Zerstörungen und Verwerfungen der beiden Weltkriege hinnehmen. Aber auch die Neuorientierung und Reorganisation innerhalb einer sich rasch wandelnden Medizin mit einer durchaus schwankenden Gewichtung des historischen Moments in ihrer Identitätsbildung im gesamten 20. Jahrhundert führte zu einer mehr oder weniger kontinuierlichen „Entrümpelung", Ausmusterung und „Verschrottung" und

---

[1] Vgl. Artelt, 1949, S. 85–88 sowie S. 124–131; zuletzt Frewer, 2001, S. 103–126, v. a. S. 110–112.
[2] Neben den Bemühungen Karl Sudhoffs sei in diesem Zusammenhang exemplarisch auf die Initiative des Germanischen Nationalmuseums in Nürnberg verwiesen, ein „Medico-historisches Cabinet" aufzubauen; vgl. Ruisinger und Schnalke, 2000.
[3] Sudhoff, 1901.
[4] Vgl. hier insbesondere die erste Internationale Hygiene-Ausstellung in Dresden mit der von Karl Sudhoff kuratierten historischen Abteilung; vgl. Offizieller Katalog der Internationalen Hygiene-Ausstellung, 1911.
[5] Vgl. in diesem Zusammenhang etwa die knappen Ansätze bei Gilardon, 1996; Forschungsstelle für Geschichte und Zeitgeschichte der Zahnheilkunde, 1987; Willers, 1978. Eine Übersicht über die Entwicklung der medizinhistorischen Realienforschung im deutschen Sprachraum ist mit Blick auf das 20. Jahrhundert ein Desiderat.

damit zu einer unwiederbringlichen Auslöschung unersetzbarer Realienbestände, der hin und wieder nur durch zufällige Rettungsaktionen („Der Müllcontainer stand schon vor der Tür.") begegnet werden konnte, womit sich allenfalls das eine oder andere wertvolle Stück in letzter Sekunde retten ließ.

In jüngerer Zeit nimmt das Interesse an medizinhistorischen Sachzeugen vor allem in zwei Bereichen deutlich zu: Mit der Gründung des Deutschen Medizinhistorischen Museums 1973 in Ingolstadt wurde aus den Reihen der etablierten Medizingeschichte ein Fachmuseum als Ort der materialen Kultur definiert und erfolgreich etabliert.[6] Die dort geleistete Sammlungspflege und Ausstellungstätigkeit lieferte die Folie für die Vernetzung einschlägiger musealer Aktivitäten im europäischen Raum.[7] Überdies figurierte das Ingolstädter Museum mehr oder weniger deutlich und nachhaltig als Vorbild, Anreger oder zumindest Unterstützer ähnlicher Einrichtungen im deutschen Sprachraum. Verwiesen sei hier nur auf die bekanntesten Einrichtungen in Berlin, Bochum, Neuburg a. d. Donau, Kiel, Wien und Zürich.[8] Mit ihrer Grundsatzrede „Zur Bedeutung von Sammlungen und Museen für die Wissenschafts- und Medizingeschichte", gehalten 1991 auf der 90. Jahrestagung der Deutschen Gesellschaft für Geschichte der Medizin, Naturwissenschaften und Technik in Mannheim,[9] initiierte die damalige Direktorin des Ingolstädter Museums, Christa Habrich, schließlich eine verstärkte inhaltliche und auch methodische Auseinandersetzung mit dinglichen Quellen, der sich bis heute in jährlich stattfindenden Tagungen zur medizinhistorischen Museologie insbesondere auch jüngere Fachvertreter stellen.[10]

Einen zweiten Impuls, medizinhistorische Objekte als Forschungsgegenstände verstärkt zu nutzen und dabei auch methodisch neue Wege zu gehen, setzten in den letzten Jahren vor allem die neuere ideengeschichtlich gegründete Wissenschaftsgeschichte und Wissenschaftsforschung.[11] In ihrer Auseinandersetzung mit Konstruktion und Konstitution von Labor und Experiment richteten sie zwangsläufig ihr Augenmerk auch auf die Konzeption, Produktion, Propagierung und Anwendung des medizinischen Instruments in wissenschaftlichen und praktischen Kontexten.[12] Unter Einbeziehung kunstgeschichtlicher und kulturwissenschaftlicher Ansätze wird überdies zum einen das dreidimensionale Modell in den Wissenschaften und zum anderen aber auch der menschliche Körper selbst in seinen unterschiedlichen Repräsentationen hinterfragt.[13]

---

[6] Vgl. Habrich und Hofmann, 1986; Habrich, 1991; Kowalski, 1997–1999.

[7] Vgl. die Jahrbücher des Deutschen Medizinhistorischen Museums in Ingolstadt, Bd. 1, 1975 bis Bd. 10, 1999 sowie die Actes du colloque des conservateurs des musées d'histoire des sciences médicales, Bd. 1, 1984 bis Bd. 9, 2000.

[8] Vgl. Krietsch und Dietel, 1996; Staatshochbauamt Bochum, 1990; Müller und Schulz, 1992; Geus, 1998; Wolf, 1997–1999; Lesky, 1968; Wyklicky, 1985; Mörgeli, o. J.

[9] Habrich, 1991.

[10] Die jährlich stattfindenden Tagungen zur medizinhistorischen Museologie zeichnen sich durch ihren informellen Werkstatt-Charakter aus. Tagungsbände gibt es bislang nicht.

[11] Vgl. die grundlegenden Studien von Latour und Woolgar, 1979; Shapin und Schaffer, 1985.

[12] Vgl. mit Blick auf den deutschen Sprachraum insbesondere Rheinberger und Hagner, 1993; Meinel, 2000; Hess, 2000; Schmidgen, Geimer und Dierig, 2004; Dierig, 2006.

[13] Vgl. beispielsweise de Chadarevian und Hopwood, 2004; die Beiträge in Te Heesen und Lutz, 2005; Rheinberger, 2006.

Trotz des allenthalben wachsenden Interesses bleibt das medizinhistorische Objekt, über die Breite der einschlägigen Forschungslandschaft hinweg betrachtet, im Abseits. In ihrer professionellen Weiterentwicklung operierte die etablierte Medizingeschichte in den letzten Jahrzehnten vorzugsweise mit Ansätzen, die sich hinsichtlich ihrer Quellengrundlage nach wie vor auf Texte und Zahlen konzentrierte.[14] Die Realie zog in ihren Kreisen insgesamt gesehen wenig Interesse auf sich.[15] Nicht wenigen Interpreten galt und gilt sie hinter vorgehaltener Hand als eine Repräsentantin einer fragwürdigen oder zumindest einer als überholt angesehenen Geschichtsschreibung.[16] Sachzeugen werden zuweilen als „oberflächlich", „faktizistisch" und „positivistisch", „biografisch zentriert" oder „institutionengebunden" geschmäht. Vor allen Dingen erscheinen sie durch ihr großes Aufmerksamkeitspotenzial suspekt. Ihre optisch-haptische Präsenz verlockt immer wieder zur Präsentation.

Ausstellen wird nun aber in der Wahrnehmung vieler Forscherinnen und Forscher nicht mehr als ein wissenschaftliches Tun goutiert. Vielfach gilt das Vorzeigen einschlägiger Objekte in einem Schauraum als Aufbereitung sekundären und tertiären Wissens, was nicht Kernaufgabe eines Wissenschaftlers sein kann und wofür weder kostbare Forschungszeit noch ohnehin knappe Forschungsmittel vergeudet werden sollten.[17] Die Auffassung, dass die thematisch gebundene Ausstellung eine eigene Publikationsform darstellt, die auch ernstzunehmende wissenschaftliche Produktionen kennt, hat in medizin- und wissenschaftshistorischen Zirkeln *cum grosso modo* bislang noch nicht das Stadium der Diskussionswürdigkeit, geschweige denn eine übergreifende Anerkennung erlangt.

Vor dem Hintergrund dieser Ambivalenz im Umgang mit dinglichen Gütern lohnt eine Neubestimmung der Kernelemente einer materialen Kultur in der Medizingeschichte. Diese muss bei einer Revision und konkretisierenden Fassung der wesentlichen Merkmale des hier in Frage stehenden Arbeitsgegenstands, des realen Objekts, ansetzen. Weiterhin ist der typische Standort des dinglichen Zeugen – die Sammlung, respektive das Museum – in den Blick zu nehmen, um aus den Feststellungen zur inneren Verfasstheit dieser Einrichtungen die wichtigsten Aspekte einer wissenschaftlichen Erschließung und angemessenen Präsentation einschlägiger Realien abzuleiten. Dies mün-

---

[14] Vgl. in diesem Zusammenhang die jüngste Zusammenstellung methodischer Ansätze in der Medizingeschichte von Eckart und Jütte, 2007.

[15] Derzeit scheint allerdings die Arbeit mit dinglichen Sachzeugen in medizinhistorischen Kreisen hierzulande insbesondere auf jüngere Fachvertreter einen wachsenden Reiz auszuüben. Im Jahr 2006 fand diesbezüglich im Berliner Medizinhistorischen Museum der Charité unter dem Titel „Das Ding an sich. Medizinhistorische Objekte in Sammlung, Lehre und Ausstellung" ein gut besuchtes Fortbildungsseminar des deutschen Fachverbands Medizingeschichte statt. An den medizinhistorischen Instituten formieren sich Sammlungsinitiativen, die bisweilen – wie aktuell am Hamburger Universitätsklinikum Eppendorf – in regelrechte Museumsprojekte münden.

[16] Mit Ausnahme eines wissenschaftstheoretischen Beitrags zur „Gegenständliche[n] Geschichte" von Hess, 1998, findet sich in jüngeren deutschsprachigen Sammelwerken zur Medizinhistoriographie keine substanzielle Auseinandersetzung mit einer materialen Kultur in der Medizingeschichte; vgl. Schnalke und Wiesemann, 1998; Paul und Schlich, 1998; Broer, 1999.

[17] So wird beispielsweise in einer fachinternen „Berechnung des virtuellen Impact Factors" (Fachverband Medizingeschichte, 2000) die Publikationsform des Ausstellungskataloges nicht einmal erwähnt.

det unweigerlich in die Frage nach zentralen Momenten und konzeptionellen Besonderheiten einer ausgewiesenen medizinhistorischen Ausstellung und ihrer Bedeutung für die fortgesetzte Forschung auf dem durch sie aufgerufenen Fachterrain sowie für den medizingeschichtlichen und medizinischen Diskurs in der allgemeinen Öffentlichkeit.

Vom Wesen der Objekte

In medizinhistorischen Sammlungen und Museen finden sich Sachzeugen, die sich hinsichtlich ihrer schieren Materialität aber auch hinsichtlich ihres primären und sekundären Funktions- und Bedeutungsgehaltes durch eine große Heterogenität auszeichnen. Alte anatomische Modelle etwa vermitteln auch dem heutigen Betrachter scheinbar mühelos den Bau des menschlichen Körpers, medizinische Moulagen geben einen anschaulichen Eindruck von den äußerlich wahrnehmbaren Zeichen bestimmter Krankheiten. Diese Stücke erschließen sich dem Betrachter auf den ersten Blick direkt und offenbar komplett, da sie neben ihrer programmatischen Anthropomorphie bereits ursprünglich didaktisch konzipiert und somit als ein Instrument der Wissensvermittlung angefertigt worden waren.[18]

Daneben weisen diese Einrichtungen in überwiegender Mehrzahl aber auch ganz andere Stücke, bisweilen sperrige und verschlossen anmutende, merkwürdig kryptische Dinge auf: Dies beginnt mit Aderlass-Schneppern, Zahnschlüsseln und Augenspiegeln und reicht über kompliziertere Experimentiereinrichtungen, Messapparaturen und Therapiegeräte, wie so genannte Multiplikatoren, Kymographen und Elektrisiermaschinen, bis hin zu Chip-gesteuerten medizintechnischen Spitzenprodukten unserer Tage – kleineren Herzschrittmachern oder digitalen Hörgeräten, aber auch Großgeräten wie Computertomographen oder Magnetresonanzspektroskopen. Diese Objekte erschließen sich dem ersten, flüchtigen Blick nur bedingt, da sie keine einfach zu entschlüsselnde Körperrepräsentation darstellen oder unzweideutige Anwendungszusammenhänge offenbaren. Vielmehr stehen sie zum menschlichen Körper in einem differenziert abgeleiteten, häufig technisch komplex vermittelten Form- und Funktionsverhältnis, was ihr Verstehen aus der unkommentierten Inaugenscheinnahme für den Laien erschwert oder unmöglich macht.

Was diese medizinhistorisch interessanten Objekte, wie alle dinglichen Gegenstände, grundsätzlich ausmacht,[19] ist ihre primäre Anmutung als räumlich-dreidimensionale Realien, als mehr oder weniger komplex gestaltete Gebilde gekrümmter Oberflächen, die sich in aller Regel nicht von selbst erklären, zumal sie häufig wenig oder gar keinen Text mit sich führen oder eingeschrieben besitzen. Allein ihre physisch-haptische Präsenz verleiht ihnen in den Augen vieler unvoreingenommener Betrachter eine qualitativ eigene Anmutung. Ihre Formen, Farben und Funktionselemente fungieren in der Wahrnehmung unmittelbar als Projektionsflächen für verschiedenste Vermutungen, Assoziationen sowie inhaltliche Deutungen und bisweilen auch für allerlei verstiegene Gedanken, diffuse Ängste und hintergründige Befürchtungen.

---

[18] Vgl. Schnalke, 1999; ders., 2001.
[19] Ansätze für eine genauere definitorische Bestimmung medizinhistorischer Objekte liefern Habrich, 1991 und Hess, 1998.

Die materiale historische Erschließung setzt denn auch exakt an dieser auratischen Gemengelage an. Die gleichen Flächen und Kuben liefern ihr den spezifischen Wahrnehmungsgrund für jedes genauere Nachfassen, jede wissenschaftliche Bestimmung und geschichtliche Kontextualisierung. Diese sphärischen Dinge präsentieren teils spröde, teils schillernde Projektionsflächen, von welchen jede fortgesetzte Fragestellung ihren Ausgang nimmt, jeder analytisch-interpretierende Funke geschlagen, alle abgeleiteten Thesen, Theorien und Kommentare aufgerichtet, aber auch jede mehr oder weniger gewagte Ausdeutung immer wieder prüfend zurückgebunden werden kann.

Freilich waren und sind diese Objekte in aller Regel nicht gänzlich text- und damit kontextlos. Zumeist tragen sie ihre Informationen mehr oder weniger offensichtlich in sich. Es ist die Aufgabe einer ambitionierten Objektforschung, die inneren Texte aufzufinden, sie möglichst vollständig ans Tageslicht zu befördern und unvoreingenommen zur Kenntnis zu nehmen, um daraus jene Kontexte zu rekonstruieren, in welchen die Objekte ihre spezifische Stellung und Bedeutung hatten und für historische Ableitungen auch heute noch besitzen. Bestenfalls verdichtet sich in einem derart befragten Objekt ein längerer Erkenntnis- oder Entwicklungsprozess. Ein Gedankengang wird zur Entscheidung gebracht; er materialisiert sich im Produkt als Syntheseleistung, über die eine kleine Behauptung oder eine große Theorie in die Welt gesetzt wird, um sie zu erproben und um damit – falls die Probe zufriedenstellend oder gar erfolgversprechend ausfällt – weiterzuarbeiten. Somit werden möglicherweise mit diesem Ding weitere Ideen angestoßen, die sich als Luftschloss erweisen und nicht weiter verfolgt werden, als unzeitgemäß abgetan werden, liegen bleiben und vielleicht mit Zeitverzug wieder aufgegriffen werden oder die als zeitgemäß und zukunftsträchtig in direkter Kontinuität über dichte Entwicklungsreihen hinweg in unmittelbaren Folgeprodukten ihren Niederschlag finden.

So gesehen lassen sich medizinhistorische Objekte auch als höher organisierte und zu einer bestimmten Zeit ins Materiale gewendete medizinische Erkenntnisdinge auffassen, die in ihrem epistemischen Potential einerseits in ihren zeitlich entfernten Welten einen Nutzen entfalteten, die andererseits aber auch auf den Gedankenstrom hinter den Dingen zurückwirkten. Somit stehen sie in Sammlung und Museum letztlich auch als Referenzstücke da, an die man sich immer wieder wenden kann, um an ihnen die in der medizin- und wissenschaftshistorischen Betrachtung diskutierten Auffassungen und Ableitungen einer Prüfung zu unterziehen. Lang gehegte Selbstverständlichkeiten, wie auch jüngst geborene Gewissheiten werden bisweilen angesichts solch unzweifelbarer, da eben so und nicht anders im Raum des medizinhistorischen Exegeten einstehender Dinge wieder aufgebrochen. Diese Objekte, wenn sie denn in allen wahrnehmbaren Dimensionen ernst genommen und einer eingehenden Betrachtung unterzogen werden, können den Hang zu historischen Gewissheiten immer wieder verunsichern. Darin aber liegt ihr bislang noch viel zu wenig erkanntes und genutztes heuristisches Potenzial.

Was diese Stücke ebenfalls gemeinsam haben, ist ihr spezifischer Überlieferungsort. Als reale Überreste haben sie, wie auch immer, Eingang gefunden in medizinhistorische Sammlungen oder Museen, wobei im Folgenden vor allem vom Museum als übergeordneter Einrichtung mit umfassenderen Aufgaben die Rede sein soll, in welcher die Sammlung als konstitutives Element stets aufgehoben ist. Mit diesem neuen Standort sind die überkommenen Objekte ihrem ursprünglichen Bedeutungszusammenhang zumeist entrissen. In aller Regel haben sie durch ihr vorgeschaltetes kürzeres oder längeres „Verstummen" eine geschichtliche Transformation durchlaufen, die nun eine Fortsetzung in den schweigsamen Fluren des Museumdepots finden kann. Über einen komplexen Prozess intensiver medizin- und wissenschaftshistorischer Anverwandlung kann ihnen im Museum gewissermaßen aber auch ein neues Leben eingehaucht werden. Sicherlich erzählen sie nach wie vor von ihrem ursprünglichen Sein und Funktionieren. So lässt sich an alten anatomischen Modellen, klinischen Moulagen oder pathologisch-anatomischen Feucht- und Trockenpräparaten selbst heute noch ein – bisweilen sehr anschaulicher – medizinischer Unterricht anbinden. Mit einem Schnepper, fachgerecht sterilisiert, ist es immer noch möglich, einen gelinden Aderlass durchzuführen. Ebenso dürfte der Geübte in der Lage sein, mit einem Helmholtzschen Augenspiegel den Augenhintergrund zu betrachten.

Allerdings verraten diese Stücke dem heutigen Betrachter als regelrechte Epistemologica noch weit mehr.[20] In ihnen verdichten sich nicht nur zeitgebundene medizinische Thesen, Theorien und Modellvorstellungen sowie diagnostische oder therapeutische Denk- und Handlungsmuster, sondern häufig auch soziale, religiöse, politische und kulturelle Haltungen und Praktiken einer bestimmten Zeit. Stücke, welche Informationen dieser Art mit einem hohen Maß an innerer Schlüssigkeit in sich tragen und diese auch randscharf und kernprägnant zu erkennen geben, enthalten für das Endprodukt der Arbeit im Museum – die Präsentation in einer Ausstellung – die Möglichkeit in sich, zu dinglichen Ikonen, zu besonderen Chiffren für wichtige Erkenntniszusammenhänge in der Medizin einer Zeit zu werden.[21]

Die Enträtselung der Objekte

Um derartige Objekte zum Sprechen zu bringen, bedarf es zuerst und vor allen Dingen einer anspruchsvollen Objektforschung im medizinhistorischen Museum. Diese kann nur aus einer professionellen, am Museum etablierten Sammlungspflege erwachsen, welche sich dem museumstypischen Sammeln, Erhalten und Bewahren verpflichtet fühlt. In diesem Sinne sammelt das medizinhistorische Museum, wie jedes andere Museum auch, nach einem selbst gesetzten Sammlungsprofil. Darüber hinaus hat es dafür Sorge zu tragen, dass seine Forschungs- und Präsentationsgegenstände sach- und fachgerecht gelagert und, falls nötig, restauriert werden. Damit baut das Museum gewissermaßen sein eigenes Archiv ständig auf und aus.[22]

Die eigentliche Objektforschung beginnt mit der Inventarisierung und zielt im Kern auf eine breit angelegte Archivierung und wissenschaftliche Katalogisierung. Hierbei geht es mit Blick auf medizinhistorische Realien zumeist um zweierlei, zum einen um eine Identifikation, sachliche Vermessung und Bestimmung sowie um eine ausführliche

---

[20] Zur Definition medizin- und wissenschaftshistorischer Sachzeugen als Epistemologica vgl. Rheinberger, 2006.
[21] Vgl. Schnalke, 1999.
[22] Während Artelt in seiner „Einführung in die Medizinhistorik" (1949) das Fachmuseum als Ort der medizinhistorischen Objektforschung noch nicht kennt oder fordert, hat sich diese Einrichtung im deutschen Sprachraum seit Gründung des Deutschen Medizinhistorischen Museums in Ingolstadt in dieser Funktion etabliert. Vgl. in diesem Zusammenhang u. a. auch die Jahrbücher der Medizinhistorischen Sammlung der Ruhr-Universität-Bochum: Schulz und Müller, 1993 und 1995.

Rekonstruktion der ursprünglichen Funktion der Stücke, zum anderen um die Ermittlung der wesentlichen historischen Bedeutungszusammenhänge, für welche die jeweilige Realie heute steht. Auch wenn eine erschöpfende medizin- und wissenschaftshistorische Erschließung zu diesem Zeitpunkt oft noch nicht geleistet werden kann, da die Bearbeitung – wie bei anderen Quellensorten auch – immer von der jeweiligen Fragestellung abhängig ist und somit im musealen Kontext als wissenschaftlicher Eintrag auch von einer anspruchsvollen Ausstellungsvorbereitung geleistet werden muss, sollte auf die wissenschaftliche Bearbeitung beider Zeitebenen im Rahmen der primären Objekterfassung nicht verzichtet werden, da erst eine breite Kenntnis der Grundfunktion und einiger aus heutiger Sicht fest zu stellender Bedeutungszusammenhänge das Objekt für einen Einsatz in vielfältigen Forschungs- und Ausstellungskontexten aufschließt und interessant macht.[23]

Will man die Zeichenfunktion, die Chiffre-Natur der Objekte, enger umreißen, ist es notwendig, in diesem ersten, wissenschaftlichen Bearbeitungsschritt nicht nur zu fragen, für was die Stücke standen und stehen, sondern auch welche Akteure gewissermaßen in sie eingeschlossen waren, da sich erst daraus Hinweise auf den sozialen und kulturellen Kontext ergeben, in welchen jedes medizinische Denken und Handeln eingebunden ist. Viele Stücke, die in einem medizinhistorischen Museum gedreht und gewendet werden, repräsentieren vermittelt oder unvermittelt einen konkreten Kranken. Das Objekt kündet von einer mehr oder weniger eingreifenden Untersuchung, einer schmerzhaften Kur, einem ausgestandenen oder mit dem Leben bezahlten Leiden. Es ließe sich auch sagen, dass in diesen Objekten der historische Patient in seiner zeitgebundenen Verfassung eingeschlossen ist. Die Umstände des historischen Patienten zu erhellen, ihn somit als ein historisches Subjekt zu rekonstruieren, liefert einen wesentlichen Beitrag für die wissenschaftliche Kontextualisierung eines medizinhistorischen Objekts.[24]

In etlichen Realien dokumentiert sich darüber hinaus auch das Leben und Wirken eines oder mehrerer wissenschaftlich oder medizinisch Handelnder. Diese Dinge verweisen auf die Forscher, Ärzte und Heiler in den Bedingungen ihrer Zeit. Deren Profile und Interaktionen, Ideen und Intentionen so zu erhellen, wie sie sich in den Oberflächen und den darunterliegenden Funktionsweisen von Geräten und Apparaturen zu erkennen geben, ist eine eminente Herausforderung für die Forschung. Einmal mehr lässt sich der Prozess der wissenschaftlichen Erschließung der Gegenstände – nun allerdings bezogen auf die auffindbaren Handlungsträger – als ein Schritt vom Objekt zum historischen Subjekt nachzeichnen, um darüber weiterreichende Aussagen über spezifische medizinhistorische Kontexte zu erhalten.

Das Museum und die Ausstellung

Medizin- und wissenschaftsgeschichtliche Kontexte sichtbar und nachvollziehbar werden zu lassen, ist die Aufgabe einer Ausstellung im medizinhistorischen Museum. Um

---

[23] Vgl. in diesem Zusammenhang die am Medizinhistorischen Museum der Universität Zürich, am Deutschen Medizinhistorischen Museum, Ingolstadt, sowie am Berliner Medizinhistorischen Museum der Charité entstandenen Doktorarbeiten, die jeweils einen Teilbestand des Museums erschließen; hier exemplarisch Falter, 1991; Gernet, 1992; Nitsche, 2007.
[24] Vgl. Schnalke, 1993; ders., 1999.

das Wesen einer solchen Ausstellung zu fassen, ist zunächst eine genauere Bestimmung des Orts der Handlung, des Museums, notwendig. Eine entsprechende Einrichtung agiert und interagiert stets in einem spezifischen Umfeld. Egal jedoch, ob als privates, kommunales, überregionales oder akademisches Unternehmen, richtet es sich stets an mehrere Öffentlichkeiten, die sich grob in zwei Lager spalten: die wissenschaftliche Gliederung eines bestimmten Sektors einer Fachwelt und das allgemeine, medizinisch nicht vorgebildete Publikum. Um aber hinsichtlich des Auftrags eines jeden Museums im eigentlichen Sinne überhaupt eine Öffentlichkeit jenseits enger Fachgrenzen zu erreichen, kann sich das medizinhistorische Museum, wie jedes andere Fachmuseum auch, in seinem Selbstverständnis nicht als eine Abteilung des aufgerufenen Komplexes – hier also der Medizin – verstehen, sondern wird sich als ein integraler Ort des öffentlichen Lebens definieren müssen. Hier ist die Medizin letztlich nur zu Gast. Sie nutzt das öffentlich legitimierte Forum, um sich aus ihrer Geschichte heraus zu erklären. Dabei präsentiert sie ihre Ideen, Anstrengungen und Ergebnisse nur ein Stück weit für das eigene Publikum, die Repräsentanten der medizinischen *scientific community* in ihren vielschichtigen Gliederungen. In erster Linie vermittelt sie ihre Inhalte mit spezifischen Objekten und museumstypischen Mitteln an eine breite interessierte Besucherschar von Laien.

Das medizinhistorische Museum ist ein Ort der Veröffentlichung im eigentlichen Wortsinn, ein Publikationsorgan eigener Güte und Qualität. Hier erscheinen kleinere Artikel und größere Bücher in der dritten Dimension, welche einerseits sehr populär gehalten sein können, andererseits aber auch Ergebnisse intensiver Forschungsanstrengungen bei aller Anschaulichkeit hoch differenziert präsentieren. Wie jede schriftlich niedergelegte Abhandlung verfügt die medizinhistorische Ausstellung über zentrale Aussagen, die von einer klar formulierten Fragestellung ihren Ausgang nehmen und in etlichen prägnant formulierten Kernthesen in Gestalt zentraler Ausstellungsgedanken vor das Publikum treten. Im Unterschied zu diskursiven, durch Fußnoten, Illustrationen und Anhänge belegten Textbeiträgen, die ihre Argumentationsstruktur auf einer endlichen Seitenzahl über die Syntax des geschriebenen Worts aufbauen, entwickeln die Erkenntnisgebäude einer Ausstellung ihre inhaltlichen Aussagen primär über Objekte, welche durch kommentierende Texte in eine verräumlichte Syntax der Dinge mit vorgegebener Quadrat- oder Kubikmeterzahl eingefügt und somit in eine anschauliche, spannungsreiche und aussagekräftige Beziehung zueinander gestellt sind. Diese Verräumlichung des Wissens, dieses räumliche zueinander Inbeziehungsetzen hinreichend enträtselter, beschriebener und mit Informationen unterlegter, angereicherter und umstellter Realien liefert die Grundmodule einer szenischen Darbietung des Gedankengangs im Museum, die bestenfalls Elemente einer dramatischen Erzählung aufweist. Über die räumlich-narrative Kopplung von derartig zusammengehörigen und gleichzeitig voneinander abgrenzbaren, sich gegenseitig ankündigenden, kommentierenden und auch einander wieder in Frage stellenden Ausstellungsgedanken in sorgfältig ausgewählten und arrangierten Objektgruppen wird die Argumentationsstruktur und damit letztlich auch der Spannungsbogen einer dreidimensionalen Veröffentlichung im Museum aufgebaut. Auch wenn im Einzelfall der Wunsch nach umfassender Kontextualisierung ein dichtes Kommentar- und Verweisgefüge um die Objektgruppen weben möchte, bleiben bei einer räumlich inszenierten Ausstellung immer auch nicht zu übersehende oder gar zu leugnende Kontextlücken bestehen. Diese Zwischenräume stellen keine bedauerlichen weiße Flecken, missliche Brüche oder Fehlstellen dar, sondern liefern idealerweise Gedankenfreiräume für die Entwicklung eigener

Meinungen und die Anbindung eigener weiterführender Mutmaßungen und Fragestellungen beim Betrachter. Damit unterscheidet sich die Ausstellung qualitativ keineswegs von einem dichten, konzisen und konsistenten Text, der auch niemals ein kompletter maschenloser homogener Gedankenteppich sein kann, sondern immer auch zwischen seinen Buchstaben, Silben, Worten und Sätzen Raum für Deutungen und kreatives Weiterfragen lässt.

Wie jeder Text, so will sich auch und gerade jede Ausstellung bei ihrem Publikum verständlich machen. Hierzu verfügt das medizinhistorische Museum über eine Reihe spezifischer Mittel, die diese Einrichtung zu einem integrierenden Forum für die Begegnung zwischen medizinischer Fachwelt und Öffentlichkeit machen. Mit seinen aus der Geschichte abgeleiteten Positionen bietet das Museum über die Erklärung und Kommentierung medizinischer, gesundheits- und krankheitsrelevanter Sachverhalte nicht nur Aufklärung, Information und Unterhaltung, sondern auch ein Stück weit Erleichterung und Distanz. Aus dieser Möglichkeit zur Distanz erwächst eine eigene, häufig im medizinhistorischen Museum anzutreffende Form der aufmerksamen Gelassenheit, mit welcher die beiden Welten – Medizin und Gesellschaft – miteinander in einen konstruktiven Dialog treten können, der heute im Angesicht der Entwicklungen in der Medizin und der sich daran anknüpfenden ethischen und philosophischen Debatten notwendig erscheint. An dieser Stelle übernimmt das medizinhistorische Museum letztlich auch den Part eines Moderators.

Etwas auf Distanz gehen zu können, ist allerdings ein sehr spezifisches Moment im medizinhistorischen Museum. Besucher erleben die Begegnung mit den dort gezeigten Objekten häufig als eine Konfrontation der eigenen Art. Medizinische und medizinhistorische Realien besitzen für viele Betrachter oft eine unerwartete Unvermitteltheit und Authentizität. Sie künden in unverhohlenen Andeutungen oder sehr offensichtlich von Gesundheit und Krankheit, mithin von essenziellen oder gar existenziellen Erfahrungen, die der Besucher aus seinem Leben in die Ausstellung mitbringt. Der Ausstellungsbesucher betritt das Museum hoffentlich als gesunder Mensch. Fällt sein Blick auf die ausgestellten Stücke, wird ihm zwangsläufig auch seine eigene Verfassung bewusst. Ehrlicherweise muss sich auch der Gesunde an diesem Punkt eingestehen, dass seine eigene Gesundheit immer endlich ist. Im Spiegel der Objekte definiert er seinen Status neu und schlüpft in die Rolle eines potenziellen Patienten. Damit ist nun neben dem historischen Akteur, etwa einem längst verstorbenen Kranken oder seinem Heiler, ein weiteres Subjekt im Spiel: der Betrachter.

Die Interaktion zwischen medizinhistorischem Ausstellungsstück und Betrachter lässt sich als Begegnung zwischen historischem Patienten und potenziellem Patienten beschreiben. Dieses Aufeinandertreffen schafft eine eigene Spannung: Der relativ unverstellte Blick auf medizinische Zusammenhänge weckt Neugierde, mehr über Gesundheit und Krankheit zu erfahren. Der historische Verweis provoziert die Frage, wie es heute um die Möglichkeiten der Medizin bestellt ist. Schließlich kommt der Betrachter aber auch zurück auf sich und fragt, was das Gesehene mit ihm selbst, seiner eigenen gesundheitlichen Verfassung, seiner eigenen Erkrankungsfähigkeit zu tun hat. Diese Selbstbefragung kann verunsichern; die Besucher reagieren vielleicht mit Angst und Abwehr. Möglicherweise wenden sich einzelne sogar ganz ab; viele kehren allerdings – nach einem Augenblick des Durchatmens – mit noch stärkerem Interesse vor das Objekt zurück. In der skizzierten Konstellation zwischen Objekt und Betrachter und insbesondere in den beobachtbaren emotionalen Reaktionen seitens der Museumsbesucher liegen eine spezifische Herausforderung und Verpflichtung des medizinhistorischen Museums. Das Interesse am eigenen Körper, an Fragen der eigenen Gesundheit und Krankheit ist nicht nur existenziell, sondern in unserer Gesellschaft offenbar auch groß und andauernd. Will das medizinhistorische Museum dieses Interesse seriös bedienen, muss es die Bedürfnislagen der primär Beteiligten – des potenziellen Patienten vor dem Objekt und des historischen Patienten im Objekt – respektieren und über eine verantwortliche Ausstellungsgestaltung hierauf Rücksicht nehmen.[25]

Exkurs: Ein Museum im Umfeld einer Universitätsklinik

Um aus den hier vorgestellten Gedanken konkrete Ableitungen für die Ansätze und Aufgaben eines medizinhistorischen Museums zu entwickeln, ist nicht nur die innere Verfasstheit einer solchen Einrichtung zu bestimmen, sondern auch das besondere Umfeld des Museums im konkreten Einzelfall ins Kalkül zu ziehen. Im Folgenden soll dies exemplarisch für das Berliner Medizinhistorische Museum der Charité versucht werden.[26] Als Teil der universitären Medizin Berlins direkt auf dem ursprünglichen Campus der Charité gelegen, befindet es sich zum einen mitten auf einem Kernareal einer Einrichtung der aktuellen medizinischen Forschung, Lehre und Krankenversorgung, zum anderen an einem Ort mit einer eigenen vielschichtigen und zeitweise hoch bedeutenden Vergangenheit.[27] Damit wird die Verortung des Präsentationsraums, die Natur des öffentlichen Ausstellungsraums nicht in Frage gestellt oder gar neu definiert. Allerdings wird die Institution des Museums, das auf diesem Gelände auch seine eigene Vorgeschichte hat,[28] noch mit zusätzlichen Funktionen betraut und stärker mit Ansprüchen belegt. Dabei wirkt der medizinisch-universitäre Komplex unweigerlich in das Museum hinein und potenziell durch dieses hindurch in die interessierte Öffentlichkeit hinaus. Im gegenläufigen Sinne bietet sich aber auch für das Museum die Chance, neben seinem öffentlichen Auftritt auf das Universitätsklinikum zurückzuwirken.

Zunächst eröffnet sich für ein einschlägiges Museum an diesem Ort die Möglichkeit, aus einem vielschichtig zu etablierenden Dialog mit wissenschaftlichen und klinischen Partnern Impulse für die Entwicklung von Fragestellungen zu beziehen, die sich im Museum mit den Mitteln einer Ausstellung in ihren historischen und aktuellen Bezügen vor die Öffentlichkeit bringen lassen. Die aktuelle Medizin liefert zudem eine eminente Quelle für Objekte. Sie hält überdies vielfach Expertisen bereit für die Identifikation und nähere Funktionsbestimmung älterer und rezenter Gegenstände. Im Rahmen gezielter Ausstellungsprojekte können schließlich Kooperationen vereinbart werden, über wel-

---

[25] Vgl. ebd.
[26] Zu Vorgeschichte und ursprünglicher Konzeption des Berliner Medizinhistorischen Museums der Charité vgl. Krietsch und Dietel, 1996; Winau, 1997–1999.
[27] Die Geschichte der Charité ist mit Blick auf das 300jährige Bestehen des Krankenhauses im Jahre 2010 Gegenstand intensiver medizin- und wissenschaftshistorischer Bearbeitungen. Vgl. hierzu an jüngeren Arbeiten in einer Auswahl Engstrom und Hess, 2000; Jaeckel, 2000; David, 2004; Atzl et al., 2005; Atzl et al., 2006 sowie aktuell Bleker und Hess, 2010.
[28] Vgl. Krietsch und Dietel, 1996; Winau, 2000; Matyssek, 2002.

che Mitarbeiterinnen und Mitarbeiter bestimmter Einrichtungen,[29] aber auch Studierende verschiedener Semester punktuell eingebunden werden.[30]

Nach außen gewinnt das Museum nicht nur durch seine Sonderausstellungen, sondern auch durch seine Dauerausstellung Profil. Diese vermittelt den Besuchern einen Einblick in bestimmte Entwicklungen der Medizin, wobei sie sich immer wieder darum bemüht, die Inhalte an die Beiträge der Charité im Engeren und an die medizinischen Verhältnisse in Berlin im Weiteren zurück zu binden.[31] So lässt sich etwa die naturwissenschaftliche Perspektive auf den zentralen medizinischen Forschungsgegenstand der letzten 150 Jahre, den Körper des Kranken, durch die Forschungs- und Sammlungstradition im Umfeld des Berliner Anatomischen Theaters, der Preußischen Akademie der Wissenschaften sowie der Medizinischen Fakultäten der Berliner Universitäten im Allgemeinen und durch die reich bestückte Sammlung pathologisch-anatomischer Präparate Rudolf Virchows im Besonderen nachvollziehbar machen. Wie sich die Behandlung in Hospital und Krankenhaus über die letzten 300 Jahre gewandelt hat, erfährt der Besucher auf einem Gang durch einen eigens konzipierten historischen Krankensaal.[32]

Nach innen, in das heutige Universitätsklinikum hinein, stellt sich das Berliner Medizinhistorische Museum der Charité – wie jede andere akademische Einrichtung auch – den klassischen Ansprüchen aus Forschung und Lehre. Entsprechend der oben skizzierten Konturen einer fachgebundenen Sachkultur leistet es seine ortsgerichteten und damit auch der Charité-Geschichte verpflichteten Beiträge zur medizin- und wissenschaftshistorischen Sammlungspflege sowie zur materialen Quellen- und Grundlagenforschung. Es verfolgt eigene Forschungsvorhaben, etwa die Erarbeitung wissenschaftlicher Bestandskataloge, die Aufarbeitung objektzentrierter Fragestellungen, die Durchführung einschlägiger Tagungen und Vortragsreihen sowie die Realisierung von Publikationen mit objektgeschichtlichem Ansatz. Dabei kooperiert es mit Doktoranden und Repräsentanten anderer medizin- und wissenschaftshistorischer Einrichtungen in Berlin, vor allem aber auch mit Angehörigen einzelner Kliniken und Institute der Charité.[33]

Auf dem Terrain der Lehre vermögen die wissenschaftlichen Mitarbeiterinnen und Mitarbeiter des Museums sicherlich auch die klassischen Lehrformen – Vorlesung, Kurs, Seminar – wenngleich mit anderen Mitteln, eben unter Einsatz von Objekten mit dem Ziel einer realienkundlichen Auswertung zu bedienen und etablierte Lehrziele zu verfolgen. Darüber hinaus können an dieser Einrichtung aber auch neue Lehrformen entwickelt und erprobt werden. Dort lassen sich einerseits etwa in Kooperation mit Do-

---

[29] So ist das Berliner Medizinhistorische Museum der Charité im Rahmen der Umsetzung verschiedener Ausstellungsprojekte in den vergangenen Jahren Kooperationen mit der Deutschen Ophtalmologischen Gesellschaft, der Berliner Urologischen Gesellschaft und der Klinik für Urologie der Charité sowie der Klinik für Audiologie und Phoniatrie der Charité eingegangen.

[30] Aus studentischen Projektseminaren konnten für das Berliner Medizinhistorische Museum der Charité in den letzten Jahren insbesondere zwei Sonderausstellungen realisiert werden, die große überregionale Beachtung fanden; vgl. Schnalke, 2003; Atzl et al., 2005.

[31] Einen Überblick über die Berliner Medizingeschichte gibt Winau, 1987. Zur Geschichte der Charité vgl. aktuell Bleker und Hess, 2010.

[32] Vgl. Anm. 27.

[33] Diesbezüglich hat sich 2001 ein Arbeitskreis Charité-Sammlungen unter Federführung des Berliner Medizinhistorischen Museums der Charité konstituiert.

zentinnen oder Dozenten vorklinischer und klinischer Fächer gemeinschaftlich-vernetzte Unterrichtsveranstaltungen durchführen, in welchen, angebunden an und angeregt durch einzelne ausgewählte, in besonderer Weise auf den gesunden oder kranken Körper verweisende Objekte, aktuelle aber auch historische Lehrinhalte vermittelt werden.

Andererseits bietet sich allerdings im Museum auch die Chance, dass Studierende zu Akteuren werden. Sie können die Schauräume nutzen, um ihre medizinischen Semesterarbeiten ihren Kommilitonen, einer erweiterten Gliederung der *scientific community* oder gar der Öffentlichkeit in geeigneter Form – angefangen vom kleinen Poster bis hin zu einer aufwändiger gestalteten Ausstellung – zu präsentieren. Überdies lassen sich speziell konzipierte Projektseminare anbieten, die eine medizinische Fragestellung auch oder sogar exklusiv historisch unter Einbindung medizinischer Sachzeugen aufarbeiten. Die Zielvorgabe dieser Seminare könnte von Beginn an die Erarbeitung einer Ausstellung sein. Die Erfahrung zeigt, dass die Enträtselung medizinischer Objekte, also die Rekonstruktion der historischen und aktuellen Funktions- und Bedeutungszusammenhänge, aber auch das argumentierende räumliche Inbeziehungsetzen der bearbeiteten Stücke in einer Ausstellung einen enormen Lerneffekt zeitigen. Oftmals entzünden sich erst an der Abfassung und Diskussion von Ausstellungstexten zu den primär textlosen Stücken die zentralen Fragen, die mit Blick auf die Präsentation nach schlüssigen und redlichen Antworten verlangen. Gerade an diesem Punkt wird mit den Studierenden eine wichtige Vermittlungsfähigkeit und damit letztlich jenes Instrument geschult, mit welchem jede Ärztin und jeder Arzt später auch vor den Patienten komplexe medizinische Sachverhalte erklären muss. So gesehen führt die Arbeit mit Objekten erneut auf ein Subjekt zurück – nun allerdings auf die Person des Lernenden, der sich mit Hilfe medizinischer Dinge in seinem Metier orientiert und sich durch deren Bearbeitung bestimmte Inhalte in umfassender Weise aneignet.

Das Museum und die anamnestische Medizin

Die Berücksichtigung der historischen Dimension der Medizin erweist sich für die Arbeit des medizinhistorischen Museums als besonders günstig, da sie der anamnestischen Natur der Medizin entgegenkommt und diese in spezifischer Weise unterstützt. Jeder *Status quo* in der Medizin, sei es im Labor oder am Krankenbett, hat seine Vorgeschichte. Wie kaum ein zweites Metier aus dem Spektrum angewandter Wissenschaften hat die seriöse Medizin diesen Umstand immer wieder anerkannt und daraus für sich zumindest an zwei Stellen ein heuristisches Instrument geschaffen. Zum einen beginnt jede neue Behandlung eines Kranken – im Sinne einer spezifischen Form der *oral history* – mit der Erhebung der individuellen Anamnese. Zum anderen hat die Medizin im deutschen Sprachraum aus gutem Grunde dafür Sorge getragen, dass sich in den medizinischen Fakultäten die Medizingeschichte als eigenständige Disziplin etablieren konnte. Ihr Grundauftrag, die Vorgeschichte der heutigen Medizin in ihrer ganzen Breite offen zu legen, zielt auf ein besseres Verständnis des gegenwärtigen Stands der Dinge, auf Übersicht, Halt, Struktur, Orientierung aber auch auf kreativ-kritische Distanz – allesamt wesentliche Parameter für jedwede Weiterentwicklung.

Das medizinhistorische Museum bildet im Kontext von Medizin und Medizingeschichte einen spezifischen Ort, an welchem die Kultivierung der anamnestischen Natur der Medizin mit eigenen Mitteln bedient wird. Die an diesem Ort betriebene materiale Kultur verfügt über ihre eigenen Gegenstände, Methoden und Publikationsformen.

Sie ruht auf einem klar umrissenen wissenschaftlichen Fundament und reicht in ihrem Auftritt bis weit in den öffentlichen Raum. Sie schafft damit mühelos die heute von den Wissenschaften immer nachdrücklicher eingeforderte Aktionsbreite. Ihre öffentliche Präsenz in Gestalt von kleineren und größeren Ausstellungen darf ihr somit nicht als Unwissenschaftlichkeit ausgelegt werden. Vielmehr eröffnet sie damit ein spezifisches Format einer Veröffentlichung im engen Wortsinn, das in seinen dinglich gegründeten Argumentationsstrukturen spezifische Belegstücke für Aussagen und Thesen vorlegt, aber auch genügend Freiräume zulässt, um daraus Funken für neue Fragestellungen und interpretative Ansätze zu schlagen. Somit liefert das Museum letztlich auch die Möglichkeit, als ein Labor der Medizin- und Wissenschaftsgeschichte Ansätze und Inhalte über ihre dinglichen Repräsentationen experimentell miteinander in Beziehung zu setzen. Die daraus vorgeschlagenen Zusammenhänge und ermittelten Erkenntnisse fließen über die öffentliche Darbietung ein in den allgemeinen Diskurs über das Bild vom Menschen in seiner physischen, psychischen, sozialen und kulturellen Konstitution zwischen Gesundheit und Krankheit. So gesehen besitzt das medizinhistorische Museum das Potenzial, zugleich als Forschungsstätte und als meinungsbildendes Forum für die Verständigung über einen zentralen Komplex in unserer Kultur zu fungieren – über den Gegenstand der Medizin.

Literatur

Actes du colloque des conservateurs des musées d'histoire des sciences médicales, Bd. 1, 1984 – Bd. 9, 2000

Artelt, Walter: Einführung in die Medizinhistorik. Stuttgart 1949

Atzl, Isabel et al., Hrsg.: Zeitzeugen Charité. Arbeitswelten der Psychiatrischen und Nervenklinik 1940–1999. Münster 2005 [Das medizinische Berlin. Historische Beihefte der Charité-Annalen, Bd. 1]

Atzl, Isabel et al., Hrsg.: Zeitzeugen Charité. Arbeitswelten des Instituts für Pathologie. Münster 2006 [Das medizinische Berlin. Historische Beihefte der Charité-Annalen, Bd. 2]

Bleker, Johanna und Volker Hess, Hrsg.: Die Charité. Geschichte(n) eines Krankenhauses. Berlin 2010

Broer, Ralf, Hrsg.: Eine Wissenschaft emanzipiert sich. Die Medizinhistoriographie von der Aufklärung bis zur Postmoderne. Pfaffenweiler 1999 [Neuere Medizin- und Wissenschaftsgeschichte, Bd. 9]

Chadarevian, Soraya de und Nick Hopwood, Hrsg.: Models: the third dimension of science. Stanford 2004

David, Heinz: „… es soll das Haus die Charité heißen …". Kontinuitäten, Brüche und Abbrüche sowie Neuanfänge in der 300jährigen Geschichte der Medizinischen Fakultät (Charité) der Berliner Universität. 2 Bde. Hamburg 2004

Dierig, Sven: Wissenschaft in der Maschinenstadt. Emil Du Bois-Reymond und seine Laboratorien in Berlin. Göttingen 2006

Engstrom, Eric J. und Volker Hess, Hrsg.: Zwischen Wissens- und Verwaltungsökonomie. Zur Geschichte des Berliner Charité-Krankenhauses im 19. Jahrhundert. Jahrbuch für Universitätsgeschichte, Bd. 3, Stuttgart 2000

Falter, Thomas: Die Instrumente zur Zahnextraktion im Deutschen Medizinhistorischen Museum Ingolstadt. Diss. med. dent., München 1992

Forschungsstelle für Geschichte und Zeitgeschichte der Zahnheilkunde: 60 Jahre Sammlung Proskauer-Witt. Zum 100. Geburtstag von Curt Proskauer und Fritz H. Witt. Kulturhistorische Reihe der Sammlung Proskauer-Witt, Bd. 6, entspr. N. F., H. 2, Köln 1987

Frewer, Andreas: Biographie und Begründung der akademischen Medizingeschichte: Karl Sudhoff und die Kernphase der Institutionalisierung 1896–1906. In: Frewer, Andreas und Volker Roelcke,

Hrsg.: Die Institutionalisierung der Medizinhistoriographie. Entwicklungslinien vom 19. ins 20. Jahrhundert. Stuttgart 2001, S. 103–126

Gernet, Rainer: Zur technischen Entwicklung der medizinischen Elektrisierapparate und Reizstromgeräte bis Ende des 19. Jahrhunderts. Realienkundliche Studie zu einem Sonderbestand des Deutschen Medizinhistorischen Museums Ingolstadt. Diss. human. biol., München 1992

Geus, Armin, Hrsg.: Zur Eröffnung des Biohistoricums Neuburg an der Donau am 11. September 1998. Marburg a. d. Lahn 1998

Gilardon, Klaus: Die Medizinhistorische Sammlung des Karl-Sudhoff-Institutes der Universität Leipzig. In: Thom, Achim und Ortrun Riha, Hrsg.: 90 Jahre Karl-Sudhoff-Institut an der Universität Leipzig. Freilassing 1996

Habrich, Christa: Zur Bedeutung von Sammlungen und Museen für die Wissenschafts- und Medizingeschichte. In: Vorstand der Deutschen Gesellschaft für Geschichte der Medizin, Naturwissenschaft und Technik, Hrsg.: Ideologie der Objekte – Objekte der Ideologie: Naturwissenschaft, Medizin und Technik in Museen des 20. Jahrhunderts. Kassel 1991, S. 15–30 [Schriften zur Naturwissenschafts- und Technikgeschichte, Bd. 4]

Habrich, Christa und Siegfried Hofmann: Deutsches Medizinhistorisches Museum. Westermanns Monatshefte, München 1986

Heesen, Anke te und Petra Lutz, Hrsg.: Dingwelten. Das Museum als Erkenntnisort. Köln und Weimar 2005

Hess, Volker: Gegenständliche Geschichte? Objekte medizinischer Praxis – die Praktik medizinischer Objekte. In: Paul, Norbert und Thomas Schlich, Hrsg.: Medizingeschichte: Aufgaben, Probleme, Perspektiven. Frankfurt und New York 1998, S. 130–152

Hess, Volker: Fiebermessen in Deutschland 1850–1900. Frankfurt und New York 2000

Jahrbücher des Deutschen Medizinhistorischen Museums in Ingolstadt, Bd. 1, 1975 – Bd. 10, 1999

Kowalski, Michael: Das Sammlungsspektrum des Deutschen Medizinhistorischen Museums. In: Jahrbuch des Deutschen Medizinhistorischen Museums 10, 1997–1999, S. 131–142

Krietsch, Peter und Manfred Dietel: Pathologisch-Anatomisches Cabinet. Vom Virchow-Museum zum Berliner Medizinhistorischen Museum in der Charité. Berlin u. a. O. 1996

Latour, Bruno und Steve Woolgar: Laboratory Life: The Social Construction of Scientific Lifes. Beverly Hills und London 1979

Lesky, Erna: Das Wiener Institut für Geschichte der Medizin im Josephinum. Wien 1968

Matyssek, Angela: Rudolf Virchow: Das Pathologische Museum. Geschichte einer wissenschaftlichen Sammlung um 1900. Darmstadt 2002 [Schriften aus dem Berliner Medizinhistorischen Museum, Bd. 1]

Meinel, Christoph, Hrsg.: Instrument – Experiment: Historische Studien. Berlin 2000

Mörgeli, Christoph: Das Medizinhistorische Museum der Universität Zürich. Zürich o. J.

Müller, Irmgard und Stefan Schulz: Das Ausstellungskonzept der Medizinhistorischen Sammlung der Ruhr-Universität Bochum. In: Jahrbuch des Deutschen Medizinhistorischen Museums 7, 1992, S. 105–116

Nitsche, Claudia K.: Die Präparate mit angeborenen Herzfehlern des Berliner Medizinhistorischen Museums – Bestand und Bedeutung. Diss. med., Berlin 2007

Offizieller Katalog der Internationalen Hygiene-Ausstellung: Dresden, Mai – Oktober 1911. Berlin 1911

Paul, Norbert und Thomas Schlich, Hrsg.: Medizingeschichte: Aufgaben, Probleme, Perspektiven. Frankfurt und New York 1998

Rheinberger, Hans-Jörg: Epistemologie des Konkreten. Studien zur Geschichte der modernen Biologie. Frankfurt am Main 2006

Rheinberger, Hans-Jörg und Michael Hagner, Hrsg.: Die Experimentalisierung des Lebens. Experimentalsysteme in den biologischen Wissenschaften 1850/1950. Berlin 1993

Ruisinger, Marion M. und Thomas Schnalke: Das „Medico-historische Cabinet". Eine vergessene Sammlung im Germanischen Nationalmuseum Nürnberg. Medizinhistorisches Journal 35, 2000, S. 361–381

Schmidgen, Henning et al., Hrsg.: Kultur im Experiment. Berlin 2004

Schnalke, Thomas: Der Patient dahinter – Gedanken zum Umgang mit Moulagen im medizinhistorischen Museum. Medizin im Museum. Jahrbuch der Medizinhistorischen Sammlung der RUB 1, 1993, S. 69–71

Schnalke, Thomas: Veröffentlichte Körperwelten. Möglichkeiten und Grenzen einer Medizin im Museum. Zeitschrift für medizinische Ethik 45, 1999, S. 1–26

Schnalke, Thomas: Vom Modell zur Moulage: Der neue Blick auf den menschlichen Körper am Beispiel des medizinischen Wachsbildes. In: Dürbeck, Gabriele et al., Hrsg.: Wahrnehmung der Natur – Natur der Wahrnehmung. Studien zur Geschichte visueller Kultur um 1800, Dresden 2001, S. 55–69

Schnalke, Thomas, Hrsg.: Porträt der Krankheit. Fotografien aus einem Krankenhaus in Südafrika. Berlin 2003

Schnalke, Thomas und Claudia Wiesemann, Hrsg.: Medizingeschichte aus postmoderner Perspektive. Köln u. a. O. 1998

Schulz, Stefan und Irmgard Müller, Hrsg.: Medizin im Museum. Jahrbuch der Medizinhistorischen Sammlung der RUB, Bd. 1, 1993 und Bd. 2, 1995

Shapin, Steven und Simon Schaffer: Leviathan and the Air-Pump. Hobbes, Boyle and the Experimental Life. Princeton 1985

Staatshochbauamt Bochum, Hrsg.: Der Malakowturm Julius Philipp in Bochum Wiemelhausen. Restaurierung und Ausbau des Industriedenkmals für die Medizinhistorische Sammlung und das Institut für Geschichte der Medizin der Ruhr-Universität Bochum. Essen 1990

Sudhoff, Karl: Ein historisches Museum der Heilkunde. In: Beilage der Norddeutschen Allgemeinen Zeitung vom 19. Dezember 1901

Willers, Johannes: Wissenschaftliche Instrumente. In: Deneke, Bernward und Rainer Kahsnitz, Hrsg.: Das Germanische Nationalmuseum Nürnberg 1852–1977. Beiträge zu seiner Geschichte. München 1978, S. 860–870

Winau, Rolf: Medizin in Berlin. Berlin und New York 1987

Winau, Rolf: Die Berliner Medizinhistorische Sammlung – Entstehung und Konzept. Jahrbuch des Deutschen Medizinhistorischen Museums 10, 1997–1999, S. 157–163

Wolf, Jörn Henning: Die Medizin- und Pharmaziehistorische Sammlung Kiel: Ausstellungsprofil – akademisches Lehrprogramm – wissenschaftliche Forschungsprojekte. Jahrbuch des Deutschen Medizinhistorischen Museums 10, 1997–1999, S. 143–156

Wyklicky, Helmut: Das Josephinum. Biographie eines Hauses. Wien 1985

Teil I
Objektgeschichten

1 Spuren im Gesicht
Eine Augenmoulage aus Berlin

Thomas Schnalke

Ein Gesicht, den Blick zur Seite gewandt, ruht auf schwarzem Grund. Die Haut wirkt durchaus frisch und lebendig, die Wangen sind leicht gerötet, die Lippen etwas blass. Interesse weckt die Betrachtung dieses Objekts, aber auch Irritation. Das Auge hat etwas abbekommen. Es ist rot und verquollen und anscheinend nur mühsam offen zu halten. Das tut doch weh! – So mag die erste Reaktion auf die Wahrnehmung dieses Stückes sein. Doch was ist das überhaupt für ein Ding? Woher kommt es, wo stand es früher, was war sein ursprünglicher Sinn? Und was tut es heute in der Sammlung des Berliner Medizinhistorischen Museums der Charité? Welche Botschaften sind in dieses Objekt eingeschrieben? Können wir diese Geheimnisse lüften und diesen stummen Mund gewissermaßen wieder zum Sprechen bringen?

Sehen wir genauer hin. Ein menschlicher Kopf wird sichtbar im Halbprofil (Abb. 1.1), eingefasst in weiße Textilstreifen, dahinter ein schwarz lackiertes Holzbrett. Nase und Mund sind zu erkennen, aber kein Ohr; die Stirn tritt bis zum Haaransatz hervor. Der Blick des Betrachters fällt vor allem auf das Auge, das deutliche Zeichen einer krankhaften Veränderung trägt. Die Lider sind zurückgeklappt. Die darunter zum Vorschein kommenden Bindehäute erscheinen stark geschwollen, gerötet und grobkörnig-beerenförmig zerklüftet. Die Schwellungen lassen nur einen kleinen Sehschlitz frei, in dessen Tiefe das Auge allenfalls zu erahnen ist.

Eine systematische Untersuchung und erste Ausdeutung des Objekts mag mit einem scheinbar nebensächlichen Aspekt, den weißen Textileinfassungen, beginnen.[1] Es handelt sich um gefaltete Leinenstreifen, die das Motiv absetzen und den Bildausschnitt bestimmen. Solche Abdeckungen finden sich bereits an anatomischen Feucht- und Trockenpräparaten in einschlägigen Präparatesammlungen des 17. und 18. Jahrhunderts. Allerdings weisen etwa unter den echten fixierten und konservierten Körpergeweben des für sein Museum europaweit berühmten Amsterdamer Anatomen Frederik Ruysch (1638–1731) nur solche Präparate Textilumrandungen auf, die eine intakte Körperoberfläche zeigen, also die Haut unversehrt lassen und den Blick nicht in die Körpertiefe,

---

[1] Eine genauere Inspektion des Objekts wurde erst durch dessen notwendige Restaurierung möglich, die in sorgfältigster Weise durch die Präparatorin des Berliner Medizinhistorischen Museums der Charité, Navena Widulin, und die Dresdener Mouleuse Elfriede Walther durchgeführt wurde. Ihnen beiden gilt mein großer Dank. Danken möchte ich zudem Christa Scholz, ehemals Fotografin am Institut für Pathologie der Charité, für die im Zuge der Restaurierungsarbeiten angefertigten Detailfotografien der „entkleideten" Moulage.

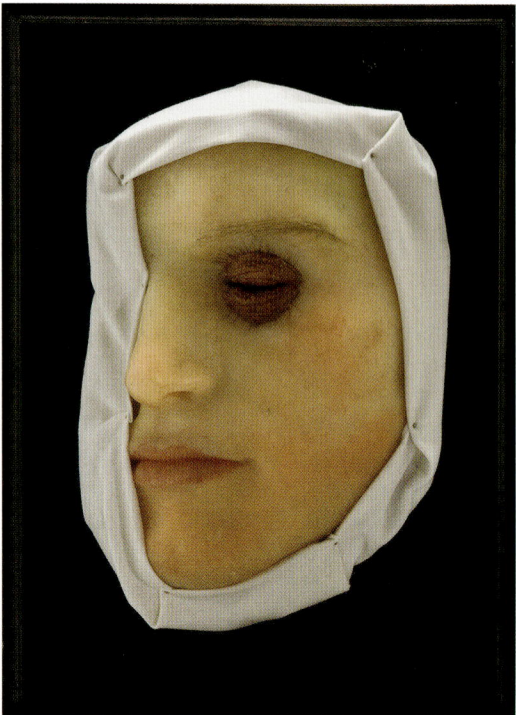

Abb. 1.1 Augenmoulage des Berliner Medizinhistorischen Museums der Charité

auf eine durchpräparierte Anatomie lenken.² Bei diesen „äußerlichen Stücken" verdeckt das textile Gewebe den Schnitt, kaschiert den Rand, an welchem die Struktur vom restlichen Körper abgetrennt wurde. Gleichzeitig kleidet es das Objekt ein, ganz dekorativ sogar. Wie im wahren Leben tritt gewissermaßen das Präparat aus einer Kleideröffnung – einer Haube, einem Kragen, einem Hosenbein oder einem Ärmel – hervor. Damit wird der Körper ein Stück weit ins Leben zurückgeholt und das Betrachten erträglicher gemacht. Gleichzeitig weist der Präparator an der Grenze zwischen Leben und Tod – quasi durch die für die anstehende Aufbahrung vorgenommene Einkleidung – auf das soeben statt gehabte Sterben hin. Bei einem solchen Objekt handelt es sich um ein spezifisch-medizinisches *Memento mori*, das in vielen Darstellungen der Anatomie auch im wissenschaftlichen Kontext bis weit ins 18. Jahrhundert hinein üblich und legitim war.³

1.1 Wachsschichten und Wachsbildner

Bei dem vorliegenden Objekt stellt sich sogleich die Frage, ob es sich um ein echtes Präparat handelt, das in seinen „Grundstrukturen ganz oder zum Teil aus organischem

---

[2] Zu den Sammlungen Frederik Ruyschs vgl. Müller-Dietz, 1989; Luyendijk-Elshout, 1994; Hansen, 1996; Helms, 2001. Fotografien von Präparaten Ruyschs finden sich in Fuchs, o. J.; Buberl und Dückershoff, 2003, S. 79–84.

[3] Vgl. in diesem Zusammenhang Schnalke, 2003; ders., 2005.

1 Spuren im Gesicht – Eine Augenmoulage aus Berlin

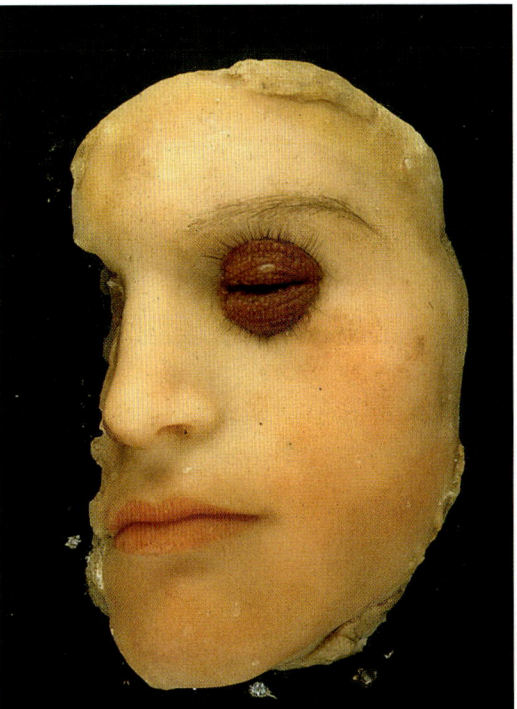

Abb. 1.2 Moulage nach Entfernung der Textileinfassung

menschlichem Gewebe [besteht] und mithilfe einschlägiger Verfahren dauerhaft konserviert"[4] worden ist, um eine reale abgesetzte Gesichtsscheibe also. Ein genaueres Nachschauen, möglich geworden durch die anstehende Restaurierung des Stücks,[5] beginnt mit der Entfernung der brüchig gewordenen Leinenstreifen (Abb. 1.2). Zum Vorschein kommen unregelmäßig gezackte Ränder, deren Textur nicht unbedingt an ein organisches Gewebe denken lässt. Vielmehr verraten die Randkanten (Abb. 1.3), dass das Objekt vollständig aus einer künstlichen Wachsmasse besteht.

Von unten gegen das Kinn betrachtet (Abb. 1.3a), lässt sich ein silbriger Nagelkopf erkennen. Offenbar ist das Gebilde mit Hilfe von Positionsnadeln auf den Untergrund, das schwarz lackierte Brett, fixiert worden. Auch der Rand an der Ohrseite (Abb. 1.3b) weist eine Nadel auf. Ein Blick auf die Nasenseite (Abb. 1.3c) belegt, dass das Objekt aus verschiedenen Schichten aufgebaut ist: Die oberflächliche, den Aspekt der sichtbaren Haut wiedergebende Lage misst etwa 6 mm. Darunter finden sich mindestens zwei weitere Schichtungen aus einer ähnlichen wachsartigen Substanz. Anscheinend wurde da-

---

[4] Diese Definition eines menschlichen Präparats findet sich in den „Empfehlungen zum Umgang mit Präparaten aus menschlichem Gewebe in Sammlungen, Museen und öffentlichen Räumen", 2003, publiziert im Deutschen Ärzteblatt.
[5] Vgl. Anm. 1; das Objekt gehört zu den Beständen des Berliner Medizinhistorischen Museums der Charité, Moulagensammlung, Inv.-Nr. M 2007/50.

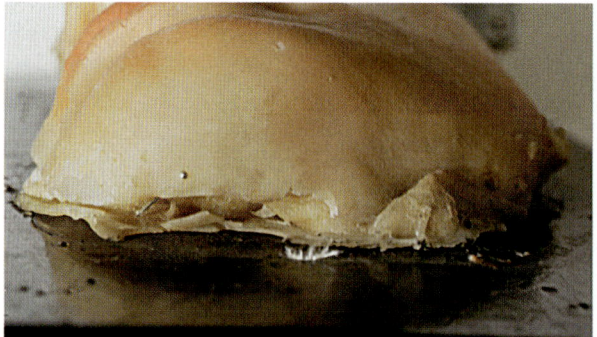

a Kinnseite

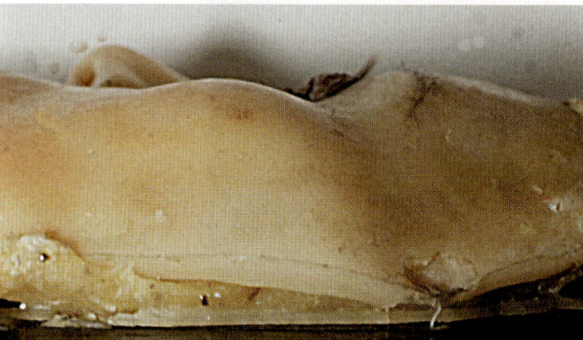

b Ohrseite

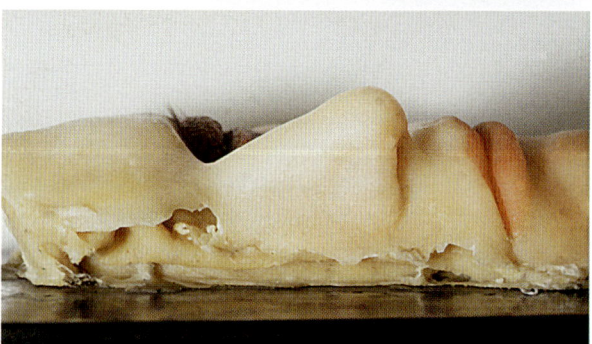

c Nasenseite

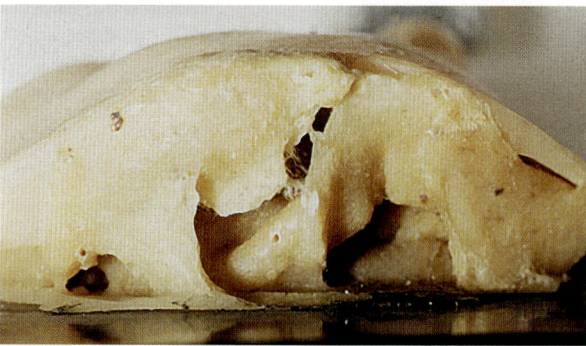

d Stirnseite

Abb. 1.3 a–d Untersuchung der Moulagenränder

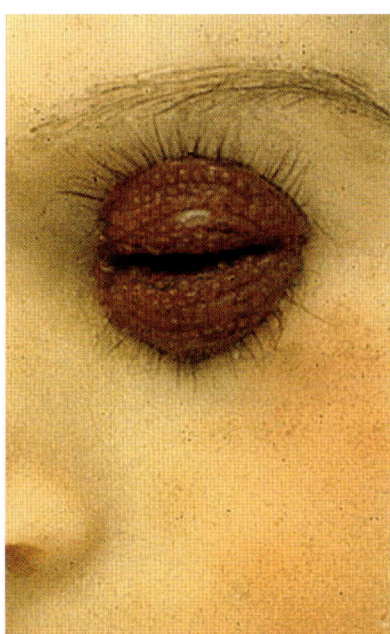

Abb. 1.4 Krankheitszeichen auf den Bindehäuten

mit das Objekt von hinten aufgebaut, verstärkt und breitbasig auf den hölzernen Untergrund aufgeschmolzen und dann noch zusätzlich mit Nadeln befestigt. Diese Erkenntnisse bestätigen sich beim Blick auf den oberen, stirnseitig gelegenen Rand (Abb. 1.3d). Eine genauere Betrachtung der Wachsschale lässt hier sogar eine Gliederung in noch feinere Unterschichten erkennbar werden. Somit ergibt bereits eine erste aufmerksame Inaugenscheinnahme, dass es sich bei diesem Objekt nicht um ein Präparat, sondern um eine Nachbildung handelt, genauer um ein dreidimensionales Wachsbild, eine so genannte Moulage.

Die Herstellung eines derartigen Stücks lief nach einem klassischen Fertigungsschema ab: In aller Regel beauftragte ein Arzt einen speziell geschulten Wachsbildner, den Mouleur, an einem lebenden Patienten eine Moulage von einer bestimmten Körperpartie abzuformen. Interessant waren für den Arzt typische oder so noch nie gesehene Krankheitszeichen in der Haut. Der Auftrag an den plastischen Illustrator lautete, die entsprechenden Hautveränderungen hinsichtlich Form und Farbigkeit so realistisch wie möglich in einem plastischen Wachsbild, also in einer dreidimensionalen Moulage, abzuformen. Der Wachsbildner fertigte vom definierten Körperausschnitt zunächst ein Negativ an, das klassischerweise aus fein zeichnendem Gips bestand. Sobald die Gipsschale ausgehärtet und von der Haut des Kranken entfernt worden war, goss der Mouleur die Moulage, sprich er baute durch verschiedene Schwenkgüsse eine Wachsschale Schicht für Schicht bis zu einer Schichtdicke von 5 bis 12 mm auf. Die erkaltete Wachsschale wurde daraufhin aus dem Gipsbett entfernt und unter Sicht des Patienten realistisch aufbereitet. Dabei kam es vor allem auf die naturnahe Wiedergabe der krankhaft veränderten Körperstrukturen und der angrenzenden Hautpartien an. Die hier vorgestellte Augenmoulage zeigt, mit welcher Akribie der Wachsplastiker die geröteten und geschwollenen Bindehäute ausführte (Abb. 1.4). In der Tiefe unter dem Sehschlitz wurde

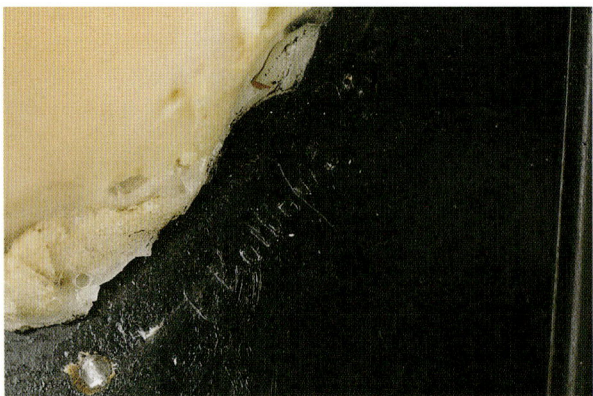

Abb. 1.5 Nagel zur ursprünglichen Befestigung des Diagnoseetiketts (links); eingeritzte Signatur: „F. Kolbow"

ein Glasauge eingesetzt. An den Lidrändern und im Bereich der Augenbrauen fügte der Mouleur nachträglich Stück für Stück echtes Haar ein.

Damit waren die Arbeiten am Wachsbild aber noch nicht beendet. Die Moulage wurde üblicherweise auf ein schwarz lackiertes Brett aufgezogen, dort sicher befestigt und mit einem weißen Leinentuch eingefasst. Zu einer kompletten Moulage gehörte stets ein schriftlich angebrachter Diagnoseeintrag und nicht selten auch eine Signatur des Mouleurs, die in einigen Fällen sogar um eine Bezeichnung des Datums der Fertigstellung des Werks ergänzt wurde.[6]

Im vorliegenden Fall scheinen entsprechende Angaben auf den ersten Blick zu fehlen oder abhanden gekommen zu sein. Doch auch hier empfiehlt es sich, genauer hinzusehen. Unter dem Kinn, ursprünglich verdeckt durch die Textileinfassung, finden sich zwei Nägel. Sie halten noch winzige Papierreste fest, die offensichtlich von einem Diagnoseetikett stammen. Nahe des Unterkieferwinkels lässt sich überdies ein Namenszug erkennen: „F. Kolbow" (Abb. 1.5).

Zu der hier vorgestellten Moulage gab es mit Sicherheit eine festgesetzte Diagnose. Wir kennen sie nicht, noch nicht. Klar ist hingegen, wer das Wachsstück gemacht hat, eine Frau oder ein Herr „F. Kolbow". Gehen wir dem letzteren Hinweis nach und recherchieren in der einschlägigen Literatur, wird rasch klar, dass es sich bei dem Mouleur um Fritz Kolbow (1873–1946) handeln muss.[7] Fritz Kolbow nimmt in der Geschichte der Moulagenkunst des 20. Jahrhunderts ganz allgemein eine zentrale Rolle ein. Für die Entwicklung seines Metiers in Berlin im Besonderen war er von herausragender Bedeutung: Am 9. Juni 1873 in Berlin-Mitte geboren, wissen wir bis heute nicht, ab wann, wo und wie er sich in das Moulagenhandwerk einarbeitete. Ab 1889 hatte der Berliner Dermatologe Oskar Lassar (1849–1907) in seiner privaten Hautklinik einen eigenen Mouleur, Heinrich Kasten (1842–1921), beschäftigt, der ihm bis zu seinem Tode

---

[6] Zur Technik der Moulagenkunst vgl. Schnalke, 1986, S. 129–212; ders., 1995; ders., 2004; Walther, 1986/1987; dies.,1994; Stoiber, 2005, S. 73; zuletzt Widulin, 2007.

[7] Zu Fritz Kolbow vgl. Schnalke, 1995; Frenzel, 1997, S. 31.

eine reichhaltige Hautmoulagensammlung aufbauen sollte.[8] Vergleiche mit der Technik und Präsentationsform der Moulagen Kastens legen die Vermutung nahe, dass Kolbow nicht bei Kasten in die Lehre ging. Vielleicht hatte Kolbow im Panoptikum der Gebrüder Castan erste Anregungen bekommen oder er war auf Reisen nach Paris, London oder Wien, wo die Moulagenkunst schon blühte, auf das medizinische Wachsbild gestoßen.

Tatsache ist, dass Fritz Kolbow seit 1896 in Berlin medizinische Moulagen für verschiedene Auftraggeber auch in der Charité fertigte. Im Unterschied zu anderen Mouleuren ließ er sich aber nicht in einer der Kliniken fest anstellen, sondern versuchte, seinen Lebensunterhalt als privater Lehrmittelproduzent zu bestreiten. Seine erste hoch aktive Berliner Phase dürfte sich bis 1910 erstreckt haben. In diesem Jahr siedelte er nach Dresden um, um dort für die erste Internationale Hygiene-Ausstellung und das darauf folgende Projekt eines Hygiene-Museums Moulagen zu fertigen.[9] Im Jahre 1922 kehrte er nach Berlin zurück, eröffnete eine Lehrmittelwerkstatt, die zunächst unter dem Namen „Atelier für Medizinische Lehrmittel Berlin: Fritz Kolbow" firmierte. Noch für das Jahr 1941 findet sich im Amtlichen Fernsprechbuch Berlins ein Eintrag seiner Firma, die allerdings durch den Zweiten Weltkrieg in den Ruin getrieben wurde. Fritz Kolbow starb am 8. Juli 1946 „verarmt und unterernährt in seiner Wohnung in Schöneiche, Wildkauzweg 14."[10]

Kolbow gab der Moulagenkunst im 20. Jahrhundert insofern nachhaltige Impulse, als er eine Technik entwickelte und zur Perfektion ausbaute, die etliche der besten Moulagen hervorbrachte, die wir kennen, und die sich – falls sie nicht durch die Wechselfälle der Zeit zerstört wurden – in ihrer überzeugenden Qualität oft auch bis heute erhalten haben. Zudem gab Kolbow sein Wissen an Schülerinnen weiter, die am Deutschen Hygiene-Museum in Dresden und in der Universitäts-Hautklinik Zürich Moulagentraditionen begründeten, die bis in unsere Gegenwart hineinreichen.[11]

1.2 Die Wachsbild-Diagnose

Nachdem die Identität des Mouleurs geklärt ist, bleibt offen, wann, für wen und zu welchem Zweck Kolbow die hier zu untersuchende Augenmoulage fertigte. Zudem interessiert, welches Krankheitsbild das Objekt darstellt. Drehen wir das Stück auf die Rückseite, findet sich ein nächster Hinweis aus einem handschriftlichen Eintrag auf der unlackierten Rückfläche des Haltebretts. „Trachom" steht hier zu lesen (Abb. 1.6). Ein kurzes Nachschlagen in einem aktuellen medizinischen Lexikon ergibt,[12] dass der Ausdruck den Begriff für eine Infektion der Bindehäute und der Hornhaut des Auges mit bakterienähnlichen Mikroben liefert, wobei der Histologe unter dem Mikroskop typische Einschluss-Körperchen in den Deckzellen entdeckt. Die Krankheit verläuft chro-

---

[8] Zur Moulagensammlung Oskar Lassars und zur Moulagenkunst Heinrich Kastens vgl. Schnalke, 1995, S. 115–119.
[9] Zur Geschichte des Deutschen Hygiene-Museums in Dresden vgl. zuletzt Vogel, 2003.
[10] Frenzel, 1997, S. 31.
[11] Zur Geschichte der Moulagenkunst am Deutschen Hygiene-Museum in Dresden vgl. Schnalke 1995, S. 121–143; zur Tradition der Moulagenkunst an der Hautklinik des Zürcher Universitätsspitals vgl. Schnalke, 1995, S. 145–176; Geiges, 2001; Stoiber, 2005.
[12] Vgl. hierzu beispielsweise den Eintrag „Trachom" in Pschyrembel, 2004, S. 1830.

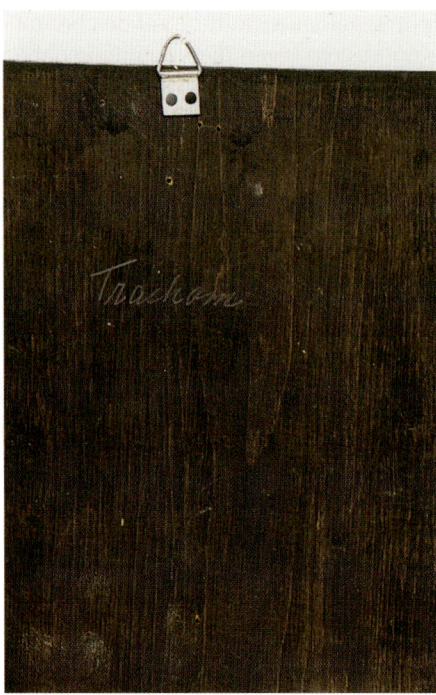

Abb. 1.6 „Trachom". Diagnoseeintrag auf der Rückseite des Montagebretts

nisch und kann durch Hornhautbefall schließlich zur Erblindung führen. Weltweit ist das Trachom die häufigste Ursache für die Erblindung. Die Erkrankung kommt vor allem in tropischen und subtropischen Regionen vor. Behandeln lässt sie sich heute relativ gut mit spezifischen Antibiotika. Allerdings sorgen bereits bessere hygienische Verhältnisse für eine gute Prophylaxe.

Diese Festlegungen skizzieren freilich den heutigen Wissensstand zum Krankheitsbild des Trachoms. Die vorliegende Moulage ist aber vielleicht schon älter, so dass sich sogleich die Frage stellt, seit wann das Trachom als umschriebenes Krankheitsbild überhaupt bekannt ist und seit wann man um den erwähnten Erreger weiß. Schon ein flüchtiger Blick in einschlägige historische Nachschlagewerke verdeutlicht, dass das Leiden bereits in der Antike klar umrissen und deutlich beschrieben ist.[13] Der spätantike Arzt Paulus von Ägina (7. Jh. n. Chr.) behandelt das Leiden zusammenfassend unter der Überschrift „Peri trachomatos": Das „Trachom ist eine Rauhigkeit der Innenfläche des Lides. Bei größerer Lichtintensität, wenn sie [die Rauhigkeit] gleichsam Einschnitte enthält, wird sie Feigenkrankheit genannt. Ist sie aber chronisch und narbig geworden, dann wird sie mit dem Namen Schwiele belegt."[14] Offenbar gab es zu allen Zeiten vor allem in südlichen geographischen Gefilden endemische Trachomherde. Der mitteleuropäische Raum wurde vor allem im Gefolge der Napoleonischen Eroberungszüge, die bekanntlich auch Ägypten tangierten, durch einschlägige Epidemien heimgesucht. Das

---

[13] Vgl. hierzu Schott, 1993, S. 508; Schieck und Brückner, 1930–1932, S. 63.
[14] Zit. nach Schieck und Brückner, 1930–1932, S. 63.

verstärkte Auftreten der Erkrankung in unseren Regionen hat denn auch zur Bezeichnung „Ägyptische Augenkrankheit" oder „Ägyptische Körnerkrankheit" geführt. Erst relativ spät, 1957, wurde der Erreger durch eine chinesische Forschergruppe isoliert.

Im Zuge der ab 1880 aufblühenden Bakteriologie, der sich ausdifferenzierenden Augenheilkunde und der sich daraus entwickelnden feingeweblich-pathoophthalmologischen Fragestellungen war die Erkrankung aber insbesondere in den ersten Jahren des 20. Jahrhunderts ein intensiv beforschtes Leiden. 1907 wurden die oben erwähnten Einschluss-Körperchen von verschiedenen Wissenschaftlern zeitgleich beschrieben.[15]

1.3 Medizinisches Schaustück

Kehren wir zu unserem konkreten Objekt, der vorliegenden Augenmoulage, zurück und fragen weiter, wo sich ihre erste „Bühne" befand, wer sie nutzte und wie sie zum Einsatz kam. Ein kleines Detail auf der Rückwand ihres Haltebretts, eine Öse (Abb. 1.6), verrät, dass das Wachsbild nicht gelegt oder gestellt, sondern aufgehängt worden war. Ein Zufallsfund in den archivalischen Beständen des Berliner Medizinhistorischen Museums der Charité verweist überdies auf die genauere Anlage eines entsprechenden Hängeorts. Ein repräsentatives Fotoalbum, das nach Realisierung zentraler Bauprojekte im Rahmen der großen Um- und Ausbaumaßnahmen der Charité 1910 zusammengestellt wurde,[16] enthält eine Ansicht der Moulagensammlung in der Charité-Klinik für Haut- und Geschlechtskrankheiten (Abb. 1.7). Der Direktor dieser Klinik, Edmund Lesser (1852–1918), baute an seinem Hause bis 1918 diese reich bestückte Lehr- und Studiensammlung auf, wobei die meisten Moulagen bis 1910 von Fritz Kolbow gefertigt worden sein dürften.[17] Die Moulagen hingen somit in speziellen Schauschränken einer Kliniksammlung und waren – neben dem punktuellen Einsatz in Vorlesung oder Kurs – in erster Linie dem Selbststudium der Studierenden vorbehalten. Dieser Verwendung diente sicherlich auch die Trachom-Moulage Kolbows. Fraglich ist jedoch, ob das Stück in der Moulagensammlung der Charité-Hautklinik einstand, da es ja ein explizit augenärztliches Krankheitsbild wiedergab und die Augenheilkunde zu Beginn des 20. Jahrhunderts bereits eine breit etablierte Fachdisziplin darstellte. Heute befindet sich das Objekt in den Beständen des Berliner Medizinhistorischen Museums der Charité, doch auch diese Institution oder ihre Vorläufereinrichtung, das Pathologische Museum Rudolf Virchows (1821–1902), kommen als ursprüngliche Standorte des Wachsbildes kaum in Betracht. Das Berliner Medizinhistorische Museum der Charité ist mit seiner Gründung im Jahre 1998 viel zu jung. Das Pathologische Museum Virchows zeigte zu Beginn des 20. Jahrhunderts neben einigen wenigen Moulagen von leprösen Veränderungen des Körpers fast ausschließlich echte Humanpräparate krankhaft veränderter Organe.[18]

---

[15] Zur Erstbeschreibung der Einschluss-Körperchen beim Krankheitsbild des „Trachoms" vgl. Schieck und Brückner, 1930–1932, S. 69–72; Meesmann, 1938, S. 898; Schott, 1993, S. 508.
[16] Vgl. Berliner Medizinhistorisches Museum der Charité, Archivalischer Bestand, Fotoalbum: Königliches Charité-Krankenhaus zu Berlin. Album I. Direktoren-Wohnhaus, Verwaltungsgebäude, Kliniken.
[17] Zur Moulagensammlung in der privaten Berliner Hautklinik Edmund Lessers vgl. Schnalke, 1995, S. 119–120.
[18] Zum Berliner Medizinhistorischen Museum der Charité vgl. Dietel und Krietsch, 1996; zur Geschichte des Pathologischen Museums Rudolf Virchows vgl. Matyssek, 2002.

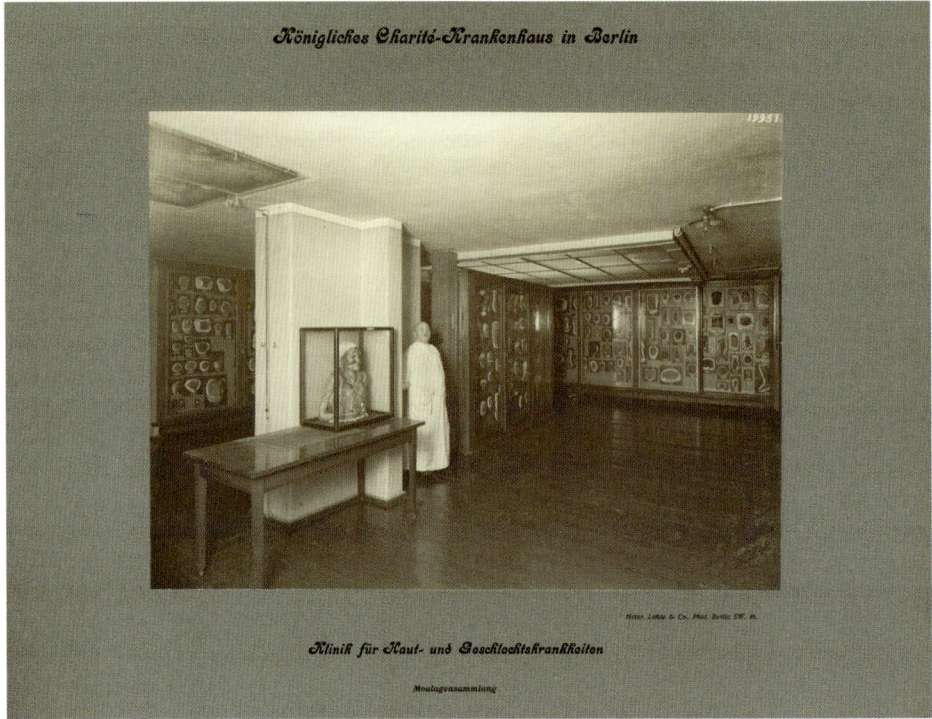

Abb. 1.7 Moulagensammlung der Hautklinik der Charité unter Edmund Lasser (1832–1918)

Für die Suche nach ihrem ursprünglichen Standort hilft die Beobachtung weiter, dass sich die Augenmoulage nicht als Einzelstück, sondern im Ensemble mit anderen Wachsbildern über die Zeit gerettet hat. Das Berliner Medizinhistorische Museum der Charité verfügt über eine kleine Kollektion von 64 Moulagen, wovon immerhin 47 Objekte eindeutig Krankheiten des Auges und der Augenanhangsgebilde zeigen. Die Darstellung des Trachoms ist unter den Augenstücken kein Einzelfall, vielmehr lassen sich acht Wachsbilder derselben Diagnose ausmachen. Damit liegt die Vermutung nahe, dass die Moulage aus einer Augenklinik stammt und dass das Krankheitsbild Trachom zu einem bestimmten Zeitpunkt sogar einen Abbildungsschwerpunkt in dieser Einrichtung darstellte.

Gewissheit über den ersten Standort und ursprünglichen Funktionskontext lässt sich durch das eingehendere Studium eines Parallelstücks aus der kleinen Trachom-Moulagen-Serie gewinnen.[19] Die leicht vergilbte Arbeit zeigt das Krankheitsbild an einem rechten Auge (Abb. 1.8 links). Unterhalb des Kinns finden sich auf dem Montagebrett noch Spuren der Etikettbefestigung. Rechts davon lassen sich unter einer Ecke der Textileinfassung die Anfangs- und Endbuchstaben von Kolbows Namenszug „K" und „w" erkennen. Erneut weist die Rückseite des Montagebretts weiterführende handschriftliche

---

[19] Berliner Medizinhistorisches Museum der Charité, Moulagensammlung, Inv.-Nr. M 2007/54. Die folgenden zitathaften Einträge finden sich auf der Rückseite dieser Moulage.

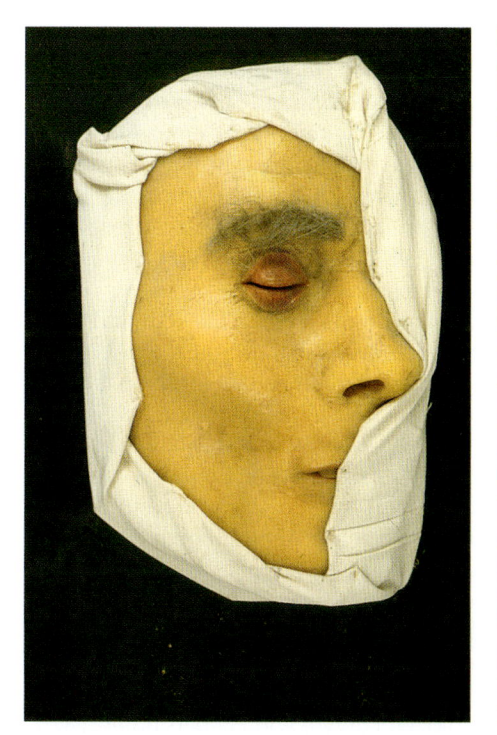

Abb. 1.8 Untersuchung der Parallelmoulage.
Links: Spuren eines Diagnoseetiketts und Hinweise auf den Mouleur Fritz Kolbow
Rechts: Diagnoseeintrag und ein neuer Name: „Prof. Greeff"

Einträge auf (Abb. 1.8 rechts). Der Diagnosevermerk lautet „Sarkom der Chorioidea"; gemeint ist eine bösartige Bindegewebsgeschwulst der Aderhaut des Auges. Zusätzlich lesen wir, von gleicher Hand verfasst, den Namenszug „Prof. Greeff". Von anderer Hand wurde vermutlich zu einem späteren Zeitpunkt links oben auf der Holztafel mit der Festlegung „Narben Trachom" eine Diagnose-Korrektur angebracht.

1.4 Richard Greeff und die Moulage

Der Hinweis auf „Prof[essor] Greeff" führt auf eine Persönlichkeit, die in der Geschichte der Augenheilkunde im Allgemeinen aber auch im Besonderen an der Charité keine unbekannte Größe darstellt. Aus einer rheinischen Gelehrtenfamilie stammend, erfuhr Richard Greeff (1862–1938) seine augenärztliche Weiterbildung zwischen 1890 und 1897 in Berlin.[20] Die Charité-Augenklinik war mit ihren relativ bescheidenen Räumlichkeiten in der Chirurgischen Klinik auf dem Gelände der Charité in den 70er Jahren des 19. Jahrhunderts viel zu klein geworden, so dass 1881 unter dem Dach der Medizinischen Fakultät der Friedrich-Wilhelms-Universität der Neubau einer Universitäts-Augenklinik an der Ziegelstraße realisiert wurde. Das rasch aufblühende ophthalmologische

---

[20] Zur Biographie Richard Greeffs vgl. Meesmann, 1938; Munk, 1956, S. 84.

Universitätsklinikum stellte das verbleibende Rumpf-Institut an der Charité rasch in den Schatten. Greeff selbst erhielt seine Weiterbildung in der Ziegelstraße. 1897 wechselte er jedoch als Extraordinarius unter der Bedingung an die Charité, dass die Augenklinik dort den Rang einer akademischen Unterrichtsstätte erhalte und mit einer Augenpoliklinik ausgestattet würde. Im Gegenzug verpflichtete sich Greeff schriftlich, aus einem laufenden Berufungsverfahren an eine auswärtige Universität auszusteigen. Später lehnte er zwei weitere Rufe ab und konnte dafür weitere substanzielle Verbesserungen für die Charité-Augenklinik erreichen. Erst nachdem er 1927 in den Ruhestand getreten war, wurden beide Berliner Augenkliniken zusammengelegt.[21]

Wissenschaftlich deckte der streng dem naturwissenschaftlichen Denken in der Medizin seiner Zeit verpflichtete Greeff ein breites Spektrum ab. Über histologische Studien erschloss er vor allem das damals noch wenig bearbeitete Gebiet der pathologischen Anatomie des Auges und verfasste hierzu einschlägige Beiträge in Handbüchern zur speziellen Pathologie. Früh bearbeitete er aber auch klinische Aspekte seines Fachs. In den Jahren 1897 bis 1900 bereiste er im Auftrag des preußischen Kultusministeriums, dem auch das Medizinalwesen unterstand, die damaligen Provinzen Posen, Ost- und Westpreußen und hielt dort insbesondere Kurse für beamtete Ärzte „über die Erkennung und Behandlung des Trachoms"[22] ab. Sein langjähriger Oberarzt, der später in Kiel lehrende Professor für Augenheilkunde Alois Meesmann (1888–1969), hebt in einem Nachruf auf Greeff hervor: „Die Entdeckung der Einschlusskörperchen beim Trachom wird mit seinem Namen dauernd verbunden bleiben, wenn diese auch gleichzeitig von mehreren Forschern gefunden wurden."[23] Tatsächlich waren die mikroskopischen Strukturen 1907 parallel durch den Berliner Röntgenologen Ludwig von Halberstädter (1876–1949), den Hamburger Bakteriologen Stanislaus von Prowazek (1875–1915) und den Berliner Augenarzt Richard Greeff beschrieben worden.[24]

1907 scheint somit für Greeff das zentrale Jahr in seiner Trachom-Forschung zu markieren. Dies lässt die Vermutung plausibel erscheinen, dass er die Trachom-Moulagen in dieser Zeit in Auftrag gegeben hatte. Doch wenn sich der Direktor der Charité-Augenklinik schon um das klinische Wachsbild bemühte, bleibt die Frage, ob er sich nicht auch explizit zum Thema Moulage geäußert hat. Bislang sind wir nur auf indirekte Belege gestoßen. Dass sich Greeff für ein kunstvoll gestaltetes Lehrmedium wie die Moulage begeistert haben mochte, liegt nahe, denn er galt seinen Mitarbeiterinnen und Mitarbeitern als höchst kunstsinnig.[25] Im fortgeschrittenen Alter kultivierte er sogar ein ausgesprochenes ästhetisches Interesse an medizin- und kunstgeschichtlichen Gegenständen, so dass er heute aufgrund seiner einschlägigen Schriften als einer der Begründer der Geschichte der Brille, ärztlichen Optik und Augenheilkunde gilt.[26] Überdies machten ihn seine Sammelaktivitäten zum ersten maßgeblichen Förderer eines Medizinhistorischen Museums in Ber-

---

[21] Zur Geschichte der Charité-Augenklinik vgl. Greeff, 1910; ders., 1935; Munk, 1956, S. 84; Hoidis, 1982, S. 29–46.
[22] Meesmann, 1938, S. 898.
[23] Ebd.
[24] Vgl. Anm. 15.
[25] Vgl. Meesmann, 1938; Munk, 1956, S. 84.
[26] Vgl. in diesem Zusammenhang Greeffs Grundlagenwerk zur Geschichte der Brillen: Greeff, 1938.

lin. Mit einer Schenkung aus seinen reichen Beständen konnte ein wesentlicher Teil des 1936 an der Staatlichen Medico-historischen Sammlung im Kaiserin-Friedrich-Haus für Ärztliche Fortbildung eröffneten augenärztlichen Museums bestritten werden.[27] In den einschlägigen Bestandsübersichten des Museums fehlen allerdings Moulagen. Dies nimmt nicht wunder, da diese Objekte ja als Lehrmittel zu jener Zeit noch nicht zu Museumsstücken geworden waren, sondern immer noch didaktische Aufgaben vor Ort in der Klinik erfüllten. Somit spricht zum jetzigen Stand unserer Überlegungen einiges dafür, dass sich Greeff in der von ihm geleiteten Charité-Augenklinik, die immer wieder umzog und mit den jeweils neuen Räumlichkeiten ein anderes Gesicht erhielt, eine stattliche Sammlung von Augenmoulagen aufbaute, die im Wesentlichen von Fritz Kolbow gefertigt worden waren.

1.5 Bildvorlage für einen Augenatlas

Damit sind wir zwar mit der Ausdeutung der Trachom-Moulage schon sehr weit gekommen, doch letztlich blieben unsere Nachforschungen hinsichtlich ihrer Provenienz noch im Vagen. Ein Stück weiter bringt uns eine Internet-Recherche im online-Katalog der Staatsbibliothek zu Berlin. Sie fördert unter der Autorschaft von Richard Greeff folgenden Titel zu Tage: „Atlas der äusseren Augenkrankheiten für Ärzte und Studierende." Das 1909 im Verlag Urban & Schwarzenberg erschienene 121 Seiten starke Werk weist „84 Abbildungen nach Moulagen auf 54 Tafeln mit erläuterndem Text" (Abb. 1.9) auf.[28] Einen ganzen Atlas hatte Richard Greeff fast ausschließlich mit Moulagenabbildungen illustriert. Sofort stellt sich die Frage, ob er sich bei seinen Vorlagen auf eigene Wachsbildbestände stützen konnte und ob er darin nicht auch jene Krankheit ins Bild setzte, die ihn wissenschaftlich interessierte – das Trachom. Vielleicht findet sich in diesem Werk sogar jene Moulage abgebildet, die sich als historischer Forschungsgegenstand im Berliner Medizinhistorischen Museum der Charité erhalten hat. Schlagen wir das Druckwerk auf, so fällt der Blick zunächst auf ein kleines Vorwort. Greeff äußert sich darin kurz und dezidiert zu unserer Thematik:

„Ich hatte mich in Gemeinschaft mit dem Bildhauer Kolbow seit einer Reihe von Jahren bemüht, von wichtigen äußeren Augenerkrankungen das Bild in Moulagen zu fixieren. Die zu überwindenden Schwierigkeiten waren natürlich am Auge wegen der Zartheit und Empfindlichkeit der Gewebe besonders groß, so daß es uns erst nach langen Versuchen gelang, die richtige Methode herauszufinden.

Der Anregung des Verlags Urban & Schwarzenberg, nach den vorhandenen und neuen Moulagen einen Atlas der wichtigsten äußeren Augenerkrankungen herauszugeben, habe ich nur aus der Überzeugung nachgegeben, daß wir dank der modernen Technik imstande sein würden, Bilder hervorzubringen, die gegen die bisher bestehenden technisch einen Fortschritt bedeuten dürften.

Die Bilder sind in der Weise gewonnen, daß von dem lebenden Fall nach besonderer Methode ein Abguß genommen worden ist und die Form mit Wachs ausgegossen wurde. Die Moulage wurde dann auf photographischem Wege in Vierfarbendruck reproduziert.

---

[27] Zur Geschichte der medizinhistorischen Sammlung des Kaiserin-Friedrich-Hauses für Ärztliche Fortbildung in Berlin vgl. Witte, 1992; zur Eröffnung des Augenärztlichen Museums als „besondere Abteilung der Staatlichen Medico-Historischen Sammlung" vgl. Greeff, 1936.
[28] Greeff, 1909.

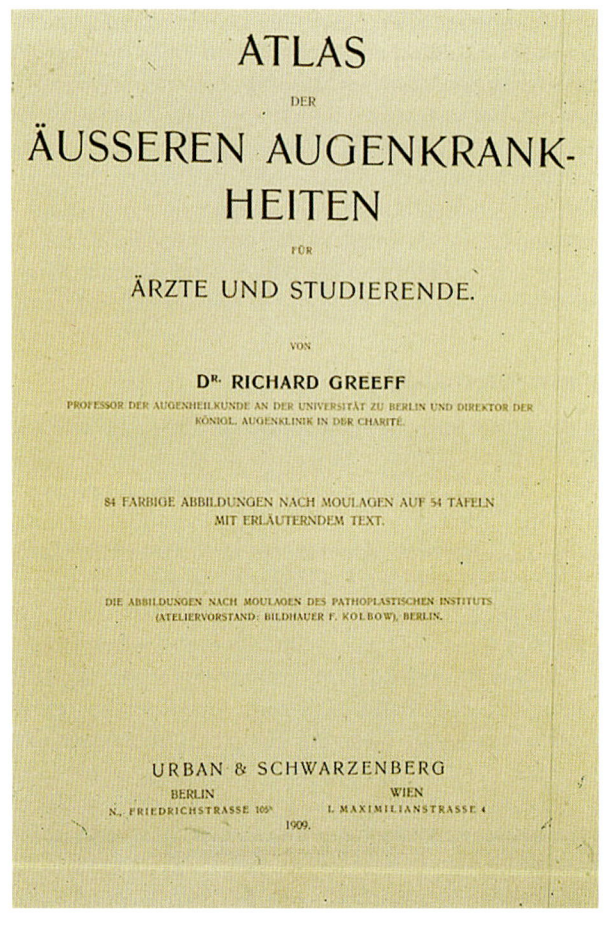

Abb. 1.9 „Atlas der äusseren Augenkrankheiten für Ärzte und Studierende" von Richard Greeff. Titelblatt 1909

Wir gewinnen so zwei Vorteile. Einmal handelt es sich nicht um schematisierte Bilder, sondern der Krankheitsfall, wie er in der Universitäts-Augenklinik der Charité zu Berlin, deren Leiter ich bin, vorkam, steht wirklich vor uns; es hat, sozusagen, keines Menschen Hand daran gerührt. Ferner ist durch die Moulagen eine Plastik der Bilder erzielt worden, wie sie auch dem geschicktesten Zeichner nicht möglich ist hervorzurufen.

Wenn ich nun das Werk mit meinem Namen zeichne, so bin ich mir wohl bewußt, daß nur ein Teil davon mein geistiges Eigentum ist.

Ich muß vor allem gedenken des Verfertigers der Moulagen, des Bildhauers Herrn Kolbow in Berlin, dessen Geschick, dessen guter Beobachtungsgabe und dessen eifriger Hingabe das Gelingen der schönen Bilder viel verdankt. Seine Kunst in der Anfertigung der Moulagen wird zurzeit wohl von niemand in der Welt übertroffen."[29]

---

[29] Ebd., S. V.

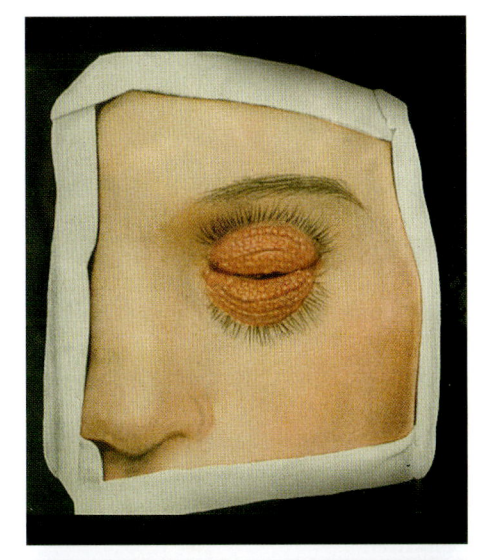

1 Spuren im Gesicht – Eine Augenmoulage aus Berlin | 33

Abb. 1.10a „Sulziges Trachom". Figur 29 auf Tafel XXI aus dem Greeff'schen Augenatlas, 1909

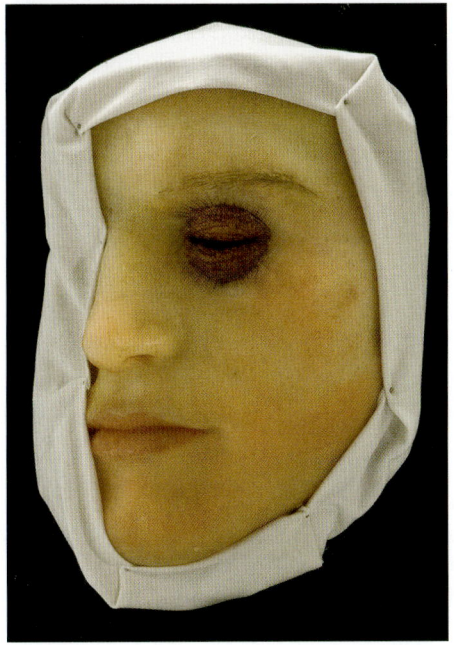

Abb. 1.10b Die Vorlage: Augenmoulage aus dem Berliner Medizinhistorischen Museum der Charité. Zustand 2010

Mit dieser Stellungnahme bezeugte Greeff, dass er als Direktor der Charité-Augenklinik vor 1909 intensiv mit Fritz Kolbow zusammengearbeitet hatte. Aus seinem Vorwort geht weiterhin hervor, dass mit Ausnahme von drei Motiven alle im Atlas reproduzierten Bilder auf Moulagen zurückgehen, die von Patienten an seiner Klinik abgeformt worden waren. Das Sachregister des Atlaswerks weist unter dem Stichwort „Trachom" drei und unter „Narbentrachom" zwei Einträge auf. Figur 29 auf Tafel XXI präsentiert nun einen Aspekt der Krankheit (Abb. 1.10a), der uns tatsächlich bekannt vorkommt. Doch handelt es sich bei der uns im Jahr 2010 vorliegenden Moulage (Abb. 1.10b) tatsächlich um die Vorlage zu dieser Abbildung? Die Ähnlichkeit der Augenregion spricht dafür, allerdings zeigt das reale Wachsbild mehr vom Gesicht des Kranken, insbesondere auch den Mund und das Kinn.

Eine nochmalige genauere Untersuchung des wächsernen Objekts ergibt, dass die Textileinfassung ursprünglich die untere Gesichtspartie einschließlich des Mundes verdeckt hatte. So steht zu vermuten, dass die Wiedergabe in der fotografischen Reproduktion mit dem Leinenstreifen unter der Nase abgesetzt und das Motiv somit für den Druck freigestellt wurde. Trifft dies zu, und vieles spricht dafür, sind wir berechtigt davon auszugehen, dass wir in unseren Beständen tatsächlich das Original besitzen, das 1909 im Auftrag von Richard Greeff in seinem Atlas reproduziert wurde. Damit ist die Provenienz geklärt, und wir dürfen als Zeitraum der Fertigung des Objekts die Jahre zwischen 1897 und 1909 angeben, wobei eine genauere Eingrenzung bislang nicht möglich ist, auch wenn die Fokussierung von Greeffs fachlichem Interesse auf das Trachom für eine Herstellung des Schaustücks um 1907 sprechen mag.

1.6 Die Entwicklung der Moulagenkunst

Die Verwendung von Moulagen als Bildvorlage für die Reproduktion in einem medizinischen Atlas wirft nun aber die weiter greifende Frage auf, aus welchen historischen Zusammenhängen sich die medizinische Wachsbildnerei überhaupt entwickelt hat und welchen primären Nutzen sie erfüllte.[30] Das Wachs kam als bildnerisch-didaktisches Medium in der Medizin bereits Ende des 17. Jahrhunderts in Gebrauch und erlebte im 18. Jahrhundert eine erste Blütezeit. Zunächst stand die Abbildung normaler anatomischer Körperverhältnisse im Zentrum des darstellenden Interesses.[31] Es waren vor allem die norditalienischen Stadtstaaten Bologna und Florenz, die ab Mitte des 18. Jahrhunderts großartige anatomische Wachsmodellsammlungen hervorbrachten. Die bekannteste und sicherlich umfassendste wurde ab 1775 im Naturkundlichen Museum La Specola in Florenz präsentiert. Ab 1786 verfügte die Militärärztliche Akademie im Wiener Josephinum über eine stattliche Kopiekollektion der Florentiner Originale. Ziel dieser Sammlungen war es bis etwa 1800, Räume zu schaffen, in welchen der Lernende die menschliche Anatomie im wahrsten Sinne des Wortes „durchwandern" konnte. In der Raummitte posierten ganzfigurige Modelle, an welchen man sich im Überblick orientieren konnte. Umspielend an den Wänden fanden sich größere Ausschnitt- oder feinere Detailstudien wieder. Farbtafeln mit Hinweisziffern gaben jedes Motiv nochmals bildlich wieder, wobei die Ziffern zu Legendentafeln führten, die in Schubfächern aus den Vitrinen gezogen werden konnten.[32]

Auffällig ist, dass die anatomischen Detailstudien an ihren Rändern jene Textileinfassungen übernommen haben, die sich früher bereits bei Feuchtpräparaten gefunden

---

[30] Vgl. zu den im Folgenden gemachten Aussagen bezüglich der Geschichte der medizinischen Moulagenkunst Schnalke, 1995; ders., 2002; ders., 2004.

[31] Zur Geschichte der anatomischen Wachskunst vgl. neben den Hinweisen in Anm. 30 insbesondere Lanza, 1979; Kleindienst, 1989; von Dühring et al., 1999; Dürbeck, 2001; Skopec und Gröger, 2002; Mazzolini, 2004.

[32] Zum Raumkonzept der Darbietung anatomischer Sachverhalte in Sammlungen, Museen und auf dem anatomischen Theater vgl. Schnalke, 2005.

hatten. Waren jedoch im Ruy'schen Anatomiemuseum Präparate mit intakter Hautoberfläche eingekleidet worden, so tritt nun aus dem zurückgerafften Rock die innere Anatomie zu Tage. Bei aller nüchtern-rationalistischer Betrachtung der schieren Körpermaschine gab diese begrenzende stoffliche Einrahmung immer noch einen Hinweis auf die Vergänglichkeit allen organischen Gewebes.

Mit dem beginnenden 19. Jahrhundert konzentrierte sich das forschende Interesse in der Medizin immer stärker auf die Frage nach dem Wesen der Krankheiten und der Reaktionen des erkrankten Organismus. Hinsichtlich der dreidimensionalen Mittel zur Dokumentation der Befunde bildete sich eine Art Arbeitsteilung heraus, die der Berliner Pathologe Rudolf Virchow (1821–1902) anlässlich der Eröffnung seines Pathologischen Museums 1899 auf den Punkt brachte: „[…] die Nachbildungen betreffen in der Regel lebendige Objecte, während wir es sonst [bei unseren Präparaten] immer nur mit todten zu thun hatten."[33] Sobald es sich also um interessante interne Befunde handelte, welche der Pathologe auf dem Sektionstisch vorfand, favorisierte die Medizin in Virchows Zeit das echte Präparat. Äußerlich in der Haut eines Lebenden erkennbare Krankheitszeichen wurden jedoch zumeist auf dem Wege der Abformung in künstlichen Substanzen, allen voran in Wachs, gebannt.

Damit war die medizinische Moulage geboren. Die frühesten, bis heute leider nicht erhalten gebliebenen Stücke wurden schon in den ersten Jahren des 19. Jahrhunderts in Jena gefertigt. Johann Wolfgang von Goethe (1749–1832) war an der dortigen Medizinischen Fakultät in Kontakt mit dem ersten Mouleur der Moulagengeschichte, dem „jungen und thätigen Docent[en]" Franz Heinrich Martens (1778–1805), geraten.[34] Martens hatte sich dadurch ausgezeichnet, dass er „besonders pathologische Kuriosa, vorzüglich auch syphilitische Krankheitsfälle, aus eigenem Trieb und ohne entschiedene Aufmunterung ausarbeitete und in gefärbtem Wachs mit größter Genauigkeit darzustellen bemüht war." Mit ihm wollte Goethe einen Traum verwirklichen, der sich rasch zerschlug, da Martens früh verstarb. Goethe selbst brachte seine Ideen kurz vor seinem eigenen Tod, 1832, in einem Brief zu Protokoll. Er riet, man möge in Berlin, „wo Wissenschaft, Künste, Geschmack und Technik vollkommen einheimisch in lebendiger Thätigkeit sind", ein medizinisches Wachszentrum nach Florentiner Vorbild einrichten.

Goethes Anregung verlief zunächst im Sande. Die Moulagenkunst fand in anderen europäischen Metropolen ihren Anker, in Wien, London und Paris – überall dort, wo sich die Medizin um 1850 auf einer starken naturwissenschaftlichen Grundlage neu formierte und in ihrer klinischen Dimension in eine immer breiter werdende Palette von Spezialfächern ausdifferenzierte. In diesem Spezialisierungsprozess waren es vor allem die Dermatologie und Venerologie, respektive die prominenten Fachvertreter für Haut- und Geschlechtskrankheiten, die die Chance erkannten, die ihnen die Moulage bot. Mit einer umfassenden Sammlung ließen sich jene Krankheitsbilder sinn- und augenfällig benennen, für die der Dermatologe künftig alleine als Forscher, Therapeut und medizinischer Lehrer Zuständigkeit reklamierte. In großen Kliniken richteten verantwortliche Hautärzte Wachswerkstätten ein und beschäftigten darin Wachsbildner, die nach ihren Vorgaben Moulagen fertigten.[35]

---

[33] Virchow, 1899, S. 10.
[34] Vgl. hierzu Goethe, 1900; die im Folgenden wiedergegebenen Zitate entstammen dieser Quelle; zu Franz Heinrich Martens vgl. Martens, 1804; Schnalke, 1995, S. 61–62.
[35] Vgl. in diesem Zusammenhang Schnalke, 2004, S. 218–224.

Diese Arbeiten erwiesen sich als sehr neu, sehr eigenständig und dennoch transportierten sie auch vieles, was in der medizinischen Wachskunst schon früher angelegt und entwickelt worden war. Schauen wir noch einmal auf die Einrahmung in weiße Leinenstreifen. Wir kennen diese Praxis inzwischen aus der Präparier- und der anatomischen Wachsmodellkunst. Die Moulage hielt an diesem Motiv nach wie vor fest. Offenbar fühlte sich das Genre dabei auch dem dermatologischen Bildprogramm der zeitgenössischen medizinischen Atlaskunst verpflichtet. Das herausragende einschlägige Tafelwerk des 19. Jahrhunderts, der „Atlas der Hautkrankheiten" des Wiener Dermatologen Ferdinand von Hebra (1816–1880), erschienen in zehn Lieferungen zwischen 1856 und 1876, lieferte lebensgroße Wiedergaben von krankhaft veränderten Hautpartien in Farblithografien, wobei der Bildkünstler entweder Kleidungsstücke mit zitierte oder zumindest die abzubildende Körperpartie in einen hellen Faltenwurf drapierte.[36] Der Blick des Betrachters richtete sich dabei ganz auf das interessante Hautareal, die kranke Zone wurde gewissermaßen vom übrigen Körper geschieden, damit sich das ärztliche Studieren wie auch sekundär das therapeutische Bemühen – die affizierte Region präsentierte sich gewissermaßen wie durch Operationstücher eingefasst und für den kommenden Eingriff freigelegt – ganz auf die neue Anatomie, die „Anatomie der Krankheit", konzentrieren konnte.

Die Blütezeit der Moulagenkunst mit ihrer schon fast explosionsartigen Verbreitung setzte genau zu jenem Zeitpunkt ein, da sich das Hautfach auch auf internationaler Bühne endgültig und unwiderruflich durchsetzte. 1889 fand in Paris der erste Weltkongress für Dermatologie und Syphilographie statt. Die reiche Moulagensammlung des Pariser Hôpital Saint Louis machte auf die versammelte Forscherschar nachhaltigen Eindruck.[37] Im Anschluss an den Kongress breitete sich über europäische, amerikanische und japanische Hautkliniken hinweg eine regelrechte Gründungswelle ambitionierter Moulagensammlungen aus.[38]

Neben der Dermatologie gab es aber auch noch andere Fächer, die ihre Zuständigkeit für Krankheiten, die sich auch äußerlich zeigen, einforderten – die Kinderheilkunde und Gynäkologie, Teile der Chirurgie, vor allem jedoch die Augenheilkunde. Gerade das Augenfach brachte einige der besten Moulagen hervor, denn die Krankheitszeichen an, auf und im Auge erwiesen sich oftmals als so subtil, dass es seitens des Mouleurs allergrößter Anstrengung und höchster Kunstfertigkeit bedurfte, diese realistisch wiederzugeben. Die „zu überwindenden Schwierigkeiten wegen der Zartheit und Empfindlichkeit der Gewebe", wie sich Greeff ausdrückte, weisen in diese Richtung. Neben den Berliner Augenmoulagen ragten insbesondere die Züricher Objekte heraus, gefertigt von Luise Volger (1883–1956), die ihr Handwerk allerdings bei dem Berliner Mouleur Fritz Kolbow gelernt hatte.[39]

1.7 Die Moulage in Berlin

Mit Blick auf Berlin lässt sich mit einiger Berechtigung sagen, dass dort um 1900 der Goethesche Traum für eine umschriebene Zeit Wirklichkeit wurde. Die preußische Me-

---

[36] Vgl. Hebra, 1856–1876.
[37] Vgl. in diesem Zusammenhang den Kongressbericht von Kaposi, 1890.
[38] Eine Zusammenstellung bedeutender dermatologischer Moulagensammlungen versuchen Parish et al., 1991.
[39] Zu den Züricher Augenmoulagen Luise Volgers vgl. Schnalke, 1995, S. 145–147.

tropole war in den ersten Jahren des 20. Jahrhunderts sicherlich das überragende Zentrum der Moulagenkunst im deutschen Sprachraum. Reiche Bestände fanden sich bis 1907 in der privaten Hautklinik Oskar Lassars, ab 1896 in der Charité-Hautklinik unter Edmund Lesser, um 1900 in der Chirurgischen Universitätsklinik in der Ziegelstraße unter Ernst von Bergmann (1836–1907), seit 1907 als Schenkung Lassars von etwa 1.000 Hautmoulagen im Kaiserin-Friedrich-Haus für Ärztliche Fortbildung und insbesondere auch an der Charité-Augenklinik Richard Greeffs.[40]

Damit aber nicht genug. Selbst Virchow, obgleich Pathologe und insofern eher auf Präparate festgelegt, wollte auf die Moulage nicht verzichten. Auch wenn er in seiner Rede zur Eröffnung des Pathologischen Museums 1899 mit seinem Hinweis auf „farbige […] Nachbildungen" leprös veränderter Körperregionen zuerst „eine wundervolle Reihe von Gypsmodellen"[41] meinte, klärt uns sein Assistent Oscar Israel (1854–1907) zwei Jahre später, 1901, darüber auf, dass im Pathologischen Museum „auch […] Nachbildungen in Gips und Wachs die Präparatensammlung [vervollständigen]."[42] Diese Stücke stammen wohl aus der Herstellung jener „eifrige[r] Männer", so nun wieder Virchow, „die sich [schon seit Jahren] mit derartigen Aufgaben beschäftigen und den Wunsch hegen, dass die Herstellung derartiger Präparate [gemeint sind hier: Nachbildungen] in immer grösserem Umfange geschehen möge."[43] Sicherlich dachte Virchow in dieser Hinsicht in erster Linie an Fritz Kolbow.

Moulagen waren in den ersten Jahren und Jahrzehnten des 20. Jahrhunderts in Berlin und anderswo in vielfältiger Weise im Gebrauch. Primär dienten sie an einschlägigen Kliniken als Lehr- und Anschauungsmittel für den medizinischen Unterricht. Sie wurden in Vorlesungen und Kursen demonstriert. Eingehängt in speziell konstruierte Vitrinenschränke, boten sie sich zum Selbststudium an. In den immer beliebter werdenden hygienischen Aufklärungskampagnen, bis hin zu den großen, vor allem mit der Stadt Dresden verknüpften Hygiene-Ausstellungen und im dortigen Hygiene-Museum wurden Moulagen aber auch öffentlich zu gesundheitsaufklärerischen Zwecken gezeigt und schließlich sogar in fahrenden und stationären Panoptiken dargeboten.[44]

Eine weitere wiederum sehr medizinische Verwendung fanden Moulagen ab 1903 zunehmend als Bildvorlage für farbige Reproduktionen in Lehrbüchern und Atlaswerken. Erst sehr spät, nach dem Zweiten Weltkrieg, lieferten Fotografien hinreichend farbechte und farbkonstante Vorlagen, die den Einsatz von Moulagen überflüssig machten.[45]

Was wurde nun aus der Berliner Moulagenkunst? Für die Beantwortung dieser Frage geraten wir wieder in das Reich der Vermutungen. Sehr wahrscheinlich teilte das medizinische Wachsbild an diesem Ort das Schicksal der Lehrmittelkunst in anderen Städten. Als probates Lehr- und Bildmedium diente es in den einzelnen Kliniken noch bis in

---

40 Zur Berliner Moulagenkunst vgl. Schnalke, 1995, S. 115–120; ders., 2000; Marz, 2000a; dies., 2000b.
41 Virchow, 1899, S. 25.
42 Israel, 1901, S. 1051.
43 Virchow, 1899, S. 10.
44 Bezüglich des Spektrums des Moulageneinsatzes vgl. Schnalke, 1995; ders., 2004.
45 Vgl. in diesem Zusammenhang neben dem Atlas Greeffs in Auswahl einige einschlägige Atlanten und illustrierte Lehrbücher aus der ersten Hälfte des 20. Jahrhunderts, die in ihren Abbildungen auf Moulagenvorlagen zurückgreifen: Jacobi, 1903; Lesser, 1904; Neisser und Jacobi, 1906; Jessner, 1913; Riecke, 1914; Mulzer, 1924; Frieboes, 1928.

den Zweiten Weltkrieg hinein. Durch die Zerstörungen des Krieges gingen große Moulagenbestände verloren; der Rest wurde wohl zu weiten Teilen in den 1960er und 1970er Jahren dem Kerzengießer übergeben.[46] Inzwischen hatten sich leichter handhabbare Bildmedien durchgesetzt. Überdies requirierten die Kliniken Raum für den rasch anschwellenden Forschungsbetrieb.

Es bliebe zu klären, auf welchen Wegen schließlich das hier untersuchte Objekt und die zugehörige kleine Moulagensammlung in den Bestand des Berliner Medizinhistorischen Museums der Charité gelangten. Auch darüber ist bislang so gut wie nichts bekannt. Verblieben die Stücke an der Charité-Augenklinik? Wanderten sie 1927 mit in die Ziegelstraße und dann wieder zurück? Wo überstanden sie auf wundersame Weise das Inferno des Krieges? Vielleicht doch in den Moulagen-Beständen des Kaiserin-Friedrich-Hauses? – An diesem Punkt muss die dargebotene Analyse enden und künftiger Forschungsbedarf angemeldet werden.

In dem hier verhandelten, inzwischen historisch gewordenen Objekt ist – so ließ sich zeigen – vieles eingeschlossen. Es handelt sich um das Dokument eines konkreten Krankheitsbildes. Es liefert einen Beleg für eine distinkte Krankheitsbezeichnung in einer zeitgebundenen Terminologie. Es verweist auf eine faszinierende Lehrmitteltradition und auf eine Reihe weitergreifender historischer Einsatzfelder. So diente es nicht nur als Lehr- und Studienmittel, sondern auch als Abbildungsvorlage und als öffentlich wirksames Aufklärungsmittel. Zudem repräsentiert es den Geltungsanspruch eines selbstbewussten Fachs und gibt einen Hinweis auf die historische Konstitution des ärztlichen Blicks. Schließlich fungiert es als ein Beleg für ein zeitgeprägtes Körper- und Menschenbild, das den Körperausschnitt fokussiert, und liefert damit vor allem auch ein sehr individuell gehaltenes Dokument eines kranken Menschen, eines Individuums, eines letztlich historisch belegbaren Patienten.

Literatur

Buberl, Brigitte und Michael Dückershoff, Hrsg.: Palast des Wissens. Die Kunst- und Wunderkammer Zar Peter des Großen. Bd. 1. Katalog, München 2003
Düring, Monika von et al., Hrsg.: Encyclopaedia Anatomica. Vollständige Sammlung anatomischer Wachse (Museo La Specola). Köln 1999
Dürbeck, Gabriele: Empirischer und ästhetischer Sinn: Strategien der Vermittlung von Wissen in der Anatomischen Wachsplastik um 1780. In: Dürbeck, Gabriele et al., Hrsg.: Wahrnehmung der Natur, Natur der Wahrnehmung, Studien zur Geschichte visueller Kultur um 1800. Dresden 2001, S. 35–54
Empfehlungen zum Umgang mit Präparaten aus menschlichem Gewebe in Sammlungen, Museen und öffentlichen Räumen. Deutsches Ärzteblatt (Serie A) 100, 2003, Heft 28–29, S. 1960–1965
Eulner, Hans-Heinz: Die Entwicklung der medizinischen Spezialfächer an den Universitäten des deutschen Sprachgebietes. Stuttgart 1970 [Studien zur Medizingeschichte des 19. Jahrhunderts, Bd. IV]
Frenzel, Michael: Die Entwicklung und Nutzung der Moulagen in Sachsen. Diss. med., Dresden 1997
Frieboes, Walter: Atlas der Haut- und Geschlechtskrankheiten. Leipzig 1928
Fuchs, Daniel und Geo Fuchs: Conserving. München o. J.
Geiges, Michael L.: Renaissance der Zürcher Moulagen. Gesnerus 58, 2001, S. 249–258
Goethe, Johann Wolfgang von: Plastische Anatomie. In: Goethes Werke. Hrsg. i. A. der Großherzogin Sophie von Sachsen, II. Abt. Bd. 49, Weimar 1900, S. 64–75

---

[46] Vgl. Scholz, 1987, S. 84.

Greeff, Richard: Geschichte des augenärztlichen Unterrichts im Königl[ichen] Charité-Krankenhaus. Berliner Klinische Wochenschrift 47, 1910, S. 1892–1893
Greeff, Richard: Die Entwicklung der Augenheilkunde an der Charité. Berlin 1935
Greeff, Richard: Ein augenärztliches Museum. Klinische Monatsblätter für Augenheilkunde 96, 1936, S. 511–516
Greeff, Richard: Kurze Geschichte der Brillen und des Optikerhandwerks. Weimar 1938
Greeff, Richard: Atlas der äußeren Augenkrankheiten für Ärzte und Studierende. Berlin und Wien 1909
Hansen, Julie V.: Resurrecting Death: Anatomical Art in the Cabinet of Dr. Frederik Ruysch. The Art Bulletin 78, 1996, S. 663–679
Hebra, Ferdinand: Atlas der Hautkrankheiten. 10 Lieferungen, Wien 1856–1875
Helms, Roland: Anatomische Lehrmittel im 18. Jahrhundert. Das Musaeum anatomicum Ruyschianum. Mag.-Arbeit, Berlin 2001
Hoidis, Gudrun: Baugeschichte der Charité im Spiegel der Charité-Annalen. Dipl.-Arbeit, Berlin 1982
Israel, Oscar: Das Pathologische Museum der Königlichen Friedrich-Wilhelms-Universität zu Berlin. Berliner Klinische Wochenschrift 38, 1901, S. 1047–1052
Jacobi, Eduard: Atlas der Hautkrankheiten. Mit Einschluss der wichtigsten venerischen Erkrankungen. Berlin und Wien 1903
Jessner, Samuel: Lehrbuch (früher Kompendium) der Haut- und Geschlechtskrankheiten einschließlich der Kosmetik. Würzburg 1913
Kaposi, Moriz: Bericht über den I. Internationalen Congress für Dermatologie und Syphilographie zu Paris. Archiv für Dermatologie und Syphilis 22, 1890, S. 190–204
Kleindienst, Heike: Ästhetisierte Anatomie aus Wachs: Ursprung – Genese – Integration. Diss. phil., Marburg a. d. Lahn 1989
Krietsch, Peter und Manfred Dietel: Pathologisch-Anatomisches Cabinet. Vom Virchow-Museum zum Berliner Medizinhistorischen Museum in der Charité. Berlin 1996
Lanza, Benedetto et al., Hrsg.: Le Cere Anatomiche della Specola. Florenz 1979
Lesser, Edmund: Lehrbuch der Haut- und Geschlechtskrankheiten. Leipzig 1904
Luyendijk-Elshout, Antonie M.: „An der Klaue erkennt man den Löwen". Aus den Sammlungen des Frederik Ruysch (1638–1731). In: Grote, Andreas, Hrsg.: Macrocosmos in Microcosmo. Die Welt in der Stube. Zur Geschichte des Sammelns 1450 bis 1800. Opladen 1994, S. 643–660 [Berliner Schriften zur Museumskunde, Bd. 10]
Martens, Franz Heinrich: Icones symptomatum venerei morbi. Leipzig 1804. Hrsg. von Susanne Hahn. Faksimile des Originals. Dresden 1996
Marz, Ilona: Ausgewählte Moulagen und Wachsmodelle in der Charité. In: Bredekamp, Horst et al., Hrsg.: Theatrum naturae et artis – Theater der Natur und Kunst. Wunderkammern des Wissens. Essays, Berlin 2000a, S. 151–158
Marz, Ilona: Wachsmodelle zur Gesichts- und Zahnentwicklung des Menschen / Moulagen zu Krankheitsbildern und Therapiemaßnahmen in der Zahnheilkunde. In: Bredekamp, Horst et al., Hrsg.: Theatrum naturae et artis – Theater der Natur und Kunst. Wunderkammern des Wissens. Katalog, Berlin 2000b, S. 229–231
Matyssek, Angela: Rudolf Virchow. Das Pathologische Museum. Geschichte einer wissenschaftlichen Sammlung um 1900. Darmstadt 2002 [Schriften aus dem Berliner Medizinhistorischen Museum, Bd. 1]
Mazzolini, Renato: Plastic Anatomies and Artificial Dissections. In: Chadarevian, Soraya de und Nick Hopwood, Hrsg.: Models: the third dimension of science. Stanford 2004, S. 43–70
Meesmann, Alois: Richard Greeff †. Klinische Monatsblätter für Augenheilkunde 101, 1938, S. 897–901
Müller-Dietz, Heinz E.: Anatomische Präparate in der Petersburger „Kunstkammer". Zentralblatt für allgemeine Pathologie und pathologische Anatomie 135, 1989, S. 757–767
Mulzer, Paul, Hrsg.: Atlas der Hautkrankheiten. München 1924
Munk, Fritz: Das Medizinische Berlin um die Jahrhundertwende. München und Berlin 1956

Neisser, Albert und Eduard Jacobi: Ikonographia dermatologica. Atlas seltener, neuer und diagnostisch unklarer Hautkrankheiten. Berlin und Wien 1906
Parish, Lawrence et al.: Wax Models in Dermatology. Transactions and Studies of the College of Physicians of Philadelphia, ser. 5, 13, 1991, S. 29–74
Pschyrembel. Klinisches Wörterbuch. Berlin und New York 2004
Riecke, Erhard: Lehrbuch der Haut- und Geschlechtskrankheiten. Jena 1914
Schieck, Franz und Artur Brückner, Hrsg.: Kurzes Handbuch der Ophthalmologie. Bd. 4, Berlin 1930–1932
Schnalke, Thomas: Moulagen in der Dermatologie. Geschichte und Technik. Diss. med., Marburg a. d. Lahn 1986
Schnalke, Thomas: Diseases in Wax. The History of the Medical Moulage. Berlin 1995
Schnalke, Thomas: Der Mensch in Wachs. Anatomische Modelle und klinische Moulagen. In: Bredekamp, Horst et al., Hrsg.: Theatrum naturae et artis – Theater der Natur und Kunst. Wunderkammern des Wissens. Katalog, Berlin 2000, S. 219–228
Schnalke, Thomas: Geteilte Glieder – ganzer Körper. Von anatomischen Wachsmodellen und medizinischen Moulagen. In: Gerchow, Jan, Hrsg.: Ebenbilder. Kopien von Körpern – Modelle des Menschen. Ostfildern-Ruit 2002, S. 97–106
Schnalke, Thomas: Demokratisierte Körperwelten. Zur Geschichte der veröffentlichten Anatomie. In: Bogusch, Gottfried et al., Hrsg: Auf Leben und Tod. Beiträge zur Diskussion um die Ausstellung „Körperwelten". Darmstadt 2003, S. 3–28 [Schriften aus dem Berliner Medizinhistorischen Museum, 2]
Schnalke, Thomas: Casting Skin: Meanings for Doctors, Artists, and Patients. In: Chadarevian, Soraya de und Nick Hopwood, Hrsg.: Models: the third dimension of science. Stanford 2004, S. 207–241
Schnalke, Thomas: Der expandierte Mensch – Zur Konstitution von Körperbildern in anatomischen Sammlungen des 18. Jahrhunderts. In: Stahnisch, Frank und Florian Steger, Hrsg.: Medizin, Geschichte und Geschlecht. Körperhistorische Rekonstruktionen von Identitäten und Differenzen. Stuttgart 2005, S. 63–82 [Geschichte und Philosophie der Medizin, Bd. 1]
Schott, Heinz, Hrsg.: Die Chronik der Medizin. Dortmund 1993
Scholz, Albrecht: Zur Geschichte dermatologischer Moulagen. In: Herzberg, Joachim J. und Günter W. Korting, Hrsg.: Zur Geschichte der Deutschen Dermatologie. Berlin 1987
Skopec, Manfred und Helmut Gröger, Hrsg.: Anatomie als Kunst. Anatomische Wachsmodelle des 18. Jahrhunderts im Josephinum in Wien. Wien 2002
Stoiber, Elsbeth: Chronik der Moulagensammlung und der angegliederten Epithesenabteilung am Universitätsspital Zürich: 1956 bis 2000. Adliswil 2005
Vogel, Klaus, Hrsg.: Das Deutsche Hygiene-Museum Dresden: 1911–1990. Dresden 2003
Walther, Elfriede: Moulagen und Wachsmodelle 1945–1980 in Dresden. Masch. Dresden 1986/1987
Walther, Elfriede: Moulagen und Wachsmodelle am Deutschen Hygiene-Museum unter besonderer Berücksichtigung der Zeit von 1945–1980. In: Hahn, Susanne und Dimitrios Ambatielos, Hrsg.: Wachs – Moulagen und Modelle. Dresden 1994, S. 91–102
Widulin, Navena: Faszination Wachs. Medizinische Moulagen – gestern und heute. Der Präparator, 53, 2007, S. 44–55
Witte, Wilfried: Die medizinhistorische Instrumentensammlung im Kaiserin-Friedrich-Haus in Berlin (1907–1947). Zeitschrift für ärztliche Fortbildung 86, 1992, S. 571–583
Virchow, Rudolf: Die Eröffnung des Pathologischen Museums der Königl[ichen] Friedrich-Wilhelms-Universität zu Berlin am 27. Juni 1899. Berlin 1899

Abbildungsnachweis

Abb. 1.1, 1.4 und 1.10b: Berliner Medizinhistorisches Museum der Charité; Fotos: Christoph Weber
Abb. 1.2–1.3, 1.5–1.6 und 1.8: Berliner Medizinhistorisches Museum der Charité; Fotos: Christa Scholz
Abb. 1.7 und 1.9–1.10a: Berliner Medizinhistorisches Museum der Charité

2 Zahnschiene aus Gold
Ein Grabfund aus römischer Zeit

Ilona Marz

Das *Besondere Objekt* ist klein – seine äußeren Abmaße betragen etwa 3,5 cm in der Länge, 1,2 cm in der Breite, und es ist circa 0,4 cm hoch. Man erkennt dennoch gut die Anordnung von sechs golden schimmerndem ringförmig gebogenen Metallstreifen (Abb. 2.1). Gut sichtbar ist auch die sehr unterschiedliche Größe und Form der Ringe. Ist dieses Gebilde ein Schmuckstück, dessen edle Steine verloren gingen? Die Unregelmäßigkeit der aneinander gereihten Ringe spricht dagegen. Aber hier, im zweiten Ring von rechts steckt noch ein dunkelbraungrau gefärbtes Etwas, fast sieht es wie ein kleiner Holzpflock aus. Eine Ahnung kommt auf. Könnte dies der Rest eines Zahnes sein? Dann diente das goldfarbene Teil also als Hilfsmittel zum Ersetzen verloren gegangener Zähne!

Das Wesentliche des *Besonderen Objektes* ist damit erkannt. Aber es muss ein sehr altes Therapiemittel sein, denn es ähnelt in seinem Aussehen keinem modernen Zahnersatz. Allerdings legen diese Ringkonstruktion und das Fehlen jeglicher Befestigungselemente (Nieten, Stifte oder Zapfen) für künstlich eingesetzte Zähne nahe, dass es keine Goldbandprothese im eigentlichen Sinne ist. Es scheint sich hier also um mehr als nur ein Hilfsmittel für den Lückenschluss in einem Gebiss zu handeln. Welche Funktion sollte dieses Goldbandgebilde erfüllen? Wer stellte es her? Wem gehörte es? Ist das *Besondere Objekt* ein „römisches" wie Literaturhinweise suggerieren? Aus welcher Zeit stammt es genau? Wo wurde es gefunden? Und wie kommt es in die zahnmedizinhistorische Sammlung der Charité? – Um sich dem Geheimnis des Objektes zu nähern, somit Antworten auf die vielen Fragen zu finden, ist ein Blick in die Geschichte des Gegenstandes hilfreich. Letztendlich bedarf es noch einer genaueren Betrachtung mit Hilfe moderner Vergrößerungsgeräte.

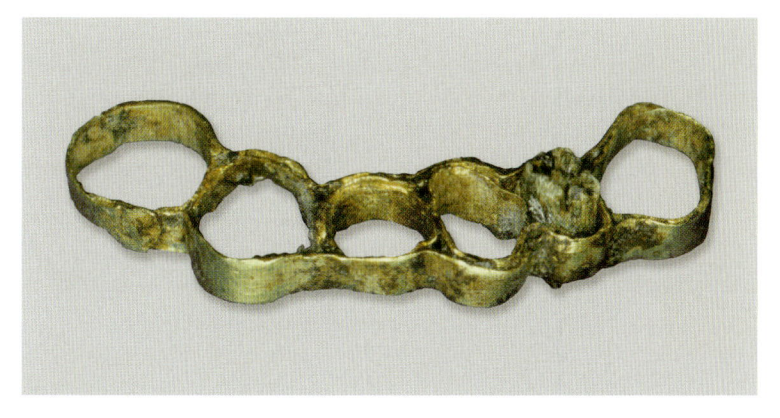

Abb. 2.1 Schienungsprothese von vorne oben, Original im gegenwärtigen Zustand

2.1 Blick in die Geschichte – ein Grabfund in Italien

Die Reise führt nach Unteritalien. Dabei überquert man auf kurzem Weg von Deutschland kommend die Alpen, dann das sich in seiner Blütezeit von der Po-Ebene bis nach Campania erstreckende Gebiet des antiken Etrurien. Dort, südlich von Rom und nördlich von Neapel, liegt das Reiseziel, die Stadt Teano, erbaut auf dem geschichtsträchtigen Boden des alten Teanum Sidicini (Abb. 2.2). Unweit der Stadt, auf dem Grundbesitz von Signore Luigi Nobile,[1] hatten Archäologen vor knapp 100 Jahren eine griechisch-römische Nekropole, eine Totenstadt, entdeckt. Wann die Grabungen begannen, ist nicht bekannt, aber im Februar des Jahres 1907 stieß man auf ein unversehrtes Grab. Es war aus großen parallelwandigen Tuffsteinen erbaut und mit einem Deckel verschlossen. Nach dem Abheben des Grabdeckels konnte man im Innenraum sechs Nischen erkennen. Zwei befanden sich an jeder Längsseite und je eine am Kopf- und am Fußende. Diese Nischen dienten als Ablageort für die Totenausstattung. Sie bestand in diesem Grab aus einer Vielzahl kleiner Vasen und Amphoren, wie sie zur Auf-

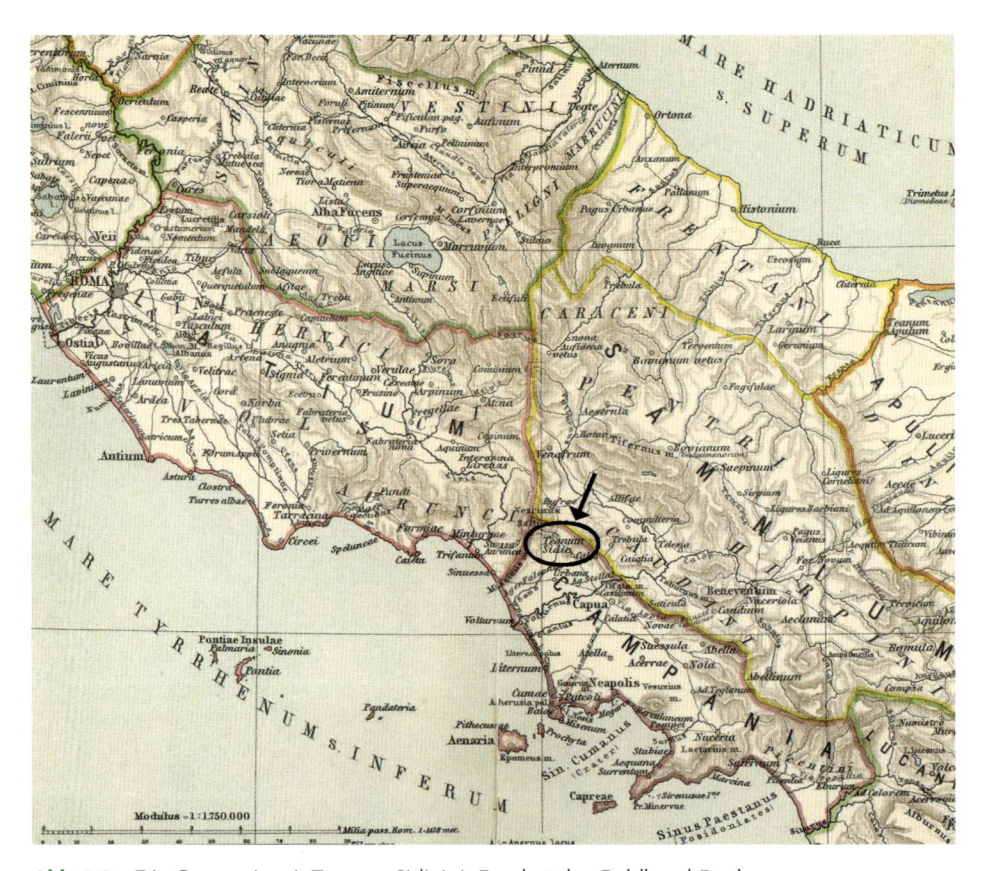

Abb. 2.2 Die Campania mit Teanum Sidicini, Fundort der Goldband-Prothese

---

[1] Vgl. Guerini, 1909, S. 78.

bewahrung von Salben und Räucherpulvern üblich waren, und einer, im ersten deutschsprachigen Bericht nicht näher beschriebenen goldenen Halskette. Das beigegebene Schmuckstück deutete auf die letzte Ruhestätte einer Frau hin. Die Knochenfunde selbst hätten eine Geschlechtsbestimmung des einst hier bestatteten Menschen nicht zugelassen, da nur noch das Schienbein und der Schädel erhalten waren.[2] In der Mundhöhle aber fand man nun die goldene Bandarbeit.

Der die Grabungen begleitende Archäologe Dall'Osso, Professor am Nationalmuseum in Neapel, datierte diese Totenstätte auf die Zeit zwischen der ersten Hälfte des 4. und der zweiten Hälfte des 3. Jahrhunderts v. Chr., also in eine Periode, da in Kampanien schon seit langer Zeit die etruskische Herrschaft beendet war.[3] Die Gräber der Nekropole von Teano sind damit weit jünger als die bekannten etruskischen von Volterra, Vulci, Tarquinia oder gar Cerveteri (das antike Caere). Letztere war bereits eine prächtige Stadt, als die Römer ihre ersten Strohhütten bauten.

2.2 Das Fundstück – kein Zahnersatz

In Deutschland erfuhr man über die sensationellen Grabungsfunde an den Stätten der Etrusker nur aus Fachzeitschriften. Im Jahre 1908, also ein Jahr später, berichtete darüber der Dresdner Zahnarzt Walter Polscher in einem Aufsatz über „Altitalische Zahnersatzkunst – moderne Brückenarbeit!" in der „Deutschen zahnärztlichen Wochenschrift". Polscher hatte die in italienischer Sprache verfassten Notizen des Grabungsbefundes und ein Klischee der fotografischen Aufnahmen des Fundstücks von seinem neapolitanischen Kollegen Giuseppe Galli erhalten. Dieser wiederum hatte den Fund auf Bitte des leitenden Archäologen als erster zahnärztlich untersucht.[4] Seiner Beschreibung nach befand sich die „Prothese" zwischen den beiden Eckzähnen, die, „mit voll geschlossenen Ringen versehen", als Stützen der Konstruktion dienten. „Die Goldspangen paßten, und passen sich noch jetzt allen Krümmungen der Zähne so genau an, daß man glauben könnte, sie seien nach einem Modell angefertigt; […] weil die Spangen nicht nur einfach aufgelegt, sondern weil sie gelötet sind. Die Spuren dieser Lötung sind mit einer starken Lupe wohl sichtbar; die Zähne sind namentlich in Bezug auf den Schmelz sehr gut erhalten, während im Zahninneren die Zerstörung der organischen Substanz zu bemerken ist."[5] Polscher führte weiter aus, man habe Grund anzunehmen, „daß es sich diesmal nicht um einen Ersatz verloren gegangener Zähne [handele], sondern um einen Apparat zum Stützen wackliger Zähne. Denn wenn man die zwei seitlichen Stützzähne (Eckzähne) mit der Lupe [prüfe], so [könne] man, übrigens auch mit bloßem Auge, feststellen, daß es natürliche Zähne [seien], ebenso wären auch die vier zentralen Zähne, um die der Goldstreifen läuft, natürliche."[6]

---

[2] Vgl. Polscher, 1908, S. 6.
[3] Bereits 510 v. Chr. verloren die Etrusker ihre Herrschaft in Rom und 421 in Capua. Das Kerngebiet der Etrusker eroberten die Römer ab 295 v. Chr., 265–264 fiel eine der letzten freien etruskischen Städte, Volsini, das heutige Orvieto; unter Kaiser Augustus wurde Etrurien zur 7. Region Italiens und ging endgültig im römischen Staat auf.
[4] Vgl. Polscher, 1908, S. 5.
[5] Ebd., S. 7.
[6] Ebd.

Als man das Fundstück aus dem Gebiss entfernte, blieben die offenbar noch fest im Knochen sitzenden Eckzähne im Kiefer zurück, während sich die vier Schneidezähne lösten. Eine wichtige Frage, ob die Schienungsprothese im Ober- oder Unterkiefer getragen wurde, muss jedoch erst einmal unbeantwortet bleiben. Die Erstbeschreiber des Fundes sahen diese Goldapparatur *in situ*, also an ihrem Platz im Schädel, vergaßen aber, das zumindest in dem Bericht an Polscher zu erwähnen. Eine Grabungsdokumentation mit Foto von der im Gebiss befindlichen Schienung konnte bisher nicht gefunden werden. Auf dem ersten Foto, dessen Druckvorlage Polscher erhalten hatte, ist das entnommene Fundstück, als sei es für den Unterkiefer bestimmt gewesen, abgebildet, und die vier Zähne sind deutlich zu erkennen.[7]

2.3 Zahnarzt oder Goldarbeiter – wer fertigte die Goldband-Schienung?

Über die Funktion des Fundstückes herrschte somit Klarheit. Doch wer konnte diese Präzisionsarbeit hergestellt haben? Der Fundort auf römischem Territorium ließ den Archäologen und dem zur Begutachtung herangezogenen Zahnarzt daran zweifeln, dass dies die Arbeit eines Römers war. Sie trauten den „eingeborenen unzivilisierten Völkern", wie sie die Römer bezeichneten, die Fertigung dieses Goldgebindes nicht zu.[8] Das Werk eines

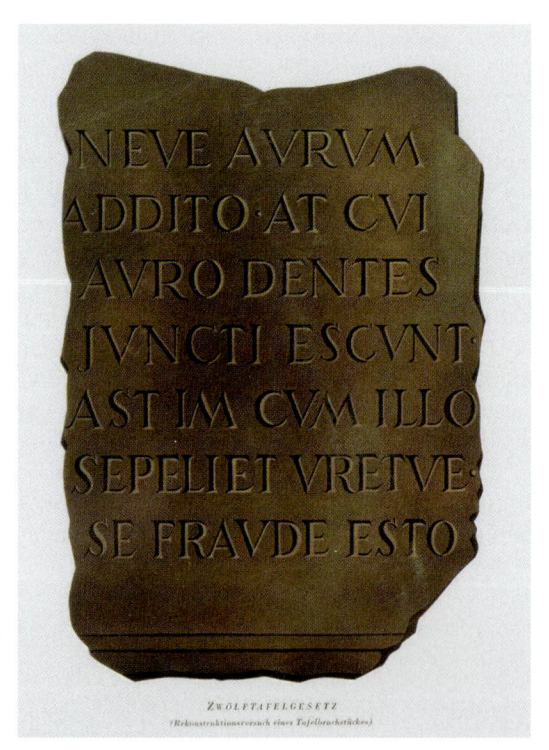

Abb. 2.3 „[…] und es soll niemand Gold mit ins Grab gegeben werden."

---

[7] Ebd.
[8] Ebd.

Arztes war es sicher nicht, denn diesem oblag die gesamte Therapie am Menschen, einschließlich der Prophylaxe, nicht aber der Ersatz von verloren gegangenen Körperteilen oder Zähnen. Dies zu tun, überließ man Handwerkern. Daher nahm man an, eher könne ein mit der Zahnheilkunde vertrauter Grieche aus einer der benachbarten griechischen Kolonien in Neapel oder Cumae das Stück gefertigt haben.[9] Vielleicht hatte sich ja ein Goldschmied aufgrund steigender Nachfrage auf die Herstellung von Zahnersatz und Schienungsprothesen spezialisiert. Immerhin kam dem Gebrauch dieser Therapiemittel im Römischen Reich eine bedeutende Rolle zu. Das ist aus der frühesten Niederschrift des römischen Rechts (um 451/50 v. Chr.), dem so genannten Zwölf-Tafel-Gesetz, ablesbar, in dem der Umgang mit dem Gold von Toten geregelt wurde. Es besagte, wie der hier gezeigten zehnten Tafel (Abb. 2.3) zu entnehmen ist: „und es soll niemand Gold mit ins Grab gegeben werden, auch wenn ihm die Zähne mit Gold befestigt sind. Lässt man ihn aber mit diesem Gold begraben oder verbrennen, so sollen die Angehörigen ohne Strafe bleiben." Es ist nur diesem Gesetzestext zu verdanken, dass uns die goldene Schienungsprothese erhalten blieb. Und es ist überhaupt das einzige Objekt dieser Art, das bisher südlich von Rom gefunden wurde. Die goldene Kette unter den Grabbeigaben lässt darüber hinaus den Schluss einer nicht sehr strengen Beachtung des Gesetzes zu.

2.4 Die Goldband-Prothese und ihr neuer Besitzer

Nach einem Bericht von Vincenzo Guerini (1859–1955) in seiner „History of Dentistry" befand sich das Fundstück noch im Jahre 1909 in der archäologischen Sammlung von Luigi Nobile in Teano, auf dessen Land man das Grab 1907 entdeckt hatte. Allerdings berichtete Guerini von einem „Ersatzstück", das die Aufgabe hatte, zwei untere mittlere Schneidezähne und den rechten seitlichen Schneidezahn zu unterstützen. Er sprach nur von drei Zähnen und bildete das Objekt auch ab.[10] Es glich dem von Polscher wiedergegebenen genau, nur war offensichtlich ein Zahn, der linke seitliche Schneidezahn, verloren gegangen.

Es glich daher einer kleinen Sensation, als im Jahre 1911 anlässlich der ersten Internationalen Hygiene-Ausstellung in Dresden in einer der Vitrinen zum Thema „Zahnersatz durch Kronen- und Brückenarbeiten" das „antike Zahnersatzstück aus Teano" zu sehen war. Laut Katalog hatte der Zahnarzt „Prof. Dr. Dieck – Berlin" das Ausstellungsobjekt mit der Nr. 114 zur Verfügung gestellt. Der Eintragung ist eine Abbildung beigefügt, auf der man deutlich vier Zähne erkennen kann.[11] Allerdings wirkt der offensichtlich ergänzte linke seitliche Schneidezahn im Vergleich mit den übrigen Zähnen unnatürlich, eher wie ein Eckzahn, und die Zähne der rechten Seite sehen sehr ramponiert aus im Vergleich mit den Abbildungen bei Polscher und Guerini. Die Abbildung im Katalog entspricht der Fotografie (Abb. 2.4), die um 1910/11 angefertigt wurde. Auf der Rückseite ist in feiner Schrift vermerkt: „Unteres Zahnersatzstück aus einem Kampanischen Grabe. Gefunden bei Teano. Alter etwa 200–400 v. Christi."

Von dem stolzen Besitzer der Goldbandschienung, Wilhelm Dieck (1867–1935), ist dann auch ein wenig mehr über den Besitzerwechsel und das gute Stück zu erfahren.

---

[9] Vgl. ebd.
[10] Vgl. Guerini, 1909, S. 78.
[11] Vgl. Dieck, 1911, S. 21.

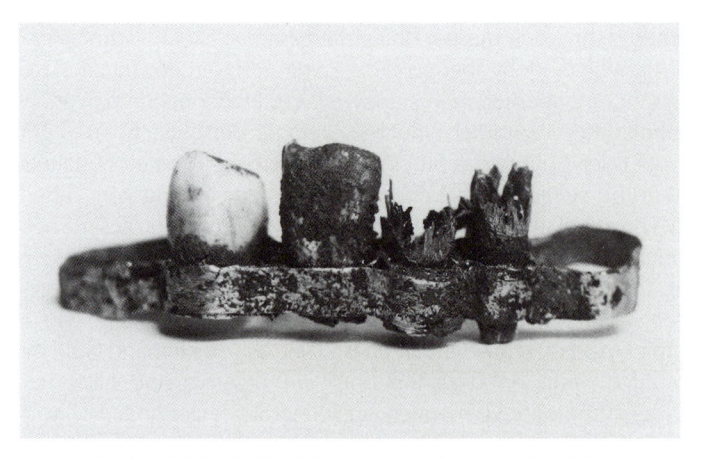

Abb. 2.4 Fotografie des Originals der Schienungsprothese von 1910/11

In der Festrede zum 50jährigen Bestehen des Zahnärztlichen Instituts der Berliner Universität im Oktober 1934 bemerkte Dieck (Abb. 2.5), der Direktor des Instituts: „In der Sammlung unseres Institutes befindet sich ein solches Originalobjekt, welches zu den besten gehört, die uns aus der Antike bekannt geworden sind." Es „war in Privatbesitz und konnte im Jahre 1910 von mir mit fremder Hilfe für den Preis von 1700 Mark erworben werden."[12] Der Ankauf ereignete sich also genau ein Jahr später, nachdem Guerini das Objekt mit seinem Buch weltweit bekannt gemacht hatte. Zum Zeitpunkt seiner Ansprache hatte sich jedoch Dieck bereits von seinem Eigentum getrennt. Er hatte es, einschließlich seiner gesamten umfangreichen Sammlung, im April 1934 der Berliner Universität über den Verwaltungsdirektor zum Kauf angeboten. Die daraufhin bemühten Gutachter schätzten den Wert des „antiken etruskischen Ersatzstückes" auf 1.200 Mark.[13] Ein Spottpreis für das *Besondere Objekt*, das sie fälschlicherweise nicht nur als „Ersatzstück" sondern auch noch als „etruskisch" bezeichneten. Offensichtlich war den Gutachtern die Geschichte des Objektes nicht bekannt.

Aber sie ist auch noch nicht ganz zu Ende. Wilhelm Dieck starb kurz vor seiner Emeritierung am 28. Februar 1935. Die Sammlung wurde im März 1936 katalogisiert. Sie zählte 364 Positionen. Unter der Position 128 steht geschrieben: „Antikes Ersatzstück, 2400 Jahre alt, (Original im Geldschrank) Nachbildung".[14] In diesem Katalog wird zum ersten Mal von der Existenz einer Nachbildung gesprochen (Abb. 2.6). Wer hat wann die Nachbildung in wessen Auftrag angefertigt? Diese Frage muss vorerst offen bleiben. Wichtig erscheint vielmehr zu bemerken, dass die Nachbildung bis auf den heutigen Tag in einigermaßen akzeptablem Zustand ist. An ihr ist fast alles zu erkennen, was auf den Originalfotografien aus dem Jahre 1910/11 zu sehen ist – vier Zähne umfasst von einem Ringapparat mit den zahnfreien Ringen zur Befestigung an den Eckzähnen. Be-

---

12 Dieck, 1934, S. VIII.
13 Vgl. Brief von [C. U.] Fehr an den Verwaltungsdirektor der Universität Berlin am 2. 6. 1934. Zentrales Staatsarchiv Potsdam REM Nr. 1366, Bl. 65.
14 Der Katalog befindet sich im Berliner Medizinhistorischen Museum der Charité.

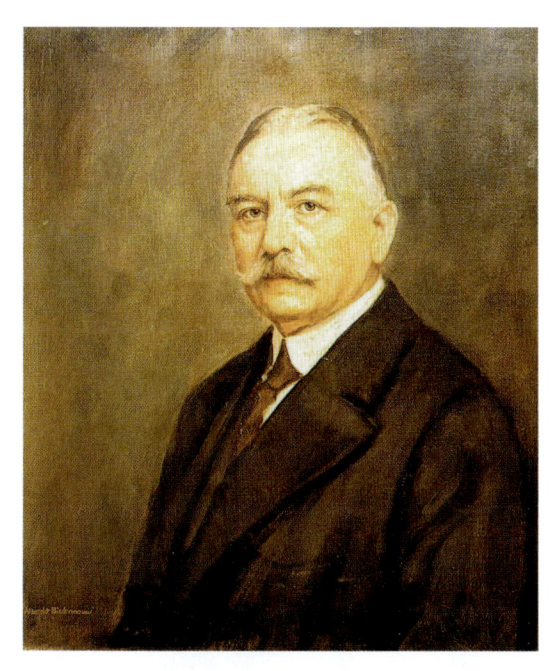

Abb. 2.5 Wilhelm Dieck (1867–1935), Ölgemälde von Albrecht Biedermann (1870–1949)

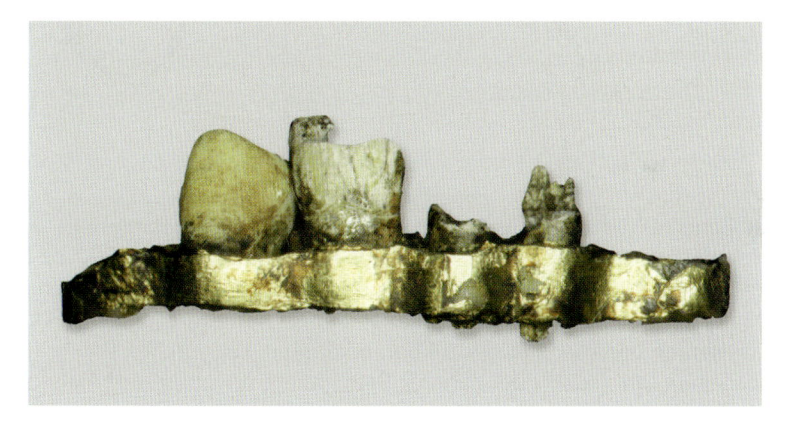

Abb. 2.6 Schienungsprothese von vorne, Nachbildung im gegenwärtigen Zustand

trachtet man aber dieses Objekt etwas näher, so ist leicht feststellbar, dass für die Nachbildung vermutlich ein Kunststoff mit Blattgold belegt wurde, denn es zeigt sich abblätternder Goldflitter. Die Zähne sind vermutlich aus bemaltem Gips hergestellt, worauf die hell scheinenden Abbrüche hindeuten. Das *Besondere Objekt* selbst, das Original also, ist durch jahrzehntelange unsachgemäße Behandlung stark beschädigt und an Stelle des seitlichen, linken Schneidezahns ist nur noch ein kleiner Zahnrest vorhanden.

2.5 Ein letzter Blick

Bereits die Betrachtung mit einer stark vergrößernden Lupe hilft, bisherige Beschreibungen zu präzisieren, sogar richtig zu stellen. In der Literatur war von zahnumfassenden goldenen Spangen und vollständigen geschlossenen Ringen um die Eckzähne die Rede. „Die Arbeit hat dasselbe Aussehen, dieselbe Haltbarkeit und Einfachheit wie die etruskischen Arbeiten, auch die Konstruktionsmethode ist dieselbe", schrieb Polscher.[15] Nach Guerini wurden jedem der drei Ersatzzähne (er wusste offenbar nichts von den ursprünglich vier Zähnen) separate Ringe aus Goldblechstreifen angepasst, diese in angemessener Position zusammengelötet und dann unter Nutzung eines weiteren Goldbleches ausreichender Länge, welches sowohl die ringgefassten Ersatzzähne als auch die gesunden Pfeilerzähne umschlang, zusammengefasst. Er beschrieb also eine aus zwei Goldblechschichten bestehende Konstruktion. Damit wird bereits die Einmaligkeit dieses Objektes angedeutet, denn keine der anderen bekannten etruskischen Zahnersatz- oder Schienungsstücke weist eine doppelte Blechschicht auf. Mehr noch, die gesamte Konstruktion weicht in ihrer Ausführung wesentlich von den mehr als zwanzig bekannten etruskischen Stücken ab, wie es an den Beispielen aus Valsiarosa[16] und Orvieto[17] deutlich wird.

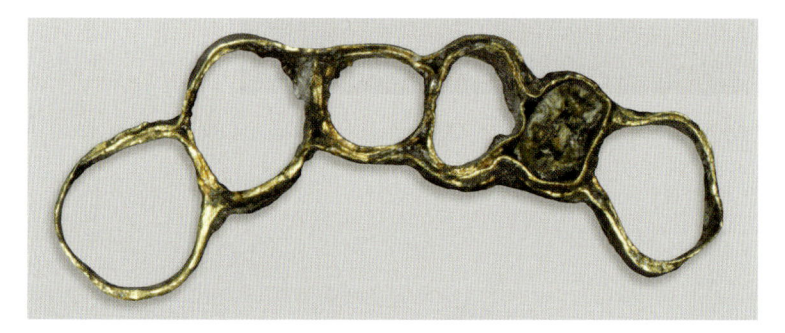

Abb. 2.7 Aufsicht auf das Original der Schienungsprothese

Eine vergrößerte Abbildung des Objektes, nun in einer Aufsicht dargestellt, ermöglicht erste Rückschlüsse auf die Konstruktion und den Herstellungsgang (Abb. 2.7). Kein Ring ist wie der andere. Die Ringe bestehen aus gehämmerten Goldblechstreifen von etwa 0,2 mm Materialstärke. Wie von Guerini angedeutet, ist auf den ersten Blick eine aus zwei Ringsystemen bestehende Konstruktion erkennbar. Die inneren Blechringe liegen direkt den Zähnen an. Jedoch bei näherer Betrachtung erweisen sich nicht alle Ringe als vollständig geschlossen. Der rechte Eckzahn wird nur in Richtung nach distal, also in Richtung der Prämolaren (Backenzähne), von einer geöffneten Klammer umgriffen, das heißt, es liegt kein geschlossener Innenring vor. Den rechten seitlichen und mittleren Schneidezahn hingegen umschliessen vollständige Innenringe. Am mittleren Zahn ist lingual (zungenseitig) sogar eine weitere, dritte Schicht zu erkennen, die erst am linken mittleren Schneidezahn endet. Diesen Zahn umschließt wieder ein vollständiger Ring. Am seitlichen linken Schneidezahn, der als Rest noch vorhanden ist, wird durch

---

[15] Polscher, 1908, S. 7.
[16] Vgl. Becker, 1994a, S. 78.
[17] Vgl. Becker, 1994b, S. 2 f.

die Vergrößerung eine weitere Überraschung sichtbar: Der Zahn trägt keinen Ring und wird nur von einer bis auf den Nachbarzahn reichenden Klammer gefasst. An der Stelle des linken Eckzahnes befindet sich wieder ein vollständiger Innenring.

Bei der Betrachtung der äußeren Schicht wird deren Funktion erkennbar. Sie diente der Stabilisierung der Konstruktion, denn alle Innenringe und Klammern werden von einem vollständigen Außenring umschlossen. Dieser Ring beginnt auf der rechten, zum Mundvorhof gelegenen Seite, verläuft von da weiterhin labial (lippenwärts) auf die linke Seite um den Eckzahn herum Richtung Zunge und weiter lingual zurück zum rechten Eckzahn, um dort in einer Überlappung zu enden. Dadurch entstehen zum Beispiel am linken mittleren Schneidezahnring lingual vier Schichten von fast 1 mm Gesamtdicke. Die eigentliche Überraschung bietet der Abschluss der Blechschienung. Während es kronenwärts einen glatten Rand gibt, ist er in Richtung der Zahnwurzeln stufenförmig. Das lässt den Schluss zu, dass die Passung durch eingefügte Goldstreifchen direkt am Patienten vorgenommen wurde. Eine zu späterem Zeitpunkt durchgeführte elektronenmikroskopische Untersuchung erhärtete diese Befunde.

Zusammenfassend lässt sich für das *Besondere Objekt* aus der zahnmedizinischen Sammlung feststellen: Von den weltweit etwa 25 so genannten antiken Zahnersatzstücken gehört eines zum Sammlungsbestand der Charité. Es ist eine Schienungsprothese zur Versteifung parodontal (im Zahnhalteapparat) gelockerter Zähne. Die Herstellung lehnt sich optisch an die etruskische Tradition an, jedoch liegt ein völlig neues Konstruktionsprinzip vor. Es ist das einzige Fundstück südlich von Rom und bisher das älteste Objekt dieser Art auf römischem Gebiet.

Literatur

Becker, Marshall Joseph: Etruscan Gold Dental Appliances: Origins and Functions as Indicated by an Example from Orvieto, Italy, in the Danish National Museum. The Dental Anthropology Newsletter 8, 1994a, S. 2–8

Becker, Marshall Joseph: Etruscan Gold Dental Appliances: Origins and Functions as Indicated by an Example from Valsiarosa, Italy. Journal of Paleopathology 6, 1994b, S. 69–92

Dieck, Wilhelm: Illustrierter Spezialkatalog der wissenschaftlichen Sondergruppe Zahnerkrankungen nebst Anh.: Notwendigkeit und Wert der Zahnpflege. Berlin 1911

Dieck, Wilhelm: Das Zahnärztliche Institut der Universität Berlin im Rahmen der Entwicklung der Zahnheilkunde als Universitäts-Lehrfach. Deutsche Zahn-, Mund- und Kieferheilkunde 1, 1934, VII-XXIV, Brücke S. VIII

Guerini, Vincenzo: A History of Dentistry from the most ancient times until the end of the eighteenth century. Philadelphia und New York 1909

Kampen, Albert van: Taschen-Atlas der Alten Welt. Gotha 1907

Polscher, Walter: Altitalische Zahnersatzkunst – moderne Brückenarbeit. Deutsche Zahnärztliche Wochenschrift 11, 1908, S. 5–8

Pharma Rheinpreussen, Hrsg.: Beiträge zur Geschichte der Zahnmedizin. 1. Folge, Reklameschrift, o. J.

Abbildungsnachweis

Abb. 2.1 und 2.6: Bildarchiv Ilona Marz, Bestand: Zahnmedizinhistorische Sammlungen; Fotos: Schmidt
Abb. 2.2: aus Kampen, 1907, Tabelle 15
Abb. 2.3: aus Pharma Rheinpreussen, o. J.
Abb. 2.4: Berliner Medizinhistorisches Museum der Charité; Foto: vermutlich Wilhelm Dieck
Abb. 2.5: Berliner Medizinhistorisches Museum der Charité
Abb. 2.7: Berliner Medizinhistorisches Museum der Charité; Foto: Josef Eckart

3 Schädel eines Calchaquí-Indianers
Zum Schicksal eines Andenvolkes im Spiegel einer Krankengeschichte

Ulrich Creutz

Der hier vorgestellte Schädel gehört in die Anthropologische Sammlung des Berliner Medizinhistorischen Museums der Charité. Der Schädelknochen ist hellbraun bis sandfarben, wirkt eher zierlich und ist dennoch relativ schwer. Dem Kranium (Schädel) haften keinerlei Weichteilreste mehr an. In der Anthropologie wird ein Schädel ohne Unterkiefer als Kalvarium bezeichnet. Bei dem *Besonderen Objekt* zeigt sich der Unterkiefer aber fest mit dem Kalvarium verwachsen. Der rechte Jochbogen fehlt, auf dem Stirnbein wurde rechts ein kleines Etikett mit dem Eintrag „No 2893" angebracht. Die wesentliche Kennzeichnung aber ist mit schwarzer Tusche direkt auf dem Schädelknochen notiert: Auf dem Stirnbein steht zu lesen „S. 4741" und auf der linken Hirnschädelseite „S. 4741; Calchaqui; Catamarca; Zavaleta leg.; VC 8899" (Abb. 3.1 und 3.2).

3.1 Die biologischen Gegebenheiten

Das unerwartet hohe Gewicht des Schädels beruht vor allem auf der fast elfenbeinartigen Dichte seiner Knochensubstanz namentlich im Bereich der Hirnkapsel. Aber nicht nur an dieser Stelle glänzen weite Partien der Knochenoberfläche matt seidig. Lediglich die Oberfläche des Oberkieferknochens wirkt stumpf, obwohl sich auch hier die Knochensubstanz stabil zeigt.

In der Seitenansicht gut zu erkennen, beginnt die Konturlinie des Hirnschädels an der fast verstrichenen Nasenwurzel. Sie zieht über die niedrige, fliehende Stirn flach ansteigend zu einem verhältnismäßig kurzen Scheitelbereich hinauf und fällt dann bis zu einem Knochenknorren im tieferen Hinterhauptsbereich, der so genannten *Protuberantia occipitalis externa*, fast senkrecht ab. Damit solche relativen Begriffe wie „fliehende Stirn", „flach ansteigend" oder „fast senkrecht" wirklich eindeutige Beschreibungen zulassen, muss ein bestimmtes Bezugssystem definiert sein. Diese Notwendigkeit hatten bereits Forscher beispielsweise um Rudolf Virchow (1821–1902) in Berlin und Paul Broca (1824–1880) in Paris erkannt. Schließlich einigte man sich 1884 in Deutschland auf die Festlegung der so genannten Ohr-Augen-Ebene. Sie entspricht der natürlichen Kopfhaltung des Lebenden am besten und ist bis heute als Bezugsebene allgemein akzeptiert. Danach werden Köpfe oder Schädel zum Zweck einer wissenschaftlichen Beschreibung wie auch zum Vermessen so ausgerichtet, dass der Oberrand der äußeren Ohröffnung einer jeden Seite mit dem tiefsten Punkt des knöchernen Augenhöhlenrings der linken oder rechten Seite (Tastkontrolle am Lebenden!) in einer horizontalen Ebene liegt. Daraus ergeben sich sechs „normierte" Ansichten: von links, rechts, oben, unten, vorn und hinten, die entweder zur Ohr-Augen-Ebene oder zueinander im rechten Winkel stehen.

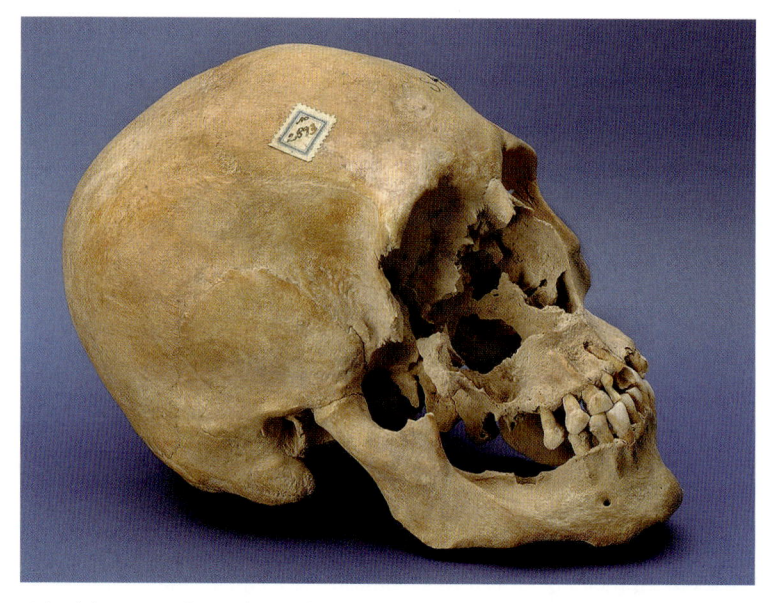

Abb. 3.1 Schädel eines südamerikanischen Ureinwohners mit angebrachtem Etikett

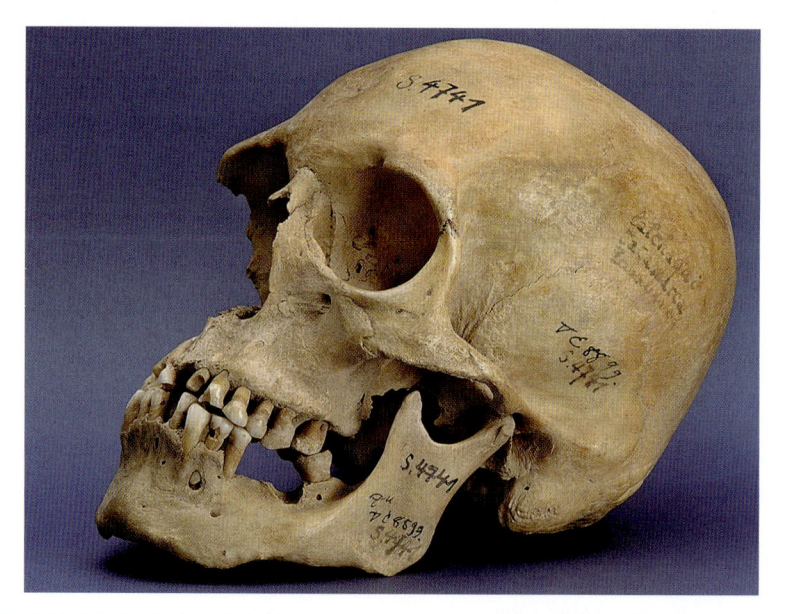

Abb. 3.2 Schädel mit direkt auf der Knochensubstanz vermerkten Beschriftungen

Wissenschaftlich heißen sie in gleicher Reihenfolge *Norma lateralis sinistra* und *dextra*, *Norma verticalis*, *Norma basilaris*, *Norma frontalis* und *Norma occipitalis*.

Die *Norma verticalis* des *Besonderen Objektes*, also die „korrekte" Ansicht des Schädels von oben, ist in verschiedener Hinsicht eindrucksvoll (Abb. 3.3). Es fällt die kräftige Wölbung der Scheitelbeine auf, die diese Knochen teilweise über das Niveau der Pfeil-

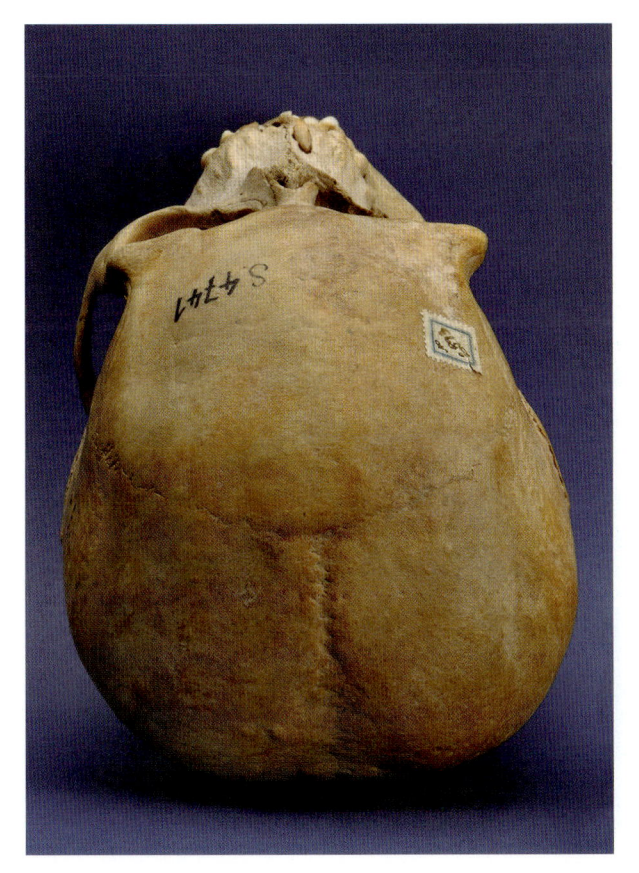

3 Schädel eines Calchaquí-Indianers – Zum Schicksal eines Andenvolkes | 53

Abb. 3.3 *Norma verticalis*: Zu erkennen sind die Asymmetrie des Hirnschädels und die deutlich fortgeschrittene Nahtverknöcherung.

naht hinaus blähen. Auffällig sind ferner die Asymmetrie des Hirnschädels sowie dessen Brachykranie. Brachykran ist ein Schädel, wenn das Verhältnis seiner Breite zu seiner Länge mehr als 80 % beträgt. Wird die Kopfform eines Menschen wissenschaftlich bestimmt, spricht man sinngemäß von Brachyzephalie oder auch Brachykephalie.

Wie für die Orientierung des Schädels im Raum gibt es auch bezüglich der Maße fixierte Übereinkünfte. Die Lehrbücher für Anthropologie führen daher Listen bereits definierter Messpunkte. Sie beschreiben Standards für Verfahrensweisen und sogar Geräte als unverzichtbare Voraussetzung dafür, dass Arbeitsergebnisse nachvollziehbar werden und vor allem mit jenen direkt verglichen werden können, die bereits vor rund 100 Jahren erhoben wurden.

Obwohl am *Besonderen Objekt* keine ausgesprochenen Knochenvorsprünge oder -leisten an dafür typischen Stellen ausgebildet sind, weist die Oberfläche der Schädelknochen dennoch eine beachtliche Reliefenergie auf. Diese beeindruckt besonders in der unteren Kinnpartie; im Bereich um das große Hinterhauptsloch hingegen wird das Knochenrelief zur Übertragung der kopfhaltenden Muskelkräfte geradezu obligatorisch (Abb. 3.1, 3.4, 3.5).

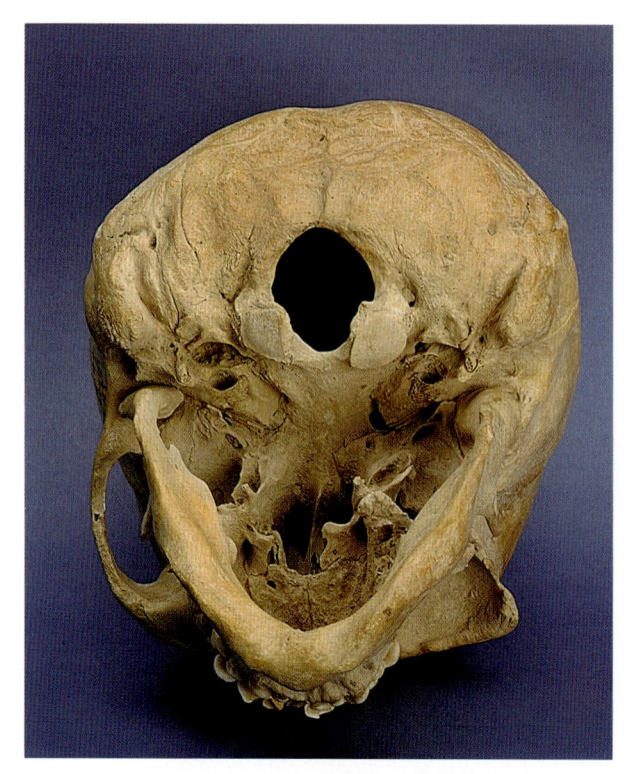

Abb. 3.4 Die *Norma basilaris* zeigt neben der Asymmetrie des Hirnschädels deutliche Verschiebungen im Gaumen-Nasenhöhlen-Bereich als Folgen von äußerer Gewalteinwirkung.

Auf dem Stirnbein befindet sich über der rechten Augenhöhle etwas rechts von der Mittellinie eine leichte Vertiefung in der Knochenoberfläche. Sie ist rund und etwa daumennagelgroß. Von ihrem Grund erheben sich vier Knochenknötchen mit glänzender Oberfläche (Abb. 3.6).

Am Schädel fehlen auf der rechten Seite jener Teil des Oberkieferknochens, der die Nasenhöhle seitlich begrenzt, sowie das komplette Jochbein samt angrenzender Partie des Oberkiefers. Die ehemaligen Kontaktstellen des fehlenden Jochbeins mit dem Schläfenbein auf der einen und dem großen Keilbeinflügel beziehungsweise dem Stirnbein auf der anderen Seite sind verrundet; wir finden also keine mehr oder weniger scharfen Bruchflächen mehr (Abb. 3.1, 3.2, 3.6, 3.7, 3.8). Der anormale Zustand wirkt so „echt", dass er selbst namhaften Spezialisten nicht auf Anhieb auffiel. Wiederholt wurde der Schädel „S. 4741" Dritten ohne weitere Hinweise zur Begutachtung übergeben. Neun von zehn Personen ließen sich spontan von allen möglichen Eigenschaften und Anzeichen gedanklich fangen, nur nicht von dem verschobenen Ober- und dem „festgewachsenen" Unterkiefer. Ein fehlender Jochbogen hingegen ist an alten Schädeln recht häufig, und es wäre verständlich, wenn dieser Befund auf Anhieb keine weiteren Überlegungen provozieren würde.

Zur wissenschaftlichen Benennung von Zähnen sind zwei Systeme in Gebrauch. Die Biologen bezeichnen die Schneidezähne mit I1 und I2 (von lateinisch *Incisivus* = Schnei-

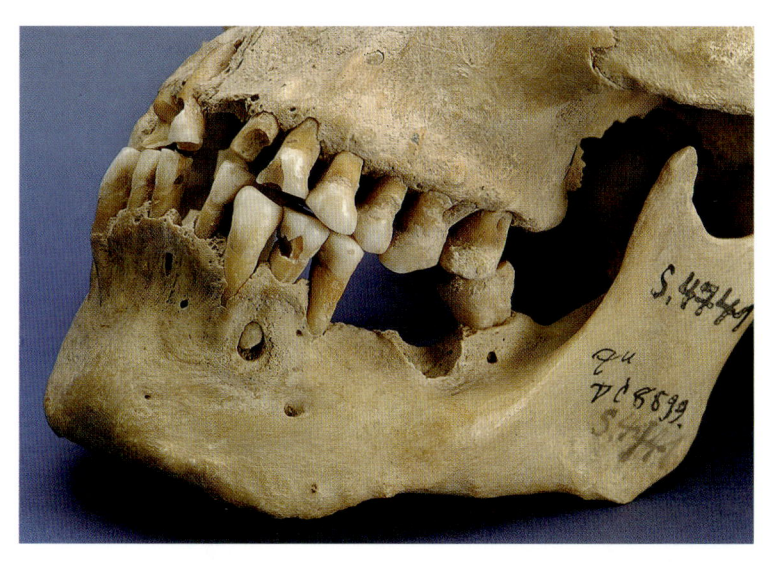

3 Schädel eines Calchaquí-Indianers – Zum Schicksal eines Andenvolkes | 55

Abb. 3.5 Durch Karies, Wurzelabszesse sowie Zahnsteinbildung geschädigtes Gebiss. Auffällig ist der aufgehobene Zahnschluss im Bereich der Eck- und ersten Vormahlzähne links.

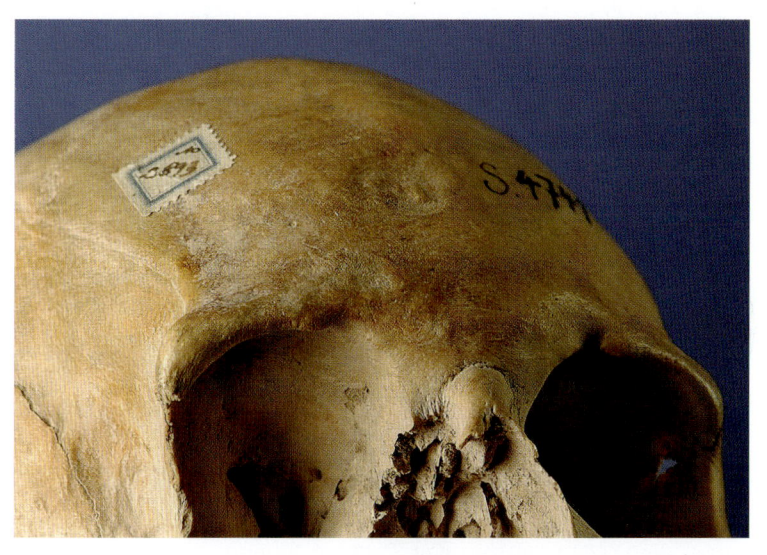

Abb. 3.6 Verletzungsspuren auf dem Stirnbein. Der Oberrand der rechten Augenhöhle ist gegenüber dem gesunden Kranium auf der linken Seite deutlich verdickt.

dezahn), die Eckzähne mit C (von *Caninus*), die Vormahlzähne mit P1 und P2 (von *Praemolar*) und die Backenzähne mit M1, M2 und M3 (von *Molar*). Die so genannten Milchzähne werden durch Kleinbuchstaben (i, c, m) plus Ziffer gekennzeichnet. Bei den Zahnärzten hingegen hat sich die glatte Durchnummerierung der Zähne von der Mitte einer jeden Kieferhälfte aus nach hinten mit den Ziffern 1 bis 8 eingebürgert. Dieser Zahnziffer ist eine weitere vorangestellt, mit der die jeweilige Kieferhälfte angegeben wird. Die

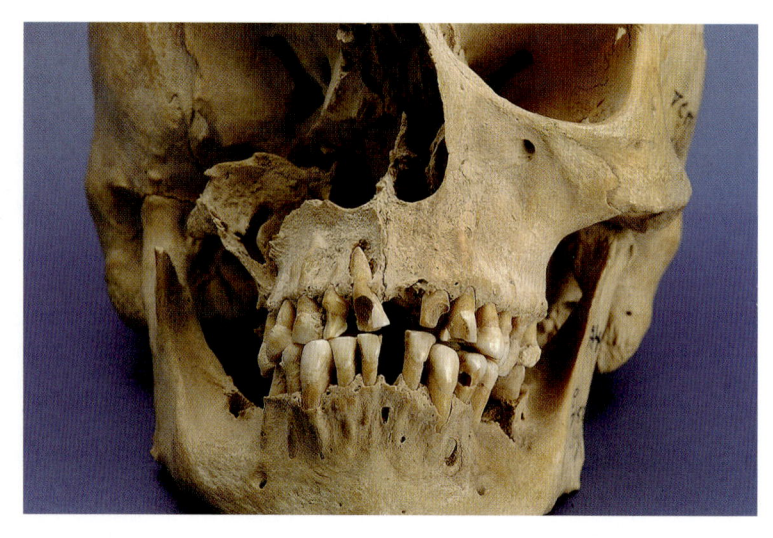

Abb. 3.7 Vor dem versteiften Kiefergelenk klafft die nach außen abgebogene, perforierte Wand der Kieferhöhle. Gut zu erkennen sind die Verschiebungen im Oberkiefer-Nasen-Bereich.

1 steht dabei für die rechte Oberkieferhälfte, die 2 für die linke, die 3 für die linke Unterkieferhälfte und die 4 für die rechte. Sinngemäß verweisen 5, 6, 7 und 8 die jeweiligen Kieferhälften für ein Milchgebiss.

Das Gebiss von Schädel „S. 4741" ist lückenhaft und in keinem guten Zustand (Abb. 3.5 und 3.7). Im Oberkiefer sind vermutlich keine Weisheitszähne angelegt. Postmortal, also nach dem Tode, gingen am Schädel der innere Schneidezahn I1 links unten (31) sowie die zweiten Backenzähne M2 unten beiderseits (37 und 47) verloren. Die

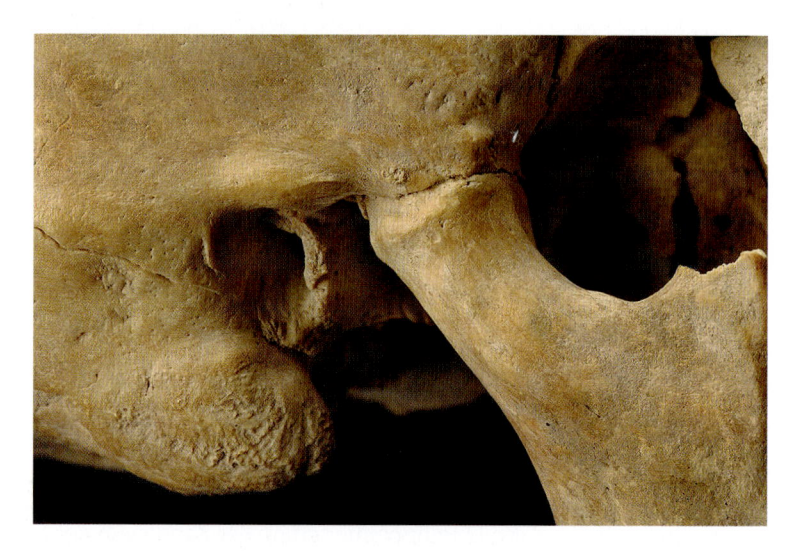

Abb. 3.8 Ankylose des Kiefergelenks nach gewaltsamem, aber überlebtem Verlust des rechten Jochbogens (verheilte Bruchfläche über dem Gehörgang). Wuchtiger Mastoidfortsatz

zwei Backenzähne M1 und M2 der rechten Oberkieferhälfte (16 und 17) und die ersten unteren Backenzähne M1 beiderseits (36 und 46) fielen samt dem dritten Backenzahn M3 rechts unten (48) bereits zu Lebzeiten aus.

Die Mehrzahl der beim *Besonderen Objekt* vorhandenen Zähne weist Kariesschäden auf. Der innere Schneidezahn I1 links oben (21) ist dadurch total zerstört, nur ein kleiner Wurzelrest steckt noch im Kiefer (Abb. 3.1, 3.2, 3.5, 3.7). Am rechten inneren oberen Schneidezahn I1 (11), am ersten Vormahlzahn P1 links unten (34) sowie an den zweiten Backenzähnen M2 beiderseits im Unterkiefer (37 und 47) drangen Infektionen durch die Pulpa hindurch bis ins Wurzelbett vor. Irgendwann hätten die größer werdenden Abszesse zu einer Lockerung des jeweiligen Zahnes, zu dessen Verlust zu Lebzeiten oder schlimmstenfalls zu einer allgemeinen Blutvergiftung geführt.

Der gesamte Oberkieferbereich wirkt rechtsseitig herabhängend, die hintere Partie nach unten und einwärts verdreht (Abb. 3.7). Mit anderen Worten, sein Hinterrand einschließlich des rechten Gaumenbeines und des rechten Flügelfortsatzes vom Keilbein liegen näher an der Mediansagittalen, also an jener gedachten Mittellinie, die den Schädel in zwei nahezu spiegelbildlich gleiche Hälften teilen würde. Selbst die knöcherne Nasenscheidewand und das daran anliegende Pflugscharbein sind deutlich nach links ausgebogen (Abb. 3.9).

Offene Bruchkanten hingegen sind nicht zu beobachten. Trotz seiner absonderlichen Konfiguration macht der gesamte obere Gesichtsbereich keinen wackligen sondern im Gegenteil einen in sich sogar sehr stabilen Eindruck. Das gilt gleichermaßen für die wangenseitige Wand der rechten Kieferhöhle, die perforiert ist. Auch die Ränder der beiden vorhandenen Löcher sind verrundet.

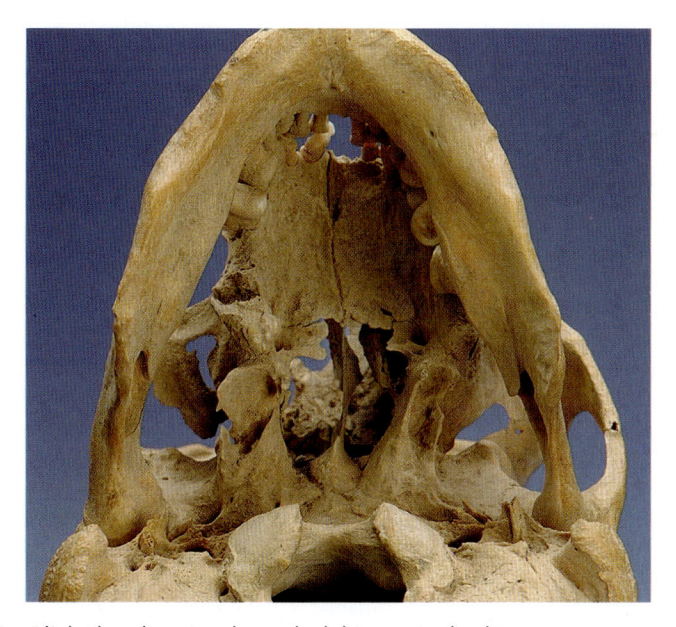

Abb. 3.9 Blick über das Hinterhauptsloch hinweg in den hinteren Nasenausgang. Pflugscharbein, Nasenseptum und beide Flügelfortsätze des Keilbeins sind nach gewaltsamer Verschiebung und Brüchen stabil verheilt. Gut zu sehen sind die nun unterschiedlich gestalteten Kiefergelenke.

3.2 Die Inventarisationsvermerke

Der Informationsgehalt des Etiketts liegt nach wie vor im Dunkeln; er verweist lediglich darauf, dass der Schädel früher in einen anderen Sachzusammenhang eingeordnet war. Ähnliches steht für die Angabe „VC 8899" zu vermuten, die vorerst ebenfalls noch nicht vollständig gedeutet werden kann. Die übrigen schriftlichen Vermerke aber sind klar. „S. 4741" bedeutet, dass das *Besondere Objekt* unter der Nummer 4741 in der Schädelsammlung des Königlichen Museums für Völkerkunde zu Berlin registriert worden ist. Diese Sammlung war zu Beginn des 20. Jahrhunderts über die deutschen Grenzen hinaus weithin bekannt, denn mit mehr als 6.000 Schädeln aus nahezu allen Gegenden der Erde zählte sie unbestritten zu den großen ihrer Art. Nach dem Ersten Weltkrieg drängten Veränderungen im Museumsprofil jedoch zu ihrer Abgabe. Möglicherweise lenkte auch die Existenz des 1899 von Rudolf Virchow eröffneten Pathologischen Museums die Emotionen der Entscheidungsträger. 1925 jedenfalls übernimmt der Pathologe Otto Lubarsch (1860–1933) die so genannte „S-Sammlung" in die Berliner Universität.

Zwei Jahre später entsteht in Berlin-Dahlem das Kaiser-Wilhelm-Institut für Anthropologie, menschliche Erblehre und Eugenik (1927–1945). Sein erster Direktor, der allgewaltige Eugen Fischer (1874–1967), interessiert sich ernsthaft für bereits vorhandene anthropologische Sammlungen. Spärlichen Indizien zufolge hat er die „S-Sammlung" auch tatsächlich in seinem Hause aufgestellt, bis diese 1943 – Fischer ist zu diesem Zeitpunkt bereits emeritiert – dem eben gegründeten Institut für Rassenbiologie der Universität zugeordnet und in das frühere Marstall-Gebäude als vorgesehenem Domizil umgelagert wird. Inzwischen beginnen die Bombenangriffe auf Berlin. Das Institut wird nicht mehr aktiv und das Sammlungsgut verbleibt in Kisten vor Ort, bis diese nach dem Krieg in den durchnässten Kellerräumen entdeckt und abtransportiert werden. Wirklich fassbar wird das Schicksal der „S-Sammlung" aber erst, als ab Ende der vierziger Jahre Hans Grimm (1910–1995), Lehrbeauftragter und späterer Ordinarius für Anthropologie an der Humboldt-Universität zu Berlin, das inzwischen übel strapazierte Sammlungsgut in seine Obhut nimmt.

Ab 1964 werden planmäßige Arbeiten zur Sichtung, Restaurierung und Neuerfassung des einmaligen Objektbestandes möglich. Sie haben unter anderem auch zu der Erkenntnis geführt, dass das *Besondere Objekt* kein Einzelstück ist, sondern in eine Reihe von rund 200 weiteren Schädeln gehört, die alle vom gleichen Fundort stammen. In historischen Sammlungen sind derartig umfangreiche Serien äußerst selten. Umso wertvoller sind sie für die moderne Forschung, denn sie ermöglichen statistische Auswertungen von Befunden; Gruppenspezifisches kann erkannt und von Individuellem abstrahiert werden.

Der Name „Calchaqui" bezeichnet einen Stammesverband südamerikanischer Ureinwohner. Rudolf Virchow weiß, dass dieser in „lange und sehr erbitterte Kämpfe mit den Spaniern" verwickelt, aber „noch bis zur Mitte des 17. Jahrhunderts in voller Kraft vorhanden" gewesen sei.[1] Und José F. Lopez, der als Regierungsvertreter 1884 die Argentinische Ausstellung in Bremen betreute, äußert sich „in Bezug auf den Charakter, die Lebensweise, die autochthonische Cultur und die Heldenthaten des tapfersten, unbeug-

---

[1] Virchow, 1884, S. 373.

samsten und am meisten freiheitsliebenden Indianerstammes des Continentes von Amerika" in sehr leidenschaftlichen Worten gegenüber der Berliner Anthropologischen Gesellschaft.[2] „Die Unterjochung dieser Stämme durch das Inca-Kaiserreich (1453) hat ein Jahrhundert und ihr hartnäckiger Kampf gegen die nachfolgende Eroberung der Spanier hat ebenfalls ein Jahrhundert gedauert. Salta, Tucuman und Cordova waren die Schauplätze der blutigsten Kämpfe, wobei sehr häufig die tüchtigsten spanischen Eroberer von den Calchaquis zurückgeschlagen und belagert wurden, bis endlich die letzteren durch die überlegene Kriegsmacht der Spanier überwunden, fast gänzlich vernichtet und zerstreut wurden."[3] Lopez führt weiter aus: „Der Calchaquistamm hat, trotz des harten Schicksals eines Jahrhundert langen Kampfes gegen die Eroberung und Unterjochung, doch Spuren einer gewissen Culturfähigkeit hinterlassen, die unter dem Druck und der Knechtschaft sich nur nicht haben entwickeln können, wie die Ackerbau-, Irrigations-[Bewässerungs-] und Vertheidigungswerke in den Schluchten ihrer Berge beweisen." [4]

Johann Jacob von Tschudi (1818–1889), ein viel gerühmter Kenner südamerikanischen Volkstums, ergänzt die Aussagen Lopez' 1885 wie folgt: „Nach Barcena gehören die Kaltšaki-Indianer zu der Nation der Diagitas. Die Thäler, in denen sie wohnten, führten ihren Namen nach einem „Kaltšaki" [Juan de Calchaquí] genannten, sehr tapferen Häuptling, sie waren sehr intelligent und muthig und obgleich vorzügliche Ackerbauern, doch auch vortreffliche Bogenschützen".[5] Zu den Waffen der Calchaquís gehörten neben Pfeilen auch Speere, Äxte und Steinschleudern. In Bezug auf die ehemalige Siedlungsregion Catamarca preist die Touristik-Werbung von heute „vielgesichtige Hochtäler am Ostabfall der Anden" an.

Über den Sammler Zavaleta konnte erkundet werden, dass er mit Vornamen Guillermo hieß und am 6. März 1863 in San Juan geboren wurde. Er studierte Jura und spezialisierte sich auf Kirchenrecht. Seine rege Publikationstätigkeit spricht jedoch dafür, dass Zavaleta de facto der Poesie, der Archäologie und der Volkskunde seiner Wahlheimat Catamarca zugewandt war. Nur sein früher Tod (1904) vereitelte tiefergehende wissenschaftliche Studien, zu denen er bereits eine solide Materialbasis zusammengetragen hatte.

3.3 Der Calchaquí-Indianer

Der Fundort von „S. 4741" sowie die Merkmale am Hirnschädel wie Steilheit des Hinterhauptes bei relativ flacher Stirn und kurzem Scheitelbereich legen den Verdacht nahe, dass die Form des vorliegenden Schädels künstlich beeinflusst worden sein könnte. Eine weitere Beobachtung erhärtet diese Vermutung. Der Schädel kann nämlich auf seinem abgeflachten Hinterhaupt – mit dem Gesicht nach oben – stehen, ohne seitlich abzurollen wie das normalerweise geschehen würde. Das Schädelwachstum ist in der Tat während der frühesten Kindheit manipuliert worden, was neben den geschilderten Auffälligkeiten zu einer deutlichen Asymmetrie der Hirnkapsel geführt hat, die am besten in der Draufsicht (*Norma verticalis*) zu erkennen ist (Abb. 3.3). Künstlich deformierte Schädel sind nur sehr selten symmetrisch.

---

[2] Lopez, 1884, S. 380.
[3] Ebd., S. 380 f.
[4] Ebd., S. 381.
[5] Tschudi, 1885, S. 185.

Obwohl das *Besondere Objekt* – nicht zuletzt wegen seiner geringen Größe – einen eher zierlichen Gesamteindruck macht, wollen einige spezifische Merkmale nicht recht zu diesem Bild passen. Das unerwartet hohe Gewicht wurde bereits angesprochen. Im Vergleich zum Hirnschädel wirken die Felsenbeine mit den davon herabhängenden Mastoidfortsätzen beiderseits beinahe wuchtig. Die oberen Augenhöhlenränder sind im Profil gerundet, und auch die seitlichen Schädelpartien zeigen ein deutliches Relief. Diese Merkmale insgesamt verweisen auf männliches Geschlecht.

Zur Einschätzung des Sterbealters werden vielfach die erreichten Verknöcherungszustände der großen Schädelnähte herangezogen. Gemäß Befund sind diese bereits mehr als zur Hälfte ihrer Gesamtlänge geschlossen, die benachbarten Knochenplatten also miteinander verwachsen. Ein solcher Zustand deutet auf einen älteren Erwachsenen. Allerdings ist das Merkmal „Nahtschluss am Hirnschädel" ab der späten Kindheit wegen seiner enormen Variabilität entlang der Altersskala äußerst ungeeignet für Altersangaben. Der Gebisszustand liefert da verlässlichere Daten, vor allem, wenn Kenntnisse über individuell wirksame Lebensumstände vorliegen.

Soweit man dies abschätzen kann, hat unser Mann in seinen „besseren Jahren" kräftig gekaut und dabei das Kronenrelief seiner Zähne weitestgehend eingeebnet. Wahrscheinlich sind während dieser Zeit auch nur die beiden ersten Backenzähne unten verloren gegangen, so dass er durchaus 40 Jahre oder etwas länger gelebt haben könnte. Die hochgradige Gebissschädigung durch Karies und Zahnstein wird dabei nicht als lebensbegleitend angesehen, sondern als verhältnismäßig rasche Neubildung im Zusammenhang mit den Folgen einer schweren Gesichtsverletzung.

3.4 Die letzten Lebensmonate

Allem Anschein nach hat der Mensch, zu dem das *Besondere Objekt* einst gehörte, seinem Stamm in der Tat alle Ehre gemacht – und dies in mehrfacher Hinsicht. Wir können die Leistungen des etwa 40jährigen Mannes als Krieger zwar ebenso wenig einschätzen wie seine gesellschaftliche Position, aber wir erkennen viel von seinem Leiden und seiner physischen Widerstandskraft. Beeindruckend sind ferner die Fähigkeiten seiner Angehörigen auf dem Gebiet der medizinischen Versorgung eines Verletzten.

Der oben bereits vermerkte Knochenprozess rechts auf dem Stirnbein (Abb. 3.6) geht auf eine Platzwunde in der Kopfschwarte zurück, bei der der Knochen darunter nur oberflächlich beschädigt worden ist. Die Verletzung sah vermutlich schlimmer aus als sie tatsächlich war. Vielleicht blieb sie neben der wirklich schweren Verwundung im Wangenbereich überhaupt nur wenig beachtet. Der fortgeschrittene Heilungsprozess am Knochen jedenfalls zeigt keine Besonderheiten, und er stimmt hinsichtlich seiner Ergebnisse gut mit jenen im Wangenbereich überein.

Wie der Gegenstand ausgesehen hat, der den Unglücklichen buchstäblich zu Boden schlug, wissen wir nicht. Es kommt ein etwa faustgroßer Stein ebenso in Betracht wie eine Keule oder eine in Längsrichtung beschleunigte Stange mit stumpfem Ende. Was für ein Gegenstand es auch immer gewesen sein mag – er traf die rechte Wange des Opfers seitlich von vorn. Die Wucht des Aufpralls muss enorm gewesen sein, denn sie hat eine ganze Serie von Knochenbrüchen im hinteren Gaumen-Rachen-Bereich verursacht und den rechten Oberkiefer deutlich nach innen gedrückt. Das Jochbein darüber ist vermutlich mit zugleich vernichtenden Folgen für das rechte Auge vollständig zertrümmert worden. Merkwürdigerweise ist der Unterkiefer weitgehend unbeeinträchtigt geblieben.

Nicht einmal an seinem aufsteigenden Ast offenbaren sich primäre Verletzungsspuren. Vielleicht hat der Mann gerade mit offenem Mund geatmet oder kräftig geschrieen, als er den Hieb empfing.

Trotz der schweren Verletzungen bleibt der Mann am Leben. Die ersten Qualen seines beginnenden Leidensweges durchleidet er bestimmt unter Schock und Bewusstlosigkeit. Aber er ist in guten Händen, in sehr guten sogar. Seine Wunden werden sachkundig versorgt. Das heißt, der Wundarzt entfernt erfolgreich alle Knochensplitter aus dem zerfetzten Gewebe. Es gelingt diesem auch, zumindest vorerst, eine allgemeine Sepsis zu verhindern. Die Knochenbrüche rund um den Rachenraum sowie die Abbruchstellen des verloren gegangenen Jochbeins verheilen vollständig (Abb. 3.6, 3.8, 3.9). Die Schmerzen der Weichteile freilich müssen für den Patienten unvorstellbar gewesen sein. Er presst die Zähne aufeinander und vermeidet stärkere Bewegungen des Unterkiefers. Er nimmt auch nur Nahrung zu sich, die mehr oder weniger flüssig ist und die er gleichsam durch die Zähne aufsaugen kann. Eine Lücke zwischen den linken Eck- und ersten Vormahlzähnen lässt vermuten, dass er hier zu diesem Zweck ein Röhrchen eingeführt haben könnte (Abb. 3.5).

Dennoch erkennt der Wundarzt trotz seines sonstigen Geschicks nicht die drohenden Gefahren für das rechte Kiefergelenk – oder er weiß sich ihnen gegenüber machtlos. Das Gelenk ist bei der Verwundung wohl doch nicht ganz unbeschädigt davongekommen. Begünstigt durch die erzwungene Einseitigkeit im Gebrauch des Kauapparates beginnt hier erkranktes Gewebe zu verknöchern. Das Ergebnis ist eine Gelenkversteifung, eine sogenannte Ankylose (Abb. 3.8). Sie fixiert nicht nur den Kauapparat endgültig, sondern sie besiegelt letzten Endes auch das weitere Schicksal des Invaliden.

Die ersten bedeutsamen Auswirkungen bahnen sich sehr schnell durch die verhinderte Mundhygiene an. Die Karies floriert und eliminiert erste Zähne: den inneren Schneidezahn I1 links oben (21), den zweiten Backenzahn M2 rechts oben (17) und die beiden zweiten Backenzähne M2 unten (37 und 47). Nachweisliche Vereiterungen im Wurzelbereich der genannten Mahlzähne belasten das ohnehin strapazierte Immunsystem zusätzlich. In den Resten der zerstörten Kieferhöhle scheinen sich neue Entzündungsherde einzunisten. Hinzu kommen langfristige Probleme mit der Ernährung. Insgesamt verdüstert sich die Prognose für den tapferen Kranken allmählich, sein Zustand wird zum Siechtum.

Mindestens ein halbes Jahr lang wird die Behinderung von allen Beteiligten durchgestanden. Das ist in etwa die Zeit, die die Bruchkanten an den Hirnschädelknochen brauchen, um zu verheilen und völlig zu verrunden – mit anderen Worten: um jenen am *Besonderen Objekt* fassbaren Zustand entstehen zu lassen. Somit hat das Können des Wundarztes den Verletzten ohne Zweifel aus akuter Lebensgefahr gerettet. Für den Tod des Patienten müssen andere Ursachen bemüht werden. Als solche wäre eine sekundäre Sepsis ebenso denkbar wie ein allgemeiner Kräfteverfall infolge unzureichender Nahrungszufuhr. In keinem Fall werden wir dabei das Feld der Spekulationen verlassen können.

Dennoch bestätigt der geschundene Schädel mit seinem beredten Schweigen Attribute, die unter verschiedenen Blickwinkeln über dieses freiheitsliebende Indianervolk anerkennend und bewundernd notiert worden sind: Es sei tapfer, unbeugsam, intelligent und mutig gewesen dazu kulturell hochstehend und sozial. Die in Südamerika vordringenden Europäer aber hatten dafür kein Verständnis. Für sie konnte nicht sein, was nicht sein durfte: eine herausragende Kultur, entwickelt und getragen von heidnischen Eingeborenen.

Literatur

Lopez, José P.: Calchaquís. Verhandlungen der Berliner anthropologischen Gesellschaft. In: Zeitschrift für Ethnologie 16, 1884, S. 380–382

Tschudi, Johann Jacob von: Die Calchaquís. Verhandlungen der Berliner anthropologischen Gesellschaft. In: Zeitschrift für Ethnologie 17, 1885, S. 184–186

Virchow, Rudolf: Alterthümer und Schädel der Calchaquís, sowie Steingeräthe von Catamarca, Cordoba (Argentinien). Verhandlungen der Berliner anthropologischen Gesellschaft. In: Zeitschrift für Ethnologie 16, 1884, S. 372–380

Abbildungsnachweis

Abb. 3.1–3.9: Berliner Medizinhistorisches Museum der Charité; Fotos: Birgit Formann

4 Hände weg!
Zur Gefährlichkeit von Schreckschusswaffen

Gunther Geserick

Seit Jahren ist in Deutschland eine zunehmende Gewaltbereitschaft zu beobachten, die auch innerhalb der Berliner Bevölkerung zu einer Aufrüstung mit Schusswaffen führte. Eine besondere Rolle spielen dabei die leicht zu erwerbenden SRS-Waffen, also Schreckschuss-, Reizstoff- und Signalwaffen. Waffen dieser Art werden auch unter der Bezeichnung Schreckschusswaffen zusammenfasst. Seit 1994 stieg die Zahl der Bedrohungen mit SRS-Waffen in Deutschland auf über 10.000 bekannt gewordene Fälle an, wobei es mehr als 6.000 Mal zur Schussabgabe kam. Obwohl durch Sperrelemente im Lauf kein Projektil verschossen werden kann (Abb. 4.1), ist damit dennoch eine erhebliche Verletzungsgefahr verbunden.

Schon nach dem bisherigen Waffengesetz war für Schreckschusswaffen die Zulassung zu versagen, wenn mit diesen „vorgeladene Geschosse verschossen werden können und diesen Geschossen eine Bewegungsenergie von mehr als 7,5 Joule (J) erteilt wird".[1] Ein weiteres Problem liegt darin, dass diese Waffen äußerlich kaum von scharfen Schusswaffen zu unterscheiden sind, was vom Hersteller und vielen Käufern offenbar beabsichtigt ist.

Ursache für die Missbrauchsfälle war der legale Zugang zu diesen Waffen für über 18jährige aber auch die leichte Erreichbarkeit für Jugendliche. Obendrein gelten Schreckschusswaffen in der Bevölkerung als harmlos, was sie aber keineswegs sind. So

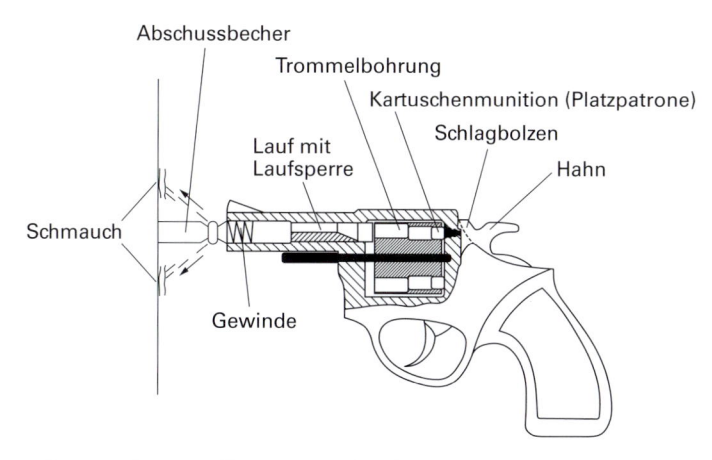

Abb. 4.1 Schematische Darstellung eines Schreckschussrevolvers mit Abschussbecher für Signalmunition

---
[1] Waffengesetz, 1972 in der Fassung von 1976.

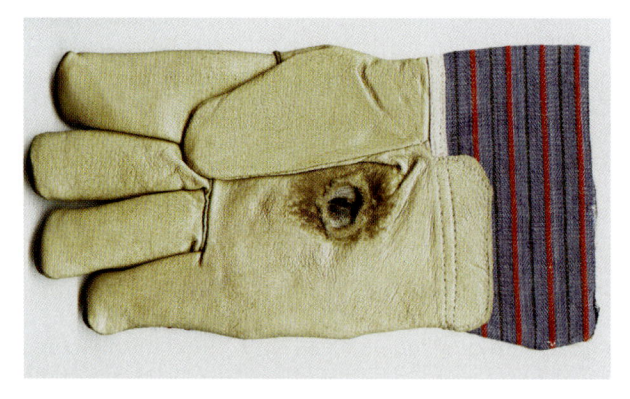

Abb. 4.2 Das Demonstrationsobjekt – ein lederner Arbeitshandschuh. Durch aufgesetzten Beschuss mit einem Schreckschussrevolver (Kartuschenmunition) konnte die erhebliche Zerstörungsenergie des Gasstrahls demonstriert werden. Die Experimente wurden von Strauch und Vendura im Jahre 1995 durchgeführt.

mussten Gerichtsmediziner in den letzten Jahren wiederholt Fälle von Verletzungen, vereinzelt sogar von Tötungen untersuchen, bei welchen entsprechende Waffen zum Einsatz kamen.[2] In zahlreichen Publikationen wurde wiederholt kritisch auf die inakzeptable Situation hingewiesen, um den Gesetzgeber zum Handeln zu bewegen.

In den 1990er Jahren ereignete sich in Berlin eine Serie von zehn Verletzungen durch Schreckschusswaffen mit Signalmunition, bei denen Kinder im Alter von fünf bis zwölf Jahren geschädigt wurden. Es kam zu Hautverletzungen und -verbrennungen, Augenverletzungen und Zahnabsplitterungen. Ein 16jähriger Täter wurde ermittelt und nach dem Jugendgerichtsgesetz zur Unterbringung in einem psychiatrischen Krankenhaus verurteilt.[3] Diese Fälle veranlassten die Gerichtsmediziner der Charité, mit Schreckschusswaffen Beschussversuche durchzuführen. Das Demonstrationsobjekt war ein lederner Arbeitshandschuh, der mit einer Schreckschusswaffe im absoluten Nahschussbereich beschossen wurde, das heißt, der Schuss wurde mit aufgesetztem Lauf abgegeben (Abb. 4.2). Mit der erheblichen Beschädigung des widerstandsfähigen Lederhandschuhs konnte die bekannte Tatsache demonstriert werden, dass allein der Gasdruck dieser Waffen ausreicht, um schwere traumatische Schäden zu setzen.

Weitere Verletzungen durch Schreckschusswaffen wurden beobachtet, die hier nur stichwortartig aufgeführt werden können: Weichteilwunde eines 13jährigen Kindes in der Brust; Schädelfraktur von Stirnbein und vorderer Schädelhöhle mit Augen- und Stirnhirnverletzung eines 14 Monate alten Säuglings; Gesichtshaut- beziehungsweise Augenverletzungen durch Platzpatronen bei einem 14 Jahre alten Jugendlichen; tödliche Schläfenwunde mit Stirnhirnverletzung durch den Suizid eines 49jährigen Mannes; Brustschuss mit Herzzerreißung durch den Suizid einer 69jährigen Frau mit einer Platzpatrone; Suizid eines 63jährigen Mannes durch einen Schläfenschuss mit Hirnverlet-

---

[2] Vgl. Rothschild, 1999.
[3] Vgl. Vendura, 1996, S. 3–15.

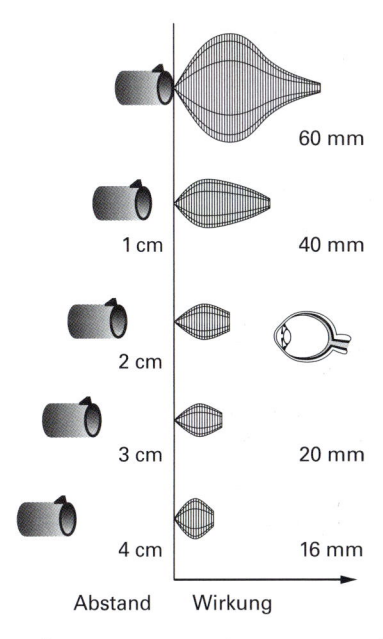

Abb. 4.3 Schussexperimente mit 9-mm-Kartuschen auf 10%ige Gelatine aus einer Entfernung von 0 bis 4 cm zeigten die zum Teil erhebliche Eindringtiefe und Ausdehnung der „Wundhöhle" im Verhältnis zum Augapfel.

zung durch die Entfernung der Laufsperre und eine umgebaute Platzpatrone mit eingesetztem Projektil. Diese und weitere Fälle wurden von und mit Kollegen der Freien Universität Berlin und des Landeskriminalamts Berlin publiziert.[4]

Es existieren zahlreiche weitere Literaturberichte zu tödlichen Verletzungen durch Schreckschusswaffen als Suizid oder Unfall seit den 1970er Jahren in deutschsprachigen und internationalen Fachzeitschriften. Die Todesfälle waren durch Manipulation am Lauf und der Munition verursacht worden, wenn im Nahschuss- oder sogar absoluten Nahschussbereich geschossen wurde.[5]

In einem von Rothschild veröffentlichten Fall löste sich bei einem Radfahrer ein Schuss aus einer Gaspistole in der Hosentasche, wodurch die große Schenkelvene (*Vena femoralis*) in der Leistenbeuge verletzt wurde, was schließlich zum Tod durch Verbluten führte.[6]

Giese und andere publizierten 2002 in Hamburg, dass von 31 penetrierenden Schädel-Hirn-Verletzungen zwölf zum Tode führten. In neun dieser Fälle waren Schreckschusswaffen eingesetzt worden, von denen wiederum drei manipuliert waren.[7]

---

[4] Vgl. Horn und Horn, 1993; Maxeiner und Schneider, 1989; Rothschild, 1995; Rothschild et al., 1998a, 1998b, 1998c; Vendura und Strauch, 1997.
[5] Eine Übersicht gibt Rothschild, 1999.
[6] Vgl. Rothschild, 1995.
[7] Vgl. Giese et al., 2002.

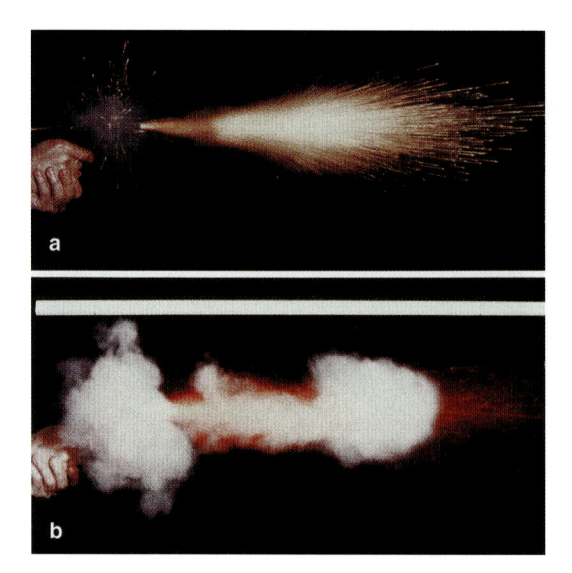

Abb. 4.4 Die abgebildete Ausdehnung des Feuerstrahls bei Schüssen aus einem Schreckschussrevolver Kaliber 9 mm beweist die Gefahr thermischer Verletzungen durch Schreckschusswaffen; a) Nitrozellulose-Pulver, b) Schwarzpulver

Auch experimentell konnte die verheerende Wirkung von SRS-Waffen gezeigt werden. Schyma und Schyma bewiesen durch Beschuss von Gelatineblöcken mit Kartuschenmunition, dass im Nahschussbereich, vor allem bei aufgesetztem Lauf, bis zu 6 cm tiefe und bis zu 4 cm ausgedehnte Wundhöhlen entstehen. In besonderer Weise konnten sie damit die Gefahr einer Verletzung des Augapfels darstellen (Abb. 4.3).[8] Von Rothschild und seinen Mitarbeitern wurden bei Schüssen mit Kartuschenmunition aus Schreckschusswaffen Feuerstrahllängen von bis zu 28 cm beobachtet und damit die Gefahr thermischer Verletzungen beschrieben (Abb. 4.4). Weitere Gefahren sind Knalltraumata, die mit Hörschäden einhergehen, sowie Wundinfektionen.[9]

4.1 Zum Waffenrecht

Bisher waren SRS-Waffen erlaubnisfrei für Volljährige zu erwerben und es erfolgte keine Registrierung des Besitzers. Allerdings war eine Verwendung außerhalb genehmigter Schießstände nicht gestattet. Eine Anwendung war nur in einer Notwehrsituation zugebilligt. Seit dem 1. April 2003 gilt ein neues Waffenrecht (WaffG), das Schusswaffen und ihnen gleichgestellte Gegenstände in § 1 WaffG genauer definiert. Der Umgang mit Waffen oder Munition ist nur Personen gestattet, die das 18. Lebensjahr vollendet haben (§ 2 WaffG). Zum Führen von SRS-Waffen in der Öffentlichkeit braucht man nun den kleinen Waffenschein für Waffen mit amtlichem Prüfzeichen. Dieser wird nach Prüfung der erforderlichen Zuverlässigkeit (§ 5 WaffG) und persönlichen Eignung (§ 6 WaffG) er-

---

[8] Vgl. Schyma und Schyma, 1999.
[9] Vgl. Rothschild et al., 1998b.

teilt. Nach Anlage 1 des WaffG gilt eine Waffe als Schusswaffe, wenn ein Geschoss durch einen Lauf getrieben wird.[10]

Daneben gibt es diesen Schusswaffen gleichgestellte, tragbare Gegenstände zum Abschießen von Munition ohne Geschoss. Hierzu zählen auch die SRS-Waffen. Sie sind als „Feuerwaffen" benannt, wozu nach Anlage 1 des WaffG im Einzelnen auch folgende Waffen gehören: Schreckschusswaffen zum Abschießen von Platzpatronen, Reizstoffwaffen und Signalwaffen für pyrotechnische Munition. Die dafür notwendige Kartuschenmunition wird als Hülsentreibladung definiert, die, im Gegensatz zur Patronenmunition, kein Geschoss enthält. Weiterhin regelt das WaffG den Erwerb, den Besitz, das Führen und Beschießen dieser Waffen. Während der Erwerb und der Besitz bei zugelassenen SRS-Waffen erlaubnisfrei sind, verlangt der Gesetzgeber für das Führen der Waffe außerhalb der eigenen Wohnung oder des eigenen Besitztums den kleinen Waffenschein.

Aber auch SRS-Waffen ist nach dem Beschuss-Gesetz (BeschG) die „Zulassung zu versagen, wenn (1) Patronenmunition in den freien Raum abgeschossen werden kann und die Geschosse mehr als 7,5 Joule (J) erreichen, (2) vorgeladene Geschosse verschossen werden können und ihnen eine Bewegungsenergie von mehr als 7,5 Joule (J) erteilt wird, [...] (4) mit der Waffe nach Umarbeitung mit allgemein gebräuchlichen Werkzeugen die in Nummer 1 oder 2 bezeichnete Wirkung erreicht werden kann [...]."[11]

Fazit: Schreckschusswaffen sind durchaus gefährlich, gehören nicht in die Hände von Kindern oder Jugendlichen und sollten niemals auf Menschen abgefeuert werden. Bei Schussabgabe aus kurzer Distanz sind tödliche Verletzungen möglich.

Literatur

Giese, Alf et al.: Verletzungsmuster und klinische Prognose penetrierender Schädelhirntraumen durch Schusswaffen. Rechtsmedizin 12, 2002, S. 13–23

Horn, C. und Wolfgang Horn: Zur Gefährlichkeit und Wirkung von Schreckschußwaffen und einige Aspekte ihrer kriminaltechnischen Untersuchungen. Dipl.-Abeit, Berlin 1993

Maxeiner, Helmut und Volkmar Schneider: Verletzungen und Todesfälle durch Gas- und Schreckschusswaffen. Archiv für Kriminologie 184, 1989, S. 84–92

Rothschild, Markus A.: Tödliche Gaspistolenverletzung als „Arbeitsunfall". Rechtsmedizin 5, 1995, S. 53–57

Rothschild, Markus A.: Freiverkäufliche Schreckschusswaffen. Medizinische, rechtliche und kriminaltechnische Bewertung. Lübeck 1999

Rothschild, Markus A. et al.: Todesfälle durch umgebaute Schreckschusswaffen. Rechtsmedizin 8, 1998a, S. 77–82

Rothschild, Markus A. et al.: Thermische Verletzungen durch den Feuerstrahl von Schreckschusswaffen. Rechtsmedizin 9, 1998b, S. 9–13

Rothschild, Markus A. et al.: Fatal wounds to the thorax caused by gunshots from blank cartridges. International Journal of Legal Medicine 111, 1998c, S. 78–81

Rothschild, Markus A. und Daniel M. Krause: Schreckschusswaffen – eine unterschätzte Waffengattung. Gefährlichkeit, Wirkungsweise und strafrechtliche Einordnung. Archiv für Kriminologie 197, 1996, S. 65–75

---

[10] Vgl. Waffengesetz, 1972 in der Fassung von 1976.
[11] Beschussgesetz, 2002.

Schyma, C. und P. Schyma: Das Verletzungspotential von Kartuschenmunition im Gelatinemodell. Rechtsmedizin 9, 1999, S. 210–214

Vendura, Klaus: Ein Beitrag zu atypischen Verletzungen mit Schreckschuß-, Reizgas- und Signalwaffen. Diss. med., Berlin 1996

Vendura, Klaus und Hansjürg Strauch: Selbstbeschädigung mit Schreckschußpistole. Archiv für Kriminologie 200, 1997, S. 39–44

Abbildungsnachweis

Abb. 4.1: verändert nach Vendura, 1996
Abb. 4.2: Institut für Rechtsmedizin, Charité – Universitätsmedizin Berlin
Abb. 4.3: verändert nach Schyma, C. und P. Schyma, 1999
Abb. 4.4: aus Rothschild et al., 1998b

5 Fernöstliche Verehrung für Robert Koch
Ein Tempelgong als Gastgeschenk

Wolfram Donath

Als *Besonderes Objekt* wurde ein Exponat des Robert-Koch-Museums der Charité gewählt, das zum einen ungewöhnlich ist, zum anderen als interessantes Beispiel für die historisch gewachsene Verknüpfung zwischen deutscher und japanischer Medizin gewertet werden kann. Dieses ungewöhnliche Ausstellungsstück zieht immer wieder das Interesse von Besuchern auf sich, was weniger in seiner Optik als in seinen eindrucksvollen akustischen Eigenschaften begründet liegt (Abb. 5.1). Obwohl das über 100 Jahre alte Objekt auf den ersten Blick rein gar nichts mit Bakteriologie zu tun hat, gibt es dennoch einen indirekten Bezug zu diesem damals noch sehr jungen Wissenschaftszweig. Der merkwürdige Gegenstand stammt aus dem Besitz von Robert Koch (1843–1910), der 1908 Japan, das Land seiner Schüler Mori Ôgai (1862–1922) und vor allem Shibasaburo Kitasato (1953–1931), besuchte.

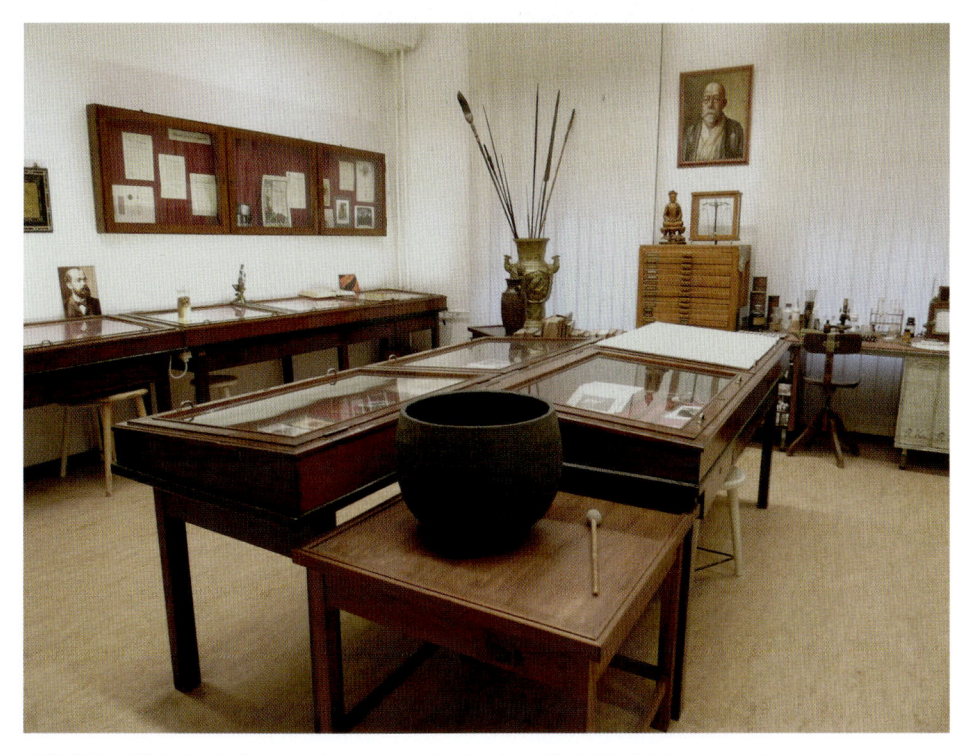

Abb. 5.1 Blick ins Robert-Koch-Museum des Instituts für Mikrobiologie und Hygiene, Campus Charité Mitte

5.1 Zur Funktion des Gegenstandes

Bei dem *Besonderen Objekt* handelt es sich um einen Meditationsgong, der im Zen-Buddhismus eine zentrale Rolle spielt. *KIN* lautet der japanische Name für diese bronzene Metallglocke in Reisschüsselform. *BAI* ist die Bezeichnung für den Anschläger aus Holz, der vorn zylindrisch geformt und mit Leder umwickelt ist. Das Original ist leider nicht mehr vorhanden. In Japan steht solch ein Gong in der Regel auf einem großen, flachen Kissen. In der buddhistischen Schulrichtung des Zen, die hauptsächlich in Japan vertreten ist, beträgt der Durchmesser eines solchen Gongs üblicherweise 30 bis 60 cm, in anderen Schulrichtungen nur 18 bis 45 cm (Abb. 5.2). Es gibt auch Miniaturausführungen für den Hausgebrauch von lediglich 10 cm Durchmesser. Während einer buddhistischen Zeremonie wird der Gong mittels Anschläger in gut wahrnehmbare Schwingungen versetzt. Das Faszinierende daran ist, dass die durch den Anschlag übertragene Energie sehr lange und sehr gleichmäßig in Form von Schwingungen zurückgegeben wird, die nicht nur akustisch wahrgenommen werden, sondern auch körperlich spürbar sind.

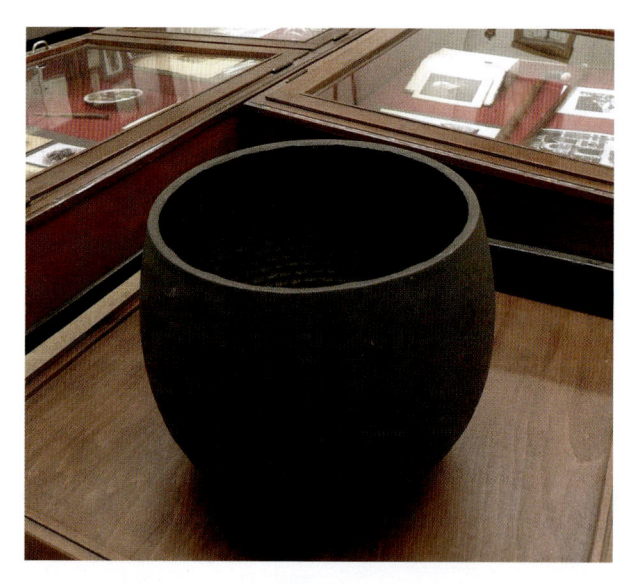

Abb. 5.2 Tempelgong des Robert-Koch-Museums

Früher war es in Japan üblich, dass mehrere Priester zu bestimmten Tagen oder Anlässen mit einer kleineren Ausführung dieses Gongs von Haus zu Haus gingen und ihn anschlugen, um böse Geister auszutreiben. Eine weitere Verwendung finden derartige Bronzeglocken im Kabuki-Theater. Bei Kabuki-Aufführungen kommen allerdings drei bis fünf derartige Instrumente gleichzeitig zur Anwendung, auch unter Gebrauch abweichend geformter Anschläger, die vorn eine hölzerne Kugel aufweisen.

Die Meditation ist integraler Bestandteil des Zen-Buddhismus. Das japanische Wort *Zen* bedeutet nichts anderes als Meditation. Bei der Meditation geht es weniger um Beherrschung und Lenkung von Körper und Geist, sondern vielmehr um Selbstbetrachtung und Selbsterforschung.

Neben zahlreichen Anerkennungen, die Robert Koch in Japan zu Teil wurden, erhielt er eine Reihe von Gastgeschenken, die er mit nach Deutschland brachte. Um dem Verlust durch Bombenschäden vorzubeugen, überließ Hedwig Koch (1873–1945) im Jahre 1944 Wertobjekte aus Kochs Nachlass dem Märkischen Museum in Berlin, darunter auch den Tempelgong. 1960 wurde dieser Nachlass der Charité überstellt, um in jenem historisch bedeutsamen Gebäude, in der Dorotheenstraße, in dem Koch seinen wegweisenden Vortrag über Tuberkulose hielt, eine Gedenkstätte einzurichten. Anlass war der 50. Todestag des Arztes. Robert Koch selbst war kein religiöser Mensch im abendländischen Sinne. Ob er dem Tempelgong große Aufmerksamkeit schenkte, ist nicht überliefert. Seine zweite Frau Hedwig wandte sich zunehmend und besonders in schwierigen Lebensphasen dem Buddhismus zu, um darin Trost und Hoffnung zu finden. Sehr viel wichtiger als die Geschenke, die Koch in Japan erhielt, sind seine über Jahrzehnte währenden freundschaftlichen Kontakte zu seinem Schüler Shibasaburo Kitasato und auch zu anderen bedeutenden Japanern wie dem Dichter und Arzt Mori Ôgai.

5.2 Ein aufsteigender Stern in der Welt der Medizin

Robert Koch und Shibasaburo Kitasato lernten sich im Jahre 1885 in Berlin kennen. Robert Koch, einer der bedeutendsten Mediziner des ausgehenden 19. Jahrhunderts, war erst 1880 nach Berlin gekommen. Der 1843 in Clausthal-Zellerfeld im damaligen Königreich Hannover geborene Arzt war 37 Jahre alt, als ihn der Leibarzt Bismarcks, Heinrich Struck (1825–1902), ersuchte, nach Berlin zu kommen und hier als Ordentliches Mitglied des Kaiserlichen Gesundheitsamtes tätig zu werden (Abb. 5.3).

Die Erreger von drei großen Infektionskrankheiten und damit deren Ursachen hatte Koch entdeckt und damit Weltruhm erlangt. Den Milzbrandbazillus fand er bereits 1876 in seinem Labor in Wollstein, wo er seinerzeit amtsärztlich tätig war, und konnte feststellen, dass er Sporen zu bilden vermag, um die Durststrecken seiner Weiterentwicklung zu überbrücken.

Die Tuberkulose, auch weiße Pest genannt, raffte allein in Deutschland um 1870 alljährlich knapp 90.000 Menschen dahin, und etwa 1 Million von 50 Millionen Einwohnern des Deutschen Reiches waren zu dieser Zeit tuberkulosekrank. Gerade die Tuberkulose spaltete die wissenschaftliche Welt der damaligen Zeit deutlich in Miasmatiker und Kontagionisten. Selbst Rudolf Virchow (1821–1902) zählte zu den ersteren, und war nicht davon überzeugt, dass Bakterien die Ursache der Volksseuche Nr. 1 sein könnten. 1882 assoziierte Robert Koch in seinem Vortrag über Tuberkulose bestimmte Bazillen, später *Mycobacteria tuberculosis* genannt, unmittelbar mit dieser Krankheit.

Schließlich entdeckte Robert Koch nach anderthalb Jahren gefahrvoller Forschungsarbeit die Ursache der Cholera. Dabei folgte er dem Seuchenzug von Ägypten nach Indien, entdeckte hier 1884 die Cholera-Vibrionen und verhalf durch seine dabei gewonnenen Erkenntnisse auch der jungen Fachrichtung der Hygiene zu wachsender Aufmerksamkeit. Deutschland und insbesondere Berlin war nicht zuletzt durch die Forschungen Robert Kochs auf den Gebieten der Medizin und der Chemie zu einem wissenschaftlich-biologischen Weltzentrum geworden. Gleichzeitig forschten und lehrten hier neben Koch auch Paul Ehrlich (1854–1915), Emil von Behring (1854–1917), Rudolf Virchow (1821–1902) und Hermann von Helmholtz (1821–1894), um nur einige Namen zu nennen.

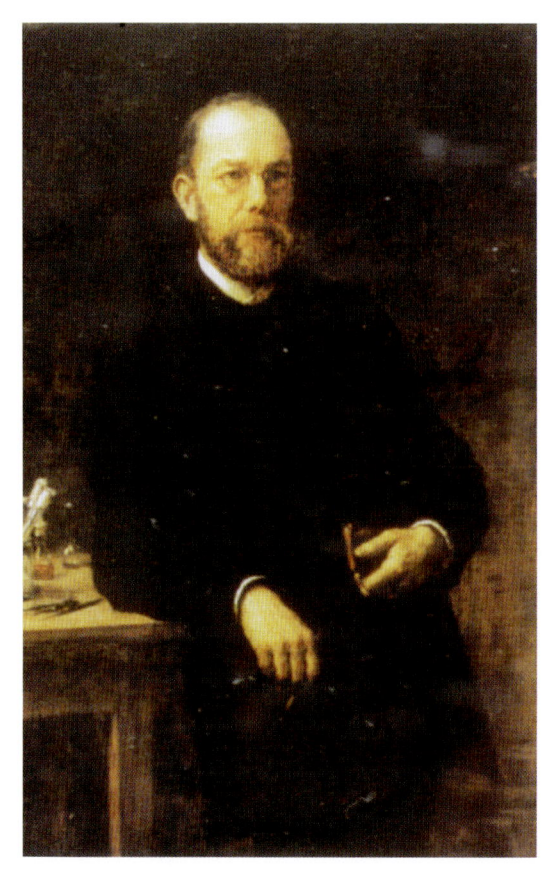

Abb. 5.3 Gemälde von Robert Koch, ausgeführt durch den Berliner Maler Gustav Graef (1821–1895); Hedwig Koch schenkte es Shibasaburo Kitasato. Das Bild enstand um 1887 und hängt heute im Konferenzzimmer des Kitasato-Instituts in Tokio.

5.3 Japan öffnet sich den Erkenntnissen der modernen Welt

Etwa zur gleichen Zeit wurden im fernen Japan Reformen eingeleitet, die nach jahrhundertelanger selbst gewählter Isolation das Land in ein neues Zeitalter führten. Der 1868 auf den Thron gelangte Kaiser Mutsuhito (1854–1912) gab dem Zeitraum seiner Regentschaft den Namen *Meiji* (erleuchtete Regierung). Die Veränderungen bewirkten einen grundlegenden Wandel der Gesellschaft. Seit dem 12. Jahrhundert waren in Japan Shogune die eigentlichen Herrscher, die im Namen des *Tennō* die Regierungsgeschäfte ausübten. Signum dieser langen Phase war eine strikte Isolationspolitik des Landes gegen jegliche Einflüsse von außen. Die Umsetzung jener, als *Sakoku* bezeichneten Politik, brachte Japan einerseits Frieden und kulturelle Blüte, andererseits jedoch wirtschaftliche Stagnation. Die *Meiji*-Reformen lassen sich als Reaktion auf die von außen, vor allem von Amerika, erzwungene Öffnung des Landes erklären. Am 3. Januar 1868 wurde das Shogunatsparlament abgesetzt, der Kaiser trat an die Spitze der Regierung, die aus einem Premierminister, zehn Ministern und 20 Räten bestand. Der *Tennō* verließ

Kyoto, das seit 794 die Kaiserstadt gewesen war, und zog in das Shogunatsschloss nach Edo, das in Tokyo (östliche Hauptstadt) umbenannt wurde. Es folgten bedeutende Reformen wie eine Währungsreform, die Einführung der allgemeinen Schulpflicht, die Übernahme des westlichen Kalenders und anderes mehr.

Am 6. April 1868 verkündete der *Meiji-Tennō* die fünf Artikel, auf denen die künftige Staatsverfassung beruhte. Der fünfte dieser Artikel lautete: „Kenntnisse aus allen Teilen der Welt müssen erworben und dadurch der Kaiserliche Staat von Grund auf mächtig gefördert werden." Dieses immer wieder betonte Streben nach Wissen, das aus der ganzen Welt zusammengetragen werden sollte, war für das zukünftige Japan von größter Bedeutung und sollte es binnen weniger Jahrzehnte zu einer Weltmacht werden lassen.[1] Bereits Anfang der 60er Jahre des neunzehnten Jahrhunderts wurden von einer Einrichtung, die den Namen „Institut für westliche Studien" trug, Studenten zum Studium nach Amerika und Europa entsandt, unter anderem nach Berlin. Aufgefallen war den Japanern, dass viele Studenten anderer europäischer Länder an preußischen Universitäten studierten, was ein Hinweis auf deren Qualität bedeutete. Man orientierte sich an einzelnen Ländern, die den Ruf hatten, in bestimmten Bereichen führend zu sein. So versuchte man, aus Holland Ingenieure und Konstrukteure und aus England Schiffs- und Eisenbahnbauer sowie Vermessungsingenieure zu berufen. Von Amerika wurde das Erziehungs- und Schulwesen übernommen. Während in Frankreich das Rechtswesen als vorbildlich galt und folglich für die japanische Jurisprudenz Pate stand. Für die grundlegende Reform des Medizinalwesens berief man deutsche Ärzte.

Ende des 19. Jahrhunderts galt Europa und namentlich Berlin als das Zentrum der neuen medizinischen Disziplinen Mikrobiologie und Bakteriologie mit dem Entdecker der Mikroben, Robert Koch, als herausragendem Forscher und Arzt. Wissenschaftler aus aller Welt kamen nach Berlin, um sich aus erster Hand über die neuen Möglichkeiten der Infektionsbekämpfung zu informieren. Da die Lehre der Seuchenbekämpfung durch Robert Kochs Arbeiten zur Entdeckung des Milzbranderregers, der Tuberkulose und der Cholera auf exakte wissenschaftliche Grundlagen gestellt und entsprechend vorangetrieben worden war, sah die japanische Regierung das Studium der Seuchenbekämpfung in Deutschland als besonders zweckvoll und gewinnbringend an.

5.4 Robert Kochs Einfluss auf die japanische Medizin

Mit der Ankunft des begabten Mediziners Shibasaburo Kitasato im Jahre 1885 in Berlin begannen die deutsch-japanischen Beziehungen in der Bakteriologie. Kitasato, 1852 in einem Gebirgsdorf der südjapanischen Insel Kyushu geboren, hatte in Tokio Medizin studiert und in der Gesundheitsabteilung des japanischen Innenministeriums gearbeitet. Erst 29 Jahre alt, erhielt er ein auf zunächst fünf Jahre befristetes Stipendium zur wissenschaftlichen Fortbildung in dem so neuen Zweig der Bakteriologie bei Professor Robert Koch. Dieser stand im Zenit seiner wissenschaftlichen Forschungen, und Kitasato nutzte die einmalige Gelegenheit. Er konnte bald, da er sich als Forschernatur erwies, eine Assistentenstelle am Hygiene-Institut der Friedrich-Wilhelms-Universität in der Klosterstraße besetzen. Sein erster Arbeitserfolg war die Herstellung einer Reinkultur von Tetanusbazillen in sauerstoffarmer Atmosphäre (Abb. 5.4). Bald schätzte der Groß-

---
[1] Vgl. Kraas und Hiki, 1992.

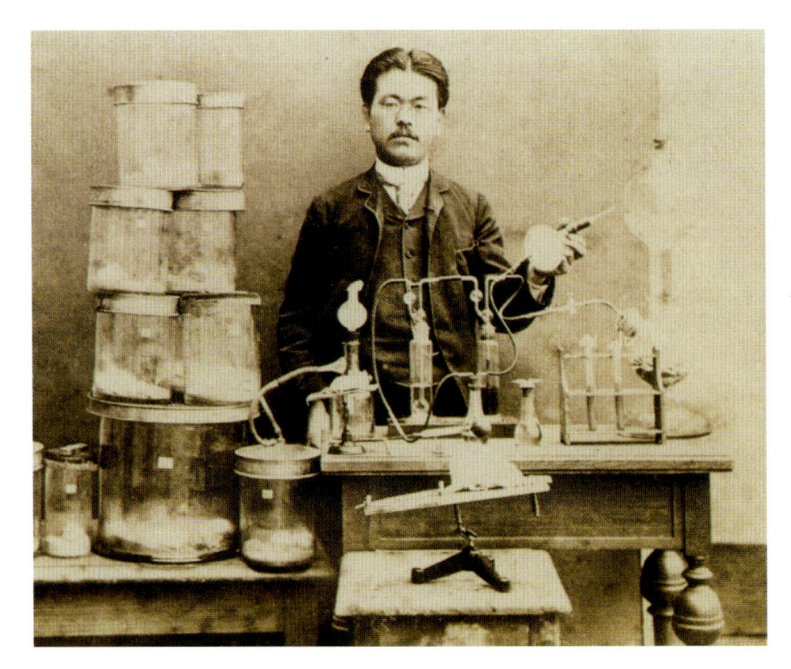

Abb. 5.4 Shibasaburo Kitasato im Laboratorium des Berliner Hygiene-Instituts mit Kulturen des von ihm entdeckten Tetanusbazillus, 1889

meister der Bakteriologie den unermüdlichen und hoch intelligenten Kollegen sehr. Aus einem Lehrer-Schüler-Verhältnis entwickelte sich eine Freundschaft der beiden berühmten Forscher, die bis heute positive Nachwirkungen zeigt. Robert Koch beantragte bei der japanischen Regierung eine Verlängerung von Kitasatos Stipendium um zwei Jahre. Dieser Antrag wurde bewilligt, wodurch Kitasato sein Studium abschließen konnte.

1892 nach Japan zurückgekehrt und zum Professor ernannt, gründete Shibasaburo Kitasato ein großes privates bakteriologisches Laboratorium nach Berliner Vorbild. Die Berliner Firma Lautenschläger lieferte von Anfang an die Einrichtungsgegenstände und die Apparaturen für dieses Labor. Kurze Zeit später wurde Kitasato zum Leiter eines neuen Instituts für Infektionskrankheiten berufen. Als Direktor dieser Einrichtung bemühte er sich um die Ausrottung der Infektionskrankheiten und um die Verbesserung der öffentlichen Hygiene in einem „Entwicklungsland", das sein Heimatland Japan zu dieser Zeit noch war. 1905 entstand ein neues Institutsgebäude; es wies Ähnlichkeit mit dem 1900 für Robert Koch errichteten Institut für Infektionskrankheiten in Berlin auf.

In kaum einem anderen Zweig der Medizin waren die Beziehungen zwischen japanischen zu deutschen Wissenschaftlern so stark ausgeprägt wie in der Bakteriologie. Das, was Koch für Deutschland war, wurde Kitasato für Japan. Durch Kitasato hat Koch seine Methoden und seine Erkenntnisse auf die japanische Medizin übertragen. Sein Leben lang hat Kitasato seinen Lehrer hoch verehrt. Für ihn hat die Methode der Immunisierung von Menschen und Tieren mittels Bakterienprodukten ihren Anfang mit Robert Kochs Versuch einer Tuberkulosetherapie mittels Tuberkulin genommen.

5.5 Die letzte große Weltreise Robert Kochs

Kitasato hatte immer wieder versucht, seinen berühmten Lehrer in seine Heimat einzuladen. Im zeitigen Frühjahr 1908 entschloss sich das Ehepaar Koch, diese Reise schließlich anzutreten, zumal es für Robert Koch seit seiner Jugend ein großer, unerfüllter Traum war, eine Weltreise in die entferntesten Regionen der Erde zu unternehmen. Andererseits war seine Gesundheit im Alter von 64 Jahren so stark beeinträchtigt, dass er lange zögerte. Erst das Bitten seiner sehr viel jüngeren Frau Hedwig, die auf den meisten Expeditionsreisen seine treue Begleiterin gewesen war, und dabei viele Entbehrungen auf sich genommen hatte, räumte letzte Zweifel aus (Abb. 5.5). So reiste das Ehepaar Koch über London, wo sich noch eine Teilnahme am internationalen Kongress zur Bekämpfung der Schlafkrankheit anbot, zunächst nach Nordamerika, um Kochs Brüder und Verwandte zu besuchen. Weiter ging es über San Francisco und Honolulu nach Japan.

Am 12. Juni 1908 wurden Robert Koch und seine Frau in Japan aufs Herzlichste empfangen. Koch wurde von der gesamten japanischen Bevölkerung als Wohltäter der Menschheit verehrt und Kitasato hat Koch im Verlauf seines 74tägigen Aufenthalts behandelt, wie ein treuer Sohn seinen Vater. Die Szene des Wiedersehens zwischen Robert Koch und Shibasaburo Kitasato in Yokohama schildert ein Schüler Kitasatos: „Koch war im 65. Lebensjahr, und sein Kopf erschien vollkommen kahl. Die gewaltige Form dieses Kopfes erinnerte an den des Konfuzius."[2] Robert Koch hatte in Berlin viele Japaner als Jünger der Bakteriologie kennen gelernt, er wusste von der Schule Kitasatos, doch er ahnte kaum, welchen Umfang das Fach der medizinischen Mikrobiologie inzwischen

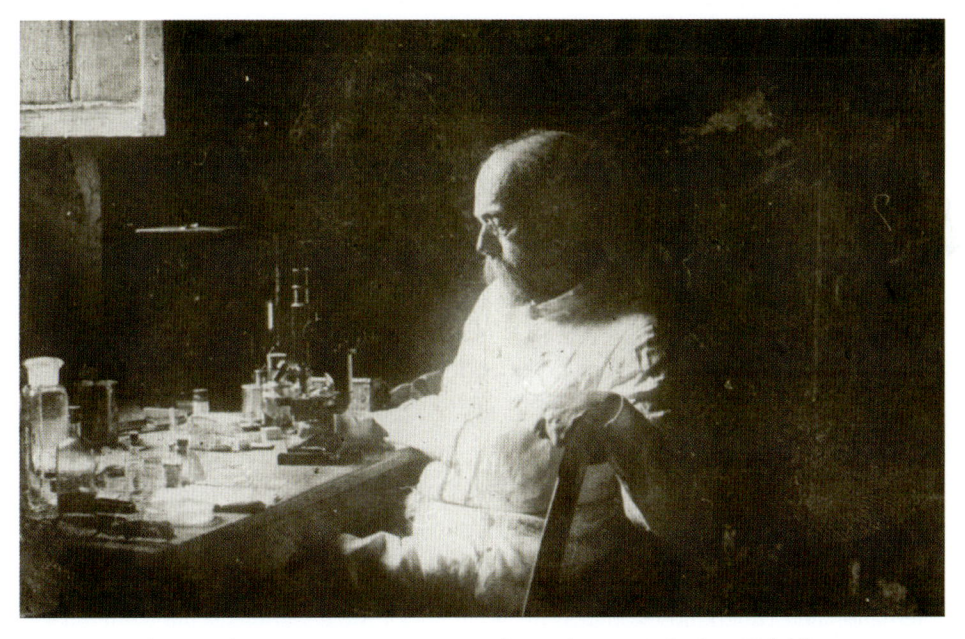

Abb. 5.5 Robert Koch 1896 in seinem provisorischen Labor in Kimberley, Südafrika

---
[2] Zit. nach Kraas und Hiki, 1992.

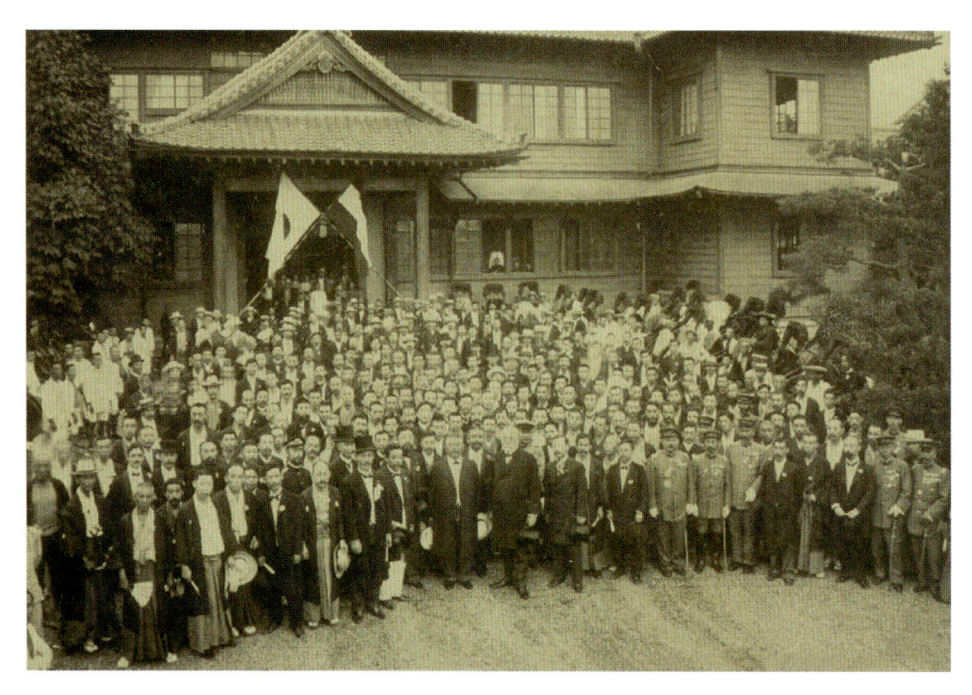

Abb. 5.6 Empfang zu Ehren von Robert Koch anlässlich seiner Reise 1908 nach Japan. Robert Koch ist neben Shibasaburo Kitasato in der Bildmitte zu sehen.

in Kitasatos Heimat angenommen hatte. Hunderte Bakteriologen feierten den Altmeister auf seiner zweimonatigen Reise durch Nippon (Abb. 5.6). Die Fahrt war ein einziger Triumphzug, ein Umstand, der Robert Koch hoch ehrte, aber sein eigentliches Anliegen, dem an *Angina pectoris* Leidenden auch Erholung zu bieten, schmälerte. In einem Brief an seinen Schüler Georg Gaffky (1850–1918) schreibt Koch daher: „Seit einem Monat befinde ich mich in Japan, dem Ziel meiner Reise; aber während dieser ganzen Zeit war ich so durch Begrüßungen, Empfangsfeierlichkeiten, Besuche, Besichtigungen u.s.w. in Anspruch genommen. […] Die Japaner sind so liebenswürdig und herzlich in Ihren Beweisen von Gastfreundschaft, daß man gar nicht ausweichen kann. So hat sich denn eine ganze Flut von Festlichkeiten und Ehrenbezeugungen über mich ergossen. Schließlich haben noch der Kaiser und die Kaiserin auf Veranlassung der Botschaft mir und meiner Frau Audienzen erteilt und der Kaiser hat mir als Ehrengeschenk eine große silberne Schale mit seinem Wappen gestiftet. Daß mir das alles zu viel ist, können Sie sich wohl denken. Ich hatte mich deswegen nach einem kleinen Ort am Seestrande geflüchtet (Kamakura), der mir aber auch keine Ruhe gewährt hat."[3] Überwältigt von Eindrücken und reich beladen mit Gastgeschenken, zu denen auch der Tempelgong gehörte, kehrte Robert Koch nach einem weiteren Zwischenaufenthalt in Washington, wo man ihn zum Internationalen Tuberkulosekongress im September 1908 erwartete, schließlich mit seiner Frau am 21. Oktober 1908 nach Berlin zurück.

---

[3] Zit. nach Ogawa, 2003.

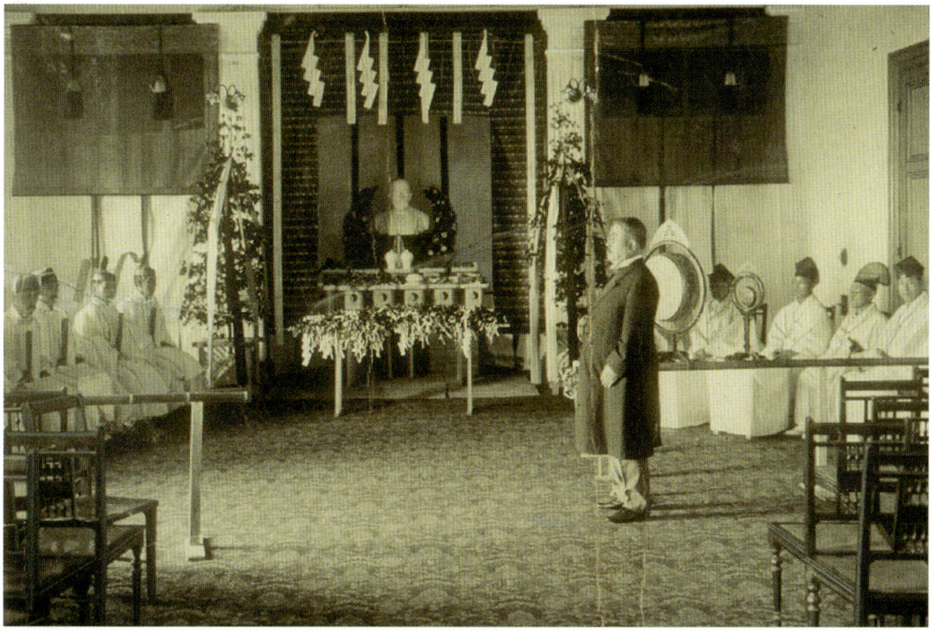

5 Fernöstliche Verehrung für Robert Koch – Ein Tempelgong als Gastgeschenk

Abb. 5.7 Robert-Koch-Schrein in Tokio; Kitasato zelebriert 1912 die Shinto-Messe für seinen Lehrer.

Tief betroffen reagierte Japan auf die Nachricht vom Tod des Vorbilds für die japanische Bakteriologie am 27. Mai 1910. Bei der Trauerfeier, die Kitasato im fernen Japan zelebrierte, sagte er in seiner Rede: „Eure Exzellenz Robert Koch! Ihr lebt in meinem Herzen weiter." Shibasaburo Kitasato errichtete in seinem Institut mit einer Shinto-Zeremonie einen Shinto-Schrein und ließ Robert Koch die höchsten Ehrungen zu seiner Erinnerung zuteil werden (Abb. 5.7). Alljährlich wurde und wird am Todestag Robert Kochs eine Shinto-Feier und an dessen Geburtstag eine wissenschaftliche Sitzung zu Kochs Gedächtnis abgehalten, die heute noch im Kitasato-Institut stattfindet. Auch die traditionell zweijährlich im Wechsel in Deutschland und Japan stattfindende gemeinsame Tagung des Kitasato-Instituts in Tokio und des Robert-Koch-Instituts in Berlin, erinnert an die glückliche Fügung der Zusammenarbeit Robert Kochs mit seinem so erfolgreichen Schüler Kitasato und dient darüber hinaus dem internationalen wissenschaftlichen Dialog.

Literatur

Kraas, E. und Y. Hiki, Hrsg.: 300 Jahre deutsch-japanische Beziehungen in der Medizin. Tokyo u. a. O. 1992

Ogawa, Mariko: Robert Koch's 74 Days in Japan. Berlin 2003. Herausgegeben von der Mori-Ôgai-Gedenkstätte, Berlin [Kleine Reihe, Heft 27].

Bildnachweis

Abb. 5.1–5.3 und 5.5–5.7: Robert-Koch-Museum des Instituts für Mikrobiologie und Hygiene, Charité – Universitätsmedizin Berlin

Abb. 5.4: Robert Koch-Institut, Berlin

6 Der Weg des Bluts durch das Gewebe
Gefäßpräparate von Johann Nathanael Lieberkühn, Leibarzt Friedrichs des Großen

Gottfried Bogusch

Schon relativ früh lernen die Studierenden der Medizin in ihrem Studium Johann Nathanael Lieberkühn (Abb. 6.1) kennen, denn sein Name ist untrennbar mit den *Glandulae intestinales*, die gewöhnlich „Lieberkühn'sche Krypten" genannt werden, verbunden. In seiner bekanntesten Arbeit „Dissertatio anatomico-physiologica de fabrica et actione villorum intestinorum tenuium hominis"[1] (Anatomisch-physiologische Abhandlung über den Bau und die Funktion der Zotten im menschlichen Dünndarm) hat er 1745 diese Drüsen in der Schleimhaut des Dünn- und Dickdarms als erster beschrieben. Aber der Wirkungskreis Lieberkühns war viel größer. Müller-Dietz bemerkt hierzu: „Nur die Krypten, die Glandulae intestinales Lieberkühnii, tragen seinen Namen. Nur durch die Benennung dieser schlauchförmigen Epithel-Einsenkungen im Bereich der Lamina propria des Dünn- und Dickdarms ist er in die Medizingeschichte eingegangen. Als tüchtiger Arzt, geschickter Mechaniker, als bedeutender Anatom und Präparator ist er leider in Vergessenheit geraten; das hat er nicht verdient."[2]

Johann Nathanael Lieberkühn wurde 1711 in Berlin geboren. Sein Vater war Goldschmied am Hofe des Königs. Sicher hat er von ihm das handwerkliche Geschick geerbt, konnte es aber vorerst nicht praktisch umsetzen, da er zunächst – vom Vater stark beeinflusst – in Halle und in Jena Theologie studierte. In Jena geriet Lieberkühn unter den Einfluss von Georg Erhard Hamberger (1697–1755), der eine Professur für Mathematik, Medizin und Physik innehatte. Ihm war Lieberkühn wegen seines Verständnisses für physikalische Probleme aufgefallen, und er weckte in dem Studenten das Interesse an der Anatomie und Physiologie. Das Theologiestudium, das er auf Geheiß des Vaters weiter betreiben musste, brachte aber schließlich doch noch die Wende in seinem Leben, wenn auch auf etwas ungewöhnliche Weise. Kurz vor seiner Ordination zum Pfarrer machte ein bei Hofe angesehener Theologe König Friedrich Wilhelm I. (1688–1740) auf den Kandidaten mit den erstaunlichen Kenntnissen in den Naturwissenschaften und der Mathematik aufmerksam. Das muss er wohl sehr überzeugend getan haben, denn der König nahm Lieberkühn 1735 unter seinen Schutz und befahl, „dass er sich in allen dem vervollkommnen sollte, was zur Aufdeckung der Geheimnisse der Natur notwendig sei."[3]

Lieberkühn wurde Mitglied der Berliner Akademie der Wissenschaften und begann 1737 in Leiden mit dem Medizinstudium. Nach der Verleihung der Doktorwürde ging er

---
[1] Vgl. Lieberkühn, 1745.
[2] Müller-Dietz, 1992, S. 164.
[3] Formey, 1756, S. 164.

Belohnung der Tugend.

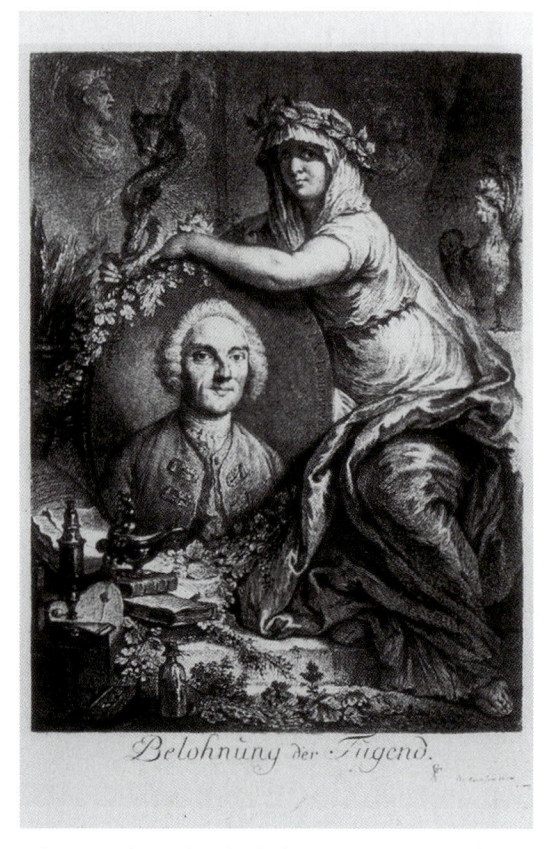

Abb. 6.1 Johann Nathanael Lieberkühn (1711–1756). Radierung von Georg Friedrich Schmidt (1712–1775)

nach London, wo er bald in die Royal Society aufgenommen wurde. 1740 starb Friedrich Wilhelm I. und sein Sohn, Friedrich II. (1712–1786), beorderte Lieberkühn nach Berlin zurück und bestellte ihn zu seinem Leibarzt. Der König schätzte Lieberkühn als Arzt und als Kenner von Kunst und Kultur. Das leibärztliche Anstellungsverhältnis endete jedoch sehr abrupt. Heinrich de Catt (1725–1795), Vorleser und Privatsekretär des Königs, hat die Bemerkung Friedrichs des Großen zu diesem Vorfall folgendermaßen festgehalten: „Um meine therapeutischen, pathologischen, diätetischen Kenntnisse zu vervollkommen, habe ich mich häufig mit Lieberkühn unterhalten, der einer unserer großen Ärzte und ein sehr berühmter Anatom ist. Als ich jedoch bemerkte, dass er immer mit Därmen, Magen und Lungen in den Taschen zu mir kam, da wurde ich dieses Arztes überdrüssig. Bei einer seiner Sitzungen bei mir wurde ich von einem Stück Hirn, das er aus seiner Tasche zog, so angeekelt, dass ich eine Zeit lang nicht einmal den Anblick von Fleisch ertragen konnte."[4]

Seinen Lebensunterhalt verdiente Lieberkühn durch die Tätigkeit als praktischer Arzt, wenn auch nicht mehr bei Hofe. Ein Lehramt am Berliner Collegium medico-chirurgi-

---

[4] Groth, 1935, S. 254.

cum schien er nicht angestrebt zu haben. In seiner wissenschaftlichen Arbeit war er mit der Akademie der Wissenschaften und im besonderen Maße mit der Anatomie und dem damaligen Prosektor August Schaarschmidt (1720–1791) verbunden. Nach Wilcke et al. hat Lieberkühn viele Präparate in Zusammenarbeit mit dem Anatomischen Theater erstellt.[5] Häufig lud er zu Privatkursen in sein Wohnhaus nahe der Kirche St. Petri ein. Diese Veranstaltungen waren durchaus besondere Ereignisse, denn hier konnten interessierte Anatomen und praktizierende Ärzte vom Meister höchstpersönlich in der Herstellung der Präparate unterrichtet werden. Im Jahr 1756 starb Lieberkühn im Alter von 46 Jahren.

Um seine wissenschaftliche Leistung zu würdigen, ist es notwendig, sich den damaligen Kenntnisstand über die Bewegung des Blutes vor Augen zu führen. Seit Mitte des 16. Jahrhunderts war bekannt, dass das Blut von der rechten Herzkammer über die Lunge in die linke Herzkammer gelangt.[6] 1628 publizierte William Harvey (1578–1657) seine wegweisenden Vorstellungen zum großen Körperkreislauf des Blutes. Er gewann sie einerseits aus Beobachtungen im Tierversuch nach Vivisektionen, andererseits aus mehr theoretischen Überlegungen. Harvey widerlegte die bis dahin geltende Meinung, nach der das Blut ausgehend von der Leber über die Venen in die verschiedenen Organe transportiert und dort verbraucht wird und dass die Neubildung des Bluts im Darm aus der aufgenommenen Nahrung erfolgt. Nach seiner Vorstellung sollte sich das Blut in einem Kreislauf bewegen, in dem die Arterien das Verteilungssystem und die Venen das Sammelsystem des Blutes darstellen. Zwischen den Arterien und den Venen postulierte er ein Verbindungssystem. Die Struktur des Verbindungssystems blieb Harvey aber noch unbekannt. Er vermutete Porositäten im Gewebe, durch die das Blut von den Arterien zu den Venen hindurchsickern sollte. Erst etwa 20 Jahre später konnte Marcello Malpighi (1628–1694) dieses Problem lösen, indem er das Mikroskop in die Forschung einführte. In der Froschlunge zeigte er als Erster Kapillaren und schloss damit die bisher offen gebliebene Lücke im Blutkreislauf.

Lieberkühn hat in Leiden Medizin studiert. Dort war es schon länger üblich, für anatomische Studien Blutgefäße mit Hilfe spezieller Injektionstechniken darzustellen. Besonders erfolgversprechend war die Injektion mit gefärbtem warmem Wachs, das nach dem Erkalten in den Gefäßen aushärtete. Wurde dann das umgebende Gewebe präparatorisch entfernt, konnte der ganze Gefäßbaum mit seinen kleineren Seitenzweigen dargestellt werden. Es ist nicht ganz geklärt, wer als erster dieses Verfahren zur Darstellung der Gefäße entwickelt hat. Wie Helms in seiner Arbeit über das Musaeum anatomicum Ruyschianum hervorhebt, gelang offenbar der entscheidende Durchbruch erst nach der Einführung einer für die anatomische Technik geeigneten Spritze, die der Niederländer Regnier de Graaf (1641–1673) ausgehend von einer Klistierspritze entwickelt hat.[7] Mit dieser „de Graaf'schen Spritze" hat dann der Niederländer Jan Swammerdam (1637–1680) mit seiner Veröffentlichung aus dem Jahre 1672 die Grundlage für alle späteren Gefäßinjektionen mit Wachs gelegt. Viele bedeutende Persönlichkeiten, unter anderen auch Frederik Ruysch (1638–1731), der später in Amsterdam seine berühmte Sammlung makroskopisch-anatomischer Präparate aufbaute, haben in Leiden diese Injektionstechnik erlernt.

---

[5] Vgl. Wilcke et al., 1991, S. 350.
[6] Vgl. Colombo, 1559.
[7] Vgl. Helms, 2001, S. 14.

Auch Lieberkühn dürfte sich während seiner Studienzeit in Leiden mit der Injektion von Blutgefäßen vertraut gemacht haben, denn schon bei seinem Aufenthalt in London erregte er höchstes Aufsehen mit solchen Präparaten. Als Injektionsmasse verwendete er ein Gemisch aus weißem Wachs mit einem Fünftel Anteil Kolophonium und einem Zehntel Anteil Terpentin. Diesem Gemisch fügte er Zinnober oder einen anderen Farbstoff bei. Vor allem der Zusatz von Terpentin war dafür verantwortlich, dass er auch die feinsten Gefäße mit der Wachsmasse perfundieren konnte. Zu dem Erfolg trug wohl ebenfalls bei, dass er eine besonders konstruierte Spritze benutzte, mit der er den Druck während der Injektion leichter regulieren konnte. Diese Spritze zeichnete sich durch eine wesentlich kürzere Kanüle aus, die nur noch auf den Konus aufgesteckt und nicht mehr geschraubt wurde. Auf diese Weise war es auch leichter möglich, bei längeren Injektionen die Spritze auszuwechseln.

Um Gefäßpräparate zu erstellen, hat Lieberkühn die zu untersuchenden Organe aus dem Körper entnommen und anschließend in die zuführende Arterie die Kanüle der Injektionsspritze eingebunden. Durch Druck auf den Spritzenstempel verteilte sich dann die warme, flüssige Wachsmasse über die Arterien im Organ. Damit die Wachsmasse nicht bei dem Kontakt mit dem Organ sofort abkühlte und erstarrte, mussten sämtliche Arbeiten in einem Wasserbad bei erhöhter Temperatur durchgeführt werden. Je besser die Fließeigenschaft der Wachsmasse war, umso weiter sollte sie mit Hilfe des Stempeldrucks der Injektionsspritze durch die immer feiner werdenden Arterien in das Kapillarbett und vielleicht darüber hinaus bis in die abführenden Venen gelangen können. Waren die Fließeigenschaften nicht ausreichend, dann konnte das nicht einfach durch Erhöhung des Stempeldrucks ausgeglichen werden, denn es bestand dabei immer die Gefahr, dass die kleineren Gefäße platzten und es somit zur Ablagerung der Injektionsmasse außerhalb der Gefäße kam. Nach Beendigung der Wachsinjektion wurde das Organ aus dem warmen Wasserbad entnommen und abgekühlt, um das Wachs auszuhärten. Anschließend wurde es mit einem scharfen Messer in kleine Gewebeblöcke zerteilt.

Zur Sichtbarmachung der Gefäße musste nun das umgebende Weichteilgewebe entfernt werden. Das ist im mikroskopischen Bereich nicht mit Skalpell und Pinzette möglich. Dazu sind diese Werkzeuge viel zu grob. Lieberkühn hat auf chemischem Weg und damit besonders schonend die Weichteile durch Einlegen des Gewebes in Salpeter- oder Schwefelsäure aufgelöst. Heute verwendet man für solche Zwecke eher Laugen, wie etwa Kali- oder auch ganz einfach Seifenlauge. Nach Auflösung der Weichteile – man spricht hier auch von Korrosion – waren nur noch die Wachsausgüsse der Blutgefäße vorhanden. Schließlich wurde in Wasser gespült und danach getrocknet, und das so genannte Korrosionspräparat war fertig gestellt. In einem solchen Präparat ließen sich endlich die Blutgefäße mit dem Mikroskop betrachten.

Dass bei diesem so leicht beschriebenen Verfahren ein gut gelungenes Präparat eher die Ausnahme und die Zahl der Misserfolge eher die Regel war, lässt sich aus einem Streit, den Lieberkühn mit dem Herzog von Braunschweig hatte, leicht ersehen. Der Herzog wollte von ihm ein mit Wachs injiziertes Darmstück erwerben. Als Lieberkühn ihm aber mitteilte, dass er es dreihundertmal habe versuchen müssen und jeder Versuch ihn drei Taler gekostet habe, ließ der Herzog wegen der zu erwartenden hohen Kosten von seinem Vorhaben ab.[8] Es gibt im Übrigen aber keinen Hinweis darauf, dass

---

[8] Vgl. Groth, 1935, S. 273.

6 Der Weg des Bluts durch das Gewebe – Gefäßpräparate von Johann N. Lieberkühn

Lieberkühn durch Verkauf seiner Präparate seine finanzielle Situation aufgebessert hätte.

Abbildung 6.2 zeigt ein solches von Lieberkühn hergestelltes Präparat. Es besitzt wie die anderen Präparate aus dieser Serie eine Kantenlänge von etwa 4 mal 5 mm. Lieberkühn hat es, auf schwarzem Papier liegend, in eine vierkantige kleine Küvette von 45 mm Länge, 7,5 mm Breite und 5 mm Dicke eingeschlossen. Ein schmaler Papierstreifen mit der Bezeichnung des Präparats ist beigefügt. Hierauf ist zu lesen: „de musculo apice linguae" (Vom Muskel der Zungenspitze). Gewöhnlich schließt ein kleines Korkstückchen das Glas ab. Gelegentlich wurde es noch zusätzlich mit Siegellack abgedichtet. Groth vermutet, dass die Präparate wohl ursprünglich in Alkohol eingebettet waren, der aber mit der Zeit trotz der Versiegelung verdunstet ist.[9] Weiter fährt Groth fort: „Die Präparate sind mit einer harzigen Masse, die er sicher nicht zum Einbetten benutzt hat, was er sonst erwähnt hätte, umgeben und dadurch in den Gläsern fest eingeklebt. Diese Masse ist jedoch bei einigen Präparaten durch Kristallisation krümelig geworden und von dem Glase abgeplatzt, wodurch man die Präparate nicht mehr erkennen kann. Es lässt sich dann das Präparat durch einen Tropfen Alkohol, der die Kristalle sofort löst, wieder in guten Zustand versetzen und wird ganz hell und klar."[10] Glücklicherweise lassen sich aber noch einige Präparate – wie das vorliegende – finden, die ohne weitere Manipulation noch hervorragend aussehen.

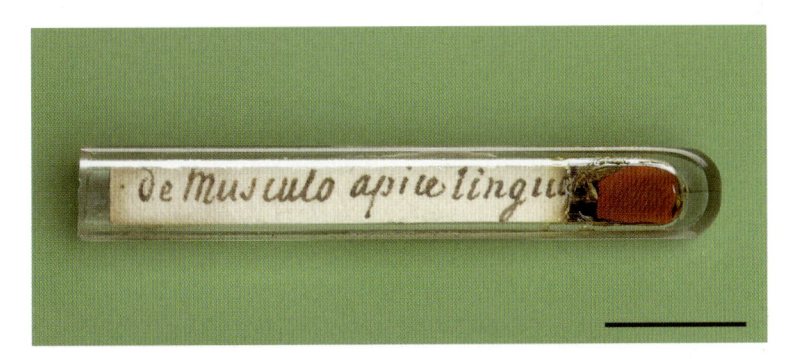

Abb. 6.2 Korrosionspräparat von der Zungenspitze, in einer Glasküvette eingeschlossen. Messstrich 1 cm

Die Glasküvetten mit den Korrosionspräparaten sind in einem einfachen Holzkasten aufbewahrt (Abb. 6.3). Er besitzt eine 20 mal 15 cm große Bodenplatte und vier 3,5 cm hohe Seitenplatten. Der Innenraum wird durch neun breite Längsstege unterteilt. Durch kleine Holzplättchen, die in Einkerbungen der Längsstege eingelassen sind, entstehen kleine nummerierte Fächer zur Aufnahme der Küvetten.

Zur mikroskopischen Betrachtung seiner durchsichtigen Präparate konstruierte Lieberkühn ein spezielles Auflichtmikroskop (Abb. 6.4).[11] Das Mikroskop bestand aus einem 5 cm langen und 3,5 cm dicken Kupferrohr. Die eine Öffnung des Rohres, in die

---

[9] Vgl. ebd., S. 272.
[10] Ebd., S. 272.
[11] Vgl. Glöde, 1986, S. 85; Groth, 1935, S. 267 f.

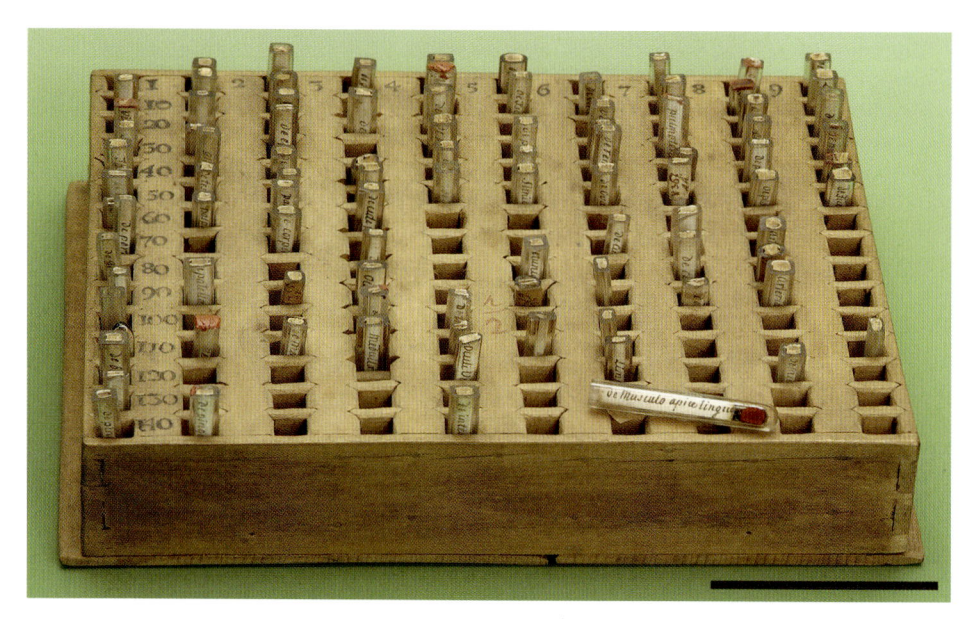

Abb. 6.3 Präparatekasten. Messstrich 5 cm

wohl erst etwas später eine Sammellinse eingebaut wurde, hielt man gegen das Licht. Durch die Sammellinse wurde dieses auf einen zwischen dem Präparat und der eigentlichen Mikroskopierlinse befindlichen Hohlspiegel fokussiert, der dann seinerseits das Präparat beleuchten konnte. Auch wenn es für diesen Spiegel schon Vorläufer gegeben hatte, wurde er als „Lieberkühn'scher Hohlspiegel" bekannt. Im Zentrum wies der Hohlspiegel eine Öffnung auf. Wurde nun die Mikroskopierlinse direkt vor der Öffnung platziert, konnte man durch dieses Loch auf das hell erleuchtete Präparat schauen. Über Gewindeschrauben ließ sich die Sammellinse und die Mikroskopierlinse justieren. Mit einem solchen Mikroskop war nach Groth eine etwa 40fache Vergrößerung zu erzielen.[12] Lieberkühn hat eine große Zahl solcher Mikroskope hergestellt. In einigen Mikroskopen waren die Präparate sogar fest eingebaut, so dass ein Wechsel der Präparate nicht möglich war. Leider besitzen wir im Institut für Anatomie der Charité kein einziges dieser Mikroskope für opake Gegenstände. Das noch vor dem Zweiten Weltkrieg der Lieberkühn'schen Sammlung zugehörige Mikroskop ist verloren gegangen.

Zum Verständnis des Korrosionspräparats von der Zungenmuskulatur (Abb. 6.2) ist es wichtig zu wissen, dass sich die einzelnen Muskelfaserbündel in ihrer Verlaufsrichtung kreuzen. So ziehen sie einerseits senkrecht von der Oberseite zur Unterseite und andererseits quer von der seitlichen Kante bis zur Mitte. Jede einzelne Muskelfaser wird von einem lang gestreckten Gefäßnetz eingehüllt. Betrachtet man das Lieberkühn'sche Präparat bei höherer Vergrößerung (Abb. 6.5), dann zeigt sich ein außerordentlich dichtes Gefüge der mit rotem Wachs ausgegossenen Blutgefäße. Ihre Anordnung gibt eindeutig die Verlaufsrichtung der Muskelfasern wieder. An den Stellen, an denen lang gestreckte Gefäßnetze zu sehen sind, befinden sich längsverlaufende Muskelfasern. Bereiche mit

---

[12] Vgl. Groth, 1935, S. 268.

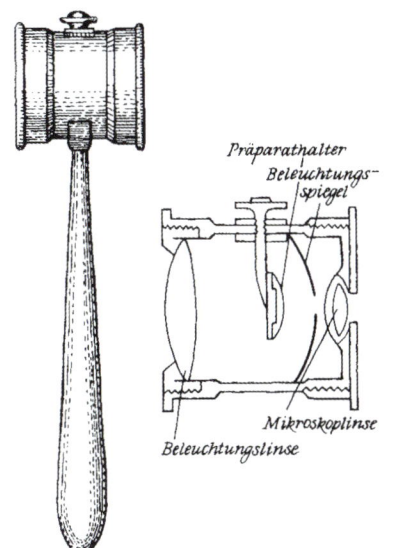

6 Der Weg des Bluts durch das Gewebe – Gefäßpräparate von Johann N. Lieberkühn | 85

Abb. 6.4 Handmikroskop Lieberkühns mit Beleuchtungsspiegel für undurchsichtige Objekte

vielen Querschnitten durch die Gefäße lassen auf querverlaufende Muskelfaserbündel schließen. Groth hat das Kaliber der kleinen Blutgefäße gemessen und kommt auf einen Wert von 8–10 µm.[13] Das ist nur wenig mehr, als für die Weite der Kapillaren heute angegeben wird. Damit hat Lieberkühn das bei Harvey noch fehlende Bindeglied im Blutkreislauf zwischen Arterien und Venen besonders eindrucksvoll darstellen können. Gelegentlich sind in dem Präparat auch kleinere Arterien zu beobachten, die über ihre

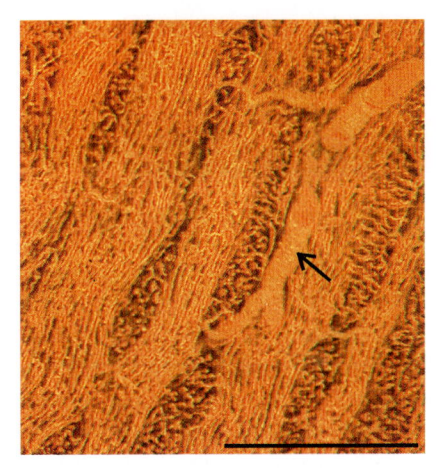

Abb. 6.5 Korrosionspräparat von der Zungenspitze. Die fädigen Strukturen stellen Wachsausgüsse der Kapillaren dar. Sie bilden einen netzartigen Verband, der parallel die einzelnen Muskelfasern begleitet. Entsprechend der Ausrichtung der Muskelfasern sind die Kapillarnetze längs oder quer geschnitten. Der Pfeil weist auf eine größere Arterie. Messstrich 500 µm

---

[13] Vgl. ebd., S. 250.

Verzweigungen das Blut in das Kapillarbett führen. Die präparatorische Leistung Lieberkühns ist kaum dadurch geschmälert, dass, wie oben erwähnt, Malpighi bereits 100 Jahre früher Kapillaren in der Froschlunge beobachten konnte. Zu Lieberkühns Zeiten war die wissenschaftliche Entwicklung bei weitem nicht so rasant wie heute. Noch 100 Jahre später hat sich der Wiener Anatom Joseph Hyrtl (1811–1894), der zu seiner Zeit als Koryphäe auf dem Gebiet der Korrosionstechnik anerkannt war, immer wieder auf die Arbeiten Lieberkühns bezogen.

Natürlich hat sich Lieberkühn auch mit der Blutgefäßversorgung des Darms beschäftigt. In Abbildung 6.6 blickt man vom Darmlumen aus auf die Zotten der Dünndarmschleimhaut. Diese Zotten sind etwa 1 mm lang und 0,2 mm dick und stehen so dicht beieinander, dass im natürlichen Präparat bei Betrachtung mit bloßem Auge die innere Oberfläche des Dünndarms wie Samt aussieht. In diesen Zotten hat Lieberkühn die Kapillaren dargestellt. Da sie unterhalb des Schleimhautepithels ein dichtes Geflecht bilden, ist die Kontur der Zotten auch noch nach Auflösung der Weichteile gut zu erkennen. Wenn man das Präparat genau betrachtet, erkennt man, dass auch Lieberkühn gelegentlich nicht verhindern konnte, dass einzelne Blutgefäße bei der Wachsinjektion platzten und sich somit die Injektionsmasse zwischen den Blutgefäßen diffus ausbreitete.

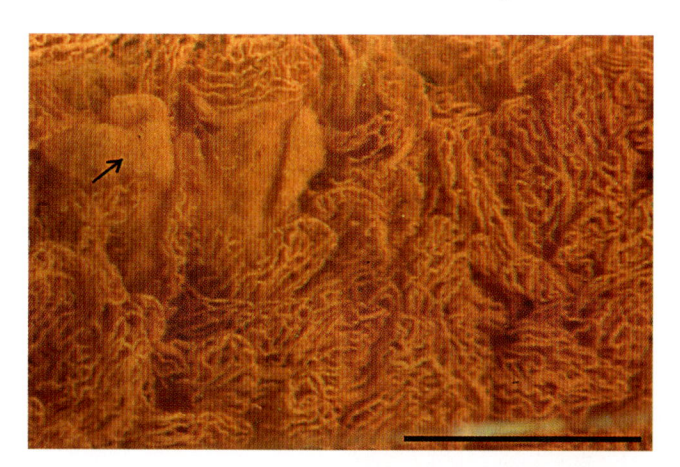

Abb. 6.6 Korrosionspräparat der Dünndarmschleimhaut. Die Kapillaren der Zotten sind mit Injektionsmasse gefüllt. Die nahe der Oberfläche gelegenen Gefäßnetze lassen die Kontur der einzelnen Zotten erkennen. Der Pfeil weist auf eine kleine artifizielle Wachsansammlung außerhalb der Gefäße. Messstrich 500 μm

Mehrfach hat Lieberkühn versucht, Arterien und Venen in einem Präparat gemeinsam darzustellen. Hierfür wurden Arterien und Venen nacheinander mit unterschiedlich gefärbter Injektionsmasse gefüllt. Normalerweise verwendete er rote und braune Farben. Der Unterschied zwischen den beiden Farben ist im Präparat aber nicht besonders deutlich. Offenbar war es schwierig, andere Farbpigmente zu finden, die die Fließeigenschaften der warmen Wachsmischung nicht zu sehr beeinträchtigten. Erst etwa 100 Jahre später hatte der oben erwähnte Hyrtl damit keine Probleme mehr. Abbildung 6.7 zeigt das einzige Präparat in unserer Kollektion, in dem Lieberkühn eine grün gefärbte Injektionsmasse zur Darstellung der Venen verwendet hat. Es fällt aber auf, dass sie deutlich weniger homogen ist als die rote, mit der wieder die Arterien und die nach-

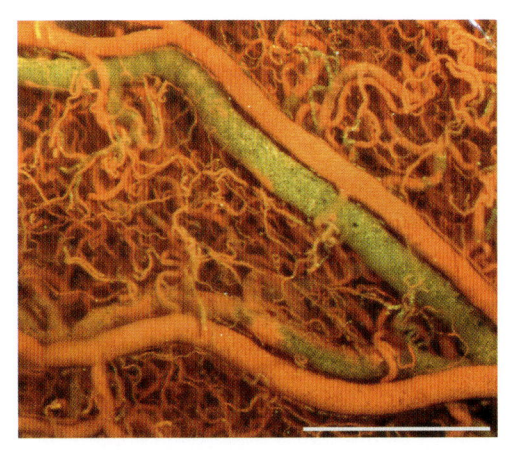

6 Der Weg des Bluts durch das Gewebe – Gefäßpräparate von Johann N. Lieberkühn | 87

Abb. 6.7 Korrosionspräparat mit rot markierten Arterien und grün markierten Venen. Die Kapillaren sind überwiegend mit roter Injektionsmasse gefüllt. Messstrich 500 µm

folgenden Kapillaren dargestellt sind. Leider ist in dem Präparat die Anbindung der Kapillaren an das venöse System nicht gut zu erkennen. Wahrscheinlich war die Fließeigenschaft der grünen Wachsmasse nicht ausreichend genug, um von den Venen in die Kapillaren einzudringen.

Lieberkühn hat noch einen zweiten Typ von Präparatehaltern entwickelt (Abb. 6.8 und 6.9). Es handelt sich hier um 3 mm tiefe und 8 mm breite Messingteller, in denen das Präparat wieder auf einem schwarzen Untergrund liegt. Eingeschlossen wird das Präparat durch eine Glasscheibe, die mit einem Überwurfring aufgesteckt werden kann. Bei der heutigen Betrachtung der Präparate macht sich die schon bei den Glasküvetten

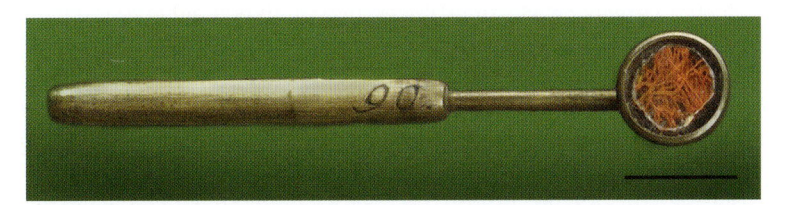

Abb. 6.8 Korrosionspräparat in einem Präparatehalter aus Messing, Aufsicht. Messstrich 1 cm

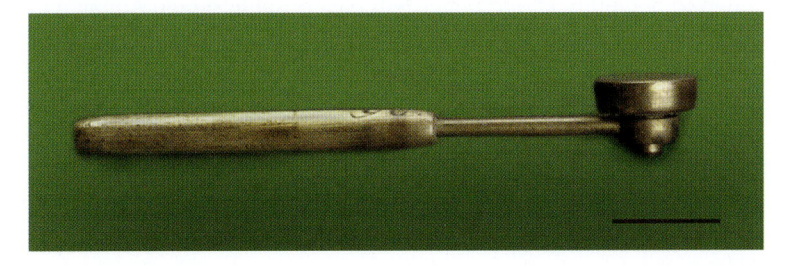

Abb. 6.9 Korrosionspräparat in einem Präparatehalter aus Messing, Seitenansicht. Messstrich 1 cm

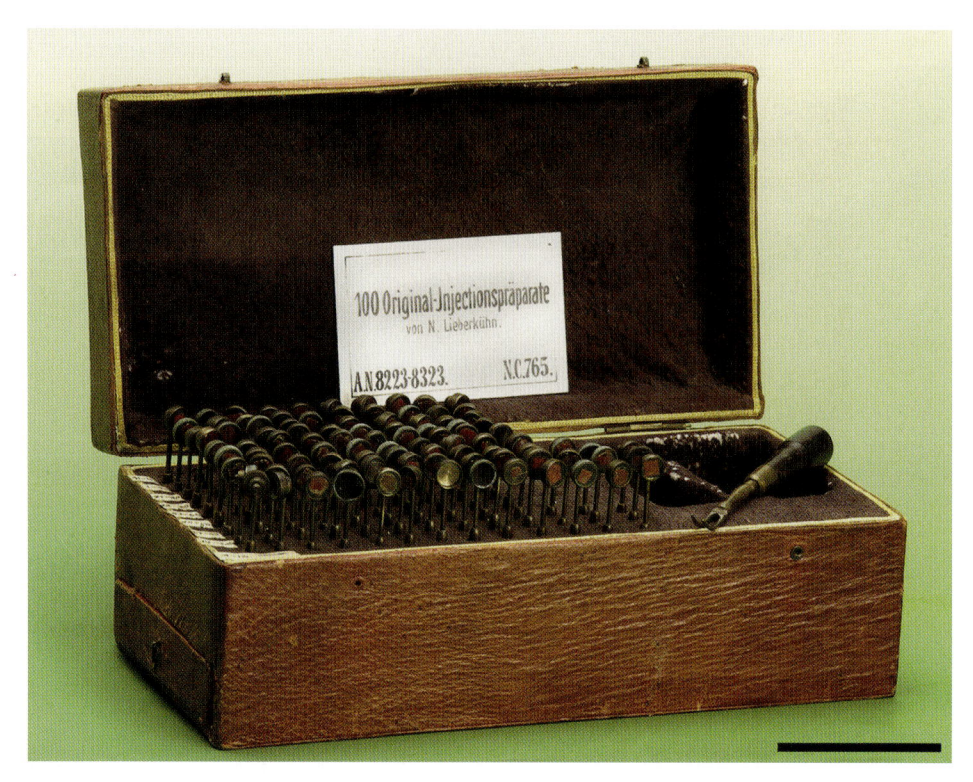

Abb. 6.10 Präparatekasten. Messstrich 5 cm

angesprochene krümelige Einschlussmasse teilweise sehr störend bemerkbar. Der Teller ist auf einen 5 cm langen Messingstift geschraubt, in den die Präparatenummer eingraviert ist. Die Präparate stehen in einem lederbezogenen Kasten (Abb. 6.10), in dem sich nach den Angaben von Groth früher noch ein Mikroskop befand.[14]

Von letzteren Präparaten besitzen wir zwei handschriftliche Kataloge. Der eine trägt den Titel „Lieberkühn'sche Preparate von menschlichen und thierischen Koerpern", der andere den Titel „in Wunder Gläsern". Die Bezeichnung „Wunder Gläser" ist wohl auf Johann Wolfgang von Goethe (1749–1832) zurückzuführen. Goethe hatte eine Kollektion Lieberkühn'scher Präparate bei dem Anatomen und Universalgelehrten Gottfried Christoph Beireis (1730–1809) an der damaligen Universität in Helmstedt gesehen. Er war von ihnen so beeindruckt und begeistert, dass er sie in seinen Annalen für das Jahr 1805 zu den sieben Wundern von Helmstedt rechnete. Vermutlich sind diese Kataloge nicht von Lieberkühn selbst geschrieben worden. Sie sind offenbar später entstanden. Die Handschrift in den beiden Katalogen ist unterschiedlich und unterscheidet sich auch von der Handschrift in den Glasküvetten.

Lieberkühn wusste um die Zerbrechlichkeit seiner Präparate. Daher verfasste er eine Anleitung, wie man Duplikate in Silber erstellen kann, die mechanisch stabiler sind. Er

---

[14] Vgl. ebd., S. 273.

vermischte zwei Teile Gips mit einem Teil pulvrig zerstoßenem Ziegelstein. Unter Wasserzugabe entstand ein flüssiger Brei, in den der Wachsausguss der Gefäße eingetaucht wurde. Nach dem Aushärten wurde die Gipsform bis zur Rotglut erhitzt. Dabei verdampfte das Wachs und in dem Gips entstand eine Hohlform des Gefäßbaums, die dann mit Silber ausgegossen werden konnte. Anschließend wurde die Gipsform durch Einlegen in Essig abgelöst.[15] Es ist sicher fraglich, ob diese Methode wirklich zu brauchbaren Ergebnissen geführt hat. In unserer Sammlung besitzen wir einen solchen Silberausguss nicht.

Bei seinem Tod hinterließ Lieberkühn eine Kollektion von etwa 4.000 Objekten, die im In- und Ausland bekannt und berühmt war. Sie wurden zusammen mit dem übrigen Nachlass weitgehend verkauft. Bei einem großen Teil der Präparate lässt sich der Weg, den sie genommen haben, verfolgen.[16]

Einen Teil der Sammlung hat der Berliner Arzt Christian Ludwig Roloff (1726–1800), ein Freund Lieberkühns und späterer Leibarzt der Königin Elisabeth Christine (1715–1797), der Ehefrau von Friedrich dem Großen, erworben. Von ihm erhielt die Präparate sein Neffe, der Professor für Medizin und Kriegsarzneikunde in Berlin war. Schließlich gelangten sie über Carl Asmund Rudolphi (1771–1832), der zum ersten Professor für Anatomie an der 1810 neu gegründeten Friedrich-Wilhelms-Universität zu Berlin berufen wurde, an das Anatomische Institut.

Eine zweite Kollektion, die unter dem Namen „Lieberkühn'sches Kabinett" berühmt wurde, kaufte im Jahr 1765 Katharina II. (1729–1796) für 7.000 Rubel. Sie wollte damit den Anatomie-Unterricht am St. Petersburger Generalhospital für die Landtruppen verbessern. Diese Sammlung enthielt makroskopische und mikroskopische Präparate sowie eine Reihe von Mikroskopen und Instrumenten. Seit den 40er Jahren des 20. Jahrhunderts soll sie sich in der Kollektion zur Geschichte der Mikroskope der Akademie der Wissenschaften der damaligen UdSSR in Moskau befinden.

Die schillerndste Figur in der Reihe der Besitzer dürfte aber ohne Zweifel der bereits oben erwähnte Helmstedter Anatom Gottfried Christoph Beireis gewesen sein. Beireis hat wohl den wertvollsten Teil der Sammlung erworben. Er bezahlte dafür 14.000 Taler. Der Katalog über diesen Sammlungsteil zeigt, mit welchem immensen materiellen Aufwand Lieberkühn auch für die Präsentation und Verpackung seiner Präparate gesorgt hat.[17] Da ist die Rede von „einem Kästchen von Mahagoniholz mit silbernen Beschlägen, worin 132 Präparate befindlich sind. Jedes Präparat ist in ein feines Goldplättchen gelegt, eingefasst in eine kleine messingene Kapsel, und mit einem geschliffenen Glas verschlossen. Hierzu gehören ein vortreffliches einfaches und ein zusammengesetztes Mikroskop, beide von Silber, und zehn äußerst kleine Linsen für ersteres, und mit fünf Erleuchtungsspiegeln versehene Linsen für letzteres, alle in goldenen Einfassungen mit silbernen Ringen und Schrauben." Weiter gibt es „ein Kästchen von Birnbaumholz, worin 25 dergleichen Präparate in messingenen Kapseln, und 56 in geschliffenen und hermetisch verschlossenen Glasphiolen, nebst zwei Mikroskopen von vergoldetem Messing mit Erleuchtungsspiegeln" und schließlich „ein Schränkchen von Nussholz worin 48 dergleichen Präparate in Glasphiolen, deren jedes mit einem eigenen Mikroskope von vergoldetem Messing mit Erleuchtungsspiegeln versehen ist", enthalten sind.

---

[15] Vgl. ebd., S. 271.
[16] Vgl. ebd., S. 274 f.; Müller-Dietz, 1992, S. 169 ff.
[17] Vgl. Lichtenstein, 1811, S. 7 f.

Nach dem Tod von Beireis kam diese Kollektion über den deutschen Arzt Johann Julius Kruber (1759–1826) nach Moskau, der sie dann ebenfalls der Moskauer Universität schenkte. Müller-Dietz erwähnt, dass diese Sammlung noch vollständig erhalten sei und im Anatomischen Museum der Moskauer Medizinischen Akademie aufbewahrt werde.[18] Ein weiterer Teil der Lieberkühn'schen Präparate zusammen mit Mikroskopen und einem Aufbewahrungsschrank befindet sich im Museum für Astronomie und Technikgeschichte in Kassel. Leider ist aber nicht bekannt, auf welchem Weg diese Präparate dorthin gelangt sind.

Auch wenn im Institut für Anatomie der Charité die Sammlung der Lieberkühn'schen Präparate nicht ganz so reichhaltig ist wie an den anderen genannten Orten, so können wir doch sehr stolz auf diese Präparate sein, denn sie markieren einen Meilenstein in der Darstellung der Endstrombahn des Blutkreislaufs, der ein tieferes Verständnis über den Weg des Blutes durch das Gewebe erlaubte.

Literatur

Colombo, Ronaldo: De re anatomica: Libri XV. Venezia, 1559
Formey, Jean Henri Samuel: Eloge de Mr. Lieberkühn. Mémoires de l'Académie des Sciences Royale de Prusse. Berlin 1756, S. 401–429
Gloede, Wolfgang: Vom Lesestein zum Elektronenmikroskop. Berlin 1986
Groth, Werner: Johann Nathanael Lieberkühns Bedeutung für die Anatomie, besonders der feineren Gebilde des Körpers. Sitzungsbericht der Preussischen Akademie der Wissenschaften, Jg. 1935, Physikalisch-mathematische Klasse. Berlin 1935, S. 250–253
Harvey, William: Exercitatio anatomica de motu cordis et sanguinis in animalibus. Frankfurt 1628
Helms, Roland: Anatomische Lehrmittel im 18. Jahrhundert. Das Musaeum anatomicum Ruyschianum. Mag.-Arbeit, Berlin 2001
Lichtenstein, Anton August Heinrich, der Ältere: Verzeichniß einer ansehnlichen Sammlung von Seltenheiten aus allen Bereichen der Natur und Kunst, zusammengebracht von Christoph Gottfried Beireis. Helmstädt 1811
Malphigi, Marcello: De pulmonibus observationes anatomicae. Bologna 1661
Müller-Dietz, Heinz E.: J. N. Lieberkühn und seine mikroskopischen Präparate. Acta medico-historica Rigensia 1, XX. Riga 1992, S. 62–174
Swammerdam, Jan: Miraculum naturae sive Uteri Muliebris fabrica. Leiden 1672
Wilcke, Günter et al.: Zu Zeiten Friedrichs des Großen: Johann Nathanael Lieberkühn – Arzt und Mechanicus. Medizin aktuell 17, 1991, S. 350–352

Abbildungsnachweis

Abb. 6.1: Humboldt-Universität zu Berlin, Universitätsbibliothek
Abb. 6.2–6.3, 6.8–6.9: Centrum für Anatomie, Charité – Universitätsmedizin Berlin; Fotos: Birgit Formann
Abb. 6.4: aus Gloede, 1986. Mit freundlicher Genehmigung des Wissenschaft und Technik Verlags, Berlin
Abb. 6.5–6.7: Centrum für Anatomie, Charité – Universitätsmedizin Berlin; Fotos: Gottfried Bogusch

---

[18] Vgl. Müller-Dietz, 1992, S. 173.

7 Brett im Nacken
Ein künstlich deformierter Schädel aus Peru

Ulrich Creutz

Der vorgestellte Schädel aus der Anthropologischen Rudolf-Virchow-Sammlung im Berliner Medizinhistorischen Museum der Charité ist dunkelbraun gefärbt, verhältnismäßig leicht und gut erhalten. Er hat eine glatte Oberfläche, die vor allem an den auswärts gewölbten Stellen seidig glänzt. Seine Gestalt fasziniert, denn sie entspricht nicht der Vorstellung, die selbst der Laie von einem „normalen" menschlichen Schädel hat. Ursache hierfür sind ein fast planes, niedergedrückt erscheinendes Stirnbein, ein schräg nach unten gezogenes Hinterhaupt sowie kräftig gewölbte und deutlich nach den Seiten ausladende Scheitelbeine (Abb. 7.1, 7.2, 7.4, 7.6). Der Schädel ist leicht asymmetrisch.

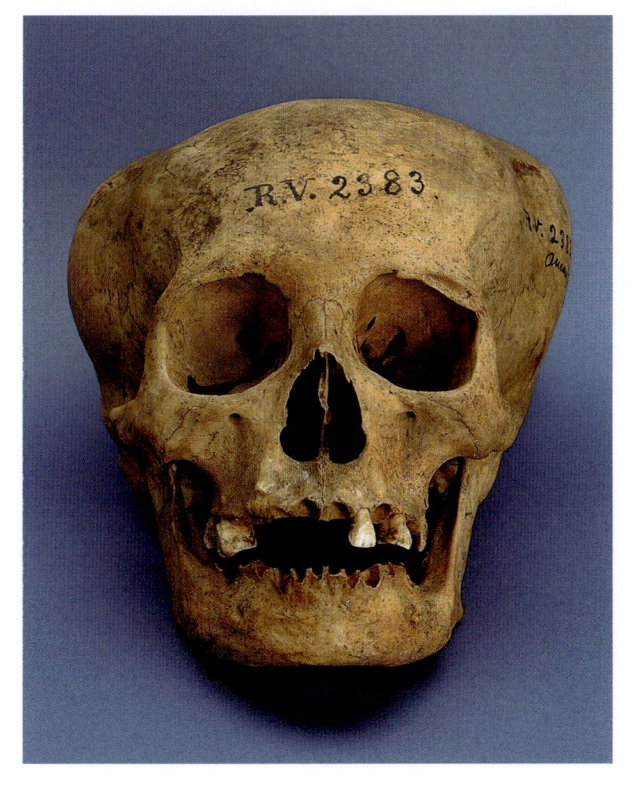

Abb. 7.1 Frontalansicht des Schädels mit der Inventarnummer „R.V. 2383". Die offenen Zahnfächer belegen, dass alle Frontzähne erst nach dem Tod der 30 bis 40jährigen Frau ausgefallen sind.

Zur näheren Kennzeichnung ist das *Besondere Objekt* mit einer schwarzen Aufschrift versehen. Das Stirnbein trägt die Signatur „R.V. 2383". Diese ist im Schläfenbereich auf der linken Schädelseite wiederholt und dort um weitere Informationen ergänzt (Abb. 7.3). So ist ferner zu lesen: „Ancon (Peru) Amerika" sowie „Reiss & Stübl lgt." – Sonst sind keine schriftlichen Informationen überliefert. Dennoch verrät der Schädel weit mehr über die Person, zu der er einst gehörte.

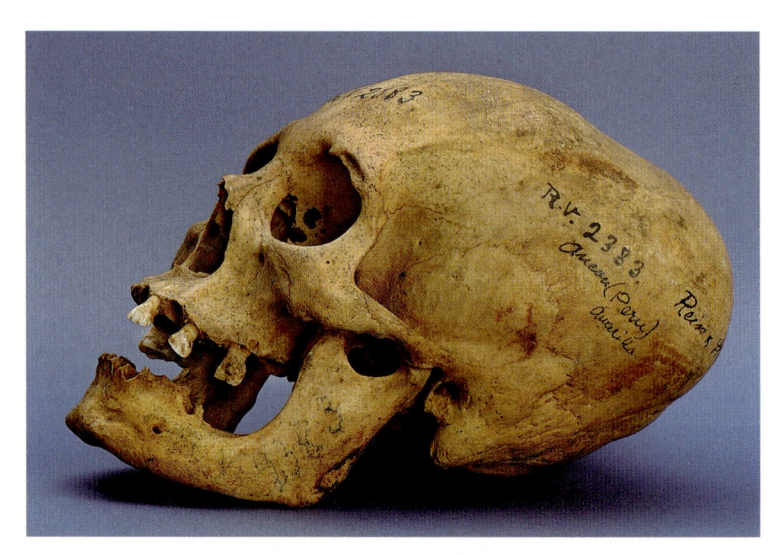

Abb. 7.2   Der Unterkiefer ist an der Stelle des zu Lebzeiten ausgefallenen zweiten Backenzahnes links deutlich niedriger.

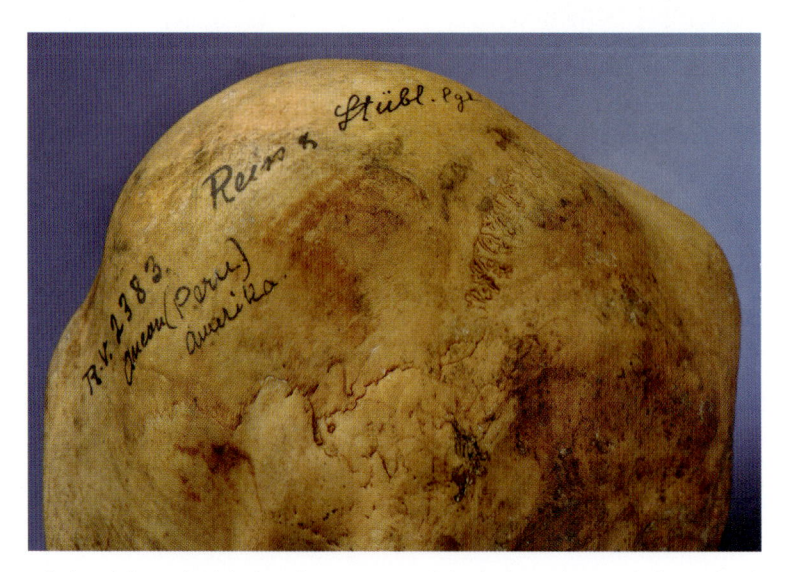

Abb. 7.3   Blick auf den Schädel über den Hinterrand der linken Ohrmuschel. Die beiden Scheitelbeine blähen sich ungewöhnlich über die sehr geringen Wölbungen von Stirnbein (ganz links) und Hinterhauptsschuppe (rechts neben dem linken Schenkel der Lambdanaht) hinaus.

Die großen Schädelnähte, also Kranz-, Pfeil- und Lambdanaht, zeigen erste Anzeichen von Verknöcherung. Die wissenschaftliche Ausdrucksweise dafür würde lauten: Obliterationsgrad 0 bis 1 nach Broca. Paul Broca (1824–1880), Zeitgenosse von Rudolf Virchow (1821–1902) und berühmter Anatom in Paris, entwarf ein fünfstufiges Schema, das noch heute zur Beschreibung von gegebenen Nahtverhältnissen am Schädel in Gebrauch ist. Die Zahl 0 steht darin für völlig offene und die Zahl 4 für vollkommen verwachsene Nahtpartien. Auch die Zwischenstufen – die Zahl 2 entspricht einer zur Hälfte geschlossenen Naht – lassen sich recht gut abschätzen, so dass ein Befund nachvollziehbar wird beziehungsweise eindeutig dokumentiert ist. Als Besonderheiten, die allerdings gar nicht so selten auftreten, erkennen wir so genannte Nahtknochen als knöcherne Inselchen in beiden Schenkeln der Lambdanaht (Abb. 7.4) sowie über dem linken Warzenfortsatz und im „Dreiländereck" von Hinterhauptsbein, Felsenbein und Scheitelbein rechts. Es sind individuelle Merkmale, die für den Träger keine Bedeutung haben, die aber unter Umständen nützliche Indizien für eine Identifikation bieten.

Über den Oberrand der linken Augenhöhle verläuft in dessen äußerer Hälfte eine rinnenartige Vertiefung (Abb. 7.2 und 7.6). Irgendwelche Bruch- oder Schürfspuren sind nicht zu erkennen. Grund und seitliche Kanten werden stattdessen von Knochengewebe gebildet, das ebenso glatt und geschlossen aussieht wie jenes der Umgebung. Es fehlt aber die mehr oder weniger symmetrische Entsprechung auf der Gegenseite. Der Befund verweist auf eine Verletzung der linken Brauenpartie, die zwar völlig ausgeheilt ist, die aber dennoch ihre Narben hinterlassen hat – nachweislich auf dem Knochen und gewiss auch in den einst darüberliegenden Weichteilen.

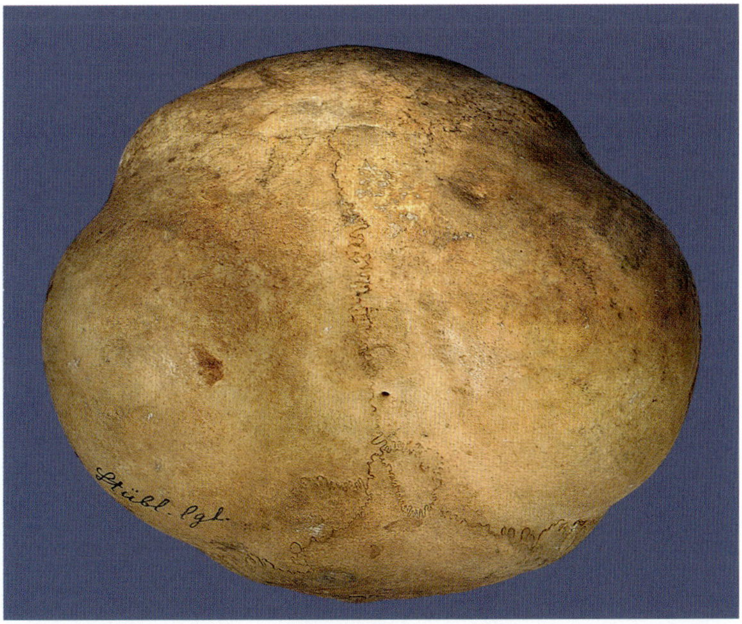

Abb. 7.4 Ansicht von oben. Beginnender Nahtschluss in Kranz-, Pfeil- und Lambdanaht, letztere mit Nahtknochen. Deutlich sichtbar ist die breite Furche entlang von Pfeilnaht und Vorderrand beider Scheitelbeine; das Stirnbein (oben) wirkt eingedrückt.

Aufschlussreich ist das Gebiss, von dem nicht mehr alle Zähne vorhanden sind. Der zweite Backenzahn M2 links oben – von den Zahnärzten als 27 bezeichnet – sowie der erste rechts, der zweite links und – sofern er angelegt war – auch der dritte Backenzahn links unten – also 36, 47 und vielleicht auch 48 – fielen bereits zu Lebzeiten aus. Das kann mit Bestimmtheit behauptet werden, weil die dazugehörigen Zahnfächer bereits geschlossen und die entsprechenden Kieferpartien deutlich in ihrer Höhe reduziert sind. Ursache für diesen Zahnverlust dürfte Karies gewesen sein. Die Vermutung beruht auf dem Befund am ersten Backenzahn M1 links oben (26), der als hohler Zahn bereits massive Zerstörungserscheinungen infolge dieser Erkrankung aufweist (Abb. 7.5).

Analog zur Verknöcherung der großen Schädelnähte hat der bereits genannte Broca auch für den Abschleifungsgrad der Zahnkronen ein Bewertungsschema entworfen. Dieses kennt ebenfalls fünf Stufen – von der unverschliffenen Kaufläche (0) über den eben angeschliffenen Zahnschmelz (1), das freigeschliffene, dunklere Dentin (2) beziehungsweise (3) bis hin zur völlig abradierten Zahnkrone (4). Die Zähne des *Besonderen Objektes* sind so weit abgekaut, dass bereits einzelne Inseln des dunkleren Zahnbeins in der aktuellen Zahnkrone erschienen sind (Abb. 7.5). Es liegt somit der Abrasionsgrad 2 nach Broca vor. Abschleifungsgrad der Zahnkronen wie auch die breit ausgedehnten Gelenkflächen für den Unterkiefer (Abb. 7.5) sprechen für ausgeprägte Kautätigkeit zu Lebzeiten. Möglicherweise haben auch die Anzeichen für eine chronische Entzündung im linken Kiefergelenk darin ihre Ursache.

Normalerweise verhindert die natürliche Abnutzung der Zahnoberfläche zusammen mit ausreichender Mundhygiene, dass sich Karieherde etablieren können. Im vorliegenden Fall hat das offensichtlich nicht funktioniert. War dies letztendlich das Ergebnis andauernder – und vielleicht auch zunehmender – Kaubeschwerden?

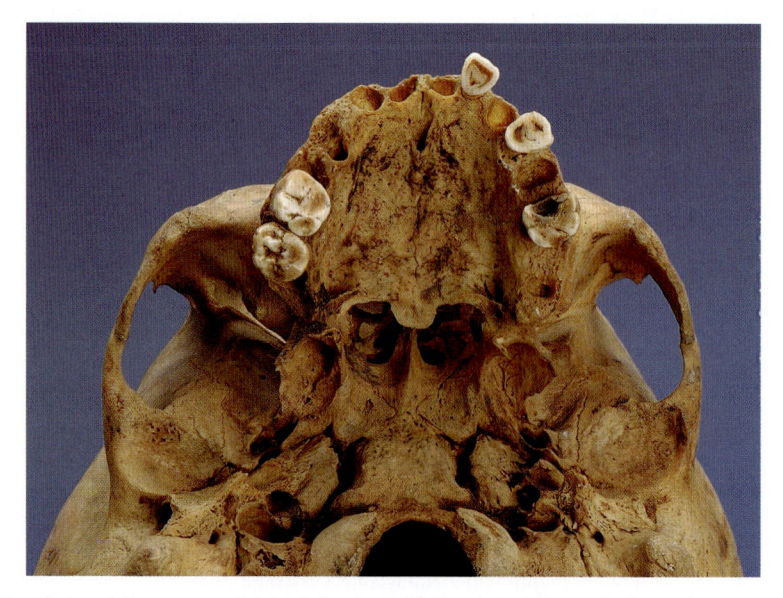

Abb. 7.5 Blick auf Gaumen und Schädelbasis. Auffallend sind die stark abgeriebenen Gelenkgruben an den Stellen, wo der Unterkiefer ansetzt.

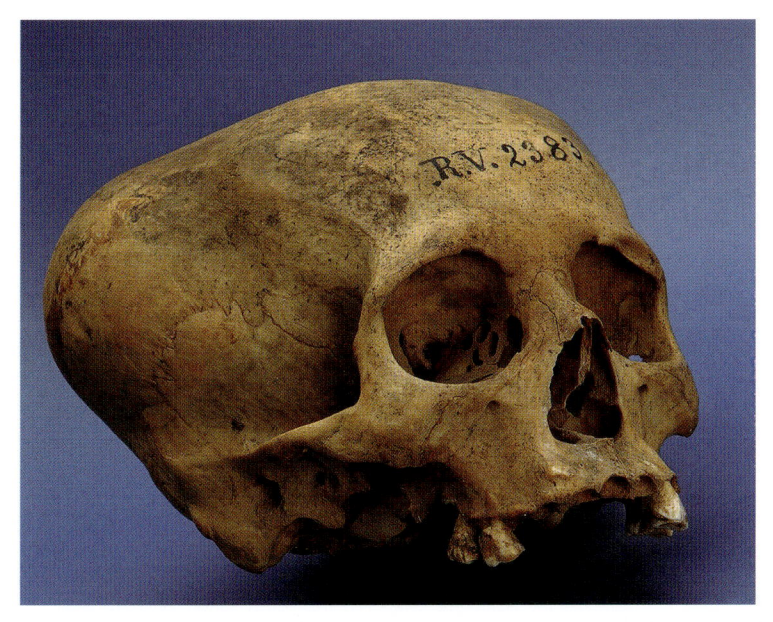

Abb. 7.6 Gut zu sehen sind der retinierte Eckzahn, eine ehemalige Verletzung der linken Augenbrauenpartie, außergewöhnliche Deformierungsfolgen am Hirnschädel und der glatte Stirnbereich oberhalb der Nasenwurzel.

Als individuelle Besonderheit ist der rechte obere Eckzahn retiniert, das heißt, er ist während seiner Entwicklung nicht regelgerecht durchgebrochen; er liegt stattdessen funktionslos schräg im Oberkieferknochen eingebettet (Abb. 7.6).

Nach den Befunden an den großen Schädelnähten sowie den Indizien, die das Gebiss liefert, gehört der Schädel zu einer erwachsenen Person, die das eigentliche Rückbildungsalter noch nicht erreicht hatte. Andere Merkmale wie Zartheit des Schädels, sein geringes Muskelrelief, seine verhältnismäßig zierlichen Mastoidfortsätze, die eher scharfkantig ausgebildeten oberen Augenhöhlenränder und die auffällig glatte Stirn dicht oberhalb der Nasenwurzel verweisen auf weibliches Geschlecht. Damit ist die Festlegung getroffen: der Schädel „R.V. 2383" gehörte einer Frau von 30 bis 40 Jahren.

7.1 Die Herkunft des Schädels

„Ancon (Peru) Amerika", lautet die zweite Phrase der Beschriftung auf dem Schädel. Sie nennt den Fundort, eine Lokalität in Peru, unmittelbar am Pazifischen Ozean. Adolf Bastian (1826–1905) – Mediziner, Ethnologe und Direktor des Königlichen Museums für Völkerkunde Berlin – war vor Ort. In seiner Besprechung des Werkes „Das Todtenfeld von Ancon in Peru" schreibt er 1880: „Daß in Ancon wahrscheinlich nie etwas Anderes oder Besseres als Hütten ärmlicher Fischer gestanden, versteht, wer die Localität in natura […] betrachtet; daß Ancon trotzdessen jedoch (oder vielmehr dessentwegen gerade) ein zahlreich benutzter Begräbnissplatz war, das beweist sich eben in der reichen Zahl der Gräber selbst. Das fruchtbare Thal des Rimac lag nahe, aber die Begüterten fanden den Boden für Leichen zu kostbar und schafften solche deshalb nach den Sandflächen der Wüste."[1] Und Rudolf Virchow rühmte 1887 Ancón als die „best erhaltene, wenngleich nicht die reichste Gräberstätte Peru's".[2] Heute liegt das Gelände unter einem Stadtviertel von Lima.

Nach allem was wir wissen, bezeugt Ancón eine Kultur, die in Südamerika über mindestens 1.000 Jahre bis ins 15. Jahrhundert lebendig war, ehe sie unter den kolonisierenden Konquistadoren erstarb. „Sie entsteht von Neuem unter der pietätvollen Pflege der Alterthumsforscher, um nicht wieder vergessen zu werden", schrieb Virchow 1887 begeistert.[3] Möglicherweise hätte er heute anders geurteilt, denn was zu seiner Zeit neben Überresten von Bestatteten, an Keramik, an Teilen von Bekleidungsstücken und Gebrauchsgegenständen gefunden, gesammelt und wissenschaftlich aufgearbeitet wurde, liegt inzwischen eingezwängt neben dem Fundgut aus anderen Quellen im den nüchternen Depots verschiedener Museen oder, noch verborgener, zum Teil in Privathand. Nach mehr als 100 Jahren können ferner endgültige Verluste von Originalen durch deren physische Zerstörung nicht ausgeschlossen werden.

7.2 Die „Sammler"

Als dritte Phrase auf dem *Besonderen Objekt* lesen wir „Reiss & Stübl lgt.". Das Kürzel „lgt." steht für das lateinische Wort legit – oder im Plural legunt –, das hier so viel wie „haben gesammelt" bedeutet. Es benennt somit zwei Personen, Reiß und Stübel – hier in der allgemein üblichen Schreibweise ihrer Namen –, als Akteure. Die Lebensläufe und wissenschaftlichen Leistungen der beiden Forscher sind derart absonderlich, dass hier einige Aspekte und Episoden aus ihren Biographien eingeflochten werden sollen.

Wilhelm Reiß (1838–1908) stammte aus gutbürgerlichen Verhältnissen; sein Vater war ein wohlhabender Kaufmann und Bürgermeister von Mannheim. Wilhelm litt an einer schwächlichen Konstitution, die ihn gelegentlich in tiefe Depressionen stürzte. Trotz einer chronischen Regenbogenhautentzündung hatte er Freude am Reisen sowie Interesse an Geologie. Reiß studierte an verschiedenen deutschen Universitäten Naturwissenschaften, insbesondere Chemie, Physik und Mathematik. In Berlin lernte er außerdem Zeichnen.

Alphons Stübel (1835–1904) war der Sohn eines Leipziger Ratsherrn. Er verwaiste früh und wuchs vom 14. Lebensjahr an bei seinem Onkel in Dresden auf. Letzterer war offensichtlich wohlhabend und umsichtig zugleich. Dem von Kindheit an kränkelnden Neffen war es dadurch gestattet und möglich, ganz den eigenen Neigungen zu leben und schließlich Naturwissenschaften, insbesondere Chemie und Mineralogie, zu studieren. Er entwickelte ein spezielles Interesse für Vulkanologie. Zur Aufbesserung seiner Gesundheit folgte Stübel dem seinerzeit oft gehörten ärztlichen Rat zu einem längeren Aufenthalt im milden Klima Ägyptens. Entlastet von den unmittelbaren Anforderungen des Studiums in Leipzig, Heidelberg, Freiberg und Berlin, fasste der nun 23jährige unterwegs den Entschluss, Forschungsreisender zu werden.

Im Frühjahr 1858 begegnen sich Reiß und Stübel in Dresden. Beide entdecken ihre Gemeinsamkeiten und entwickeln eine ungewöhnliche Partnerschaft mit dem Ziel, Vul-

---

[1] Bastian, 1880, S. 334.
[2] Virchow, 1887, S. 151.
[3] Ebd., S. 152.

kane und Probleme des Vulkanismus zu erforschen. Im Januar 1869 brechen sie zu dem ihrer Meinung nach klassischen Gebiet der Vulkanforschung, den Sandwich-Inseln, auf. Sie erreichen dieses Ziel, das heute als Bundesstaat Hawaii zu den USA gehört, jedoch nicht, da sie an den Andenvulkanen gewissermaßen hängen bleiben.

Fast liegt es auf der Hand, dass die beiden ehrgeizigen Junggesellen in Alltagsdingen aneinander geraten würden, und das geschah auch bald. Bemerkenswert hingegen ist die Art und Weise, wie Reiß und Stübel ihre denkwürdige Freundschaft gestalteten. Herbert Scurla (1905–1981) schildert ihre neue Art der Zusammenarbeit: „Sie wollten in Zukunft getrennte Wege gehen und sich lediglich von Zeit zu Zeit zum Austausch von Erfahrungen und Meinungen treffen. Diese Reisemethode bewährte sich, und sie behielten sie während der acht Jahre ihres südamerikanischen Aufenthaltes bei."[4] Aufschlussreich sind ferner persönliche Darstellungen. So schreibt Reiß seinem Vater: „Unsere Anschauungen über die Art, wie hier zu reisen ist, haben sich als wesentlich verschieden herausgestellt; zwei so harte Köpfe wie wir könnten sich auf die Dauer nicht vertragen."[5] Unabhängig davon beichtet Stübel dem gleichen Adressaten gegenüber, dass die Reise eine wesentliche Änderung erfahren habe, „auch darin, daß das *gemeinschaftlich* äußerlich seine Bedeutung verloren zu haben scheint. Sie dürfen nicht glauben, daß die freundschaftliche Zuneigung und Achtung, welche ich für Ihren Herrn Sohn stets haben werde, eine Änderung erfahren hat, als wir den Umständen Rechnung trugen und verschiedene Wege in Südamerika einschlugen, Wege, welche uns nur noch von Zeit zu Zeit zusammenführen."[6] Die gegenseitige Hochachtung hält übrigens fast lebenslang. Erst 1898 vollzog Reiß die Löschung der Firma Reiß und Stübel, da er nicht gewillt sei, „mit Stübel in ernstlichen Streit zu geraten".[7] Scurla zitiert damit einen Mann, der selbst unter zunehmenden Depressionen seine Aufrichtigkeit zu wahren weiß.

Die beiden Forscher reisen im Oktober 1874 gemeinsam per Schiff von Ekuador nach Lima. Doch in Peru hatte sich ein Umsturz ereignet, eine Expedition ins Hochland war daher nicht ratsam. Eine andere Aufgabe war schnell gefunden. Reiß und Stübel gruben in dem Lima benachbarten kleinen Küstenort Ancón das Totenfeld einer im Dünensand versunkenen altperuanischen Siedlung aus und vollbrachten damit eine erstaunliche archäologische Leistung auf dem Gebiet der bis dahin erst wenig erkundeten vorkolumbianischen Kulturen Lateinamerikas. Sie fanden außer Mumien und reichem Schmuck Erzeugnisse des Gewerbefleißes, wie Gerätschaften, Schnitzereien und Textilien.[8]

Mit der Absicht zu graben, begaben sich Reiß und Stübel auf das Terrain einer Wissenschaftsdisziplin, die nicht ihre Eigentliche war. So jedenfalls scheint es aus heutiger Sicht. Andererseits dürfen die Kenntnisse nicht unterschätzt werden, die sich beide während ihrer soliden und umfassenden naturwissenschaftlichen Ausbildung angeeignet hatten. So haben sie nicht einfach – wie es damals noch vielfach üblich war – nach markanten oder intakten Objekten gesucht, diese aufgesammelt, mit Angaben zum Fundort versehen und für den Transport in die Heimat verpackt. Sie sind stattdessen sehr akribisch vorgegangen und haben nicht nur eine beachtliche Kollektion an gegenständlichen

---

[4] Scurla, 1982, S. 453 f.
[5] Ebd., S. 454.
[6] Ebd.; [Hervorhebung durch Stübel].
[7] Ebd., S. 460.
[8] Vgl. ebd., S. 457.

Zeugnissen, sondern auch eine Fülle von Aufzeichnungen in die Königlichen Museen zu Berlin eingebracht. Die wissenschaftliche Bearbeitung des Sammlungsgutes besorgten sie selbst, nachdem sie nach Deutschland zurückgekehrt waren. Als Ergebnis entstand die dreibändige Prachtausgabe „Das Todtenfeld von Ancon in Peru", dessen Druck die beiden Forscher wie vordem schon ihre Reisen ebenfalls selbst finanzierten.

7.3 Zur Bestimmung der „Deformierung"

Zurück zum *Besonderen Objekt*, das aus den Grabungsaktivitäten von Reiß und Stübel in Ancón stammt und hier in erster Linie wegen seiner künstlich erzeugten Schädelform vorgestellt wird. Grundsätzlich sind für abweichende Kopfformen zwei Ursachenkreise denkbar: Entweder sie beruhen auf naturgegebenen Zufälligkeiten, welche ihrem Wesen nach häufig pathologisch sind, oder sie resultieren aus kulturgebundenen Handlungsweisen der Mütter gegenüber ihren Säuglingen. Oberflächlich betrachtet wären sie im ersten Fall angeboren und im zweiten Fall erworben. Doch formale Schemata sind trügerisch. Das hat bereits Virchow bewogen, sich mit der ihm eigenen Akribie der Entstehungsgeschichte von „Difformitäten" zuzuwenden. 1892 beschreibt er für den Schädel eines Menschen neun Wege, wobei Grad und Dauerhaftigkeit der spontan erreichten Endstadien deutlich variieren: Druckstellen, die das Baby durch seine Lage im Mutterleib (1) oder während des Geburtsvorganges (2) davongetragen hat, verwachsen sich während der Kindheit häufig wieder. Abplattungen, die das Köpfchen eines Neugeborenen, insbesondere bei rachitischem, weichem Hinterhaupt erfährt, weil es immer die gleiche Lage im Bettchen (3) hat, sind meist beständiger. In manchen Gesellschaften, beispielsweise bei indianischen Wanderstämmen, war es üblich, dass die Mütter ihre Säuglinge auf harten Unterlagen, von den Forschern „Kindelbretter" oder *cradles* genannt, festbanden. In der Regel waren bleibend plane Hinterköpfe die Folge davon (4). Die meisten Schiefköpfe entstehen durch vorzeitigen, meist asymmetrischen Nahtverschluss im Kindesalter (5). Virchow nennt auch eine „basilare Impression im höheren Lebensalter" (6) als mögliches, wenngleich selteneres Geschehen.[9] Für das *Besondere Objekt* ist und war die vorsätzliche Verwendung von Brettchen und Binden (7) vielleicht auch von beidem bedeutsam. Erbliche Ursachen (8), also mehr oder weniger direkt aus den Genen heraus gesteuerte besondere Kopfformen, beschließen die Reihe von Möglichkeiten im Bereich des Lebendigen. Als Anthropologe weiß Virchow natürlich auch um die Schwierigkeiten bei der Deutung von Merkmalen an Skelettresten. Er verweist darum nachdrücklich auf die dauerhaften und zudem den realen Zuständen oft ähnelnden Verformungen, die Knochen während ihrer Lagerung insbesondere in wechselfeuchtem Sand beziehungsweise in sandigem Lehm (9) erfahren können.

Bei einem verformten Kopf imponiert, je nach Ausmaß, zunächst seine äußere Gestalt. Nehmen wir dies als gegeben hin, so fasziniert immer noch die unglaubliche Plastizität, mit der hier ein im Wachstum befindliches Körperteil auf Schranken reagiert hat, die ihm quasi von außen gesetzt wurden. Trotz erzwungener Abweichungen vom normalen Entwicklungsprogramm entstanden und erhalten sich Formen und Strukturen, die dennoch in angestammter Weise funktionieren. Weder das Gehirn noch der Kauapparat geben Lücken oder Einschränkungen in ihrer allgemeinen Leistungsfähigkeit zu er-

---

[9] Vgl. Virchow, 1892, S. 5–7.

kennen, die in ursächlichem Zusammenhang mit der erzwungenen Form stehen. Es ist dies ein Phänomen, das ohne Kenntnis des individuellen Entwicklungsablaufs schwer verständlich bleibt. Anhand des Verhältnisses von Gehirn und Hirnschädel sollen einige Grundzüge aufgezeigt werden.

Das menschliche Gehirn hat zum Zeitpunkt der Geburt einen Rauminhalt von etwa 370 ml; bereits nach neun Monaten hat er sich verdoppelt. Das Gehirn erscheint seinem äußeren Aspekt nach zu Beginn des zweiten Lebensjahres bereits reif und erreicht gegen Ende des so genannten Kleinkindalters, also mit rund fünf Jahren, bereits zwei Drittel jener Größe, die für den Erwachsenen charakteristisch ist. Für Männer gilt ein Mittelwert von 1.460 ml und für Frauen ein Mittelwert von 1.320 ml. Die Tatsache dieses Größenunterschiedes begründet keinen Unterschied in der Leistungsfähigkeit des Organs!

Für die spätere Hirnschädelkapsel entstehen zunächst innerhalb bindegewebiger Hüllstrukturen so genannte Ossifikationsherde, die sich in Knochenkerne verwandeln. Von diesen wächst zentrifugal Knochengewebe aus; im ursprünglichen Bindegewebe entstehen somit Knochenscheiben, die im Fall von Stirn- und Hinterhauptsbein zum großen Teil schon vor der Geburt miteinander verwachsen. Die Hauptknochen des Hirnschädels hingegen geraten normalerweise erst nach der Geburt durch fortwährendes Randwachstum unmittelbar miteinander in Kontakt. Gegen Ende des zweiten Lebensjahres geht mit der großen Stirnfontanelle der letzte Rest der einst bindegewebigen Hirnkapsel in den so genannten Schädelnähten auf. Das angestammte Entwicklungskonzept erweist sich dabei als äußerst empfindlich gegenüber Druckwirkungen – wenn diese nur lange genug einwirken.

Die definitive Kopfform kann demnach auch künstlich beeinflusst werden, indem die unter der Geburt noch leicht gegeneinander verschiebbaren Hirnschädelplatten alsbald in bestimmter Weise geformt und somit das anschließende Kopfwachstum in eine gewünschte Richtung gezwungen wird. Der Forschungsreisende Fedor Jagor (1816–1900) berichtet 1876 aus dem Nilgiri-Gebirge im Südosten Vorderindiens: „Ein kleiner Knabe hatte einen auffallend cylindrisch geformten Kopf, auf den seine Mutter stolz zu sein schien. Nach einigem Zaudern gestanden die Weiber, daß sie die Schädel der Neugeborenen zwischen den Händen zu pressen pflegen, um ihnen eine schöne Form zu geben. Die Manipulation beginnt gewöhnlich acht Tage nach der Geburt, wird Morgens und Abends wiederholt und auch auf andere Körperteile ausgedehnt. Auf meine Bitte vollzog die Mutter die ganze Operation an ihrem Knaben noch einmal in meiner Gegenwart. Sie erwärmte ihre Hände am Feuer, bestrich sie mit Ghi, einer geklärten Butter, und drückte sie dann zuerst leicht auf den Brustkasten; dann wurden Arme, Schenkel, Beine, Füße, Knie und Ellenbogen stark zusammengepreßt. Die Nase wird nicht platt gedrückt, sondern im Gegentheil von beiden Seiten zusammengepreßt. Der Schädel wird zwischen den Händen in der Absicht gedrückt, ihn möglichst zu runden."[10] Und der Niederländische Resident Johan Gerard Friedrich Riedel (1832–1911) auf Celebes, heute Sulawesi, vermeldet 1871 aus Garontalo: „Die Weise der Abplattung ist ganz einfach. Man umwindet die Schädel der Kinder vorher mit ausgeklopfter Rinde von dem Lahendang-Baume (Sponia sp.), später mit Kapas oder Kattun, und klemmt die Schädel vorn und hinten zwischen zwei Bretter […] Die Schädel bekommen dadurch eine un-

---

10 Jagor, 1876, S. 196.

gewöhnliche Breite, welche für einen besondern Zug von Schönheit gehalten wird. Ein Kind wird gewöhnlich vier bis fünf Monate zwischen die Bretter gelegt [...]."[11]

Nach Imbelloni liegen kulturell begründeten, bleibenden Veränderungen der Kopfform vier Praktiken zugrunde:[12] das Köpfchen des Säuglings befindet sich zwischen zwei miteinander verbundenen Brettchen, ist auf einer festen Unterlage wie Wiege oder Tragebrett fixiert, steckt in einer Bandage, gelegentlich auch in einer Haube aus flexiblem Material oder wird regelmäßig in stets gleicher Weise massiert. Kombinationen sind nachgewiesen und werden heftig diskutiert.[13]

Funktionsstörungen des Gehirns scheint die Praxis künstlicher Schädeldeformierung nicht zu verursachen. Nicht zuletzt deshalb, weil sie zu einer Zeit geübt wird und werden muss, in der beide Systeme – Hirnschädel und Gehirn – noch im Werden begriffen sind. Für das Gehirn bedeutet das Werden jedoch weniger Größenzunahme als vielmehr Ausbildung von Binnenstrukturen. Letzteres aber hat im Wesentlichen andere Entwicklungsantriebe zur Voraussetzung als räumliche Gegebenheiten. Aus Skelettresten lässt sich dazu freilich nichts herauslesen. Von dieser Seite bleibt einzig und allein die nüchterne Feststellung, dass selbst höchstgradig deformierte Schädel ihren Eigentümer schon bis ins Greisenalter begleitet haben. Röhrer-Ertl und Frey zitieren einen Augenzeugen. Der bedeutende, allgemeinwissenschaftlich interessierte Arzt, [Frater Juan] de Torquemada (um 1557–1624), erstellte im Jahre 1615 ein medizinisches Gutachten für die spanische Krone „Über mögliche Auswirkungen artefizieller Schädelplastik auf Gesundheit und Leistungsfähigkeit der Bewohner des Vizekönigtums Perú". Er betont darin, keinerlei negative Folgen für das physische Wohlbefinden der entsprechend Gezeichneten beobachtet zu haben. Dem ist auch später nicht widersprochen worden.[14]

7.4 Der „Kleeblattschädel"

Künstlich erzeugte Kopfformen, die in der Regel als entsprechend gestaltete Schädel oder Reste davon vorliegen, kennt man aus fast allen Kulturperioden der Menschheit. Die ältesten Funde stammen aus der Steinzeit, und die jüngsten leben heute noch. Sie lassen sich in nahezu allen Gegenden der Erde nachweisen, in Mitteleuropa ebenso wie auf der Krim, im Kaukasus und im antiken Ägypten, auf den Inselgruppen der Südsee und in den zentralasiatischen Steppen. Der klassische Fundort für künstlich deformierte Schädel ist jedoch der südamerikanische Kontinent. Aber selbst hier gibt es trotz ausgeprägter Vielfalt keine unverwechselbaren regionalen Unterschiede.

Wie der Schädel „R.V. 2383" zu seiner kleeblattähnlichen Form kam, kann anhand bekannter Utensilien und den Spuren, die ihre Anwendung am Schädel hinterlassen haben, einigermaßen genau rekonstruiert werden (Abb. 7.7 und 7.8): Es wurde ein Brettchen gegen den Nackenteil des Hinterkopfes gebunden. Am Brettchen befand sich dazu eine Lasche, die mittig über den Scheitel gelegt wurde. Von deren Vorderende gingen zwei Schnüre aus, die seitlich am Kopf herunter, um die Seitenteile des Brettchens herum nach vorn geschlungen und über der Stirn straff miteinander verknotet wurden. Das

---

[11] Riedel, 1871, S. 110 f.
[12] Vgl. Imbelloni, 1930.
[13] Vgl. Weiss, 1962.
[14] Vgl. Röhrer-Ertl und Frey, 1984, S. 677.

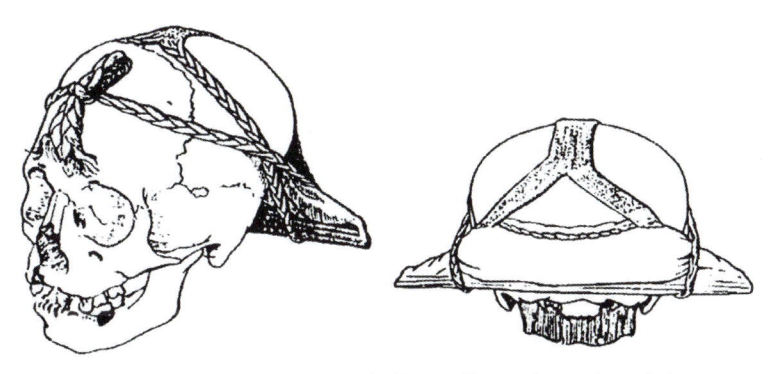

Abb. 7.7 Schematische Darstellung von spezifischen Hilfsmitteln zur künstlichen Formveränderung des Schädels (nach Weiss, 1867).

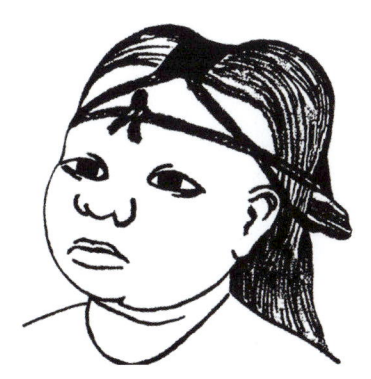

Abb. 7.8 So könnte die Kopftracht des Kindes im frühesten Lebensalter ausgesehen haben (nach Weiss, 1867/68).

am *Besonderen Objekt* zu beobachtende Ergebnis ist eine fast plane Hinterhauptsschuppe, die allseitig von den Scheitelbeinen überragt wird, des weiteren seitlich herausquellende Scheitelbeine mit einer quer verlaufenden Delle an deren Vorderrand sowie ein breites, gegenüber den Scheitelbeinen seitlich erhaben wirkendes Stirnbein (Abb. 7.4).

Wie das Kind auf die Manipulationen reagiert hat, wissen wir nicht. Angenehm war die Prozedur mit Sicherheit nicht, und auch die Mutter wird ihre Probleme gehabt haben. Dennoch haben sich beide Seiten den Erfordernissen einer kulturellen Tradition gefügt, die uns heute fremd erscheint. Auch die „zivilisierte" Gegenwart kennt Praktiken vorsätzlicher körperlicher Veränderungen zur vermeintlichen Steigerung von Schönheit und Attraktivität auf der einen und als sichtbares Zeichen innerer Verbundenheit oder der Zugehörigkeit zu einer bestimmten Gemeinschaft auf der anderen Seite. Selbst Exzesse sind nicht selten. Gesellschaftliche Zwänge wirken nach wie vor. Nur entscheiden heute in aller Regel nicht mehr die Eltern, sondern – normalerweise – der Betroffene selbst über Art und Ausmaß bleibender Veränderungen am eigenen Körper.

Literatur

Bastian, Adolf: Das Todtenfeld von Ancon in Peru. Rezension, Zeitschrift für Ethnologie 12, 1880, S. 334 f.
Imbelloni, José: Die Arten der künstlichen Schädeldeformation. Anthropos 25, 1930, S. 801–830
Jagor, Fedor: Die Badagas im Nilgiri-Gebirge. Verhandlungen der Berliner Gesellschaft für Anthropologie, Ethnologie und Urgeschichte. Zeitschrift für Ethnologie 8, 1876, S. 190–204
Ranke, Johannes: Ueber Altperuanische Schädel von Ancon und Pachacamác gesammelt von I. K. H. Prinzessin Therese von Bayern. Abhandlungen der mathematisch-physikalischen Classe der Königlich Bayerischen Akademie der Wissenschaften 20/6, 1900, S. 628–750
Riedel, Johan Gerard Friedrich: Ueber künstliche Verbildung des Kopfes. Zeitschrift für Ethnologie 3, 1871, S. 110 f.
Röhrer-Ertl, Olav und Kurt-Walter Frey: Über den Einfluß der künstlichen Schädeldeformation in vivo auf die Sinnesleistung beim Menschen. Gegenbaurs morphologisches Jahrbuch 130, 1984, S. 677–697
Scurla, Herbert: Vorbemerkung zu Alphons Stübel/Wilhelm Reiss – Reisen durch die Kordilleren. In: Scurla, Herbert, Hrsg.: Im Banne der Anden. Reisen deutscher Forscher des 19. Jahrhunderts. Berlin 1982
Virchow, Rudolf: Das Todtenfeld von Ancon in Peru, Rezension. Verhandlungen der Berliner Gesellschaft für Anthropologie, Ethnologie und Urgeschichte. Zeitschrift für Ethnologie 19, 1887, S. 151 f.
Virchow, Rudolf: Crania ethnica americana. Berlin 1892
Weiss, Pedro: Tipología de las deformaciones cefálicas de los antiguos peruanos, según la osteología cultural. Revista del Museo Nacional 31, Lima 1962, S. 15–42
Weiss, Pedro: Estudio de las imágenes con cabezas bilobuladas de la cerámica Chimú y Chancay. Revista del Museo Nacional 35, Lima 1967/68, S. 295–311

Abbildungsnachweis

Abb. 7.1–7.6: Berliner Medizinhistorisches Museum der Charité; Fotos: Birgit Forman
Abb. 7.7: aus Weiss, 1962, Tafel III, Fig. A und B
Abb. 7.8: aus Weiss, 1967/68, Tafel III, Fig. 8

8 7.000 Zähne und noch mehr
Eine Patientendokumentation aus der Frühzeit der Universitätszahnklinik zu Berlin

Ilona Marz

Unter den zahnmedizinhistorischen Objekten der sehr verschiedenartigen Sammlungsstücke des Königlichen Zahnärztlichen Instituts der Friedrich-Wilhelms-Universität zu Berlin – im Weiteren auch kurz Universitätszahnklinik oder Zahnklinik genannt – befinden sich mehr als 200 teilweise großformatige, offensichtlich als Lehrmaterialien konzipierte Schautafeln. Von diesen fallen zehn durch ihre Größe – 38,5 cm hoch und 35,5 cm breit – und eine besondere Art der Gestaltung auf. Das Tafelgrundmaterial besteht aus heller, graubrauner fester Pappe und ist mit einem schmalen, schwarzen Papierband eingefasst. Auf den ersten Blick erschließt sich die Bedeutung der eher unspektakulär kleinen Tafeln nicht. Beim näheren Hinsehen jedoch wird das *Besondere* dieser Objekte erkennbar: Auf den Tafeln befinden sich Zähne mit erläuternder Beschriftung. Nein, es sind keine gezeichneten Zähne oder gar Fotografien, sondern extrahierte menschliche Zähne, auch einige Tierzähne. Manche von ihnen wackeln verdächtig stark beim Bewegen der Tafeln, als wollten sie jeden Moment abfallen. Man erkennt zarte Drähte, die, durch winzige Löcher in den Zähnen gefädelt, diese auf der Unterlage festhalten. Jede Tafel trägt in der rechten oberen Ecke die Tafelnummerierung und in sorgfältiger, gut lesbarer lateinischer Handschrift mit schwarzer Tinte geschrieben die Überschrift „Zahnsammlung des Instituts". In wechselnder Schrift, mal mit lateinischen Buchstaben, ein anderes Mal in feiner, heute nicht mehr von jedem lesbarer deutscher Schreibschrift, wird der auf der Tafel dargebotene Inhalt benannt.

8.1 Mehr als 50 Zähne auf einen Blick

Auf der Tafel mit der Nummer 28 und dem Titel „Verschiedenes" kann auch das wenig geübte Auge schnell einige Befunde an den Zähnen entdecken, die nicht nur für Zahnärzte von Interesse sind (Abb. 8.1). In drei Kolumnen sind 66 Zähne mit dünnem, silberfarbenem Draht wohlgeordnet auf der Tafel befestigt. Fünf Zähne sind offensichtlich nicht mehr am Platz; die Perforationen in der Pappe kennzeichnen die Fehlstellen. Die verbliebenen Schattenrisse auf dem im Laufe der Jahrzehnte beträchtlich verschmutzten hellen Karton verdeutlichen die Verluste zusätzlich. Die Tafel war ursprünglich also mit 71 Zähnen bestückt. In feiner deutscher Schreibschrift ist zu jedem Zahn beziehungsweise zu jeder Gruppe von Zähnen eine Erläuterung gegeben, aus der das *Besondere* ersichtlich wird, was zur Aufnahme in die Zahnsammlung führte. Darunter befinden sich Zähne, die Missverhältnisse in der Größe von Krone und Wurzel zeigen (Abb. 8.1: erste Reihe links oben), untere Molaren (Mahlzähne) mit verwachsenen Wurzeln (2. Reihe, links) oder Molaren mit starker Wurzelresorption (1. Reihe rechts oben).

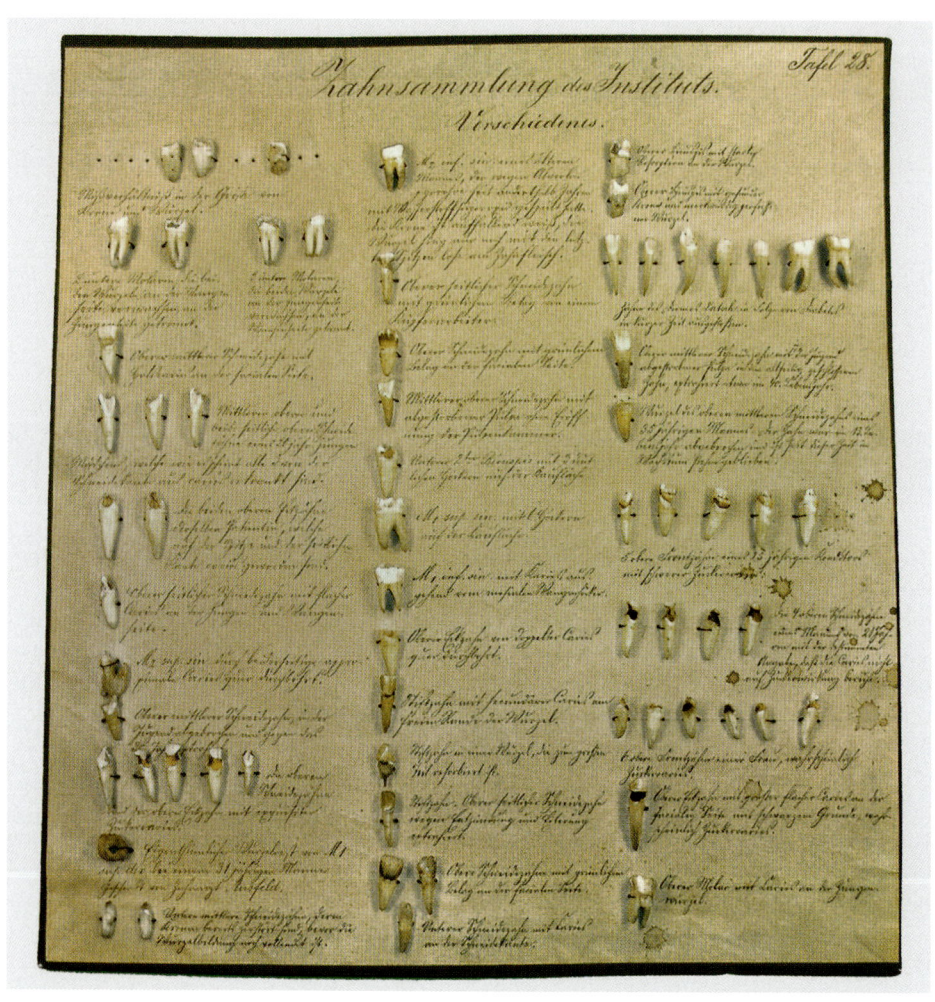

Abb. 8.1 Zahntafel Nr. 28 – Verschiedenes

Einige Zähne verdienen etwas mehr Aufmerksamkeit. An ihnen sind ausgeprägte Zahnhartgewebserkrankungen oder andere Auffälligkeiten sichtbar.

In einer Ausschnittsvergrößerung (Abb. 8.2a) der linken Kolumne, dritte Reihe von unten, sind fünf Zähne – vier obere Schneidezähne und ein oberer Eckzahn eines Patienten – „mit exquisiter Zuckercaries" zu sehen. Ein weiterer Ausschnitt (Abb. 8.2b) zeigt in der rechten Kolumne, dritte und vierte Reihe von unten, Zähne mit ähnlichen Zustandsbildern der Karies. Hier liegen allerdings Informationen über die Ursache für diese ausgeprägte Zahnzerstörung vor. Es ist zu lesen: „Die 4 oberen Schneidezähne eines Mannes von 21 Jahren mit der bestimmten Angabe, dass die Caries nicht auf Zuckereinwirkung beruhe." Als Ursache für die kariös stark zerstörten sechs Frontzähne einer Frau in der darunter liegenden Reihe hingegen wird wiederum Zuckerkonsum angenommen. Der Anblick provoziert Fragen. Warum sind die Patienten nicht bereits mit kleinen kariösen Defekten zum Zahnarzt gegangen? Die zerstörten Zähne sahen im

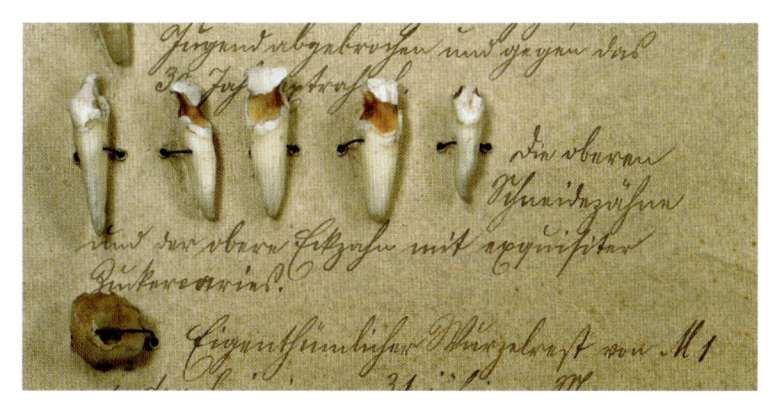

Abb. 8.2a Detail aus Tafel 28 – „exquisite Zuckercaries"

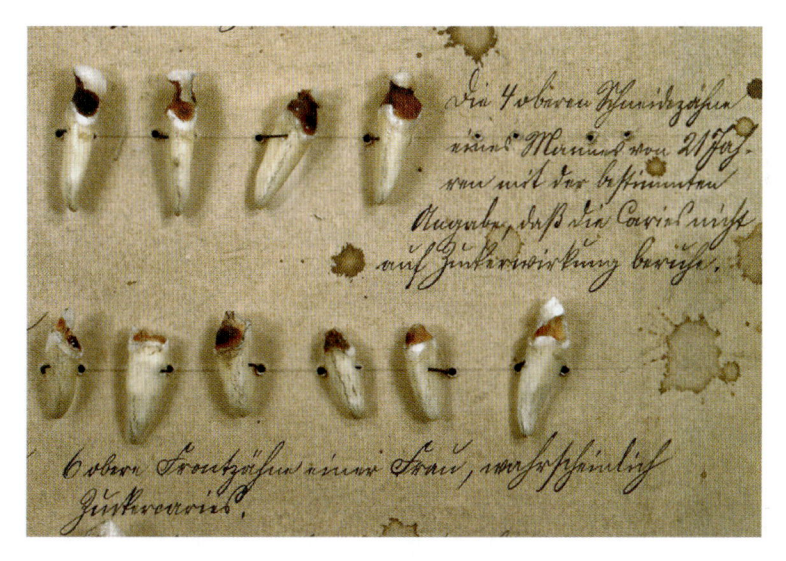

Abb. 8.2b Detail aus Tafel 28 – ebenfalls Zuckerkaries

Mund bestimmt nicht appetitlich aus. Hatten die Patienten denn keine Zahnschmerzen? Auch das wäre doch Anlass für eine frühzeitige Füllungstherapie gewesen. Als wahrscheinlichster Grund kann das finanzielle Unvermögen der Patienten angenommen werden. Die Krankenkassen zahlten zu dieser Zeit noch nicht für eine Füllungstherapie.[1] Dabei war Karies die Nummer Eins unter den Zahnerkrankungen.

Die an den Präparaten sichtbaren Spätschäden stellten für den damaligen Unterricht besonders in der Zahnerhaltung ein unverzichtbares Anschauungsmaterial dar. Doch

---

[1] Es ist anzunehmen, dass die Zahnsammlung zwischen 1883 und 1907 angelegt wurde. 1883 tritt die Pflichtkrankenversicherung für Arbeiter in Kraft, die allerdings anfänglich nicht für Füllungstherapien aufkam. Die Mehrzahl der Bürger bleibt jedoch ohne gesetzlichen Krankenversicherungsschutz – sie müssen die Kosten privat tragen.

sie haben nicht nur historischen Wert, denn die Karies steht noch immer an erster Stelle aller Zahnerkrankungen, trotz der in den letzten Jahrzehnten erfolgreichen Präventionsmöglichkeiten durch Schmelzkonditionierung mittels Fluoridierungsmaßnahmen über das Trinkwasser, Salz, Milch, Tabletten und Zahnpflegemittel. Und wer weiß, ob derartige Zahnschäden nicht bald wieder häufiger die Münder der Patienten „zieren", wenn im Zuge der gegenwärtigen Sparmaßnahmen im Gesundheitswesen, der Praxisgebühren als verdeckte Form der Erhöhung der Kassenbeiträge und der Forderung einer großen Gruppe von Zahnärzten nach Herausnahme der zahnärztlichen Leistungen aus der Finanzierung durch die Gesetzlichen Krankenkassen, die Füllungstherapie einer Vielzahl von Patienten vorenthalten wird.

8.2 Die Zähne eines Berliner Originals

Das letzte Detail aus der Zahntafel 28 (Abb. 8.3) zeigt völlig gesunde Zähne. Man könnte meinen, es wäre die vollständige Zahnreihe des linken Unterkiefers eines Menschen. Allerdings könnte das Wurzelmerkmal des Eckzahnes und des ersten Molaren dagegen sprechen, da die Wurzeln meist nach distal, also von der Kiefermitte nach hinten weisen. Die Zähne waren, wie vermerkt, „in Folge von Diabetes in kurzer Zeit ausgestoßen" worden und standen vordem im Mund von „Diener Latsch". Die Namensnennung und Berufsbezeichnung des Patienten berühren eigenartig. Es muss ein besonderer Mensch gewesen sein, dass er aus der Anonymität der Zahnsammlung so hervorgehoben wird. Genau dies trifft hier zu. Jeder, der mit der Geschichte der Berliner Universitätszahnklinik gut vertraut ist und darüber hinaus noch die Erzählungen aus den Erinnerungen der hiesigen Hochschullehrer und ehemaligen Studenten kennt, weiß um

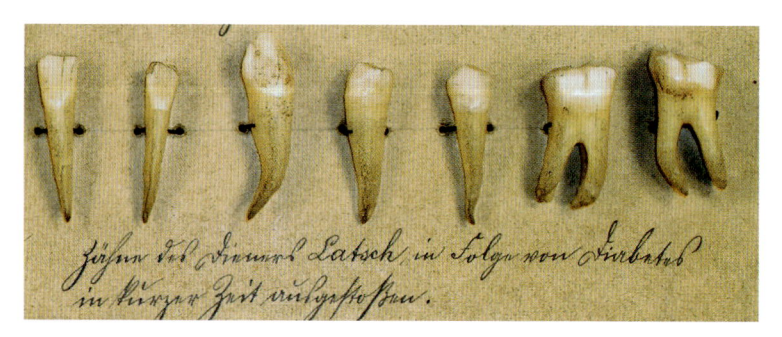

Abb. 8.3 Die gesunden Zähne des Dieners der Zahnklinik

den 1850 geborenen Friedrich Wilhelm August Latsch. Im Jahr 1884 war der „ausgediente Sergeant im 2ten Garderegiment zu Fuß" als Institutsdiener am neu eröffneten Königlichen Zahnärztlichen Institut der Friedrich-Wilhelms-Universität, das sich in der Dorotheenstraße 40 befand, angestellt worden und waltete dort bis zu seiner Pensionierung im Jahr 1903 seines Amtes.[2]

---

[2] Vgl. Grzelkowski, 1998, S. 38 f.

Mit seiner Frau wohnte Latsch im zweiten Stockwerk der Klinik.[3] Die beiden unterhielten darin aber auch ein „Frühstückszimmer" für die Studenten und Assistenten[4] mit konzessioniertem Bierausschank.[5] Zu den eigentlichen Dienstaufgaben des Dieners gehörten die Reinigung der Institutsräume, die Bereitstellung der Bestuhlung im Kollegsaal und im Warteraum, das Verteilen der Nummern an die wartenden Patienten, damit die Reihenfolge eingehalten wurde und es bei der Enge und langen Wartezeiten nicht zu unmäßiger Unruhe kam. Vormittags stand er dem Direktor des Instituts und Leiter der chirurgischen und nachmittags dem Leiter der konservierenden Abteilung für Handreichungen zur Verfügung. Er besorgte dort die Buchung der Gebühren. „Majestätisch" anmutend, „mit gewölbtem Brustkasten in eng anschließender Litewka" – ein blauer Tuchrock mit rotem Kragen und weißen Knöpfen – versah er seinen Dienst.[6] Dadurch war Latsch einem gewiss nicht gerade kleinen Personenkreis in Berlin gut bekannt. Dazu gehörten die knapp 1.000 Studenten, die innerhalb seiner Berufszeit nach bestandenem Examen in alle Welt gingen und sich seiner erinnerten. Mehr noch dürften sich die ungezählten Berliner Patienten der Zahnklinik seiner erinnern. Ja, er konnte durchaus als Original gelten. Als Latsch auf so dramatische Weise seine Zähne verlor, war er um die 35 Jahre alt. Die damals noch recht jungen Krankenkassen übernahmen die Kosten für Zahnersatz gleichfalls nicht. Nun wäre es durchaus möglich gewesen, dass man Latsch bei diesem nicht übersehbaren ausgedehnten Zahnverlust im Interesse des Ansehens des Universitätsinstituts mit künstlichem Ersatz versorgt hätte. Eine Abteilung für Zahnersatz gehörte ja ebenfalls zur Zahnklinik. Ob sein Dienstherr dafür Sorge trug, ist aber nicht bekannt.

8.3 Wo kommen nur all die Zähne her?

Die hier vorgestellte Tafel 28 ist als Objekt wahrlich etwas sehr Besonderes und dennoch nur ein Teilstück eines einstmals wunderbaren Ganzen, da die Zahnsammlung des Instituts nicht mehr vollständig ist. Der Sammlungsbestand umfasste mehr als 7.000 Zähne auf einer unbekannten Anzahl von Lehrtafeln. Auf den heute noch vorhandenen zehn Schautafeln sind insgesamt etwas mehr als 500 Zähne noch erhalten geblieben und folgendermaßen geordnet:

- Tafel 6   Anomalien in der Form der Kronenbildung
- Tafel 13   Caries
- Tafel 18   Zufälle bei Zahnextractionen
- Tafel 20   Anomalien der Struktur (Hypoplasien)
- Tafel 21   Thierzähne
- Tafel 22   Zahndurchschnitte
- Tafel 25   Resorption der Wurzeln bleibender Zähne
- Tafel 28   Verschiedenes
- Tafel 31   Anomalien der Zahl der Zähne
- Tafel 34   Caries der Zähne

---

[3] Nach Blankenstein wohnte das Ehepaar Latsch dort bis 1889. Vgl. Blankenstein, 1994, S. 23.
[4] Vgl. Mex, 1934, Spalte 79.
[5] Vgl. Grzeklowski, 1998, S. 39.
[6] Mewes, 1943, S. 128.

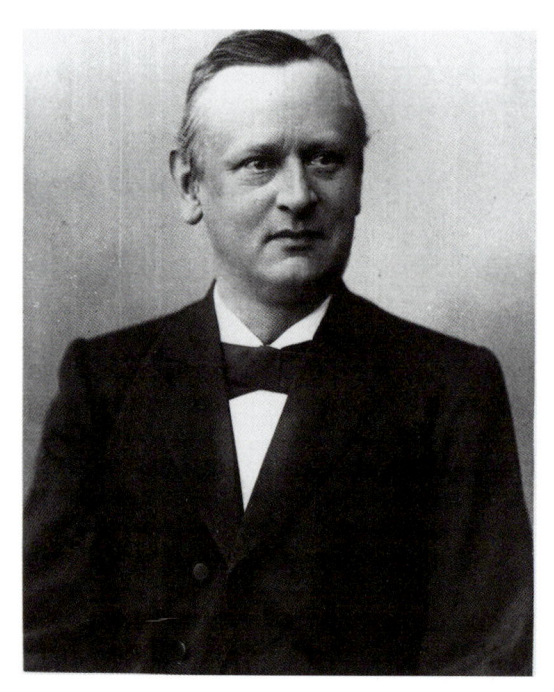

Abb. 8.4 Carl Friedrich Ferdinand Busch (1844–1916), erster Direktor des Königlichen Zahnärztlichen Instituts der Friedrich-Wilhelms-Universität zu Berlin

Die Entstehungsgeschichte dieser Zahnsammlung beruht auf schlichten Ereignissen. Für den 20. Oktober 1884 war die Eröffnung der lang ersehnten zahnärztlichen Ausbildungsstätte an der Universität zu Berlin vorgesehen. Die jahrzehntelangen mannigfaltigen Widerstände seitens des Kultusministeriums gegen eine derartige Einrichtung überhaupt, die darauf folgende Hinhaltepolitik aus leicht durchschaubaren Gründen, zu denen Geldmangel, Vorbehalte seitens der Medizinischen Fakultät und nicht zuletzt die Uneinigkeit in Sachen Personalausstattung auch auf Seiten der Zahnärzte gehörten, waren überwunden. Der Langenbeck-Schüler Carl Friedrich Ferdinand Busch (1844–1916) sollte die Direktion der neuen Zahnklinik erhalten und die chirurgische Abteilung leiten (Abb. 8.4). Und als befürchtete er noch ein Rückwärtsdrehen des Rades der Geschichte, beantragte er zum Sommersemester 1883 die Einrichtung einer provisorischen zahnärztlichen Universitätspoliklinik in seinen privaten Praxisräumen in der Friedrichstraße 113.[7]

Es mangelte weder hier, noch später im Institut in der Dorotheenstraße, in der die Zahnklinik bis zum Jahr 1912 verblieb, an Patienten, wie man in Abbildung 8.5 am übervollen Warteraum erkennen kann. Die an Zahnschmerzen Leidenden kamen zahlreich, stammten meist aus der armen und wenig auf ihre Gesundheit bedachten Bevölkerungsschicht, wodurch die Zahnextraktionen an erster Stelle der Therapiemaßnahmen standen. Hier an der Universitätszahnklinik erfolgte das Zähneziehen gratis, weil die

---

[7] Vgl. Grzelkowski, 1998, S. 20 f.

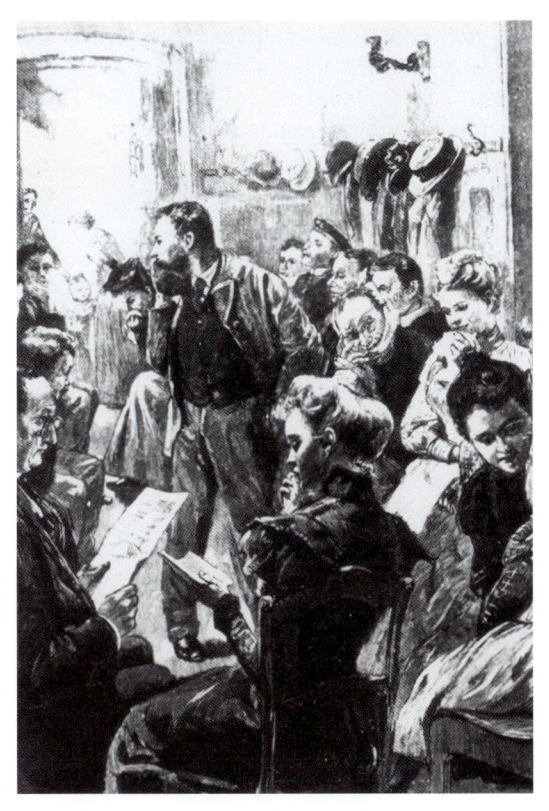

Abb. 8.5 Wartesaal der Zahnklinik in der Dorotheenstraße

Studenten das ja lernen mussten. Allerdings meist ohne Schmerzausschaltung, denn diese Kosten übernahmen die Krankenkassen ebenfalls nicht! Manchmal befanden sich unter den Wartenden auch Herren mit Brille und Bügelfalten in den Hosen sowie Damen mit Federhütchen. Die so auffälligen Patienten hatten meist das Geld für eine Narkose, die immerhin zwischen 1,50 und 3,00 Mark kostete.

Für Friedrich Busch kam durch diese etwas begüterten Menschen einiges dringend benötigtes Geld in die Gebührenkasse, da Busch für seine universitäre, noch interimistische Einrichtung, in der er für die Studenten die Poliklinik abhielt, keine finanziellen Mittel erhielt. Diese relative Mittellosigkeit wirkte sich auf den Unterricht aus, da er keine Füllungsmaterialien, wie zum Beispiel Gold, für die aufwändigen zahnerhaltenden Therapiemaßnahmen kaufen konnte. Durch diese finanziellen Beschränkungen konnte er nicht einmal ein Patientenjournal für die Dokumentation führen! Für dieses Problem fand Busch jedoch eine Lösung: „Um nun aber doch über die Zahl der Patienten einigermaßen Auskunft geben zu können, so sammelte ich die extrahirten Zähne und zählte sie später nach den Zahnformen geordnet aus", schrieb Busch in einem ersten Institutsbericht.[8] Ob einer der hier abgebildeten Patienten (Abb. 8.5) wohl einen Zahn zur

---

[8] Vgl. Busch, 1885, S. 114.

Sammlung beigetragen hat? Eine grobe Zusammenstellung der in den fast 18 Monaten extrahierten Zähne wies 2.192 Wurzeln, 1.962 Milchzähne und 3.742 Zähne Erwachsener, darunter 174 „Abnormitäten" aus. Das sind die insgesamt 7.896 Zähne einer eigenwilligen, dennoch nachwirkenden Patientendemonstration in Form der Zahnsammlung auf den Tafeln.[9]

8.4 Die Zahnsammlung des Instituts nimmt Gestalt an

„Bei jedem extrahirten Zahne wurde sorgfältig darauf geachtet, ob derselbe eine Abnormität darbot. Fand sich eine solche, so wurde eine kurze hierauf bezügliche Bemerkung auf ein Stück Papier geschrieben und der betreffende Zahn in dasselbe eingewickelt. Nach dem Schlusse der provisorischen Poliklinik wurden diese Zähne nach gleichartigen Gruppen rangirt und auf Pappplatten mit Draht befestigt, um als Demonstrationsmaterial für das theoretische Colleg verwendet zu werden", schrieb Busch weiter.[10] Bei dieser Feierabendarbeit erhielt Busch intensive Unterstützung von Paul Mex (1853–1939), der als Student im letzten Studienjahr bei ihm in der Poliklinik als Praktikant arbeitete, nach dem Examen Privatassistent und im Oktober 1884 Buschs erster Assistent in der Zahnklinik wurde. Vermutlich hat Mex auch die Beschriftungen der Zahntafeln vorgenommen, denn die Handschrift Buschs ist es nicht, wie man aus seinem im Universitätsarchiv liegenden Schriftwechsel erkennen kann.

Für Busch hatte die Schaffung eines solchen Lehrmittels einen hohen Wert, da die Zahnheilkunde seinerzeit ein neues Universitätsfach war und es für die Ausbildung der Studenten noch keine kommerziellen Lehrmittel, weder Lehrbücher noch sonstige Anschauungsmaterialien, gab. Zudem kannte Busch den großen Nutzen von Demonstrationsmitteln für die Unterrichtsgestaltung noch gut aus seiner Zeit als Dozent an der Chirurgischen Universitätsklinik in der Ziegelstraße, an der es eine reichhaltige Chirurgisch-geburtshülfliche Instrumenten- und Bandagen-Sammlung gab, die er zudem über ein Jahrzehnt betreut und vermehrt hatte.[11]

8.5 Die Zahnsammlung – nicht nur ein Lehrmittel

Die Zahnsammlung des Instituts ist jedoch in heutiger Zeit mehr als ein aus der Mode gekommenes Lehrmittel. Wie im Folgenden an einigen wenigen ausgewählten Zähnen gezeigt werden kann, können diese als seltene Belege für zahnärztliche Therapiemaßnahmen im 19. Jahrhundert gelten. Aus den wenigen zahnärztlichen Fachbüchern und Zeitschriften kann man zwar über die im 19. Jahrhundert üblichen zahnerhaltenden Therapieverfahren einiges erfahren, darüber hinaus auch aus Anzeigen in Wochen- und Tageszeitungen. Aber praktizierten die Zahnärzte auch die in der Werbung angepriesenen Füllungsmethoden, den Einzelzahnersatz und was nicht alles sonst noch? Wie sahen die Füllungen, die Kronen aus? Hier einige besondere Befunde aus der Sammlung:

Fall 1: Einen fast als sensationell zu bezeichnenden Fund bietet die Tafel 6 mit den „Anomalien der Form der Kronenbildung". Der unter der Position 8 aufgenommene

---
[9] Vgl. ebd.
[10] Ebd., S. 115.
[11] Vgl. Grzelkowski, 1998, S. 13.

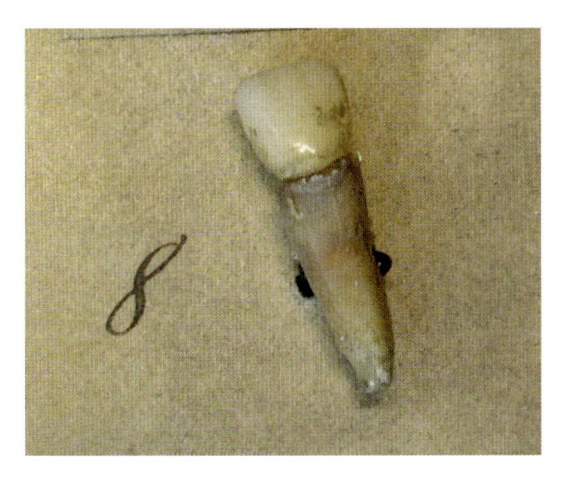

Abb. 8.6 Detail aus Tafel 6 – ein Stiftzahn

Zahn (Abb. 8.6) ist hier eigentlich deplatziert, da es sich nicht um eine Anomalie handelt. Es ist ein Stiftzahn, dessen Zahnkrone, vielleicht sogar die eines anderen Menschen, mit einem Wurzelstift versehen und in der im Oberkiefer verbliebenen Wurzel des seitlichen Schneidezahns des Patienten verankert wurde. Das war damals eine Möglichkeit, eine Zahnlücke wieder zu schließen. Dieses Verfahren beschrieb erstmals der französische Zahnarzt Pierre Fauchard (1678–1761) im Jahre 1728.[12] Er benutze als Kronenersatz neben menschlichen Zähnen auch Kronen, die aus Tierzähnen geschnitzt waren. Dazu wurden Walross-, Ochsen-, Pferde-, Maulesel- und Seekuhzähne verwendet oder das „Herz von dem ältesten und weissesten Elfenbeine".[13] Diese Methode des Lückenschlusses machte sich auch der erste Berliner Hofzahnarzt Philipp Pfaff (1713–1766) zu eigen, wie er in seinem Lehrbuch im Jahr 1756 berichtete.[14] Wenn eine Stiftverankerung wegen fehlender Wurzeln jedoch nicht möglich war, benutzte man stattdessen Seidenfäden oder Golddrähte zum Befestigen einzelner Ersatzzähne. Zahnklammern kannte man im 18. Jahrhundert noch nicht.

Fall 2: Man kann es als einen sehr glücklichen Umstand bezeichnen, dass sich auf der gleichen Tafel 6 unter der Position 4 ein Zahn befindet (Abb. 8.7), der thematisch auf dieser ebenfalls fehl am Platz ist. In diesem Fall hatte man einen natürlichen Zahn durch Beschleifen der Lückenbreite angepasst und, ohne ihn mit dem Kieferknochen zu verankern, mit einer Haltevorrichtung in Form einer doppelseitigen Platinklammer vernietet. Die Klammer umfasste einst die Pfeilerzähne, also die Zähne, die sich rechts und links der Lücke befanden und lag ihnen dabei flächenhaft an. Auch so konnte man also eine Zahnlücke im Frontzahngebiet verschließen. Das kleine „Schmuckstück" stammte aus dem Mund eines alten Herrn und war von diesem viele Jahre getragen worden, so steht es vermerkt. Bedauerlicherweise ist nicht bekannt, ob dieses Ersatzteil von einem Berliner Zahnarzt angefertigt worden war und zu welchem Zeitpunkt. Eine ähnliche

---

[12] Vgl. Fauchard, 1733, S. 352.
[13] Ebd., S. 190.
[14] Vgl. Pfaff, 1756, S. 147–149.

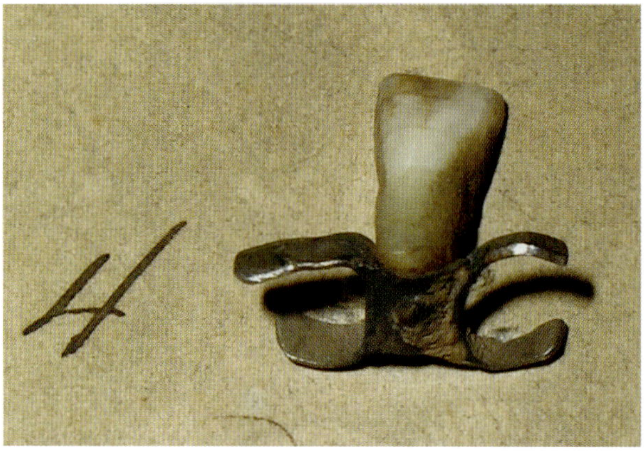

Abb. 8.7 Detail aus Tafel 6 – eine Platinklammer nach Maggiolo

Klammerkonstruktion beschrieb im Jahr 1809 erstmals J. Maggiolo (1782–1844) aus Nancy. Um etwa 1830 kamen aus Runddraht gebogene Klammern zur Anwendung,[15] in den 1850er Jahren solche aus Kautschuk, die aber starke Sekundärschäden durch die breiten Auflageflächen verursachten und als schlechteste Variante galten.[16]

Fall 3: Eine letzte Gruppe besonderer Zahnbefunde aus der Zahnsammlung befindet sich auf der Tafel 25 mit dem Thema „Resorption der Wurzeln bleibender Zähne" (Abb. 8.8). An fünf Zähnen, die von mehr als einem Patienten stammen, sind Füllungen aus unterschiedlichen Materialien zu sehen: eine zahnfarbene (links außen), eine goldfarbene (zweiter Zahn von links), drei Zähne sind offenbar mit Silberamalgam gefüllt. Auf den ersten Blick schienen die Befunde Aussagen über die Praxis der Zahnerhaltung im späten 19. Jahrhundert zu ermöglichen. Im Tafeltext ist dann allerdings zu lesen, dass alle Zähne außerhalb der Mundhöhle gefüllt und dann „replantirt", wieder eingepflanzt, wurden.

Die Reimplantation und die Transplantation von Zähnen sind heute sehr anspruchsvolle, kostenintensive Therapieverfahren und werden nicht von jedem niedergelassenen Zahnarzt in seiner alltäglichen Praxis angeboten. Im 18. Jahrhundert war jedoch die Transplantation nicht nur eine von Zahnärzten regelmäßig beschriebene und entgegen zunehmenden Einwänden praktizierte Therapie,[17] sondern das Verfahren bewegte auch die künstlerischen Gemüter, wie den englischen Karikaturisten Thomas Rowlandson (1756–1827), der 1787 einen gesellschaftskritischen kolorierten Kupferstich schuf (Abb. 8.9). Die Armen – in Grautönen gehalten – dienten im Bedarfsfall den Reichen als Zahnspender. Selbst die spätere Lady Hamilton (1765–1815) wollte in ihren elenden Jugendjahren ihre schönen Zähne einem Zahnarzt verkaufen und wäre zahnlos dann sicher nicht die Geliebte Lord Nelsons (1758–1805), dem Helden aus der Schlacht von Trafalgar, geworden und als solche nicht in die Geschichte eingegangen.

---

[15] Vgl. Gall, 1834; siehe auch Hoffmann-Axthelm, 1985, S. 294.
[16] Vgl. Jung, 1907, S. 115.
[17] Vgl. Pfaff, 1756, S. 133–145.

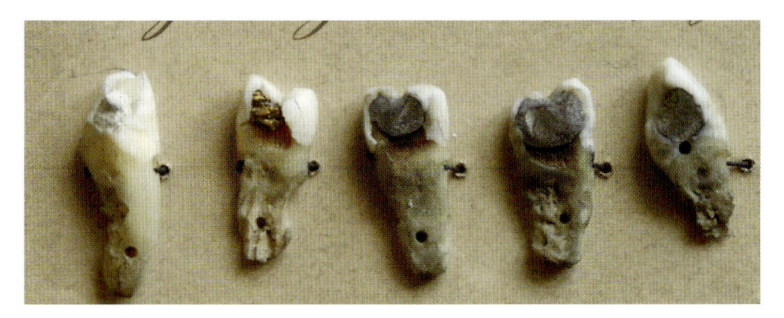

8 7.000 Zähne und noch mehr – Eine Patientendokumentation

Abb. 8.8 Detail aus Tafel 25: extrahiert – gefüllt – reimplantiert – und wieder extrahiert

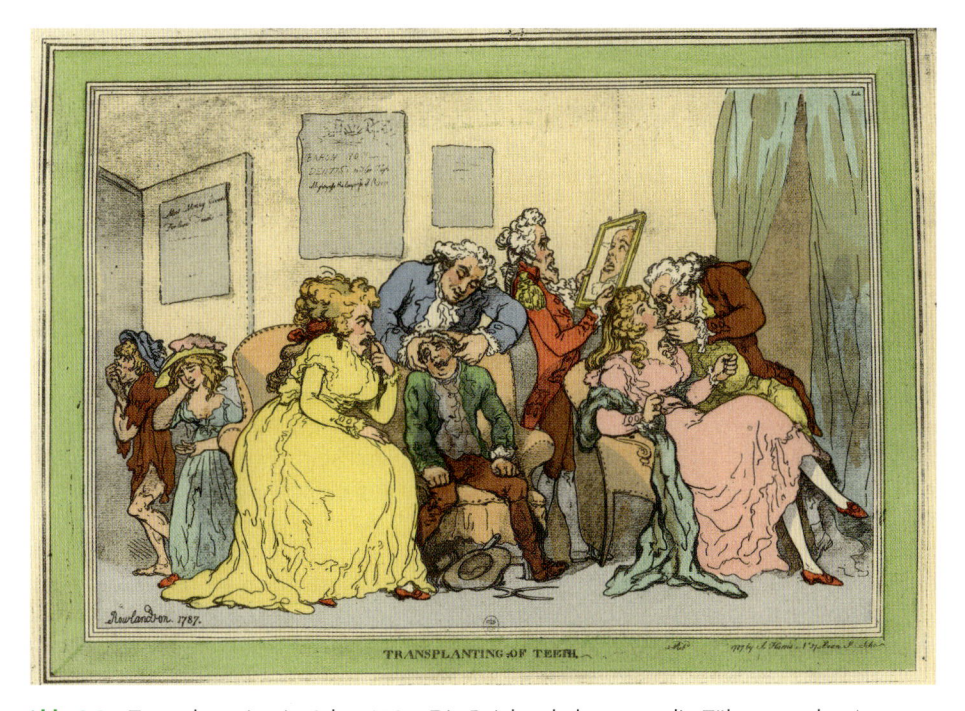

Abb. 8.9 Transplantation im Jahre 1787: Die Reichen bekommen die Zähne von den Armen.

Die Methode der Transplantation geriet in Misskredit, da die Zahnextraktion aus „sozialer Indikation" als sehr fragwürdig galt. Auch wegen der häufigen Misserfolge und der Gefahr von Krankheitsübertragung, wie zum Beispiel der Syphilis, verließ man dieses Verfahren. Man begann sich auf Wiedereinpflanzungen zu beschränken. Gegen Ende des 19. Jahrhunderts propagierten Colemann in London und andere Zahnärzte eine neue Indikation für die Reimplantation. Sie extrahierten kariöse Zähne, die im Mund schlecht zu präparieren und zu füllen waren, führten diese Arbeitsgänge extraoral, also außerhalb des Mundes durch und setzten die Zähne wieder ein. Busch schätzte die Misserfolgsquote auf 20 % ein.[18]

---

[18] Vgl. Busch, 1886, S. 796.

Der Beschreibung auf der Zahntafel nach, könnten die Zähne auf der Abbildung 8.8 als eine Art Versuchsreihe für diese neuartige Therapiemethode gelten. Aber aus den Aufzeichnungen geht nicht hervor, welche Indikation vorlag, also warum man die Zähne extraoral füllte. Bekannt ist auch nicht die Verweildauer der Zähne im Munde des Patienten nach der Behandlung. Das wiederum lässt den Schluss zu, dass dieses kombinierte Therapieverfahren – Extraktion, Füllungstherapie, Reimplantation – nicht am zahnärztlichen Universitätsinstitut erfolgte und die Patienten zuvor bei anderen Zahnärzten der Stadt in Behandlung gewesen waren.

8.6 Reimplantation an der Zahnklinik unter Carl Friedrich Ferdinand Busch

Wenn Busch Reimplantationen durchführte, geschah es im Interesse der zahnärztlichen Ausbildung, wie Busch berichtete. Als eine Indikation gab er die Heilung von Fisteln an. Eine weitere, wenn auch höchst peinliche, trat immer mal wieder durch einen Irrtum oder durch die Ungeschicklichkeit eines der Studenten ein, wenn statt des kranken ein gesunder Zahn gezogen worden war. Das passierte im Berichtszeitraum von einem Semester immerhin achtmal. Dann erfolgte umgehend durch Busch oder seinen Assistenten eine Reimplantation, die aber nur in der Hälfte der Fälle Erfolg brachte. Die Wurzeln der Zähne wurden auffallend schnell abgebaut[19] und der Halt der Zähne ging verloren – sie fielen aus. In der Zahnsammlung des Instituts gibt es für diese ungewollten Reimplantate keine Belege.

In den folgenden Semestern bemühten sich unter dem Direktorat von Friedrich Busch und auch in späteren Jahren, als Wilhelm Dieck (1867–1935) die Zahnklinik leitete, Studenten und Assistenten gemeinsam mit den Hochschullehrern um die Herstellung von Lehrmitteln zu den verschiedensten Themen. Die Zahnsammlung erhielt Ergänzungen, die jedoch qualitativ mit dem alten Teil nicht vergleichbar sind, weder in der Form, noch in der Dokumentation, da jegliche Bemerkungen zu den einzelnen Zähnen fehlen. Wie anfangs beschrieben, ist die Zahnsammlung dennoch nur ein Restbestand, denn im Verlauf der Jahrzehnte benutzten einige Wissenschaftler die Zähne für ihre Forschungen. Die Zähne wurden von den Tafeln gelöst, für Fragestellungen neu gruppiert und auch fotografiert, wie auf alten Glasplattendiapositiven zu entdecken war.[20] Nie aber kamen sie wieder an ihren alten Platz zurück.

Literatur

Blankenstein, Felix: 110 Jahre Zahnärztliches Institut Berlin 1884–1994. Berlin 1994

Busch, Friedrich: Bericht über die Thätigkeit in der provisorischen zahnärztlichen Poliklinik der Universität Berlin. Deutsche Monatsschrift für Zahnheilkunde 3, 1885, S. 113–128

Busch, Friedrich: Das zahnärztliche Institut der Universität Berlin während des Wintersemesters 1885/86. Deutsche medicinische Wochenschrift 12, 1886, S. 796–797

Fauchard, Pierre: Frantzösischer Zahn-Artzt, oder Tractat von den Zähnen. Berlin 1733. 2. Reprint, Leipzig 1984

---

[19] Vgl. ebd.
[20] Für detaillierte Fragen steht seit kurzem eine Dissertation über die Zahnsammlung im Internet zur Verfügung, vgl. Kalisch, 2009.

Grzelkowski, Elke Rita: Carl Friedrich Busch (1844–1916) – der erste Direktor des Zahnärztlichen Institutes der Friedrich-Wilhelms-Universität zu Berlin. Diss. med. dent., Berlin 1998
Hoffmann-Axthelm, Walter: Die Geschichte der Zahnheilkunde. Berlin u. a. O. 1985
Jung, Karl: Lehrbuch der zahnärztlichen Technik. Leipzig und Wien 1907
Kalisch, Nicole: 7 000 Zähne und noch mehr. Die Geschichte einer Sammlung. Diss. med. dent., Berlin 2009
Laignel-Lavastine, Maxime, Hrsg.: Histoire générale de la médecine, de la pharmacie, de l'art dentaire et de l'art vétérinaire, Bd. 2. Paris, o. J.
Mewes, Wilhelm: Erinnerungen an meine Studienzeit. Zahnärztliche Mitteilungen 34, 1943, S. 128–130
Mex, Paul: Zum 50jährigen Jubiläum des Berliner zahnärztlichen Universitätsinstituts. Zahnärztliche Mitteilungen 25, 1934, Sondernummer, Spalte 70–86
Pfaff, Philipp: Abhandlung von den Zähnen des menschlichen Körpers und deren Krankheiten. Berlin 1756. Reprint, Heidelberg 1982

Abbildungsnachweis

Abb. 8.1–8.3 und 8.5–8.8: Bildarchiv Ilona Marz, Bestand: Zahnmedizinhistorische Sammlungen; Fotos: Ilona Marz
Abb. 8.4: Humboldt-Universität zu Berlin, Universitätsbibliothek, Porträtsammlung
Abb. 8.9: aus Laignel-Lavastine, o. J., nach S. 580

9 Blinzeln verboten
Ein Lidsperrer aus der Praxis Albrecht von Graefes

Beate Kunst

Der Berliner Augenarzt Albrecht von Graefe (1828–1870) war ein begnadeter Operateur. In der medizinhistorischen Literatur findet man überwiegend Berichte über die von ihm neu entwickelten Operationsmethoden. Seltener wird uns etwas über die Instrumente mitgeteilt, die er dafür verwendete. Wie wichtig ihm aber sein Arbeitswerkzeug war, zeigt die Tatsache, dass er bei seinen Operationen oftmals den Berliner Instrumentenmacher J. G. Birck hinzuzog.[1] Dessen Kollege, August Lutter, bietet in seinem 1868 erschienenen Preisverzeichnis für chirurgische, anatomische, geburtshilfliche und tierärztliche Instrumente auch „Instrumente zu Augenoperationen" an, die allesamt „genau nach dem Modell oder neuesten Angaben des Herrn Geh. Rath von Graefe" gefertigt worden waren.[2]

Lutters Preisverzeichnis, ein sehr dünnes Heftchen, bietet weniger einen repräsentativen Überblick über die in den 1860er Jahren in den Zentren der Augenheilkunde am häufigsten verwendeten Instrumente. Interessant ist eher ein Rückschluss auf die aktive Rolle der Berliner Augenchirurgie in der zweiten Hälfte des 19. Jahrhunderts: Elf von 83 Instrumenten tragen die Bezeichnung „nach von Graefe", für weitere zwölf Instrumente finden sich dessen Assistenten – Richard Liebreich (1830–1917), Adolph Weber (1829–1915) und Adolph Emil Ernst Waldau (1822–1895) als Namensgeber. Es handelt sich bei diesen Produkten auch – aber nicht nur – um die besonderen Vorlieben einer lokalen Berliner Schule. Viele der an der von Graefe'schen Klinik entwickelten chirurgischen Instrumente konnten sich auch andernorts in der Praxis durchsetzen. So sind Arbeitsgeräte „nach von Graefe" oder nach Weber, Waldau, Liebreich, Schweigger, Hirschberg[3] und anderen Graefe-Schülern in zahlreichen weiteren Katalogen gelistet.[4] Insbesondere von Graefes Schielhaken, das Starmesser und der Lidsperrer können noch heute bei vielen Herstellern medizintechnischer Produkte erworben werden (Abb. 9.1).

Die Albrecht-von-Graefe-Sammlung der Deutschen Ophthalmologischen Gesellschaft am Berliner Medizinhistorischen Museum der Charité enthält hauptsächlich Handschriften und Bücher aber nur wenige Instrumente. Adolph Weber führte der Sammlung mehrere einzelne chirurgische Instrumente zu. Leider kennen wir weder das Übergabejahr noch wissen wir, wie viele Instrumente er der Sammlung anvertraute. Heute wird dieses Konvolut unter der Inventarnummer „I a 1" geführt. Weber war As-

---
[1] Vgl. Samelson, 1864, S. 24.
[2] Lutter, 1868, S. 8.
[3] Es sind hier die Graefe-Schüler Theodor Schweigger (1830–1905) und Julius Hirschberg (1843–1925) gemeint.
[4] Beispielsweise in den Katalogen der Firmen Hauptner, Chiron, Aesculap, Windler und Martin aus den Jahren 1892 bis 1970.

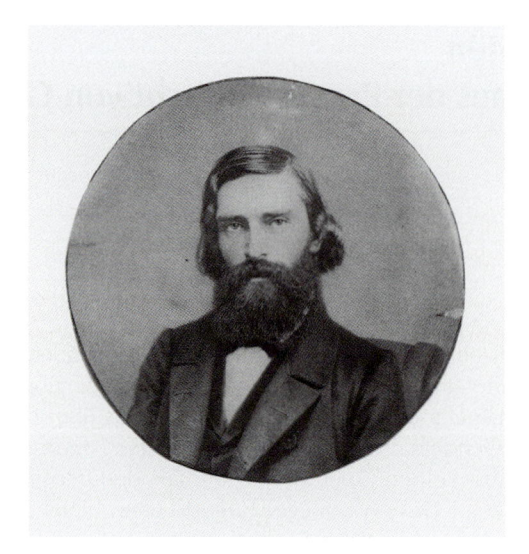

Abb. 9.1 Albrecht von Graefe, um 1865

sistent, Freund und auch Schüler Albrecht von Graefes. Er arbeitete später als Augenarzt in Darmstadt und gehörte zu den zwölf Medizinern, die 1857 einem von Albrecht von Graefe gestarteten Aufruf folgten, sich in Heidelberg zu einem fachlichen Austausch auf dem Gebiet der Augenheilkunde zu treffen. Diese Zusammenkunft gilt als die Geburtsstunde der sich 1863 konstituierenden Ophthalmologischen Gesellschaft. Nach Weber hat Albrecht von Graefe die Instrumente aus „I a 1" in der Klinik verwendet. Es lässt sich nicht mehr klären, ob hier seine Privatklinik oder die Charité gemeint ist, an der er einige Jahre Belegbetten führte, bevor er dort 1868 Professor wurde. Auf Wunsch der Deutschen Ophthalmologischen Gesellschaft, der Eigentümerin der Sammlung, wurden die Instrumente 2003 gereinigt und für ihre Aufbewahrung eine Mappe gefertigt. Darin befinden sich nun verschiedene Pinzetten, Scheren, ein Wechselinstrument ohne Aufsätze, eine Nagelschere, ein Nadelhalter, ein Greifer, vermutlich zum Entfernen von Splittern aus dem Auge, ein Lidsperrer und ein Ophthalmostat (Abb. 9.2).

Aufgrund ihres selbstverständlichen Gebrauchs bei Augenoperationen, finden (Fixier-)Pinzetten, Scheren, Lidsperrer und Augapfelhalter (Ophthalmostaten) selten größere Beachtung. Auf drei dieser Instrumente aus dem Instrumentenkonvolut „I a 1" soll in diesem Beitrag jedoch näher eingegangen werden: Ein Lidsperrer verhindert das Schließen der Augenlider, der Operateur hat somit einen relativ ungestörten Zugang zu dem Operationsgebiet. Mit einem Ophthalmostaten wird der Augapfel aktiv in eine gewünschte Position bewegt und festgehalten, um dann mit der Operation zu beginnen. Eine Fixierpinzette hält den Augapfel in der gewünschten Position (Abb. 9.3).

9.1 Eingriffe am Auge aus Sicht des Patienten

Vor 200 Jahren mag ein Patient während einer Operation die Augen zugekniffen haben, um sich abwesend zu wünschen oder Schmerzen besser zu ertragen. Bei Augenoperationen mussten die Patienten aber mitverfolgen, wie ein Messer, eine Schere, eine Nadel,

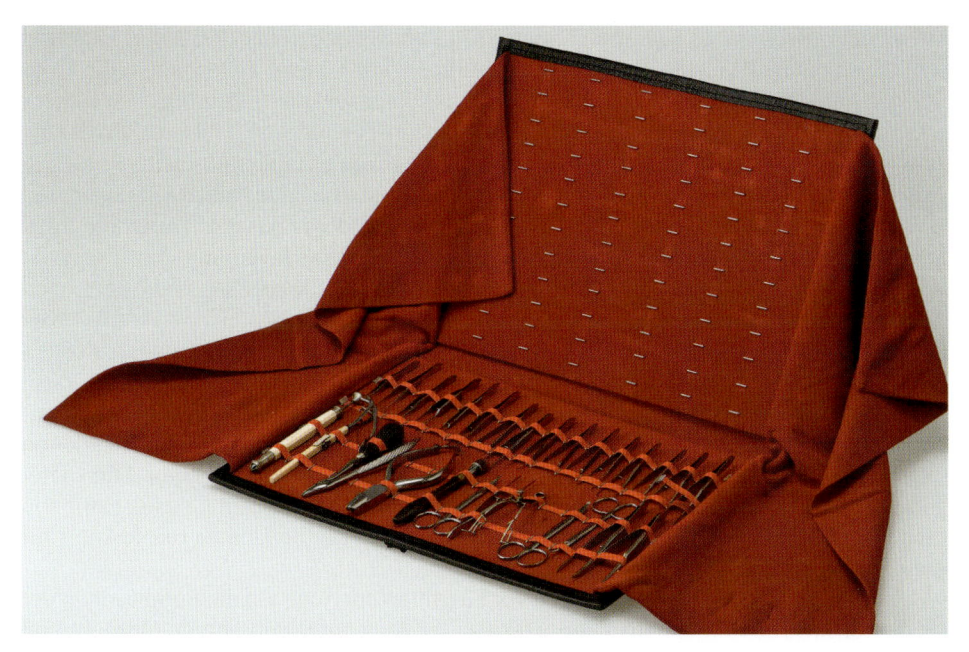

9 Blinzeln verboten – Ein Lidsperrer aus der Praxis Albrecht von Graefes | 119

Abb. 9.2 Instrumentenkonvolut „I a 1"aus der Albrecht-von-Graefe-Sammlung der Deutschen Ophthalmologischen Gesellschaft am Berliner Medizinhistorischen Museum der Charité

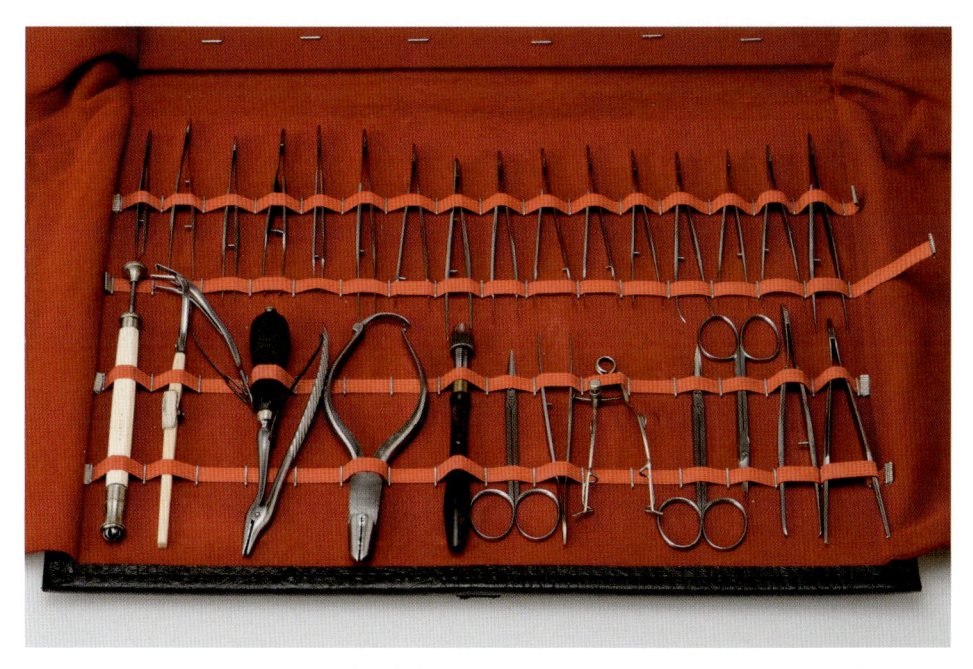

Abb. 9.3 Instrumentenkonvolut „I a 1". Unten 5. von rechts: Lidsperrer nach von Graefe. Unten 2. von links: Ophthalmostat. Oben 4. von links: Fixierpinzette

ein Spatel oder welches Instrument auch immer dem Auge näher und näher kam und schließlich darin eintauchte. Zwar gab es zu Albrecht von Graefes Zeiten bereits die Möglichkeit, den Patienten zu narkotisieren, doch hat von Graefe diese Methode – im Gegensatz zu seinem Vorgänger an der Charité, Johann Christian Jüngken (1793–1875), der die Anwendung der Chloroformnarkose in der Augenheilkunde etablierte[5] – selten, bei Staroperationen in der Regel gar nicht angewandt.[6] Eine Narkose hatte Nebenwirkungen und konnte einen Brechreiz verursachen, der wiederum Druck auf das frisch operierte Auge ausübte. Bei bestimmten Operationen war es auch wünschenswert, mit dem Patienten während des Eingriffes zu kommunizieren, so dass dieser die Stellung des Auges nach Anweisung des Operierenden änderte. Der Augenarzt Wolfgang Münchow (1923–1986) gibt zudem an, dass jedes Narkosemittel bei von Graefe einen Reizhusten auslöste – Grund dafür soll ein Unfall gewesen sein, bei dem der experimentierfreudige von Graefe in jungen Jahren in seinem Privatlabor eine Explosion herbeiführte und dabei Bromdämpfe einatmete.[7] Außerdem waren von Graefes Lungen in späteren Jahren stark von einer fortgeschrittenen Tuberkuloseerkrankung in Mitleidenschaft gezogen. Die später gängige örtliche Betäubung wurde erst nach dem Tode Albrecht von Graefes 1884 von dem Augenarzt Karl Koller (1857–1944) eingeführt, der die Bedeutung des Kokains für diese Zwecke erkannte.

Üblich war es jedoch, den Patienten vor Eingriffen am Auge auf die Berührungen der Operationsinstrumente einzustellen. Der Pariser Augenarzt und Lehrer Albrecht von Graefes, Louis Auguste Desmarres (1810–1882), führt dazu aus: „Handelt es sich um einen furchtsamen Kranken oder ein Kind, so ist es gut, das Auge schon frühzeitig an den Contact der Instrumente zu gewöhnen, damit es nicht während der Operation zu empfindlich sei, vor dem Instrumente fliehe, sich hinter dem Oberlide verstecke. Viele rathen, ganz einfach nur die Lider mit einem stumpfen metallenen Körper zu berühren, indem sie annehmen, dass es nur der unangenehme Eindruck der Kälte sei, welcher das Auge in Bewegung setze. Ich begnüge mich aber hiermit nicht, sondern berühre nach aufgehobenem Oberlide den Bulbus [Augapfel] selbst mit einer gewöhnlichen Sonde und zwar an jenem Punkte, wo der Einstich verrichtet werden soll."[8]

9.2 Die Operationshaltung oder der menschliche Augenaufhalter

Selbst wenn der Patient allen Mut zusammennahm – der natürliche Lidreflex macht es ihm unmöglich, nicht die Lider zu schließen, wenn der Augapfel von einem Fremdkörper berührt wird. Wie konnte der Patient also sein Auge offen halten? Schon Georg Bartisch (1535–1606) gibt in dem ersten in deutscher Sprache erschienenen Lehrbuch für Augenheilkunde aus dem Jahre 1583 eine bestimmte Operationshaltung an.[9] Der Okulist oder Starstecher sitzt dabei etwas erhöht vor dem Patienten und stabilisiert dessen Beine, indem er sie zwischen seine eigenen nimmt. Ein Ausweichen des Kopfes wird durch einen Gehilfen verhindert, der hinter dem Patienten steht, dessen Kopf mit einer oder beiden Händen fasst und ihn an seinen Bauch drückt (Abb. 9.4). Die konjugierte

---

[5] Vgl. Jüngken, 1850.
[6] Vgl. Münchow, 1978.
[7] Vgl. ebd., S. 36.
[8] Desmarres, 1852, S. 452 f.
[9] Vgl. Bartisch, 1970, S. 61–63.

Bewegung der Augen bedingt, dass beide gleichzeitig in die gleiche Richtung wandern – die Bewegung eines Auges zieht demnach immer eine Bewegung des anderen mit sich. Daher wird das gesunde Sehorgan fest verbunden. Druck und Dunkelheit bewirken, dass sich das Auge weniger bewegt.

Nun soll der Okulist mit der rechten Hand das linke und mit der linken Hand das rechte Auge operieren. Die jeweils freie Hand zieht mit Daumen und Zeigefinger die Lider auseinander. Bei anderen Autoren übernimmt diese Tätigkeit der Gehilfe. Bartisch setzt voraus, dass der Operateur mit beiden Händen gleich geschickt arbeiten kann, dass also das linke Auge des Patienten tatsächlich mit der rechten Hand und das rechte Auge mit der linken Hand operiert wird. Diese Beidhändigkeit forderten fast alle Autoren noch bis zum Ende des 18. Jahrhunderts von Operateuren, die Eingriffe am Auge vornahmen. Sie sollte antrainiert werden. Nur wenige Okulisten stellten sich hinter den sitzenden Patienten, um das rechte Auge auch mit der rechten Hand zu operieren, manchmal saß der Patient zu Füßen des Starstechers mit dem Rücken an dessen Knie gelehnt und den Kopf nach hinten auf dessen Schoß gelegt. In dieser Position kann das rechte Auge ebenfalls mit der rechten Hand operiert werden, während die Finger der linken Hand die Augenlider öffnen.

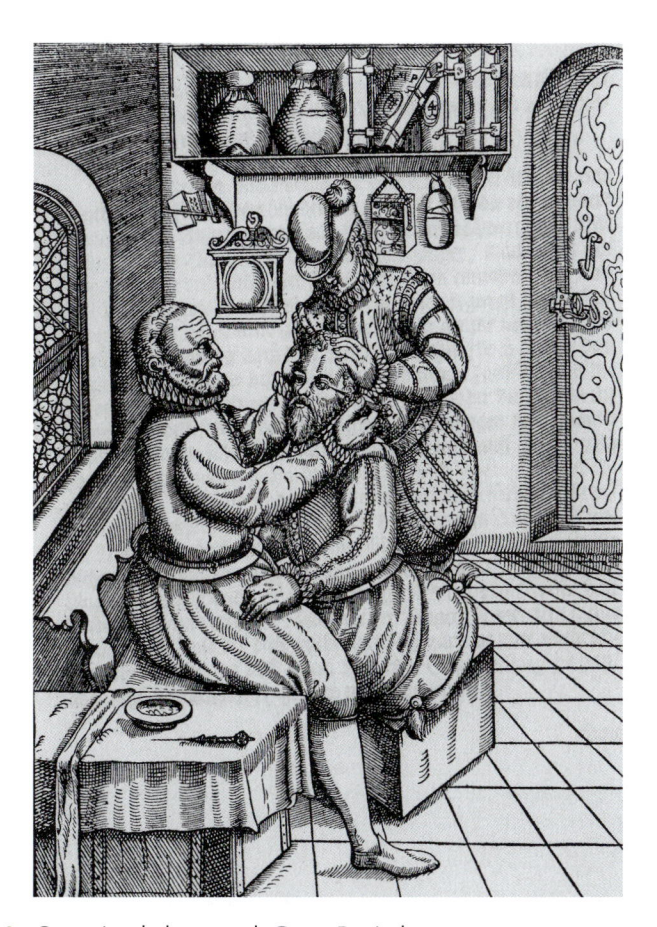

Abb. 9.4 Operationshaltung nach Georg Bartisch

9.3 Operationen an der von Graefe'schen Klinik

Die private Augenklinik Albrecht von Graefes befand sich nahe der Charité in der Karlstraße 46, der heutigen Reinhardtstraße, unmittelbar an der Unterbaumbrücke. Hier wurden in den 1860er Jahren jährlich durchschnittlich 1.600 größere Augenoperationen durchgeführt, so viele wie in sonst keiner deutschen Klinik dieser Zeit. 120 Betten standen Albrecht von Graefe dort zur Verfügung, 40 weitere in der Charité.[10] Er beschäftigte zahlreiche Assistenten und Praktikanten und arbeitete nach einem bestimmten Tagesrhythmus. Die Operationen wurden in der Regel nachmittags durchgeführt. Wie sein Schüler Julius Hirschberg berichtet, fing von Graefe dabei zuerst mit den einfacheren Eingriffen an – den Schiel- und Lidoperationen –, dann folgten die schwierigeren, wie die Pupillenbildung oder die Staroperationen.[11] Albrecht von Graefe nahm seine Eingriffe am sitzenden oder liegenden Patienten vor, indem er sich auf einen Stuhl setzte. Sein eingespieltes Team bestand aus dem Gehilfen Johannes, einem großen, ruhigen Mann, der den Kopf des Patienten hielt und einem erfahrenen Assistenten – in der Regel von Graefes Jugendfreund Adolph Emil Ernst Waldau. Der jeweils jüngste Assistent reichte die Instrumente. Oftmals waren noch ein bis zwei weitere Assistenten oder Praktikanten zum Assistieren oder Zuschauen anwesend.[12]

Albrecht von Graefe operierte schnell, auch um den für den Patienten schmerzhaften Eingriff baldmöglichst abzuschließen. Aus heutiger Sicht mag dies der entscheidende Grund für seine Erfolge sein. Er operierte in Straßenkleidung, die Instrumente wurden nicht sterilisiert – dennoch blieb die Infektionsrate für damalige Verhältnisse gering.[13] Die Augenlider des Patienten wurden bei den meisten Eingriffen durch einen Lidsperrer zurückgehalten und der Augapfel fixiert. Albrecht von Graefe hat für seine Operationen einen eigenen Lidsperrer entwickelt.

9.4 Die Kraft des Instrumentes

Wo aber steht der „Lidsperrer nach von Graefe" in der Entwicklungsgeschichte dieses Instrumentes? Wie funktionieren die Sperrer? Für welche Operationen werden sie eingesetzt? Stumpf endende Haken sollen schon in der Antike dem Hochziehen des Oberlides bei Augenuntersuchungen gedient haben. Als der Vater des heutigen Lidhebers gilt der um 1726 geborene französische Okulist und Wundarzt Jean-Henri Pellier. Er erdachte etwa 1750 für Staroperationen ein vom Gehilfen zu bedienendes Gerät aus gebogenem Draht (Abb. 9.5, links). Musste er ohne Gehilfen arbeiten, verband er das Instrument mit einer Stirnbinde, über die er selbst den Lidheber hochziehen und absenken konnte.[14]

William Mackenzie (1791–1868) hat dem Pellier'schen Lidheber einen Stiel gegeben. Das Instrument wird daher auch Lidhalter genannt. Von dieser Art gibt es mehrere Varianten anderer Okulisten. Hervorzuheben ist eine Konstruktion von Louis Auguste

---

[10] Über weitere Aufschlüsselungen zu den Patientenzahlen und Operationen an der von Graefe'schen Klinik vgl. Kazimirski, 1994, S. 94–101 ff.
[11] Vgl. Hirschberg, 1918, S. 233 f.
[12] Vgl. Samelson, 1866, S. 21–23.
[13] Vgl. Münchow, 1978, S. 69.
[14] Vgl. Hirschberg, 1908, S. 102.

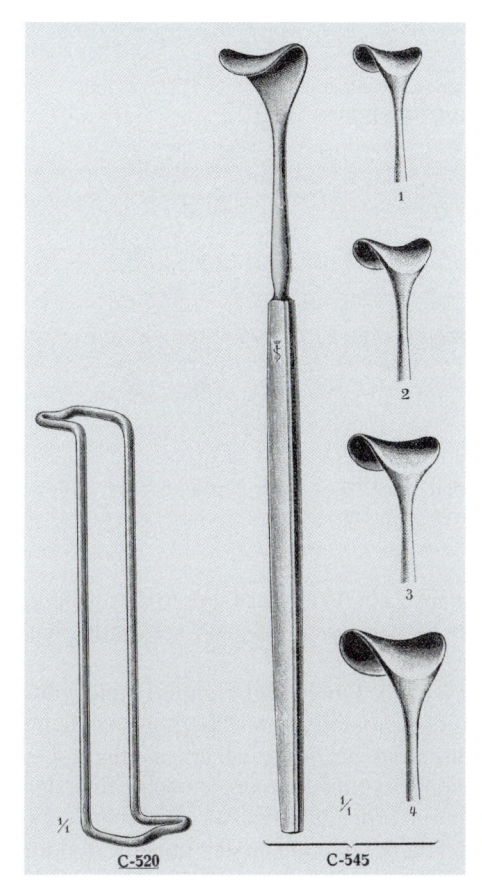

9 Blinzeln verboten – Ein Lidsperrer aus der Praxis Albrecht von Graefes

Abb. 9.5 Links: Lidheber nach Pellier, entwickelt um 1750. Rechts: Lidhalter nach Desmarres, um 1850

Desmarres. Der Franzose, dessen Lidhalter noch heute in der Praxis verwendet wird, beschreibt ihn folgendermaßen: Die Augenlidhalter „zeichnen sich besonders dadurch aus, daß sie außer der gewöhnlichen hakenförmigen Biegung noch zwei andere Krümmungen besitzen. Ist der Lidhalter angelegt, so erscheint nämlich die vordere uns zugekehrte Fläche desselben concav; ferner ist auch jener Theil nach seiner Quere concav gebogen, welcher bei der Anlegung den Bulbus berührt, und schmiegt sich daher geschickt der Form des Bulbus an".[15] Desmarres betont, dass sein Lidhalter nicht durchbrochen sei – also die Schleimhaut nicht durch die Lücke hindurchtreten könne, wie das bei den Lidhaltern aus Draht der Fall wäre (Abb. 9.5, rechts).

Der in Italien geborene Joannis Virgilius Casaamata (1741–1807) war Okulist am Hofe des Kurfürsten Friedrich August III. in Dresden, dem späteren König August I. (1750–1827). Casaamata hat viele Instrumente zum Starschnitt neu entwickelt und war bei solchen Operationen verhältnismäßig erfolgreich. Er konstruierte einen Lidsenker, ein dem Lidhalter ähnlich geformtes Instrument, das auf das Unterlid gestülpt wurde. Auch Jean-Henri Pellier hatte sich schon eines solchen Hilfsmittels bedient. An das andere Ende

---

[15] Desmarres, 1852, S. 377.

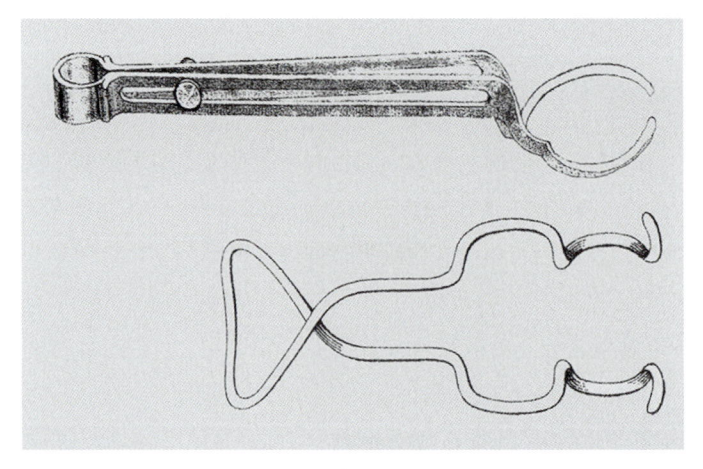

Abb. 9.6 Oben: Lidsperrer nach Cheselden, um 1750. Unten: Lidsperrer nach Kelley-Snowden, um 1850

des Lidsenkers hängte er ein Gewicht aus Zinn. Wird das Oberlid durch einen Gehilfen hochgezogen und für das Unterlid ein entsprechender Senker verwendet, hat der Operateur beide Hände frei für den Eingriff.[16]

Der klassische Lidsperrer ist in der Lage, Ober- und Unterlid gleichzeitig auseinanderzuziehen. Allerdings muss sein Halt immer wieder überprüft werden. Ambroise Paré (1510–1590) konstruierte ein Instrument, bei dem zwei aneinander stoßende Halbkreise durch Biegen erweitert oder verengt werden können, je nach Größe der Augen.[17] Paré benutzte den Sperrer, wenn er Fremdkörper aus dem Auge entfernte, oder zur Operation des Flügelfells, des Pterygiums. Hierbei handelt es sich um eine abnormale, keilförmige Wucherung der Bindehaut des Auges, die operativ entfernt werden muss.

Der Engländer William Cheselden (1688–1752) hat 1728 einen stufenlos verstellbaren Lidsperrer aus zwei Halbringen erfunden. Er funktioniert nach dem Schlitzgleitprinzip (vgl. Abb. 9.6 oben).[18] Cheselden wandte seinen Sperrer insbesondere bei Operationen zur Pupillenbildung an. Wenn aufgrund eines pathologischen Vorganges die Lichtstrahlen nicht mehr ins Innere des Auges gelangen können, wird mit Hilfe dieser Operation ein neuer Weg zur Netzhaut geöffnet – es wird sozusagen eine künstliche Pupille angelegt.

Der Vorläufer der modernen Lidsperrer besteht aus einem einfachen, gebogenen Draht, der durch seine Achter-Windung auseinanderfedert (vgl. Abb. 9.6 unten). An den Enden der beiden freien Arme trägt er konvexe Bögen, in welche die Lider eingelegt werden. Später erhielten viele Sperrer eine Hemmvorrichtung. Manche konnten mit einer Schraube festgestellt werden, andere hatten stattdessen eine Zahnstange mit verschiedenen Einrastpositionen. In die ursprüngliche Achter-Form wurde von einigen Entwicklern noch ein Kreis eingeschaltet. Diese zusätzliche Windung unterstützte die

---

[16] Vgl. Hirschberg, 1908, S. 102.
[17] Vgl. Hirschberg, 1915, S. 189.
[18] Vgl. ebd., nach S. 188, (Tafel VI).

Federkraft. Einen solchen Sperrer beschrieb 1855 erstmalig George Critchett (1817–1882), ein Lehrer Albrecht von Graefes und Professor in London. Nach Julius Hirschberg, der in seinem mehrbändigen Werk zur Geschichte der Augenheilkunde auch dem Lidsperrer ein kleines Kapitel gewidmet hat, verwendete von Graefe bis 1866 bei seinen Operationen den nach Critchett benannten Lidsperrer.[19] Ab etwa 1850 sind die Kataloge der Instrumentenhersteller reich an Lidsperrern verschiedenster Ausführungen. Die Entwicklung boomte.

Die verschiedenen Varianten zum Offenhalten der Augen haben zahlreiche Namen, für die gleiche Variante gibt es aber auch unterschiedliche Bezeichnungen. Die Begriffe Lidheber, Lidhalter oder Lidsenker sind schon gefallen, die Bezeichnung *Elevateur* wäre für den Lidheber ebenfalls treffend. Manchmal wird auch der klassische Lidsperrer als Lidhalter oder *Elevateur* bezeichnet. Lidspreizer wird oft ein Instrument ohne Arretiermöglichkeit genannt – es kann also nicht beliebig eingestellt werden. Dies ist beim eigentlichen Lidsperrer möglich. *Ecarteur* findet ebenfalls Verwendung, besonders beliebt war der Begriff *Blepharostat*. Einige Autoren nennen ihr Instrument auch *Speculum oculi*, was allerdings verwirrend ist, da dieser Begriff in späteren Jahren auch für den Augenspiegel Verwendung fand.

Albrecht von Graefe wandelte den Lidsperrer seines Lehrers George Critchett um und erwähnt diese Änderung in der von ihm begründeten Fachzeitschrift „Archiv für Ophthalmologie" folgendermaßen: „Die Sperrelevateure, die wir jetzt brauchen, weichen von früheren dadurch etwas ab, daß die Arme gegen die Verbindung hin mehr rückwärts gebogen sind, daß sich nach deren Einlegen das Griffstück mehr der Schläfenfläche anschliest. Es erleichtert dies die Messerführung besonders bei tiefer liegenden Augen. Eine andere Modification [...] besteht darin, daß an beiden Armen, hart vor dem Querbalken, kleine halbkreisförmige Schaufeln angebracht sind, welche das Fassen des Instrumentes mit den Fingern erleichtern. Deren Nutzen kommt namentlich dem Herausnehmen des Elevateurs zu statten, welcher Act sonst, soll er mit erforderlicher Zartheit verrichtet werden, gerade bei der jetzigen mehr zurückgebogenen Form einige Unbequemlichkeit bietet."[20] Wie von Graefe schreibt, handelt es sich bei seinem Lidsperrer um eine Synthese anderer Produkte dieser Art. Seine Neuerung ist die Biegung des Sperrers zur Schläfe hin (Abb. 9.7).[21]

Zur Zeit Albrecht von Graefes wurden Lidsperrer bei Augenoperationen nicht grundsätzlich benutzt, einige Operateure lehnten sie sogar vollkommen ab. Die Möglichkeiten, den Patienten am Schließen der Augen zu hindern, blieben vielfältig: Der Operateur konnte einen Gehilfen die Augenlider mit den Händen auseinanderziehen lassen, dies selbst tun oder eben doch ein entsprechendes Instrument benutzen. Insbesondere das Entfernen oder Nachregulieren von Lidsperrern und Lidhaltern war kompliziert und

---

[19] Vgl. ebd., S. 188.
[20] Graefe, 1866, S. 160.
[21] Der Sperrer aus „I a 1" ist vermutlich versilbert, dies wurde jedoch nicht überprüft. Versilberte Instrumente fanden eine Zeit lang in der Chirurgie Verwendung. Sie haben eine leicht antiseptische Wirkung, können aber anlaufen und sind weicher, also weniger robust. Bei Neusilber handelt es sich ursprünglich um eine Legierung aus Kupfer, Nickel und Zink. Je mehr Nickel die Legierung enthält, desto silberähnlicher erscheint das Äußere. Ein solches Arbeitsgerät läuft selten an, könnte leicht magnetisch sein und ist hart und widerstandsfähig.

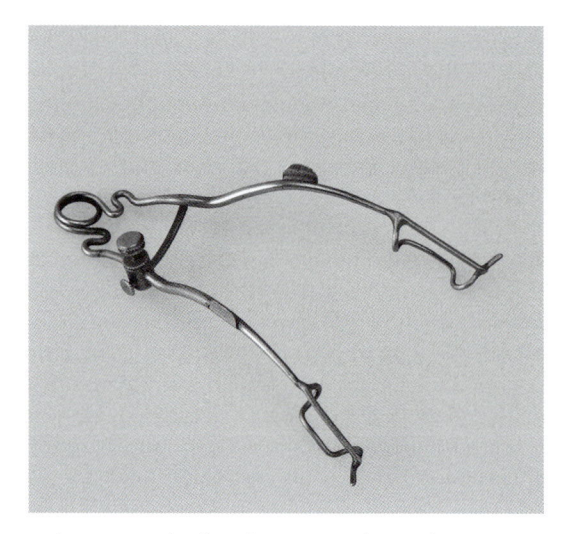

Abb. 9.7 Lidsperrer nach Albrecht von Graefe aus dem Instrumentenkonvolut „I a 1"

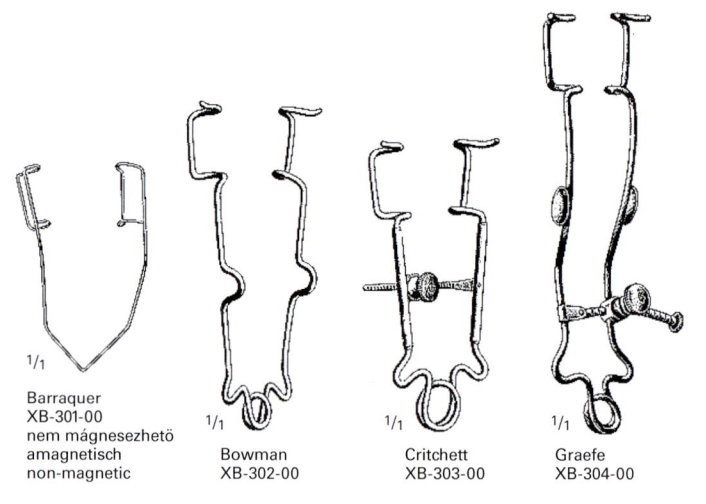

1/1 Barraquer XB-301-00 nem mágnesezhető amagnetisch non-magnetic	1/1 Bowman XB-302-00	1/1 Critchett XB-303-00	1/1 Graefe XB-304-00

Abb. 9.8 Heute häufig verwendete Lidsperrer; Auszug aus einem Online-Handelskatalog für Medizinische Instrumente

konnte zu Verletzungen führen. Beim von Graefe'schen Lidsperrer wurde die Spannweite mittels einer Schraube eingestellt. Zum Herausnehmen des Instruments waren also zwei Finger nötig. Ein weiterer Mangel der Sperrer bestand darin, dass sie sich nicht optimal dem Augapfel anpassten und Druck auf ihn ausübten, der sehr schmerzhaft für den Patienten war. Die gefensterten Sperrer aus Draht hielten die feinen Härchen nicht zurück, die dann mit dem Operationsfeld in Berührung kommen konnten. Viele Sperrer verdeckten das Operationsfeld und die Lidspreizer, die lediglich durch ihre Federkraft das Auge aufhielten, konnten ausleiern und dann verrutschen. Ohne Verwendung eines solchen Instrumentes wäre das Auge bei unerwarteten Ereignissen schnell zu schließen

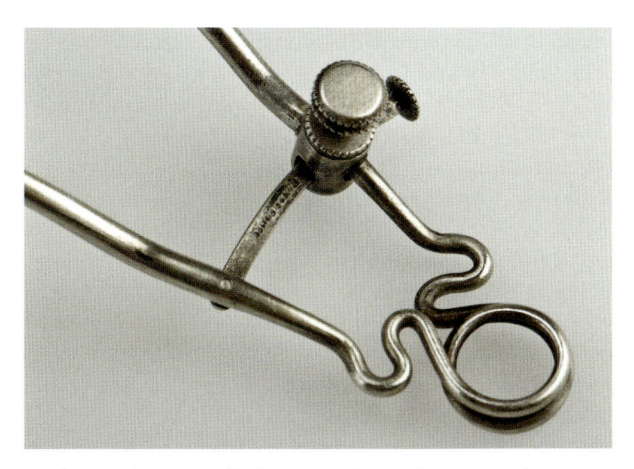

Abb. 9.9 Abdrücke der Feststellschraube auf dem Steg des Lidsperrers nach von Graefe

oder der das Lid hochziehende Helfer könnte auf Zuruf mehr oder weniger Druck auf den Augapfel ausüben. Bis in unsere Gegenwart versuchen Augenärzte, neue Lidsperrer zu entwickeln[22] – dennoch bleiben weiterhin einige sehr frühe Entwicklungen auf dem Markt (Abb. 9.8).[23]

Aber auch der Gehilfe war nicht immer der ideale Partner. Insbesondere bei einer ruckartigen Bewegung des Patienten konnte ihm das Oberlid entgleiten und auf das im Auge steckende Instrument fallen. Einige Autoren beschreiben die langen, einnehmenden Finger und den Schmutz unter den Nägeln des Gehilfen, der zu Infektionen im operierten Auge führen konnte. Trage er aber Baumwollhandschuhe, so argumentieren sie, verlöre der Gehilfe das Gefühl für seine Arbeit.[24] Viele Operateure – wie auch Albrecht von Graefe – haben einmal mit und einmal ohne Lidsperrer gearbeitet und sich gegebenenfalls ein eigenes Instrument, angepasst an die eigenen Operationserfahrungen, anfertigen lassen. Der Sperrer „nach von Graefe" in dem Instrumentenkonvolut „I a 1" weist einige Gebrauchsspuren auf, die durch die Feststellschraube verursacht wurden. Es kann also angenommen werden, dass der Berliner Augenarzt diesen Sperrer auch benutzt hat (Abb. 9.9).

9.5 Festhalten des Augapfels

Mit einem Lidsperrer werden die Lider festgehalten und die Ausführung des Lidschlages unterbunden. Der Sperrer kann aber nicht den Augapfel immobilisieren. Das soll er auch nicht, da bei bestimmten Eingriffen der Augapfel mal festgehalten und mal hin und her geschoben werden muss. Dafür nutzt der Operateur einen Augenhalter, den so genannten Ophthalmostaten.

---

[22] Vgl. hierzu beispielsweise Oosterhuis und Fakkel, 1975; Spowart-Koch und Koch, 1993; Yamabayashi und Tsukahara, 1994.
[23] Vgl. Schwarz, 1892, S. 187–189.
[24] Vgl. Koster, 1899, S. 245 f.

Im 19. Jahrhundert wurde der Augapfel mit Spießen fixiert oder mit Fingern oder Pinzetten hin und her bewegt. Albrecht von Graefe hat zahlreiche Operationen in seinem „Archiv für Ophthalmologie" beschrieben, aber nie ein Lehrbuch zur Augenheilkunde herausgegeben, in dem wir nachschlagen könnten, welche Fixierung er seinen Studenten empfiehlt. Die Graefe-Sammlung enthält allerdings zwölf Mitschriften seiner Vorlesungen – darunter auch zu den „Operations-Übungen", die er ab dem Wintersemester 1854/55 abhielt: „Das Auge des Kranken wird durch eine Fixationspinzette festgestellt. v. Graefe selbst gibt zu, daß durch dieselbe nicht unerhebliche Nachtheile erwachsen, auch die bedeutende Reizung unangenehm ist; er bedient sich aber doch derselben, weil er die Vortheile, namentlich in Betreff der Sicherheit der Operation, höher schätzt. Das untere Lid wird durch den dritten Finger der linken Hand deprimiert – wenn der Operateur nicht vorzieht, das Lid von einem Assistenten halten zu lassen und selbst den Bulbus mit der Pinzette fixiert – und wenig oder gar nicht nach oben gedrückt. Das obere Lid wird so erhoben, daß zudem die Stirnhaut verkürzt, dann das Lid recht parallel zur Stirnfläche engergezogen und gegen den Orbitalrand gedrückt wird. Dabei ist jeder Druck auf den Bulbus selbst zu vermeiden und für eine sichere Fixation des Lides zu sorgen, das ja nicht entgleiten darf. Dabei muß man die Finger nicht senkrecht, sondern möglichst flach aufsetzen, sonst ist Druck und Schmerz nicht zu vermeiden."[25]

„Um zu verhüten, daß das Auge des Patienten während des Einstiches und bis zum Ausstiche zu sehr nach Innen geht, empfiehlt sich besonders seine Fixation. Dieselbe ist [...] nöthig bei den meisten anderen Augenoperationen, bei der Extraction aber von mehreren Operateuren noch gemißbilligt (Arlt). Sie glauben, daß das Fassen einer Conjunctivalfalte einen bedeutenden Reiz ausübt und damit eine große Erregung und gesteigerten Druck der Muskeln hervorbringt. – Wenn auch zugegeben werden muß, dass bei ruhigen Augen diese Fixation mit der Pinzette unnöthig ist, so ist doch dieselbe bei diesen auch von kaum einer Schädlichkeit, da von der Quetschung der Conjunctivalfalte nie irgendeine erhebliche Entzündung bedingt wird. Da man aber nie voraussehen kann, ob der Patient seinen Bulbus so weit beherrscht, die Fixation bei unruhigem Auge aber von bedeutendem Nutzen ist, so zieht v. Graefe vor, allemal zu fixieren. [...] ferner verhütet man so plötzliche Muskelbewegungen, die besonders dann gefährlich werden können, wenn die Spitze [des Messers] in der vorderen Kammer ist [...] Man fixiert den Bulbus entweder durch Zug oder durch Druck. Im ersteren Falle faßt man mit einer Pinzette eine feine Conjunctivalfalte, am besten möglichst nah der Cornea, wo sich dieselbe am wenigsten verschieben läßt. Die dann noch möglichen Rollbewegungen des Bulbus sind sehr gering, sie sind ganz unmöglich, sobald man das Messer ausgestoßen hat. Durch Druck wirken besonders die spießförmigen Instrumente (noch von Desmarres benutzt). [...] Ed. Jaeger und auch v. Graefe verfeinerten Pinzetten, wo ein Arm herabging in Gestalt eines Lidhalters oder mit einer Biegung zu gleichem Zwecke."[26] Für die Fixation konstruierte „E. von Jaeger eine doppelte Pincette, die den Bulbus von 2 Seiten fixiert und das untere Lid abhält; die Conjunctiva wird von Oben nach Untern gefaßt und es entstehen vertikale Falten, in denen leicht das Messer hineinkommen kann."[27]

---

[25] Richter, 1858, S. 379 f.
[26] Ebd., S. 401–403; 405.
[27] Baeumler, 1858, Blatt 91.

9 Blinzeln verboten – Ein Lidsperrer aus der Praxis Albrecht von Graefes

Abb. 9.10a Ophthalmostat nach Eduard Jaeger, Erstbeschreibung

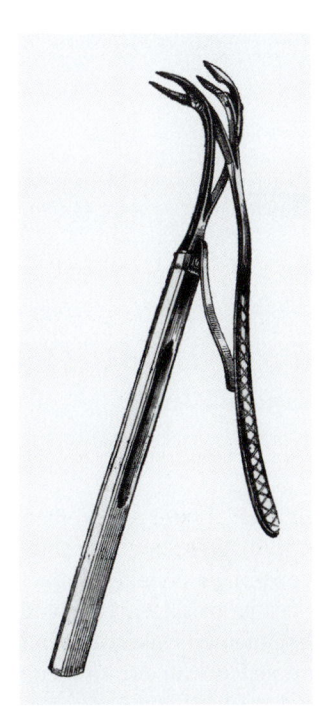

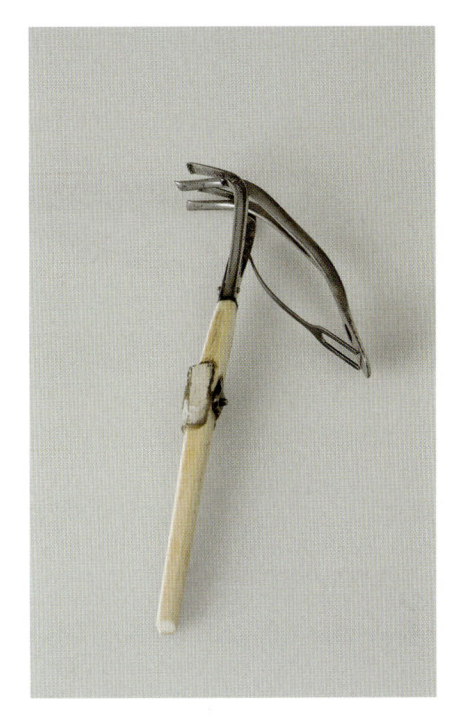

Abb. 9.10b Ophthalmostat aus dem Instrumentenkonvolut „I a 1"

Der in Wien tätige Augenarzt Eduard Jaeger (1818–1884) verfasst im Jahre 1851 unter dem Titel „Ein neuer Ophthalmostat" eine Erstbeschreibung des hier erwähnten Instrumentes. Seine Idee wurde von dem Instrumentenmacher Sabatnik in Wien umgesetzt. Mit dem Instrument sollte der Augapfel festgehalten und hin und her gedreht werden können, ohne dabei schädlichen Druck auf das Organ auszuüben. Gleichzeitig hielt der Ophthalmostat das Unterlid ab (Abb. 9.10a).[28]

Ein Instrument aus „I a 1" der Graefe-Sammlung weist große Ähnlichkeit mit der grafischen Darstellung des Jaeger'schen Instrumentes auf, wenn es auch nicht identisch ist. Bei dem Zwei-Pinzetteninstrument sind – wie auch in der Grafik – die Greifflächen abgeschrägt; sie passen sich somit der Rundung des Augapfels an. Die Grundform der gezähnten Pinzetten, des Fixierschlosses sowie der zwischengeschalteten Feder sind aber nicht deckungsgleich. Das Fixierschloss des Instrumentes in der Sammlung ist gebrochen, die Pinzette hat also ihre Arretierfunktion verloren (Abb. 9.10b).

Albrecht von Graefe war häufig in Wien bei den Augenärzten Eduard und dessen Vater Friedrich Jaeger (1704–1871) zu Gast. Sie haben zusammen operiert und sich wissenschaftlich ausgetauscht. Es könnte also gut sein, dass von Graefe ein solches Instrument von dort mitgenommen oder sich von diesem hat inspirieren lassen und ein ähnliches in Berlin konstruieren ließ. Wie häufig er dieses Instrument benutzte, lässt sich

---

[28] Vgl. Jaeger, 1851.

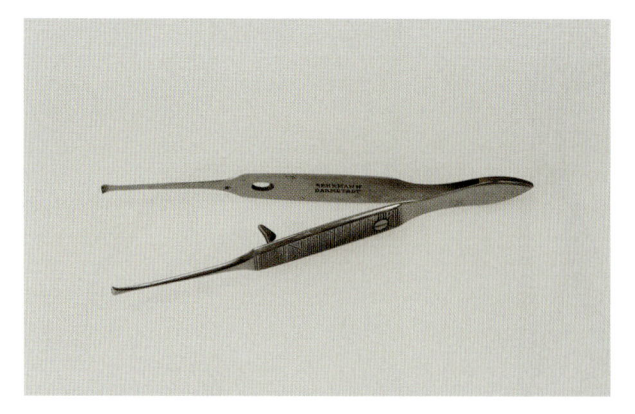

Abb. 9.11 Fixierpinzette nach von Graefe mit Schloss

nicht belegen. In einer Vorlesungsmitschrift lesen wir aber: „Jaeger´s Instrument versucht den Bulbus durch Druck auf eine Feder an 2 Stellen zu fixieren; doch geschieht dies bei unruhigen Augen nur mit Mühe, da es an beiden Punkten gleichzeitig gemacht werden muß. Letztlich sind solche complizierten Apparate fast ganz aufgegeben: v. Graefe bedient sich einer einfachen geraden Fixationspinzette mit feinen Haken an den Branchen, und faßt damit bei der Operation des linken Auges eine Falte an der inneren Seite oder senkrecht dicht unter der Hornhautmitte, bei Operation des rechten Auges, wo der Operateur hinter dem Kranken sitzt, etwas nach Oben und Innen mit der linken Hand."[29] Und in einer anderen Vorlesungsmitschrift zusammenfassend: „Graefe hat daher ein Instrument aus 1 Pinzette konstruiert, die die Conjunctiva seitlich faßt."[30]

Das Objekt „I a 1" der Graefe-Sammlung enthält 19 Pinzetten. Eine scheint ganz besonders den beschriebenen Kriterien zu entsprechen. Ob es sich hier um eine Entwicklung nach den Angaben von Graefes handelt, bleibt zu überprüfen. Eine Erstbeschreibung der Pinzette konnte noch nicht gefunden werden (Abb. 9.11). Allerdings werden genau solche Instrumente heute als „Fixierpinzette nach von Graefe" mit oder ohne Schloss von einschlägigen Firmen verkauft.

Literatur

Aesculap, Hrsg.: Chirurgie-Instrumente. Hauptkatalog. 8. Aufl. o. J. [um 1925]
Baeumler, Christ.: Vorträge über Ophthalmologie von Prof. A. v. Graefe, nachgeschrieben im Wintersemester 1858/59. Autograph. Albrecht-von-Graefe-Sammlung der Deutschen Ophthalmologischen Gesellschaft am Berliner Medizinhistorischen Museum der Charité, Inv. Nr. M c 24
Bartisch, Georg: Ophthalmoduleia. Das ist der Augendienst. Faksimile, Stuttgart 1970
Desmarres, Louis Auguste: Handbuch der gesammten Augenheilkunde. Erlangen 1852
Graefe, Albrecht von: Nachträgliche Bemerkungen über die modificierte Linearextraction. Archiv für Ophthalmologie 1, 1866, S. 150–223
Hirschberg, Julius: Die Augenheilkunde in der Neuzeit. Leipzig 1908. [Graefe-Saemisch, Handbuch der gesamten Augenheilkunde, 3. Buch, 4. Abschnitt]

---

[29] Richter, 1858, S. 405.
[30] Baeumler, 1858, Blatt 91.

Hirschberg, Julius: Englands Augenärzte 1800–1950. Leipzig 1915. [Graefe-Saemisch, Handbuch der gesamten Augenheilkunde, 3. Buch, 10. Abschnitt]
Hirschberg, Julius: Die Augenheilkunde in der Neuzeit. Leipzig 1918. [Graefe-Saemisch, Handbuch der gesamten Augenheilkunde, 3. Buch, 24. Abschnitt]
Jaeger, Eduard: Ein neuer Ophthalmostat. Zeitschrift der kaiserlich-königlichen Gesellschaft der Aerzte zu Wien 1, 1851, S. 437–439
Jüngken, Johann Christian: Ueber die Anwendung des Chloroforms bei Augenoperationen. Berlin 1850
Kazimirski, Jan: Private Augenkliniken in Berlin und die Augenheilkunde an der Charité von 1800–1881. Diss. med., Berlin 1994
Koster, Willem: Ein neuer Sperr-Elevateur. Zeitschrift für Augenheilkunde 1, 1899, S. 245–260
Lutter, August: Preisverzeichniß chirurgischer, anatomischer, geburtshülflicher und thierärztlicher Instrumente, Bandagen, Spritzen und Apparate zur Krankenpflege. Berlin 1867
Münchow, Wolfgang: Albrecht v. Graefe. Leipzig 1978. [Biographien hervorragender Naturwissenschaftler, Techniker und Mediziner, 33]
Oosterhuis, Jendo A. und Jan Fakkel: Ein neuartiger Lidsperrer. In: Klinische Monatsblätter für Augenheilkunde 166, 1975, S. 845–846
Richter, Emil: Albrecht von Graefe's Vorlesungen über Augenheilkunde, Teil 2. Autograph. Albrecht-von-Graefe-Sammlung der Deutschen Ophthalmologischen Gesellschaft am Berliner Medizinhistorischen Museum der Charité, Inv. Nr. M c 24
Samelson, A.: Reminiscences of a four months' stay with Professor A. von Graefe in Berlin. Reprint von vier Fortsetzungsartikeln aus dem British Medical Journal von März und April 1866. London 1866
Schwarz, Otto: Ein neuer Lidsperrer. In: Ausserordentliches Beilageheft zu den Klinischen Monatsblättern für Augenheilkunde. Stuttgart 1892
Spowart-Koch, Helen Ann und Hans-Reinhard Koch: Drahtförmiger Augenlidsperrer für Augenoperationen. Offenlegungsschrift des Deutschen Patenamtes, DE 41 21 804 A 1. München 1993
Yamabayashi, Shigeo und Shigeki Tsukahara: New lid speculum for glaucoma filtering surgery. In: Ophthalmic Surgery 25, 1994, S. 128–129

Abbildungsnachweis

Abb. 9.1: Albrecht-von-Graefe-Sammlung der Deutschen Ophthalmologischen Gesellschaft am Berliner Medizinhistorischen Museum der Charité, Inv. Nr. „B a 1"
Abb. 9.2–9.3, 9.7–9.8, 9.10b und 9.11: Albrecht-von-Graefe-Sammlung der Deutschen Ophthalmologischen Gesellschaft am Berliner Medizinhistorischen Museum der Charité, Inv. Nr. „I a 1", Gesamtaufnahme und Detailfotos: Christoph Weber
Abb. 9.4: aus Bartisch, 1970, S. 62
Abb. 9.5: aus Aesculap, um 1925, S. 926 f., Montage
Abb. 9.6: aus Hirschberg, 1915, Tafel VI, Montage
Abb. 9.9: verändert nach http://www.medicor.t-online.hu/all/kat/xbg.htm von Februar 2006 und November 2009. Mit freundlicher Genehmigung der Medicor Handinstrumenten AG, Debrecen, Ungarn
Abb. 9.10a: aus Jaeger, 1851, S. 438

10 Schneiden, Brennen, Steine knacken
Ein Berliner Operationszystoskop aus dem Besitz Maximilian Nitzes

Roland Helms

Seit dem Jahr 2004 ist in der Dauerausstellung des Berliner Medizinhistorischen Museums der Charité ein bemerkenswertes und äußerst seltenes Objekt aus den frühen Tagen der Berliner Urologie zu sehen – ein Operationszystoskop. Bei einem Zystoskop oder Blasenspiegel handelt es sich um ein katheterähnliches Instrument, das, über die Harnröhre eingeführt, mit Hilfe einer Optik eine innere Betrachtung der menschlichen Harnblase erlaubt. Dieses für die urologische Diagnostik bis heute wichtige Instrument ist eine Erfindung des Berliner Arztes für Harn- und Nierenleiden Maximilian Nitze. Auch das Operationszystoskop geht auf Nitze zurück. Es besteht grundsätzlich aus zwei Teilen: dem optischen Apparat – einem einfachen Blasenspiegel – und den Rohren oder Hülsen, die darübergeschoben werden können und Träger spezifischer Werkzeuge sind. Die unterschiedlichen Rohre lassen sich nach ihren Funktionen in drei Gruppen unterteilen: Instrumente zum Abtragen von Tumoren mit der Schlinge, Instrumente zum Ausbrennen von Geschwülsten, Geschwulstresten oder Prostatavergrößerungen und Instrumente zum Fassen oder Zertrümmern von Steinen und Fremdkörpern (Abb. 10.1).

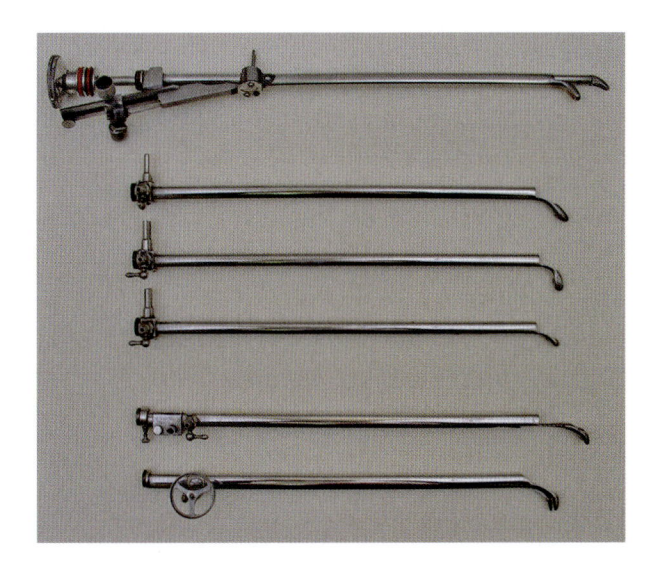

Abb. 10.1 Operationszystoskop Max Nitzes (von oben): Schlingenträger mit Optik, Brenner für den Blasenhals, Brenner für den Blasenboden, Brenner für die Blasenwand, Fremdkörperzange, Steinzange

10.1 Das Operationszystoskop

Das Operationszystoskop war Teil der Sammlung urologischer Instrumente des früheren Instituts für Geschichte der Medizin der Freien Universität Berlin. Wie auch die meisten anderen Objekte dieser Sammlung wurde es im Jahr 1965 von dem Nitze-Schüler Rudolf Jahr (1877–1965) erworben.[1] Jahr hatte dieses Instrumentarium, nach eigener Aussage, direkt von Maximilian Nitze erhalten und im Laufe seiner Tätigkeit als Urologe noch lange selbst damit gearbeitet.[2]

Die Gerätschaft umfasst eine Optik mit Lampe, eine Steinzange (Lithotriptor), eine Fremdkörperzange, drei verschieden geformte Brenner (Galvanokauter) und einen Schlingenträger mit einem abnehmbaren, schlittenartigen Walzapparat für die Schlingenführung. Mit Ausnahme der Steinzange tragen alle Instrumente einen Herstellerstempel: „Louis & H. Loewenstein – Berlin".

Der Blasenspiegel ist mit 35 cm Länge und 6 mm Durchmesser erheblich länger und dünner als herkömmliche Geräte der Zeit. Unabhängig vom weiteren Instrumentarium konnte er auch allein, als normales Untersuchungszystoskop, genutzt werden. Das geringe Kaliber machte sogar einen Einsatz bei Kindern möglich. Der hier beschriebene Blasenspiegel wurde mit Sicherheit erst später dem Instrumentenset hinzugefügt: Stilisierung des Herstellerstempels und Ausrichtung der Optik verweisen auf ein Produktionsdatum nach 1907.[3] Alle anderen Bestandteile des Instruments sind aus noch näher zu erläuternden Gründen auf einen Zeitpunkt um das Jahr 1897 zu datieren.

Auf den optischen Apparat ist der Schlingenträger mit dem Schlitten für die Drahtführung aufgeschoben (Abb. 10.1).[4] An dem *Besonderen Objekt* fehlt der ursprünglich verwendete, 0,3 mm starke Platiniridiumdraht. An der Unterseite des Schlittens befinden sich zwei elektrische Steckkontakte, über die eine Verbindung zu einer Stromquelle hergestellt werden konnte und die das Glühen des Drahtes gewährleisteten. Ursprünglich wies dieses Gerät auch ein Spülventil auf, welches bei diesem Objekt offensichtlich abgebrochen oder absichtlich entfernt wurde.[5] Eine der Feststellschrauben zur Fixierung der Drahtschlinge auf dem Schlitten fehlt ebenfalls.

Die drei Brenner des Operationszystoskops weisen alle einen spiralförmig in die Instrumentenspitze eingelassenen Platindraht auf. Die verschiedenen Ausformungen der Spitzen sollen eine Anpassung an die unterschiedlichen Einsatzorte innerhalb der Blase ermöglichen. Am entgegengesetzten Ende der Instrumente befinden sich, wie ursprünglich auch bei dem Schlingenapparat, ein Spülventil zur Klärung des getrübten Blaseninneren während der Behandlung und Steckkontakte für die Energieversorgung der Glühspirale. Auch die Fremdkörperzange besitzt einen kleinen Wasserhahn zur Spü-

---

[1] Zur Beschreibung der Sammlung siehe Schultze-Seemann, 1983, S. 226 f. Einzelheiten zu dem Verkauf siehe Winkelmann, 1987, S. 44 f. Im Frühjahr 2009 wurde die Sammlung in den Bestand des Berliner Medizinhistorischen Museums der Charité aufgenommen.

[2] Vgl. Jahr, 1954, S. 447 f.

[3] Bei einem Blick durch das Zystoskop weist dieses ein aufgerichtetes, seitenrichtiges Bild auf. Optiken dieser Art kamen erst in den Jahren 1907/1908 auf den Markt; bei Loewenstein wahrscheinlich erst 1910.

[4] Beim Zusammensetzen des Geräts muss zuvor die Lampe des optischen Apparats abgeschraubt, das gewünschte Rohr aufgeschoben und schließlich die Lampe wieder aufgeschraubt werden.

[5] Vgl. Nitze, 1896, Abbildungen S. 385.

lung der Blase. Die lang ausgeformten, pinzettenartigen Zangenenden lassen sich nicht mehr bewegen, da die hierfür notwendigen Drehräder am Instrumentenende nicht mehr vorhanden sind. Noch hinter dem Drehmechanismus befindet sich eine kleine Schraube, die die austauschbare Pinzette fixiert. Die Steinzange weist aufgrund ihrer Zweckbestimmung eine größere Stabilität und damit einen größeren Umfang (9 mm) als die anderen Röhren (7 bis 8 mm) auf. Die scharf gewellten Zangenbranchen werden durch ein dreispeichiges Rad am Ende des Instruments bewegt.

10.2 Max Nitze und die Entwicklung der Endoskopie

„Die Idee, die inneren Höhlen des lebenden animalischen Körpers zu erleuchten"[6] und damit die Diagnostik innerer Krankheiten zu verbessern, reicht bis in die Antike zurück. In dieser Zeit wurden so genannte Specula verwendet, um durch Spreizung der Körperöffnungen, unter gleichzeitiger Einspiegelung von Kerzen- oder Sonnenlicht, die Körperhöhlen betrachten zu können. Einen tiefergehenden Einblick in das Körperinnere des lebenden Menschen erhielten Ärzte aber erst im 19. Jahrhundert mit der Entwicklung der endoskopischen Technik. Frühe Konstruktionen wie der Lichtleiter (1806) des Frankfurter Arztes Philipp Bozzini (1773–1809) oder das erstmals so genannte „Endoscope" (1853) des Pariser Arztes Antonin Jean Desormeaux (1815–1882) waren große, schwer handhabbare Instrumente, die sich durch das Einspiegeln des Lichtes von außen zudem noch als sehr lichtschwach erwiesen. Erst das Zystoskop Maximilian Nitzes – ein dünner, katheterförmiger Blasenspiegel, der seine Lichtquelle an der Spitze des Instruments trug – sollte wirklich Licht in das Dunkel des Körperinneren bringen.

Maximilan Carl Friedrich Nitze (Abb. 10.2), wurde am 18. September 1848 in Berlin geboren. Er studierte Medizin in Heidelberg, Würzburg und zuletzt Leipzig, wo er 1874 bei dem Anatom Wilhelm Braune (1831–1892) mit einer Dissertation „Über das Blutadergeäst im Menschenfusse" promovierte. Schon in seiner Zeit als Assistenzarzt am Dresdner Stadtkrankenhaus (1875–1878) beschäftigte sich Nitze intensiv mit Versuchen, innere Hohlorgane auszuleuchten und einer Betrachtung zuzuführen. Sein erstes Zystoskop entwickelte er zusammen mit dem Dresdner Messerschmied und Feinmechaniker Wilhelm Heinrich Deicke (1834–1913) und dem Berliner Universitätsoptiker Louis Bénèche (1826–1901). Am 2. Oktober 1877 führte er seine Erfindung vor den Mitgliedern des Königlich-Sächsischen Landesmedicinalcollegiums in der Pathologischen Anstalt zu Dresden-Friedrichstadt an einer Leiche vor. Zwei Jahre später, am 9. Mai 1879, konnte Nitze seinen mit dem Wiener Instrumentenfabrikanten Joseph Leiter (1830–1893) weiterentwickelten Blasenspiegel am lebenden Patienten vor der Königlich-Kaiserlichen Gesellschaft der Ärzte in Wien erneut demonstrieren.[7] Dieses Datum gilt in der heutigen Medizingeschichte, neben der 1869 durchgeführten ersten operativen Nierenentfernung (Nephrektomie) durch Gustav Simon (1824–1876), als Geburtsstunde der modernen Urologie.

---

[6] Bozzini, 1807, Vorrede, o. S.
[7] Nitze und Leiter hatten Instrumente mit unterschiedlichen Blickwinkeln entwickelt: Das Modell I mit einer 90°-Optik ermöglichte einen Blick in die Blase im rechten Winkel: geeignet zur Besichtigung von Blasenhals und Harnleitermündungen. Das Modell II mit so genannter prograder 0°-Optik ließ den Betrachter geradeaus schauen. Ein späteres Modell III, das retrograde Zystoskop, gewährleistete den Blick zurück auf die Harnröhrenmündung.

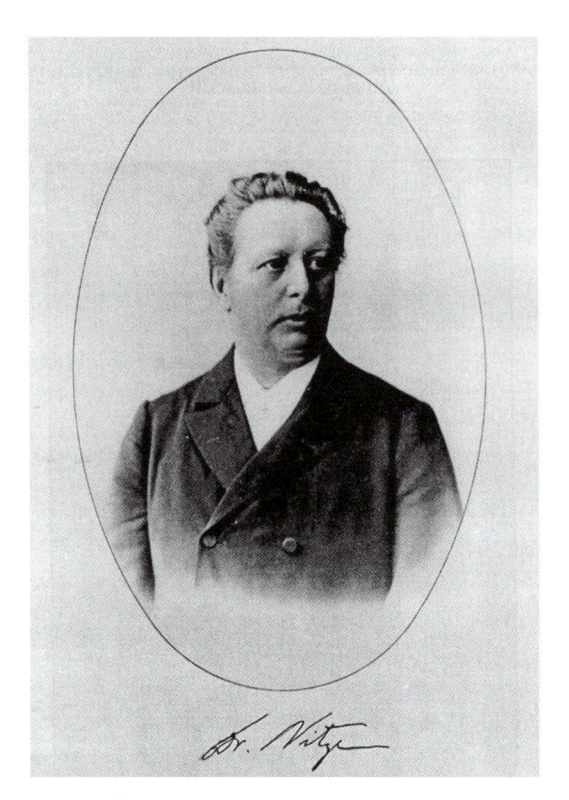

Abb. 10.2   Maximilian Nitze (1848–1906)

Im Jahre 1880 zog Nitze zurück in die Stadt seiner Geburt, Berlin. Noch im selben Jahr eröffnete er dort eine Praxis, der 1889 die Etablierung einer urologischen Poliklinik folgen sollte. Im selben Jahr habilitierte Nitze sich in Berlin für Urologie; im Jahr 1900 wurde er zum außerordentlichen Professor an der Berliner Friedrich-Wilhelms-Universität ernannt und erhielt einen Lehrauftrag für die Erkrankungen der Harnorgane. Seine Arbeiten, insbesondere sein „Lehrbuch der Kystoskopie" und sein „Kystophotographischer Atlas", eröffneten sowohl der Diagnostik wie der Therapie der Blasen- und Nierenkrankheiten neue Wege und bildeten die Grundlage für den Aufbau der modernen Urologie. Zusammen mit den Berliner Firmen Paul Hartwig, W. A. Hirschmann und ab 1896 mit der Firma Louis & H. Loewenstein konstruierte Nitze zahlreiche Endoskope, wie das Irrigations- (1889) und das Evakuations-Zystoskop (1897), die zur Spülung der Blase dienten, das Photographier- (1893), das Harnleiter- (1895) sowie das hier vorgestellte Operationszystoskop. Max Nitze starb am 23. Februar 1906 in Berlin.

10.3   Die operative Zystoskopie

Schon das erste eigenständige Endoskop, der Lichtleiter von Philipp Bozzini, sollte nicht nur eine Vorrichtung sein, „mit der man in alle inneren Höhlen des lebenden Körpers genau sehen und die Vorgänge im Inneren beobachten könne". Der Erfinder formulierte darüber hinaus das Ziel, in Zukunft mit dieser Apparatur auch im Körperinneren Operationen unter Leitung des Auges vorzunehmen.[8] In der Praxis war der Lichtleiter aber eher für Rachen-, Scheiden- und Enddarmspiegelung denn für den Gebrauch in der Harnröhre geeignet. Die nur geringfügige Dehnbarkeit der Harnröhre und vor allem die Länge des männlichen Harngangs schränkten die Verwendung der kurzen, lichtleitenden Specula Bozzinis bedeutend ein. Vor allem französischen Ärzten, wie Desormeaux und Pierre Ségalas (1792–1875) gelang es in der Folgezeit, schon kleinere Operationen in der Harnröhre unter Sicht durchzuführen. Mit ihren Endoskopen konnten kleinere Instrumente zum Dehnen und Schneiden eingeführt werden. Der Wiener Hautarzt Joseph Grünfeld (1840–1910) war der Erste, der kleine Blasentumore unter Sicht durch einen offenen Tubus entfernte (1885). Hierzu bediente er sich endoskopischer Scheren, Zangen und eigens von ihm konstruierter Geräte wie dem Polypenschnürer und der Polypenkneipe. Darüber hinaus nutzte er zur endoskopischen Therapie auch Wattetamponträger, Ätzpinsel und Ätzmittelträger, Pulverbläser, Messer, Schere, Pinzette und einen Tropfapparat.[9]

10.4 Die Operationszystoskope von Max Nitze

Mit der Präsentation seiner ersten Blasenspiegel in den Jahren 1877 und 1879 gilt Max Nitze heute als einer der Begründer der modernen Endoskopie. Mit der Schaffung des Operationszystoskops wurde er auch zum Pionier im Bereich der endoskopischen Chirurgie: Der Berliner Arzt hat die instrumentelle Grundlage für die heutige minimal-invasive Chirurgie geschaffen.

Die Möglichkeit, das Zystoskop nicht nur zur Diagnose, sondern auch zur operativen Therapie von Blasenkrankheiten zu nutzen, erwog Nitze erstmals im Jahr 1887.[10] Im Dezember 1891 stellte er ein erstes Operationszystoskop im „Centralblatt für Chirurgie" vor.[11] Der Aufsatz wird durch zwei Abbildungen illustriert, die ein Instrument mit einer kleinen Zange in geöffnetem und geschlossenem Zustand vorstellen. Laut Nitze sollte diese zum Abreißen kleiner Wucherungen innerhalb der Blase dienen. Der Autor weist in seinem Text jedoch darauf hin, dass auch noch andere Nutzungsmöglichkeiten erdacht wurden: Zangen zum Entfernen von Fremdkörpern und kleinen Steinen, heiße oder kalte Drahtschlingen, mit denen man ebenfalls Blasenpolypen abtrennen kann, Galvanokauter, mit denen diese ausgebrannt werden können und Vorrichtungen zur punktgenauen Applikation medikamentöser Lösungen oder ätzender Substanzen.

Schon bei diesem frühen Gerät war das Prinzip der über das Zystoskop zu schiebenden, frei beweglichen Werkzeugröhren verwirklicht. Die Idee zu dieser Ausfertigung stammte mit größter Wahrscheinlichkeit von Nitzes Berliner Instrumentenmacher Paul Hartwig (1846–1928). Dieser hatte schon sieben Monate vor Erscheinen von Nitzes Artikel im Mai 1891 ein Patent auf ein „Operations-Kysthoskop" erhalten, das dem von Nitze vorgestellten bis ins Detail glich (Abb. 10.3).[12] Nach eigener Aussage präsentierte Nitze das Operationszystoskop, das er ständig weiterentwickelte, während der ersten Hälfte der

---

[8] Vgl. Bozzini, 1807, S. 20–22.
[9] Vgl. Grünfeld, 1885. Bei der Polypenkneipe handelte es sich um ein Schneidegerät, das wie eine Stanze („Punch") funktionierte.
[10] Vgl. Nitze, 1887, S. 721 f.
[11] Vgl. Nitze, 1891, S. 993–997.
[12] Vgl. Kaiserliches Patentamt 1891: „Patent-Anspruch: Ein Operations-Kysthoskop, dadurch gekennzeichnet, dass auf dem Kysthoskoprohr B ein zweites, mit dem Werkzeug F verbundenes

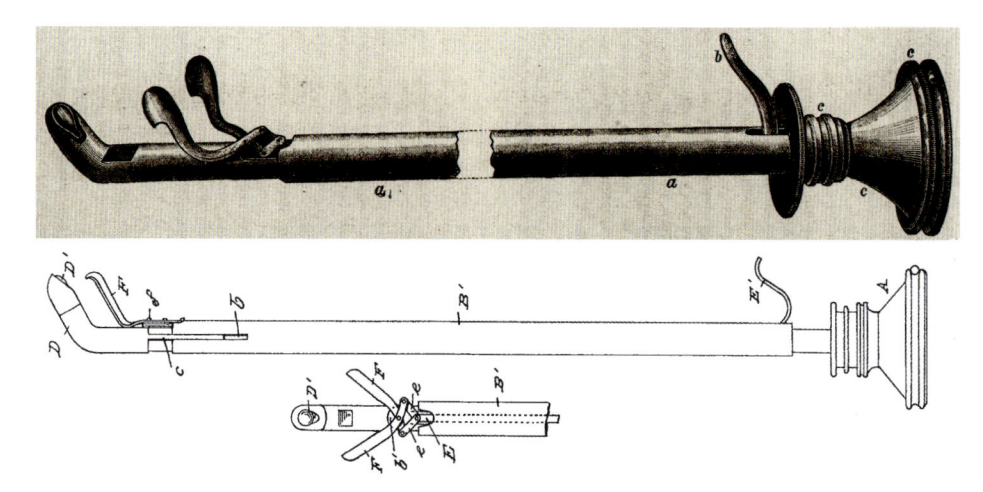

Abb. 10.3 Operationszystoskop von 1891. Abbildungen von Nitze (oben) und Hartwig (unten)

1890er Jahre mehrfach auf medizinischen Kongressen. Nachweislich seit Ende 1893[13] setzte er es auch in seiner urologischen Praxis ein. Aufgrund der fehlenden Funktionsreife der Geräte enthielt er sich jedoch bis 1895 jeglicher weiteren Publikation und verweigerte überdies seinem Instrumentenmacher die Freigabe für eine kommerzielle Produktion. Ausgelöst durch einen Disput mit seinem Berufskollegen Leopold Casper (1859–1959)[14] über die Effektivität seines Operations- wie auch des im selben Zeitraum entwickelten Harnleiterzystoskops, kam es schließlich im März desselben Jahres zu einem Vortrag und einer Präsentation des Instruments vor der Berliner Medicinischen Gesellschaft.[15]

10.5 Datierung des Instruments

Anfang des Jahres 1896 erfolgte die erste Beschreibung des Nitze'schen Operationszystoskops und seiner Anwendung durch Leonhard Görl (1867– nach 1936), nach dessen Aussage das Instrumentarium im Juli 1895 noch nicht erhältlich war, ihm vom 5. Januar 1896 an jedoch bei der Behandlung einer Patientin vorlag.[16] Etwas später, etwa im September/Oktober 1896, erschien Nitzes eigener ausführlicher Bericht „Die intravesicale Operation der Blasengeschwülste".[17] Auch in diesem Aufsatz wird noch Paul Hartwig als Hersteller des Operationszystoskops genannt. Nitzes Wechsel zu der Firma Louis & H. Loewenstein musste also gegen Ende desselben Jahres oder zu Beginn des folgenden Jahres vollzogen worden sein. Aussagen von Zeitzeugen, aber auch die Kataloge der

---

Rohr B^1 verschiebbar angeordnet ist, um Kysthoskop und Operationswerkzeug zugleich in die Körperhöhle einführen zu können."
[13] Vgl. Nitze, 1896, S. 469; Kollmann, 1895, S. 225.
[14] Zu dem Streit, der drei Jahre dauern sollte und mit einem Vergleich vor dem Königlichen Landgericht endete, vgl. Schönberger, 2002, S. 90–93.
[15] Vgl. Nitze, 1895; Kollmann, 1895.
[16] Vgl. Görl, 1896, S. 129 u. 198.
[17] Nitze, 1896.

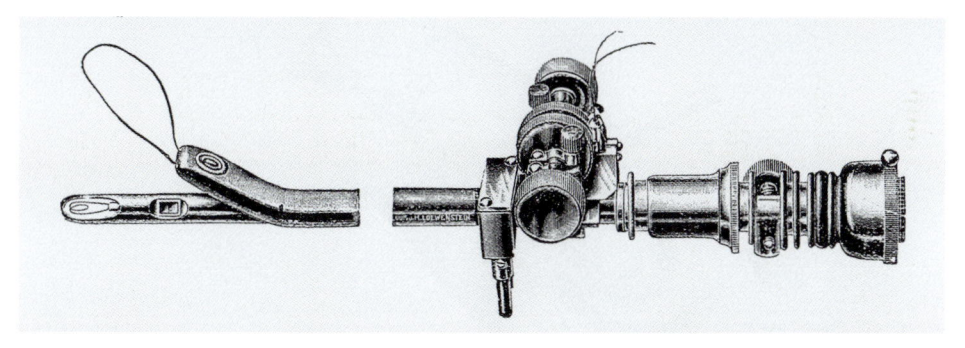

Abb. 10.4 Kombiniertes Brenner-Schlingeninstrument (links) und vereinfachter Schlingenführungsapparat (rechts)

Firma Loewenstein verweisen auf einen Beginn der Zusammenarbeit im Jahr 1897.[18] Das Hartwig-Instrumentarium des Jahres 1895, abgebildet im Aufsatz von Görl, weist noch in einigen Merkmalen (Ausformung von Brennern und Zangen) Abweichungen zum *Besonderen Objekt* auf. Auch das Operationszystoskop des wenige Monate später verfassten Berichts Nitzes stammt von Hartwig. Allerdings stimmen die Abbildungen in diesem Fall, bis auf geringfügige Details, mit dem vorliegenden Instrumentarium von Loewenstein überein. Damit lässt sich vermuten, dass der neue Instrumentenhersteller Nitzes zunächst eine baugleiche Version des Operationszystoskops anfertigte. Dass diese Kopie sich relativ exakt auf das Jahr 1897 festlegen lässt, ist auch anhand der weiteren Modifikationen zu belegen: Schon im Frühjahr 1897 berichtet Nitze von der Idee, demnächst Brenner und Schlinge in einem Instrument zu vereinigen, um so Geschwulstabtrennung und Ausbrennen der Geschwulstbasis in einem Arbeitsgang erledigen zu können.[19] Mit dem Jahr 1899 verschwindet auch der Schlitten des Schlingenträgers und macht einer weniger komplizierten Konstruktion Platz.[20] In den Katalogen der Firma Loewenstein vom Beginn des 20. Jahrhunderts sind die bei dem *Besonderen Objekt* vorliegenden Galvanokauter und der Schlingenschnürapparate nicht mehr nachzuweisen (Abb. 10.4).

10.6 Das Operationszystoskop in der Praxis

Den Ablauf einer zystoskopischen Untersuchung und Behandlung beschreibt Nitze ausführlich in seinem „Lehrbuch der Kystoskopie"[21]: Nach Entkeimung von Instrumentarium, Arbeitsumgebung und Arzt wurde der Patient auf einem passenden Möbel gelagert. Der Reinigung und Desinfektion des äußeren Penis folgte die innere der Harnröhre

---

[18] Vgl. Kutner, in der Einleitung zu Nitze 1907, S. XVII: „[…] seine technischen Berater waren hier [in Berlin] zuerst der Instrumentenmacher P. Hartwig und bei den sämtlichen Konstruktionen im letzten Decennium Heinrich Loewenstein." Vgl. das auf den Monat Oktober 1909 datierte Vorwort aus dem Katalog der Firma Loewenstein, 1910, S. 1: „Unsere Erfahrung, gesammelt in 12-jähriger, gemeinsamer Tätigkeit mit Herrn Geh. Med.-Rat Prof. Nitze […]".
[19] Vgl. Nitze, 1897b, S. 297.
[20] Vgl. Kaiserliches Patentamt 1899. Der Schlingenführer hat in den folgenden Jahren noch mehrfache Modifikationen erfahren; vgl. Kataloge der Firma Loewenstein 1907, S. 12–15 und 1910, S. 15.
[21] Vgl. Nitze, 1889, S. 73–124.

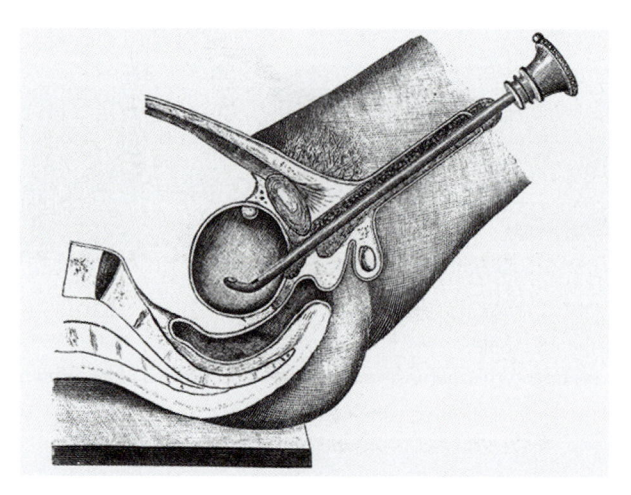

Abb. 10.5 Zystoskop in der männlichen Blase

und der Blase durch Spülungen mit Borsäurelösung. Nach einer lokalen Betäubung der Harnröhre, zum Beispiel mit Kokainlösung, wurde das Zystoskop mit Hilfe von Glyzerin gleitfähiger gemacht und in die gefüllte Blase eingeführt (Abb. 10.5). Unterschiedliche Befunde konnten nun den Einsatz der verschiedenen Instrumente des Operationszystoskops erforderlich machen.

10.6.1 Zangen

Handelte es sich um einen Fremdkörper, der über die Harnröhre in die Blase gelangt war, so konnte dieser mit Hilfe der Fremdkörperzange erfasst und über die Harnröhre entfernt werden.[22] Ergab der Befund das Vorliegen eines oder mehrerer Blasensteine so konnte als therapeutische Maßnahme eine Lithotripsie, das heißt eine Steinzertrümmerung, erfolgen (Abb. 10.6).

Schon von frühester Zeit an beschäftigte das Steinleiden Ärzte und vor allem Chirurgen als eines der häufigsten urologischen Übel. Dieser unter anderem durch krankhafte Prostataveränderungen oder einseitige Ernährung ausgelösten Krankheit versuchte man seit der Antike auf chirurgischem Wege durch den Steinschnitt beizukommen. Vor allem seit dem 16. Jahrhundert entwickelten sich unterschiedliche Techniken wie die „kleine Steinoperation" oder die „große Steinoperation", die beide über einen Schnitt durch den Damm in die Blase führten, sich aber durch die Zahl der angewendeten Instrumente unterschieden. Eine andere Methode war der „hohe Steinschnitt", bei dem eine Eröffnung der Bauchdecke vorgenommen wurde (siehe unten). Alle diese Verfahren waren von einer hohen Sterblichkeitsrate begleitet oder hinterließen bei den Patienten dauernde, körperliche Beeinträchtigungen.[23] Eine unblutige Entfernung von Bla-

---

[22] Nitze widmete der Beschreibung und Entfernung von Steinen, Operationsfäden, verlorenen Kathetern oder durch den Patienten selbst eingeführte Gegenstände in seinem Lehrbuch ein ganzes Kapitel. Vgl. Nitze, 1889, S. 175–185, 290–292 ff., Tafel I.
[23] Häufig kam es zur Bildung so genannter Urinfisteln im Bereich der Operationsschnitte, durch die der Harn nur unkontrolliert abfließen konnte und die oftmals Herde ständiger Entzündungen waren.

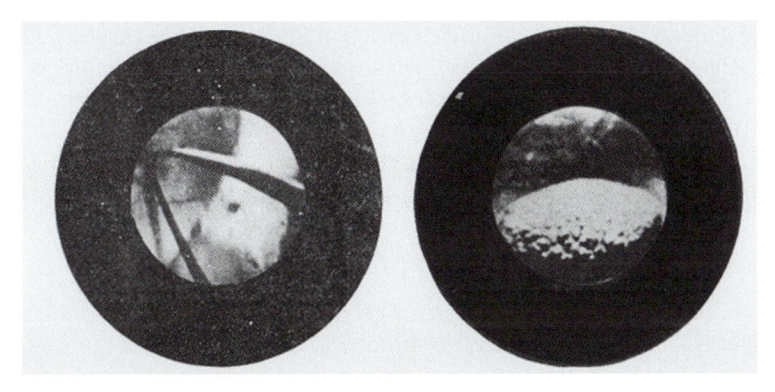

Abb. 10.6 Fotografien einer Haarnadel (links) und eines Steins (rechts) in der Blase, aufgenommen mit Hilfe des Nitzeschen Photographierzystoskops

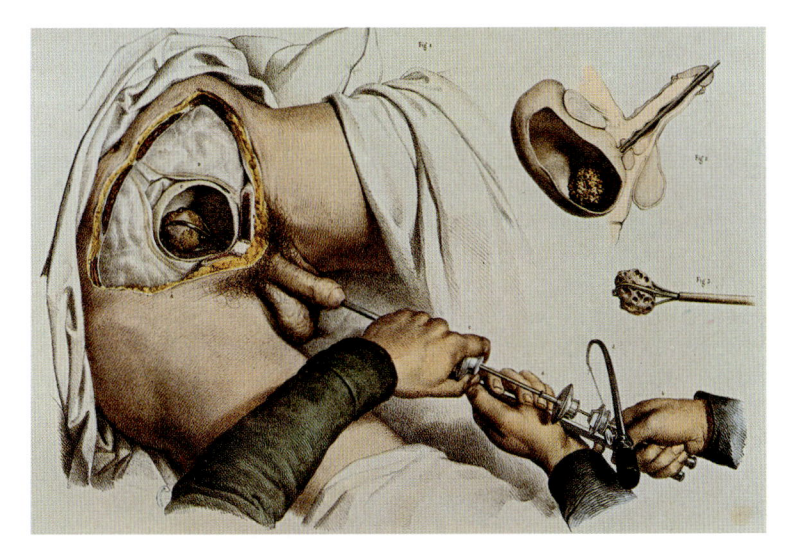

Abb. 10.7 Steinzertrümmerung mit Hilfe des Trilabe

sensteinen wurde erst mit der Erfindung der Lithotripsie durch den Franzosen Jean Civiale (1796–1867) möglich. Sein „Trilabe", ein dünnes, metallenes Instrument mit einer dreifingerigen, zangenartigen Vorrichtung an einem Ende, wurde über die Harnröhre in die Blase eingeführt, ergriff den Stein und zertrümmerte ihn durch das Zusammenziehen der Zangenbranchen. Anschließend mussten die zerkleinerten Steine mit dem Harn ausgestoßen werden. Die Erfindung Civiales wurde in den folgenden Jahren weiterentwickelt und vervollkommnet. Der Amerikaner Henry Bigelow (1828–1890) erfand ein Gerät zum Absaugen der Steintrümmer. Dieses machte es möglich, die Blase sofort nach der Lithotripsie vollständig zu entleeren und die schmerzhafte Prozedur des Blasenspülens und Steinausstoßens erheblich zu verkürzen. Die Steinzerstörung nach Civiale wurde blind, dass heißt ohne Sicht durchgeführt und war damit immer vom Geschick und dem virtuellen Orientierungsvermögen des behandelnden Arztes abhängig (Abb. 10.7). Schlimmstenfalls konnte bei der Anwendung ein Stück der Blasenwand in die Zange geraten und durch den mechanischen Druck perforiert werden. Die Steinzange des Operationszystoskops Max Nitzes war der erste Lithotriptor, der den Operateur unter Sicht arbeiten und damit solche Risiken umgehen ließ. Aufgrund der konstruktionsbedingten Schwäche des Geräts war es allerdings nur in der Lage, kleine Steine bis etwa 2 cm Durchmesser, zu zerstören. Große Steine wurden weiterhin – auch von Nitze – mit den massiven, optiklosen Lithotriptoren älterer Bauart blind zerstört.[24]

10.6.2 Brenner und Schlingen

Zur Behandlung eines oder mehrerer gutartiger Blasengeschwülste setzte Nitze Schlinge und Brenner ein.[25] Noch 1889 hatte er empfohlen, diese, nach vorheriger Lokalisierung durch den Blasenspiegel, mit Hilfe von Lithotriptoren blind zu erfassen und abzuquetschen oder abzureißen. 1887 war ihm bereits auf diese Weise die Entfernung einiger Operationsfäden aus der Blasenwand einer Patientin gelungen.[26] Den Bau von Operationszystoskopen lehnte er zu diesem Zeitpunkt noch ab, da sie seiner Meinung nach zu dick ausfielen und die bei dem Eingriff erzeugten Blutungen eine ungetrübte Wahrnehmung in der Blase verhindern würden.[27] Mit dem neuen, von Paul Hartwig realisierten Instrument wurde es schließlich doch möglich, unter Sicht Gewebswucherungen zu entfernen. Dabei sollten kleinere Geschwülste gleich mit dem Kauter ausgebrannt werden. Größere Wucherungen wurden sukzessive in einer oder mehreren Sitzungen mit Hilfe der Schlinge abgetragen, Tumorbasis und verbleibende Geschwulstreste anschließend noch einmal mit dem Brenner behandelt. Je nach dem Sitz der Tumoren in der Blase verwendete man unterschiedliche Brenner. Geschwülste am Blasenhals, dem Harnröhreneingang, wurden mit dem kurzschnabeligen Kauter behandelt. Das stark geknickte, langschnabelige Instrument war für Eingriffe am Blasenboden, das nahezu gerade für Operationen der oberen Blasenwand bestimmt. Mit dem Schlingenträger seines Operationszystoskops war der Berliner Arzt in der Lage, nicht nur mit der kalten, sondern auch mit der über eine elektrische Energiequelle glühend gemachten Schlinge zu arbeiten.

Das Verfahren, Gewebsveränderungen mit einem glühenden Platindraht zu entfernen, stammte von dem Breslauer Chirurgen Albrecht Theodor Middeldorpf (1824–1868) und wurde seit 1854 bei Kehlkopf- und Nasenpolypen eingesetzt. 1885 kam es erstmals zur Entfernung von Blasenpolypen mit der, allerdings kalten, Schlinge durch Joseph Grünfeld (Polypenschnürer siehe oben). Der sehr geringe Umfang des Drahtes, die schlechte Sicht durch die Harnröhrentuben in die Blase und die häufig unkontrollierbaren Blutungen während der Operation ließen diese Anwendung aber immer mit einem großen Risiko behaftet sein.

Bei der Geschwulstoperation mit dem Nitze'schen Zystoskop zog man die Optik bis zum Anschlag zurück, so dass ihre endständige Lampe und der Schnabel des Schlingenapparats eine Einheit bildeten. Auf diese Weise konnte das Instrument problemlos

---

[24] Das gilt für die optischen Lithotriptoren bis heute! Für die Zerstörung größerer Steine werden allerdings in unseren Tagen neue Techniken wie die Elektrohydraulische, Ultraschall-, Laser- oder Presslufthammerlithotripsie angewendet.
[25] Seit Januar 1895 setzte Nitze den Brenner auch zur galvanokaustischen Behandlung der Prostata-Hypertrophie, also der krankhaften Vergrößerung dieser Drüse, ein. Vgl. Nitze, 1897a.
[26] Vgl. Nitze, 1889, S. 179–181.
[27] Vgl. Nitze, 1887, S. 722; Nitze, 1889, S. 296.

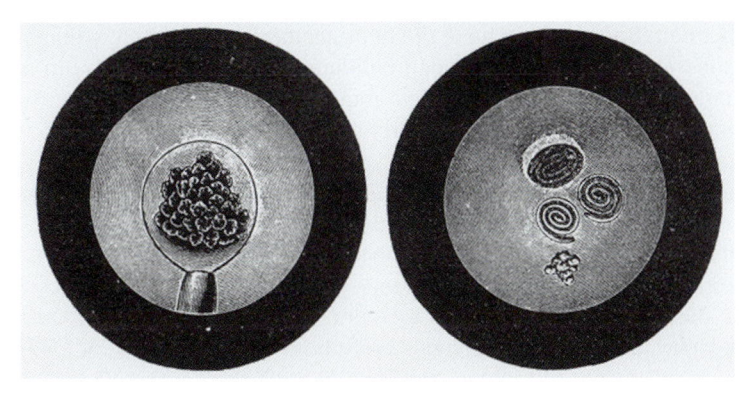

Abb. 10.8 Abtragung einer Geschwulst mit der Schlinge (links) sowie kleine Geschwulst und Brandnarben nach Kauterisieren (rechts) aus der Sicht des Operierenden

durch die Harnröhre in die Blase eingeführt werden. Nach dem Einführen wurde die Hülse zurückgezogen, worauf die Instrumentenspitze beim Blick durch die Optik in das Gesichtsfeld trat. Die Hülse ist, wie oben erwähnt, auf dem optischen Apparat frei beweglich angebracht worden und gibt somit weitest möglichen Handlungsspielraum innerhalb der Blase. Die Schlinge, die beim Einführen ganz in den Schlingenführer zurückgezogen war, konnte nun durch das Vorschieben der am Schlitten aus dem Gerät herausragenden Drahtenden gebildet und um die abzutrennende Geschwulst gelegt werden (Abb. 10.8). War der Draht justiert, wurde er durch kleine Feststellschrauben fixiert. Durch Drehen des großen Triebrades am Schlitten konnte dann die Schlinge zugezogen und damit die Geschwulst, wahlweise unter Zuführung elektrischer Energie, heiß oder kalt abgetrennt werden.

Vor Nitzes bahnbrechender Erfindung war das Mittel der Wahl zur Entfernung von Blasentumoren, die so genannte *Sectio alta*, der „hohe Schnitt". Bei diesem operativen Eingriff wurde mit einem Schnitt oberhalb des Schambeins durch die Bauchdecke die Blase geöffnet. Diese Operationsmethode, seit dem 16. Jahrhundert vereinzelt bei Blasensteinentfernungen eingesetzt, wurde infolge seiner Schmerzhaftigkeit und der hohen Todesrate nur als letztes Mittel angewandt. Erst mit Einführung der Narkose 1846 und dem Einzug neuer antiseptischer und aseptischer, keimfreier Hygienestandards im OP-Saal in der zweiten Hälfte des 19. Jahrhunderts sank das Risiko für den Patienten, bei einer solchen Operation Schaden zu nehmen. Auch Max Nitze hatte die Geschwulstentfernung aus der Blase mittels *Sectio alta* mehrfach vorgenommen. Bei 52 derartigen Operationen bis 1896 war es zu sieben Todesfällen gekommen.[28] Die Ergebnisse seiner Behandlung nach der neuen Methode waren demgegenüber vielversprechender: Mit dem Operationszystoskop hatte Nitze zwischen 1893 und 1906 über 150 Fälle von gutartigen Blasengeschwülsten erfolgreich behandelt: Ein einziger Patient, bei dem allerdings ein bösartiger Tumor vorlag, verstarb nach der Operation. Zweimal konnte die Behandlung aufgrund zu schneller Geschwulstneubildung nicht zu Ende geführt werden.

---

[28] Vgl. Nitze, 1896, S. 380.

Gegenüber dem Bauchschnitt hatte die neue Methode den Vorteil, weniger aufwändig und gesundheitlich belastend für den Patienten zu sein, da es sich um ambulante Eingriffe handelte, die unter örtlicher Betäubung vorgenommen wurden. Auch wenn mehrere Sitzungen zur Entfernung einer größeren Geschwulst nötig waren, wurde der Patient in seiner Lebensführung nicht gestört. „Patienten, die mittags operiert waren, besuchten abends Theater, Bälle etc.; viele unserer Patienten sind während der ganzen Behandlung wie sonst ihrem Berufe nachgegangen. […] charakteristisch ist es, dass einzelne ängstliche Kranke wohl schwer zur ersten Sitzung zu bewegen waren, dass aber *keiner die Fortsetzung der einmal begonnenen Behandlung verweigert hat.*"[29]

Nitze sah die Behandlung mit dem Operationszystoskop aber nur auf gutartige Geschwülste beschränkt; bei malignen, das heißt bösartigen Tumoren, sei sie selbst im Frühstadium wirkungslos. Allerdings attestierte er auch der *Sectio alta* keine positiven Erfolgsaussichten: „Von den zahlreichen Fällen von malignen Tumoren, die ich mittelst Sectio alta operierte, habe ich nur in 3 Fällen die sichere Überzeugung erlangt, dass auch nach längerer Zeit kein Recidiv [keine Neubildung] eingetreten sei."[30]

10.7 Die weitere Entwicklung

Mit dem Operationszystoskop Max Nitzes waren erstmals effektive operative Eingriffe innerhalb der Blase unter Sicht möglich, die eine aufwändige und risikoreiche Operation mit Vollnarkose und Eröffnung der Bauchdecke und Blase unnötig werden ließ. Seit 1891 hatte Nitze an der Entwicklung gearbeitet und nach vier Jahren ein Instrumentarium auf den Markt bringen können, das unterschiedlichsten Anforderungen gerecht wurde. Dieses von Paul Hartwig und seit 1896/1897 von der Berliner Firma Louis & H. Loewenstein produzierte Zystoskop war allerdings zu kompliziert in Aufbau und Handhabung, so dass es sich auf Dauer nicht durchsetzen konnte. Seit etwa 1910 wurden die Operationszystoskope nach Nitze von den so genannten Universalzystoskopen abgelöst. Ausgehend vom Prinzip des Harnleiterzystoskops konnte das komplizierte System der aufzuschiebenden Röhren überwunden werden. Die Katheterkanäle dieser Instrumente wurden zu variablen Funktionskanälen, die in der Lage waren, die verschiedensten Instrumente aufzunehmen. Die neuen Operationszystoskope, die übrigens bis heute benutzt werden, waren somit gleichzeitig als Untersuchungs-, Spül-, Harnleiter-, Operations- und Blasenhalsinstrument zu benutzen.

Literatur

Bourgery, Jean-Baptiste und Claude Bernard: Traité complet de l'anatomie de l'homme. Paris 1866/1871

Bozzini, Philipp: Der Lichtleiter oder Beschreibung einer einfachen Vorrichtung und ihrer Anwendung zur Erleuchtung innerer Höhlen und Zwischenräume des lebenden animalischen Körpers. Weimar 1807

Görl, Leonhard: Zottengeschwulst der Blase. Operation mit dem Nitze'schen Operationscystoskop. Centralblatt für die Krankheiten der Harn- und Sexualorgane 7, 1896, S. 129–136, 196–201

Grünfeld, Joseph: Polypen der Harnblase, auf endoskopischem Wege diagnostiziert und operiert. Wiener Medizinische Presse 26, 1885, S. 89–92

---

[29] Nitze, 1907, S. 379 [Hervorhebung im Original].
[30] Ebd., S. 380.

Jahr, Rudolf: 75 Jahre Kystoskopie. Münchener medizinische Wochenschrift 96, 1954, S. 447–448

Kollmann, Adolf: Zur Nitze'schen Methode der intravesikalen Entfernung gutariger Blasengeschwülste. Centralblatt für die Krankheiten der Harn- und Sexualorgane 6, 1895, S. 225–226

Nitze, Max: Beiträge zur Endoskopie der männlichen Harnblase. Archiv für klinische Chirurgie 36, 1887, S. 661–732

Nitze, Max: Lehrbuch der Kystoskopie. Wiesbaden 1889

Nitze, Max: Das Operationskystoskop. Vorläufige Mitteilung. Centralblatt für Chirurgie 18, 1891, S. 993–997

Nitze, Max: Kystophotographischer Atlas. Wiesbaden 1894

Nitze, Max: Anzeige eines Vortrags am 6.3.1895: „Ueber Blasengeschwülste mit besonderer Berücksichtigung ihrer intravesicalen Entfernung (mit Demonstration)". In: Verhandlungen der Berliner Medicinischen Gesellschaft 26, 1895, S. 79

Nitze, Max: Die intravesicale Operation der Blasengeschwülste. Centralblatt für die Krankheiten der Harn- und Sexualorgane 7, 1896, S. 377–405, 469–500

Nitze, Max: Zur galvanokaustischen Behandlung der Prostatahypertrophie. Centralblatt für die Krankheiten der Harn- und Sexualorgane 8, 1897a, S. 171–172

Nitze, Max: Modifikationen des Operations-Kystoskops. Centralblatt für die Krankheiten der Harn- und Sexualorgane 8, 1897b, S. 294–297

Nitze, Max: Lehrbuch der Kystoskopie. Weinrich, Max und Rudolf Jahr, Hrsg. Wiesbaden 1907

Schönberger, Bernd: Leopold Casper (1859–1959) – Lehrmeister einer neuen Urologengeneration in Deutschland. In: Schultheiss, Dirk et al., Hrsg.: Wegbereiter der Urologie. Berlin u. a. O. 2002, S. 85–101

Schultze-Seemann, Fritz: Die urologische Sammlung des Instituts für Geschichte der Medizin der Freien Universität Berlin. Der Urologe [B] 23, 1983, S. 157–161, 226–228

Winkelmann, Otto: Über medizinhistorische Sammlungen und Museen. Der Urologe [B] 27, 1987, S. 42–45

Patente

Kaiserliches Patentamt. Patentschrift No. 60045 vom 26. Mai 1891
Kaiserliches Patentamt. Patentschrift No. 108207 vom 9. März 1899

Instrumentenkataloge

Louis & H. Loewenstein: Urologie- und Dermatologie-Instrumente. Berlin 1907
Louis & H. Loewenstein: Elektromedizinische Instrumente und Apparate. Liste No. 14, Berlin 1910

Abbildungsnachweis

Abb. 10.1: Berliner Medizinhistorisches Museum der Charité
Abb. 10.2, 10.5 und 10.8: aus Nitze, 1907
Abb. 10.3: oben aus Nitze, 1891, unten aus Kaiserliches Patentamt, 1891
Abb. 10.4: aus Louis & H. Loewenstein, 1910
Abb. 10.6: aus Nitze, 1894
Abb. 10.7: aus Bourgery, 1866/1871

11 Keine Bange, wir holen eine Zange
Die Geburtszange mit integriertem Dynamometer von Samuel Kristeller

Matthias David

„Wenn seit der großen Erfindung des Genter Geburtshelfers Johann Palfyn Anno 1723 durchschnittlich fast in jedem Jahr eine Veränderung an der Zange ersonnen worden ist und doch nur wenige dieser Veränderungen als wesentliche Verbesserungen zu bezeichnen sind; so fühle ich, wie gewagt es ist, den überflüssigen Reichthum vorhandener Zangenmuster noch zu vergrössern, und befinde mich in der Lage, mir die Nachsicht der Kunstgenossen […] dringend zu erbitten."[1] Im Jahre 1834 hat es ungefähr 130, 1847 schon 160 und Ende des 19. Jahrhunderts über 300 verschiedene Konstruktionen geburtshilflicher Zangen gegeben.[2] Dies zeigt, dass offenbar eine ideale Zange nicht existiert. Und doch hat der Berliner Geburtshelfer Samuel Kristeller (1820–1900) vor der Berliner Gesellschaft für Geburtshülfe 1861 mit oben genannten Worten einen Vortrag begonnen, in dem auch er ein von ihm entworfenes spezielles Modell einer Geburtszange (lateinisch: der *Forceps*) vorstellte. Bevor auf die möglichen Motive Kristellers (Abb. 11.1 und Abb. 11.2) eingegangen wird, selbst eine Zange zu entwickeln, zunächst einige kurze Anmerkungen zur Geschichte und über die Bedeutung der Zange als geburtshilfliches Instrument.

Forcipes in verschiedener Ausführung sind auch heute noch Teil der Routineausstattung eines jeden Kreißsaales. Diese Geburtszangen bestehen gänzlich aus Metall – noch vor 150 Jahren waren zumindest die Griffe zumeist aus Holz gefertigt – und weisen einen gemeinsamen charakteristischen Aufbau auf: Zwei so genannte Löffel mit einer Kopfzum Teil zusätzlich einer Beckenkrümmung, die sich in einem so genannten Schloss vereinigen und darunter zwei Zughaken und einen Griff mit Einkerbungen aufweisen. Das Schloss kann als französisches Stift- oder englisches Gleitschloss gearbeitet sein. Das Schloss der Kristeller-Zange ist eine Kombination aus beiden und wird „deutsches Schloss" genannt.

Die Indikationen für die Anwendung einer Zange sind heute klar definiert. Bestimmte klassische Vorbedingungen müssen erfüllt sein, um ein Kind mittels Forceps zu entbinden: auf Seiten der Mutter – vollständig eröffneter Muttermund, kein zu enger Beckenausgang und gesprungene Fruchtblase; bezüglich des Kindes – der Kopf muss „zangengerecht" stehen, das heißt im Rahmen des Geburtsvorgangs mindestens die Beckenmitte erreicht haben, der Kopf darf nicht zu groß und nicht zu klein sein und das Kind muss leben.[3] Unter Beachtung dieser Vorbedingungen ist dem Geburtshelfer mit der Zange ein

---

[1] Kristeller, 1861, S. 166.
[2] Vgl. Fischer, 1929.
[3] Vgl. Pschyrembel, 1989, S. 496.

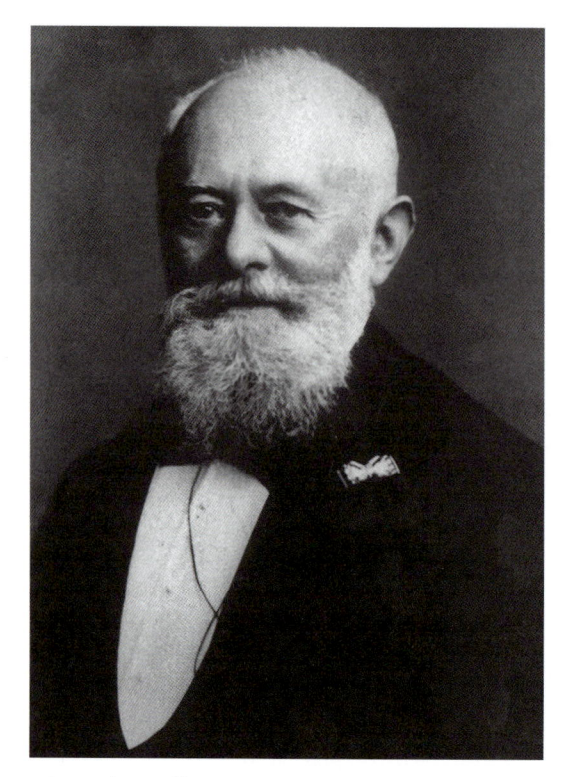

Abb. 11.1 Samuel Kristeller (1820–1900)

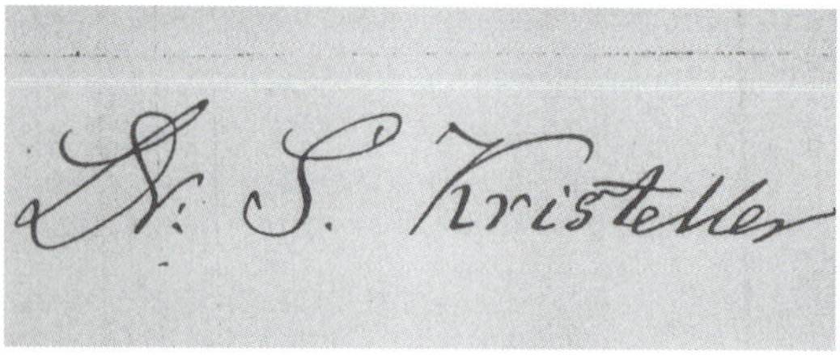

Abb. 11.2 Eigenhändige Unterschrift Samuel Kristellers

schnell und überall einsetzbares Entbindungsinstrument in die Hand gegeben, welches – anders als die die Zange derzeit verdrängende Vakuumextraktion – auch ohne Stromanschluss beispielsweise in Entwicklungsländern angewendet werden kann.

Man könnte annehmen, dass es ein solches Instrument zur Beherrschung schwieriger Entbindungssituationen schon immer gegeben haben muss. Und tatsächlich stammt eine der frühesten Beschreibungen eines forcepsähnlichen Hilfsmittels aus Persien, aus der Zeit um 1500 v. Chr. Es wurden Lederstreifen um den kindlichen Kopf gelegt und man zog mit den Händen an diesen Streifen.[4] Es handelte sich aber offenbar um eine nicht weiterge-

---

[4] Vgl. Plausché et al., 1992.

gebene oder weiterentwickelte Technik. Denn die ärztliche Geburtshilfe bei den Hippokratikern, Römern, Byzantinern und Arabern bestand dann – wie die Überlieferungen zeigen – vor allem in Operationen zur Verkleinerung des vorangehenden oder nachfolgenden kindlichen Kopfes, das heißt, das Kind wurde geopfert, damit die Mutter am Leben bleiben konnte. Diese so genannte Kraniotomie war die Methode der Wahl bei Schädel-Becken-Missverhältnissen oder bei Querlagen, wenn die Wendung des ungeborenen Kindes nicht gelang.[5] Daran hatte sich bis Mitte des 16. Jahrhunderts nichts geändert, bis Ambroise Paré (um 1510–1590) im Jahr 1550 die „*In-utero*-Wendung" des Kindes auf die Füße und die nachfolgende Extraktion des Kindes perfektionierte, „eine fundamentale Änderung der ganzen zweitausendjährigen geburtshilflichen Denkrichtung".[6] Ein anderes Verfahren oder Werkzeug, das bei schwierigen Geburten Verwendung fand, war bis dahin nicht bekannt. Erst mit der geburtshilflichen Zange sollte ein solches „brauchbares unschädliches Instrument" zur Extraktion des vorangehenden Kopfes zur Verfügung stehen.[7]

11.1 Wer erfand die Zange?

Die Ehre, als Erfinder der Zange in die Geschichte der Geburtshilfe eingegangen zu sein, gebührt der englischen Familie Chamberlen. Wahrscheinlich war es William Chamberlen (gest. 1596), der Ende des 16. Jahrhunderts einen Forceps entwickelte, dieses Instrument vervollkommnete und die Technik dann an seine Söhne weitervererbte, die beide auf den Namen Peter hörten. Ungeachtet dessen, dass die Veröffentlichung dieser Erfindung wohl manchem Kind und mancher Mutter das Leben gerettet hätte, haben die Chamberlens das Geheimnis dieser geburtshilflich-technischen Innovation über mehrere Generationen nur innerhalb der Familie weitergegeben. Nach fast 100 Jahren hat schließlich der Arzt Hugh Chamberlen (1630–1720), offenbar weil er Geld brauchte, das Schweigen in der vierten Generation gebrochen. Er versuchte, das besondere Familienwissen an den berühmten, in Paris praktizierenden Geburtshelfer François Mauriceau (1637–1709) zu verkaufen. Bradtmöller stellt die Situation so dar: „Wir schreiben das Jahr 1670. Da macht uns der berühmte französische Geburtshelfer Mauriceau am Hotel Dieu in Paris in einer seiner Schriften […] eine merkwürdige Mitteilung. Er sei am 19. August des Jahres 1670 zu einer 38jährigen Primiparen [erstmalig Gebärenden] gerufen worden, die schon seit einigen Tagen kreißte. Da er sich mit Recht, wie die meisten Ärzte seiner Zeit, vor den Folgen eines Kaiserschnittes fürchtete, konnte er sich auch hier nicht zu dieser damals verhängnisvollen Operation entschließen. Ein gerade in Paris anwesender englischer Geburtshelfer namens Hugh Chamberlen habe sich bereit erklärt, das Kind innerhalb einer halben Viertelstunde zur Welt zu bringen. Nach dreistündigem, vergeblichem Bemühen habe Chamberlen von seinem Vorhaben jedoch wieder Abstand nehmen müssen. Die Frau sei nach 24 Stunden unentbunden gestorben. Die Sektion hätte einen an mehreren Stellen zerrissenen Uterus ergeben, dessen Verletzungen offensichtlich von einem in den Uterus eingeführten Instrument herrührten."[8] Durch diesen Misserfolg waren die Zweifel der französischen Ärzte an den Fä-

---

[5] Vgl. Schaller, 2002, S. 17.
[6] Fasbender, 1906, S. 950.
[7] Vgl. Schaller, 2002, S. 17.
[8] Bradtmöller, 1935, S. 22.

higkeiten des englischen Geburtshelfers und seinem Instrument bestärkt worden. Hugh Chamberlen war unglücklicherweise an einen Fall gekommen, der für die Zange nicht geeignet war. Das Geschäft – es ging um 10.000 Taler – kam nicht zu Stande, aber das Instrument war nun zumindest einer kleinen Fachöffentlichkeit bekannt.

Es gibt noch eine zweite Wurzel der Erfindung der Geburtszange, diese ist in der flämischen Stadt Gent zu suchen, wo Anfang des 18. Jahrhunderts ein angesehener Chirurg und Geburtshelfer namens Johann Palfyn (1650–1730) lebte, er wurde ja bereits in Kristellers einleitenden Worten erwähnt. Dieser Palfyn beschäftigte sich, sicherlich auch motiviert durch Anregungen, die er bei seinen häufigen Reisen und durch eigene Studien bekam, ebenfalls mit dem Problem, „einen eingekeilten kindlichen Kopf von der Mutter zu lösen". Er stellte seine Lösung, ein sehr einfaches zangenähnliches Instrument, 1723 in Paris dem Vorstand der Akademie der Wissenschaften vor. Man war skeptisch. Ein damals führender französischer Geburtshelfer namens Guillaume de la Motte (1665–1737) lehnte die Möglichkeit, ein Instrument zwischen mütterlichem Geburtsweg und kindlichem Kopf einzubringen, völlig ab und meinte, dies sei „ebenso wenig [möglich], als [dass] ein Schiffstau durch ein Nadelöhr ginge!"[9] Der Helmstädter Chirurg Lorenz Heister (1633–1758) schließlich stellte eines der beiden Blätter der Palfyn'schen Zange in der 2. Auflage der lateinischen Ausgabe „Institutiones chirurgica" seines Lehrbuchs vor und publizierte gleichzeitig eine Gebrauchsanweisung für dieses Instrument.[10] Im Verlaufe des 18. Jahrhunderts setzte sich dann die Entbindung mittels Zange als neue Möglichkeit, in schwierigen Situationen Geburtshilfe zu leisten, mehr und mehr durch. Der Schotte William Smellie (1697–1763) und der Franzose André Levret (1703–1780), beides berühmte Geburtshelfer, vervollkommneten im 18. Jahrhundert dieses geburtshilfliche Instrument, indem sie eigene Modelle vorstellten, die quasi die Prototypen der englischen und der französischen Zange waren. Insbesondere Smellie legte außerdem die Fundamente für die Lehre vom Geburtsmechanismus.

Anfang des 19. Jahrhunderts war es dann der deutsche Geburtshelfer und Professor an der Universität Heidelberg Franz Carl Naegele (1778–1851), der eine weitere Verbesserung an der Geburtszange vornahm. Abgesehen vom Ersatz der meist hölzernen Griffe durch metallene im Zuge der allmählichen Durchsetzung der Semmelweis'schen Hygienelehren ist dieses Zangenmodell so auch heute noch in Gebrauch. In charakteristischer Weise vereint die Naegele-Zangenkonstruktion unter anderem die von Johann David Busch (1755–1833) erstmals angegebenen Zughaken am Smellie'schen Griff, das Schloss nach Joseph Hermann Brünninghausen (1761–1834), das eine Kombination aus dem englischen mit dem französischen Zangenschloss darstellt, und die von Levret erstmals angegebene Beckenkrümmung der Zangenlöffel.

Auch Kristellers Zange, die er 1861 bei seinem Vortrag der Berliner Fachöffentlichkeit vorstellte, war ein modifizierter Naegele-Forceps. Kristeller hatte weniger die äußere Form der Zange modifiziert als vielmehr im wahrsten Sinne des Wortes das Innere, indem er eine sehr interessante Veränderung an und in den Griffen vornahm (Abb. 11.3). Dabei strebte er nach eigenen Angaben wohl hauptsächlich eine Nutzung des Instruments in der Lehre und eine Beschreibung der Zangenoperation für jüngere, in Ausbildung befindliche Studenten und Ärzte an: „Um die Schwierigkeit einer vollzogenen Zan-

---

[9] Ebd., S. 26.
[10] Vgl. Schaller, 2002, S. 23.

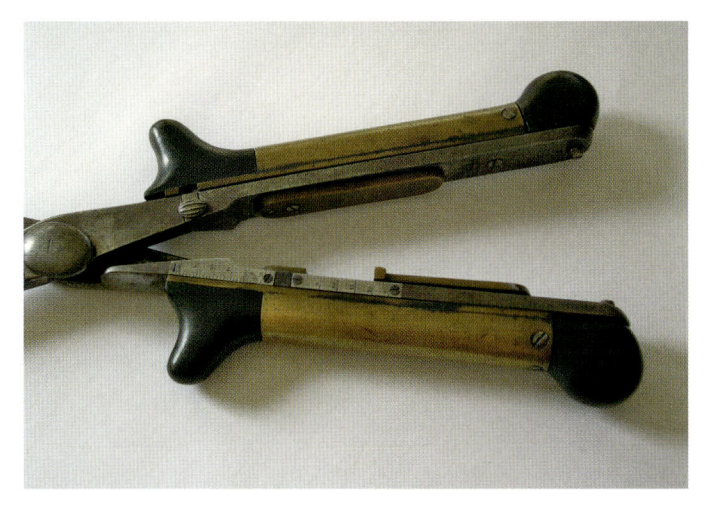

Abb. 11.3 Detail der von Samuel Kristeller entworfenen Geburtszange

genoperation zu bestimmen, bedienen wir uns der Mittel, dass wir erstens die dynamischen und mechanischen Geburtsverhältnisse beschreiben, zweitens die Zahl und Dauer der Tractionen bezeichnen, drittens das auf die Operation aufgewandte Kraftmaass nach unserem subjectiven Empfinden zu taxiren und zu schildern suchen."[11] Letzteres, die bei der Zangenoperation aufgebrachte Kraft, wollte er messen und so objektivieren. Dieses mechanisch-naturwissenschaftliche Herangehen an die Probleme der Geburtsmedizin war charakteristisch für die zweite Hälfte des 19. Jahrhunderts. Schon in einem Vortrag im Februar 1859 „Über den Mechanismus der Zangenoperation" und in seiner Habilitationsschrift schenkte Kristeller dem durch die Zange ausgeübten Druck auf den kindlichen Schädel große Aufmerksamkeit. Er empfiehlt, dass jeder Geburtshelfer durch Übung am Manometer die Druckwerte seiner Hand bei den verschiedenen Handgriffen kennen lernen sollte, und meint: „Hier das richtige Maass zu halten, erachte ich als die wichtigste Aufgabe des Operateurs."[12]

11.2 Die Kristeller'sche Geburtszange

Im Folgenden soll nun eine kurze Beschreibung des *Besonderen Objekts* gegeben werden, denn: „Inwieweit nun die neue Vorrichtung geeignet sei, statt der subjectiven Schätzung, eine objective Messung zu gewähren, möge aus der Beschreibung des Instruments hervorgehen."[13] Kristeller führt zu seiner Neuentwicklung (Abb. 11.4) Folgendes aus: „Der Griff jeder Branche besteht aus einem festen und einem beweglichen Theile. Das feste Theil *TT* ist eine starke stählerne Schiene, welche die Fortsetzung des Löffels bildet und nach innen liegt. Der bewegliche Theil *FF* ist ein Halbcylinder aus Messing, der […] an der Schiene sicher auf- und abgleiten […] kann. Nach oben ist der Halbcylinder durch

---

[11] Kristeller, 1861, S. 169.
[12] Völker, 1987, S. 39.
[13] Kristeller, 1861, S. 167.

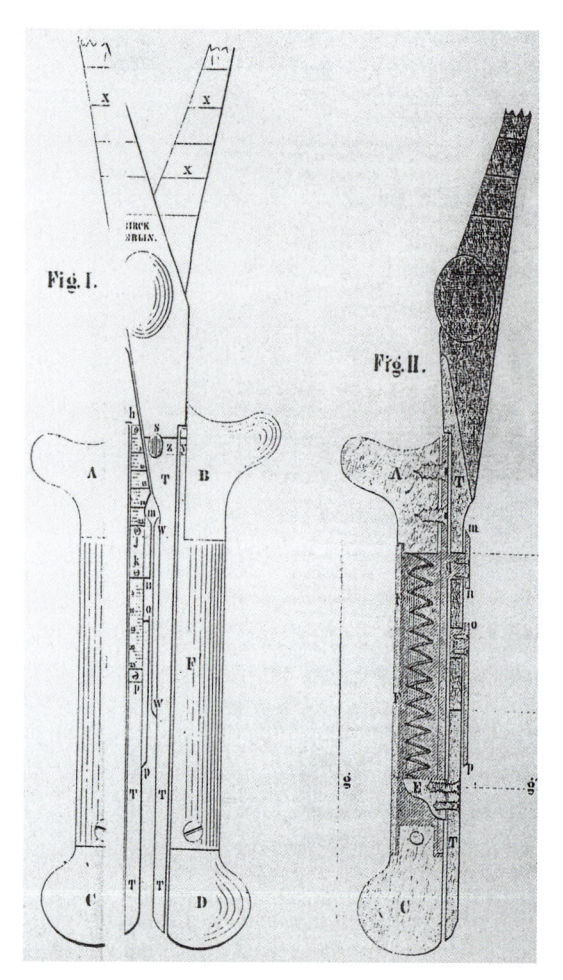

Abb. 11.4 Technische Zeichnung zur Beschreibung der Geburtszange mit Dynamometer aus der Originalpublikation Kristellers von 1861

einen geschweiften Vorsprung *A* und *B* geschlossen, über den die Finger bei der Operation hakenförmig übergelegt werden, nach unten geht der Cylinder in den gewöhnlichen Knauf *C* und *D* über. In dem Halbcylinder liegt eine kräftige, stählerne Spiralfeder […] Vollführt man nun behufs der Operation den Zug mit der rechten Hand an den geschweiften Seitenvorsprüngen und mit der linken Hand an den Griffen, so verschiebt man den Halbcylinder nach unten zu und drückt dadurch die Spiralfeder so lange zusammen, bis ihre Elasticität dem von uns beim Zuge aufgewandten Kraftmaasse das Gleichgewicht hält. Eine neben dem Cylinder unterhalb des Schlosses befindliche Scala *hi* zeigt uns die Raumtheile an, um welche wir die Feder zusammendrücken. […] so kann man während der Operation […] ersehen, mit welchem Kraftaufwande man arbeitet."[14]

---

[14] Ebd.

Eine zunächst sehr einfach erscheinende Idee wurde durch einen aufwändigen Umbau einer Naegele-Zange in die Tat umgesetzt. Kristellers Hoffnung war es, dass sich „mit der Zeit gewisse Warnungszahlen ergeben, welche zu überschreiten der Operator nur nach genauester Erwägung der Sachlage wagen sollte."[15] Er vermutete, dass manche Verletzung der Mutter und manch tödlicher Ausgang einer geburtshilflichen Operation für das Kind nicht vorgekommen wäre, hätte der Operator die Größe der Kraft, die er anwendete, erkannt und dosiert.[16] Das Geschick und die Zugkraft des Geburtshelfers waren praktisch das einzige Mittel, um bei einem Geburtsstillstand das Kind zu entbinden und den zu dieser Zeit noch sehr gefährlichen Kaiserschnitt zu umgehen. Neben den eingeschränkten operativen Möglichkeiten gab es in der zweiten Hälfte des 19. Jahrhunderts auch noch keine Möglichkeit, die Geburt medikamentös zum Beispiel durch die Infusion eines wehenauslösenden Mittels wie Oxytocin zu unterstützen oder zu steuern.

Samuel Kristeller hatte nicht nur als erster die originelle Idee, eine die Zugkraft messende Vorrichtung in die Geburtszange zu integrieren; er hat sich auch darüber Gedanken gemacht, wie man die Wehenkräfte mechanisch unterstützen könnte. 1867 veröffentlichte er erstmals in der „Berliner klinischen Wochenschrift" die Beschreibung eines neuartigen Handgriffs zur Unterstützung der Geburtskräfte (Abb. 11.5).[17] Diese *Ex-*

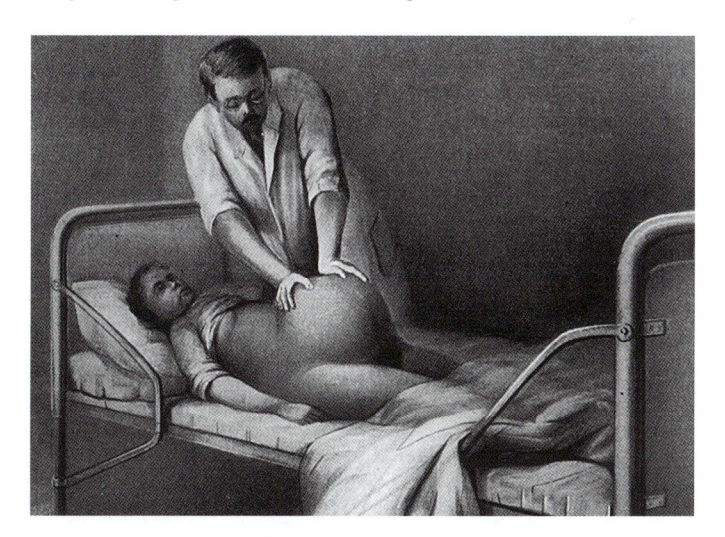

Abb. 11.5 Anwendung des Kristeller'schen Handgriffs (*Expressio foetus*)

pressio foetus ist Kristellers wichtigster und bekanntester Beitrag zur Geburtshilfe, auch wenn die Methode im Prinzip nicht wirklich neu und schon bei den Ärzten der Antike und einigen Naturvölkern bekannt war.[18] Obwohl das „Kristellern" jedem geburtshilflich Tätigen, ob Arzt oder Hebamme, geläufig ist und auch in der Routine im Kreißsaal

---

[15] Ebd., S. 173.
[16] Vgl. ebd.
[17] Vgl. Kristeller, 1867.
[18] Vgl. Jöckel, 1990.

nach wie vor vielfach Anwendung findet, war und ist der nach Samuel Kristeller benannte Handgriff in Fachkreisen umstritten. Das Prinzip des „Kristellerns" besteht darin, dass mit den Händen die Gebärmutter am Fundus umfasst und wehensynchron Druck ausgeübt wird, um die Geburtskräfte zu unterstützen und das Kind im Geburtskanal in Richtung Beckenboden voranzubringen. Auch in den beiden Doktorarbeiten, die Ende der 1980er Jahre in Ost- und Westdeutschland, das heißt in Berlin und Mainz, über Samuel Kristeller verfasst wurden, spielte der Handgriff jeweils eine größere Rolle als seine Zange mit Dynamometer.[19]

In diesen beiden Dissertationen wird aber auch eine andere wichtige Facette im Leben Kristellers hervorgehoben, nämlich sein Engagement als Vorkämpfer der Judenemanzipation in Deutschland. Deshalb abschließend noch einige wenige biographische Angaben zu Samuel Kristeller, der als ältester Sohn jüdischer Eltern am 26. Mai 1820 in der Provinz Posen geboren wurde. Er studierte in Berlin, legte 1843 seine Dissertation vor und eröffnete 1850 in der Berliner Wallstraße eine Praxis. Etwa 1854 fasste er den Entschluss, sich der Geburtshilfe und Gynäkologie zu widmen, und eröffnete daraufhin schon ein Jahr später eine private Entbindungsklinik in der Köpenicker Straße, die er zwölf Monate später wieder schloss, weil sie nicht profitabel war. Danach war er in neuen Praxisräumen in der Heiligegeiststraße wieder als praktischer Arzt und Geburtshelfer tätig. 1860 habilitierte er sich beim Berliner Ordinarius für Geburtshilfe Eduard Martin (1809–1875) und war 1862–1870 Geburtshelfer am Jüdischen Krankenhaus. Bereits seit 1832 hatte er die Leitung des Deutsch-israelitischen Gemeindebundes inne, dessen Ehrenpräsident er später wurde. Kristeller war sein Leben lang auch kommunalpolitisch tätig. Gemeinsam mit anderen jüdischen Intellektuellen trat er im so genannten Dezemberkomitee von 1880 immer wieder dem beginnenden Antisemitismus im Deutschen Reich entgegen. Nach kurzer Krankheit starb er am 15. Juli 1900 und wurde auf dem jüdischen Friedhof in der Schönhauser Allee beerdigt. Der Grabstein ist dort noch zu besichtigen. Ein Höhepunkt in Kristellers ärztlichem Leben war wahrscheinlich 1875 die Übernahme der kommissarischen Leitung der gynäkologischen Abteilung der Charité nach dem Tod von Eduard Martin. Für einige Monate – bis am 1. April 1876 Carl Schröder (1838–1887) das Ordinariat in Berlin antrat – stand er als ältester Privatdozent dieser renommierten Klinik vor. Hier schließt sich quasi der Kreis zur geburtshilflichen Instrumentensammlung der Universitäts-Frauenklinik, wo der Kristeller'sche *Forceps* neben vielen anderen Zangenmodellen bis heute aufbewahrt wird.

Literatur

Bradtmöller, Hans: Die Geschichte der geburtshilflichen Zangen und Hebel, dargestellt an Hand der Instrumentensammlung der Göttinger Universitäts-Frauenklinik. Göttingen 1935
Fasbender, Heinrich: Geschichte der Geburtshilfe. Jena 1906
Fischer, Isidor: Zange. In: Halban, Josef und Ludwig Seitz, Hrsg.: Biologie und Pathologie des Weibes. Ein Handbuch der Frauenheilkunde und Geburtshilfe. Berlin und Wien 1929, Bd. 8, 3. Teil, S. 1404–1405
Halban, Josef und Ludwig Seitz, Hrsg.: Biologie und Pathologie des Weibes. Ein Handbuch der Frauenheilkunde und Geburtshilfe. Berlin und Wien 1929, Bd. 8, 3. Teil

---

[19] Vgl. Völker, 1987; Jöckel, 1990.

Jöckel, Wolfgang: Samuel Kristeller (1820–1900). Sein Leben und seine Beiträge zur operativen Geburtshilfe. Diss. med., Mainz 1990

Kristeller, Samuel: Dynamometrische Vorrichtung an der Geburtszange. XI. Verhandlungen der Gesellschaft für Geburtshülfe in Berlin. Monatsschrift für Geburtskunde und Frauenkrankheiten 17, 1861, S. 166–186

Kristeller, Samuel: Neues Entbindungsverfahren unter Anwendung von äußeren Handgriffen. Berliner klinische Wochenschrift 6, 1867, S. 56–59

Plausché, Warren C. et al.: Surgical Obstetrics. Philadelphia 1992

Pschyrembel, Willibald und Joachim W. Dudenhausen: Praktische Geburtshilfe. Berlin und New York 1989

Schäfer, Martin T. und Matthias David: Der Kristeller'sche Handgriff: Medizinhistorische Anmerkungen und aktuelle Aspekte anläßlich der Erstveröffentlichung vor 131 Jahren. Zeitschrift für Geburtshilfe und Frauenheilkunde 58, 1998, M75–M79

Schaller, Anton: Instrumentarium obstetricium Viennense. Alte geburtshilfliche Instrumente der ehemaligen Universitätsfrauenklinik in Wien. Wien u. a. O. 2002

Völker, Brigitte: Dr. Samuel Kristeller, Leben und Wirken eines jüdischen Arztes in Berlin. Diss. med., Berlin 1987

Abbildungsnachweis

Abb. 11.1 und 11.2: aus Fotoalbum der Gesellschaft für Geburtshülfe in Berlin anläßlich des Geburtstages ihres Gründungsvorsitzenden Dr. Carl Mayer. Berlin 1865

Abb. 11.3: Klinik für Frauenheilkunde und Geburtshilfe, Charité – Universitätsmedizin Berlin, Campus Mitte; Foto: Matthias David

Abb. 11.4: aus Kristeller, 1861

Abb. 11.5: aus Halban und Seitz, 1929

12 Ein parlamentarisches Duell
Bürgerinitiative für Rudolf Virchow

Petra Lennig

Es wird im Folgenden um Ereignisse gehen, die sich im Sommer des Jahres 1865 in Berlin abspielten und kurzzeitig weite Kreise zogen. Die Hauptakteure dieser Geschichte waren die Herren Rudolf Virchow (1821–1902) und Otto von Bismarck (1815–1898). Der Hauptkonflikt ergab sich aus ihrer konträren Stellung im so genannten „Preußischen Verfassungskonflikt" der 1860er Jahre. Im Mittelpunkt dieses Beitrages soll aber das *Besondere Objekt* und der Versuch einer historischen Einordnung und Wertung stehen (Abb. 12.1). Es handelt sich dabei um einen seltsamen Fund aus der „Rarasammlung" des Berliner Medizinhistorischen Museums der Charité – etwa 140 Jahre nach den eigentlichen Geschehnissen – „Museumsarchäologie" sozusagen.

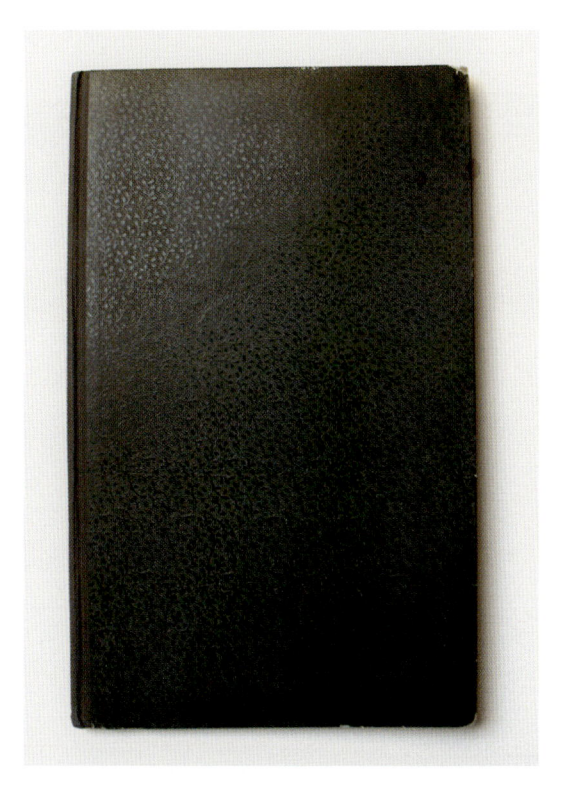

Abb. 12.1 Gebundene Dankadresse an Rudolf Virchow, 1865. Sie enthält 716 Unterschriften.

12.1 Der Fund

Bei einer Sichtung der gebundenen Objekte der Handschriften- und Rarasammlung des Museums fiel mir unter anderem auch ein schmaler, länglicher Band in die Hände: 37 cm × 23 cm × 1,5 cm – eine gediegene Buchbinderarbeit in Grün mit textilem, farblich passendem Rücken und dezentem Rankenmuster auf dem Pappeinband. Er enthält lange Namenslisten und schien zunächst einfach eine weitere Zusammenstellung von Daten verstorbener Patienten zu sein, die in Virchows Institut obduziert worden waren (Abb. 12.2). Ein genauerer Blick auf die Seiten machte jedoch stutzig: Dieser Foliant unterschied sich erheblich von den anderen Sektionsprotokollbänden, Patientendateien oder Laborbüchern. Der Platz ist nicht ausgenutzt worden! Immer wieder gänzlich leere Seiten zwischen beschriebenen – ansonsten erfahrungsgemäß eher am Ende des Bandes zu erwarten. Die Blätter wirken zum Teil seltsam schmuddelig und voller Flecken, so als wären sie bei Wind und Wetter durch viele Hände gegangen. Alle Seiten zeigen einheitlich die gleichen Knickfalten: einmal längs und einmal quer. Waren sie zuvor in ein Kuvert gesteckt worden? Was ist das überhaupt? Das gesamte Buch ist aus doppelt großen und in der Mitte zusammengefalteten Bogen zusammengesetzt. Insgesamt sind es 31 gebundene Formulare und ein eingelegter loser Extrabogen. Auf allen Blättern befinden sich vorgedruckte dreispaltige Tabellen mit den Überschriften: Name, Stand, Wohnung (Abb. 12.3). Die erste Seite eines solchen Formulars unterscheidet sich in seinem Vordruck jedoch jeweils von den anderen drei Seiten, bei denen die Tabelle mit 27 Zeilen über die gesamte Fläche gezogen ist. Auch hier gibt es zwar die er-

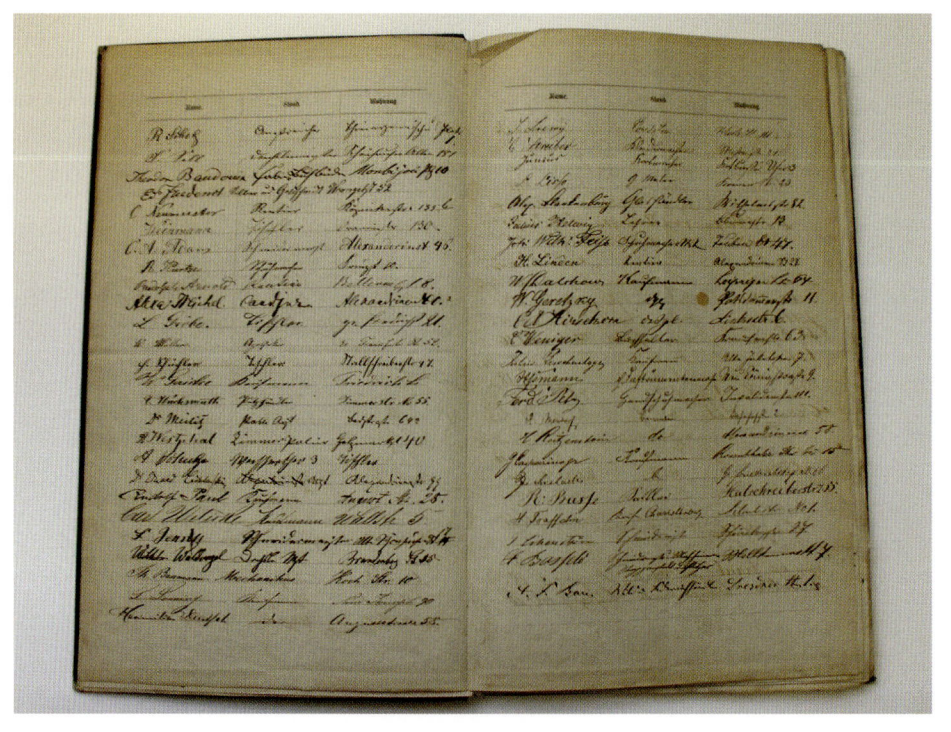

Abb. 12.2 Formblatt aus der Dankadresse an Rudolf Virchow

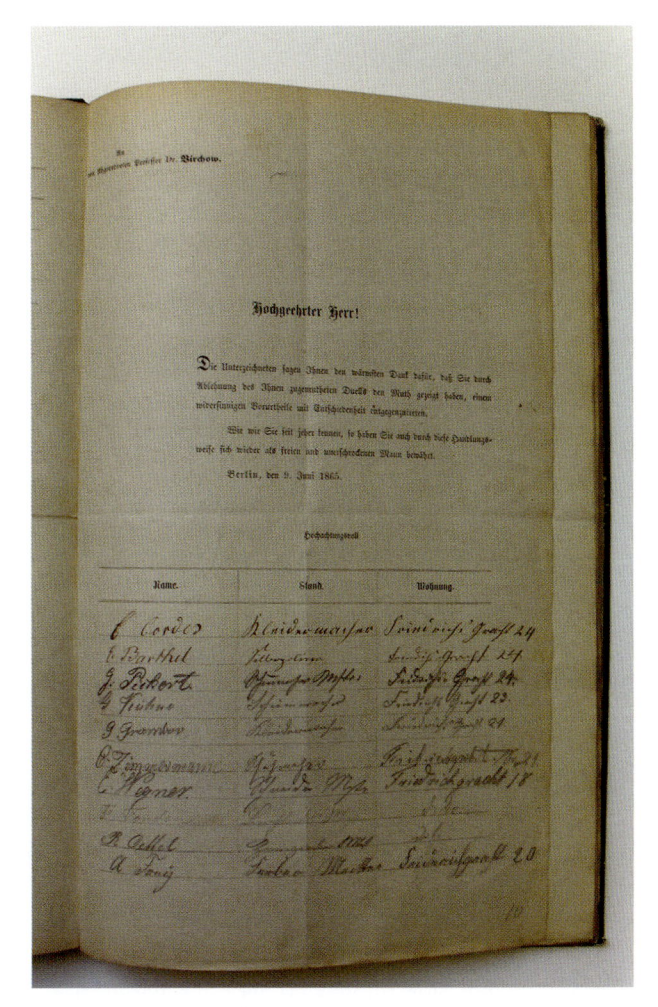

12 Ein parlamentarisches Duell – Bürgerinitiative für Rudolf Virchow

Abb. 12.3 Erste Seite eines der vierseitigen Bogen mit Unterschriften

wähnten dreispaltigen Vordrucke – allerdings nur im unteren Abschnitt und es ist lediglich Platz für zehn Namen. Auf jeder ersten Seite steht oben links der Adressat: „An den Abgeordneten Professor Dr. Virchow". Nach einem gehörigen Zwischenraum dann der folgende Text (Abb. 12.4):

„Hochgeehrter Herr!
Die Unterzeichneten sagen Ihnen den wärmsten Dank dafür, daß Sie durch
Ablehnung des Ihnen zugemutheten Duells den Muth gezeigt haben, einem
widersinnigen Vorurtheile mit Entschiedenheit entgegenzutreten.
Wie wir Sie seit jeher kennen, so haben Sie auch durch diese Handlungs-
weise sich wieder als freien und unerschrockenen Mann bewährt.
Berlin, den 9. Juni 1865.
Hochachtungsvoll"

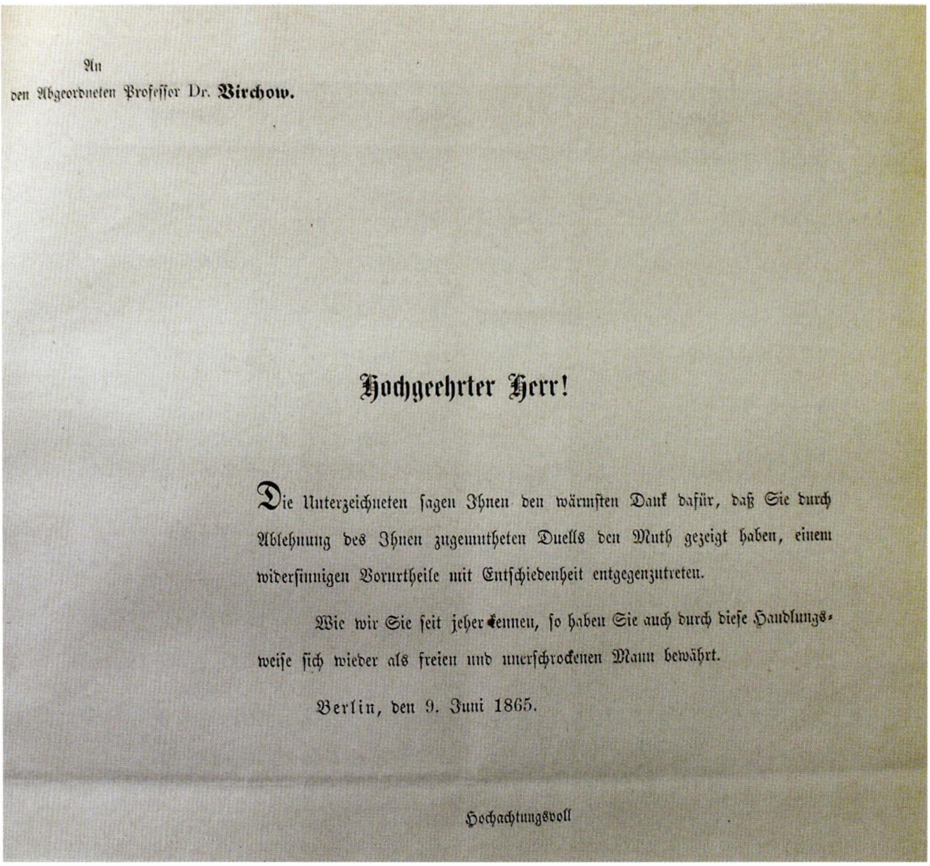

An
den Abgeordneten Professor Dr. **Virchow.**

Hochgeehrter Herr!

Die Unterzeichneten sagen Ihnen den wärmsten Dank dafür, daß Sie durch Ablehnung des Ihnen zugemutheten Duells den Muth gezeigt haben, einem widersinnigen Vorurtheile mit Entschiedenheit entgegenzutreten.

Wie wir Sie seit jeher kennen, so haben Sie auch durch diese Handlungsweise sich wieder als freien und unerschrockenen Mann bewährt.

Berlin, den 9. Juni 1865.

Hochachtungsvoll

Abb. 12.4 Wortlaut der Dankadresse an Rudolf Virchow

Es folgt die Tabelle mit den Namen. Nun findet sich auch ein handschriftliches Anschreiben – als erste Seite mit eingebunden:

> „Hochgeehrter Herr!
> Am gestrigen Tage ist Seitens der Bürgerschaft
> des Stadtheiles ‚Alt-Cölln' anliegende
> Adresse unterzeichnet worden, die wir
> Ihnen zu überreichen uns beehren.
>
> Berlin, 11. Juny 1865.
> I.A.
> Der Vorstand des Bezirks-Vereins ‚Alt-Cölln'."

Unterschrieben haben fünf Mitglieder des für das laufende Jahr 1865 gewählten elfköpfigen Vereinsvorstandes. Es handelt sich dabei um: Adolph Salomon (Kaufmann und Vorsitzender), Grünstr. 5. 6.; Albert Köppner (Fabrikant), Roßstr. 9; Bäckermeister Leddihn, Gertraudenstr. 24; Herr Lewinsohn (Kaufmann und Schriftführer), Grünstr. 14. 15.; Herr Merker (Destillateur), Fischerstr. 5

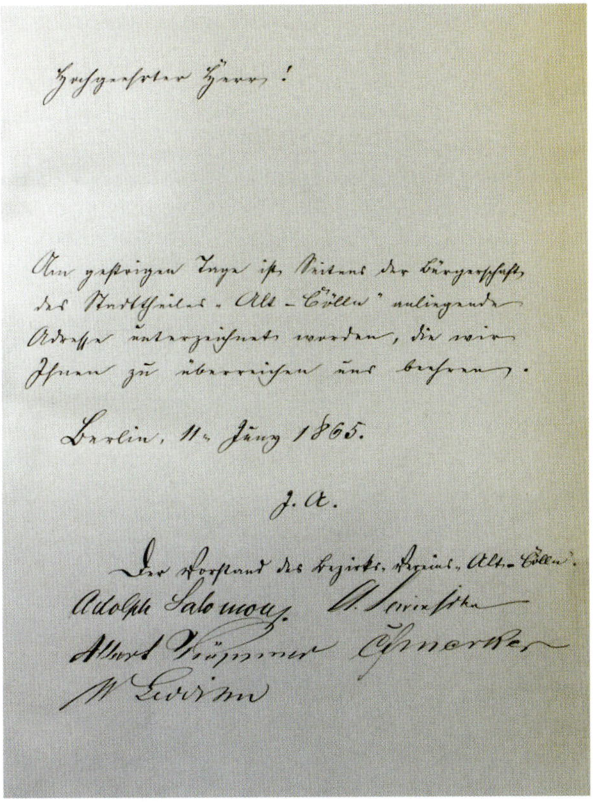

Abb. 12.5 Eingebundener Begleitbrief der Bürgerschaft des Stadtteiles Alt-Cölln

Eine Bürgerinitiative aus dem Jahre 1865 also (Abb. 12.5). Eine Unterschriftenaktion: „Berlins Bürger für Rudolf Virchows Ehre!" Ein Duell? Ein Duell im 19. Jahrhundert? Was war geschehen? Aus welchem Grund sollte Rudolf Virchow sich duellieren? Wie waren die Reaktionen der Öffentlichkeit auf einen derart unerhörten Vorfall? Wer hat diese vorliegende Unterschriftenaktion initiiert, wie lief das ab und welche Bevölkerungsschicht hat hier unterschrieben? Um dieses spezielle *Besondere Objekt* in seinen historischen Zusammenhang stellen zu können, soll diesen Fragen nachgegangen werden.

12.2 Das Duell im 19. Jahrhundert

Rudolf Virchow hat also ein Duell abgelehnt. Ein Duell im Jahr 1865? War es nicht eher eine mittelalterliche oder frühneuzeitliche Unsitte, einen Gegner zum Zweikampf zu fordern? Die Historikerin Ute Frevert hat sich mit dem Phänomen des Duells in der bürgerlichen Gesellschaft ausführlich beschäftigt.[1] Sie fand in der Kriminalstatistik des deutschen Reichs, dass zwischen 1882 und 1912 allein 2.111 Strafverfahren gegen Duellanten eingeleitet worden waren und bis 1936 (!) insgesamt 4.222 Personen wegen

---

[1] Vgl. Frevert, 1991.

Zweikampf-Delikten verurteilt wurden.[2] Wobei hier natürlich nur die Spitze des Eisbergs erfasst ist, da es in der Regel keinen Kläger gab. Für Ute Frevert spielt der Begriff der Ehre eine zentrale Rolle im Duellantentum des 19. Jahrhunderts. Sie unterscheidet hierbei zwischen ständischer, also eigentlich antibürgerlicher Ehre und individueller Ehre. Der aristokratische Ehrbegriff konnte sich laut Frevert teilweise auch im Bürgertum selbst durch Übernahme von bestimmten Wertvorstellungen durchsetzen – vermittels einer Art Sozialisation desselben durch das Militär oder studentische Verbindungen also.[3] Andererseits wurde das Duell als aristokratischer Unfug und „altes Vorurtheil" der vormals souverän Herrschenden aufgefasst, die sich damit außerhalb und über geltende Gesetze stellten. Dies lässt sich deutlich aus den teilweise heftigen Reaktionen der Bürgerschaft auf Bismarcks Forderung an Virchow ersehen. In diesem Sinne schrieb zum Beispiel die „Stuttgarter Allgemeine Zeitung" am 13. Juni 1865, dass es ein Verbrechen wäre, wenn jemand ein Attentat gegen das Leben eines anderen begehe. „Das Duell ist ein Krebsschaden, der sich erhalten hat aus dem Mittelalter."[4] Dass Duelle zu Virchows Zeiten aber durchaus üblich waren, zeigen so berühmte Beispiele wie der Duelltod des Arbeiterführers Ferdinand Lassalle (geb. 1825) im August 1864 oder selbst des Berliner Polizeipräsidenten Karl von Hinckeldey (geb. 1805) im Jahr 1856. Allerdings waren Duelle strafbar. Das preußische Strafgesetzbuch von 1851 bestimmt im § 164 für die bloße Herausforderung oder Annahme Gefängnis bis zu sechs Monaten und wer tötete, wurde zu einer Haftstrafe zwischen drei und 20 Jahren verurteilt![5]

12.3 Die Vorgeschichte

Was war also geschehen? Der Duellforderung Otto von Bismarcks an Rudolf Virchow vom 3. Juni 1865 ging eine längere politische Auseinandersetzung beider im Zusammenhang mit dem so genannten „Preußischen Verfassungskonflikt" voraus. Preußen war mit der von König Friedrich Wilhelm IV. (1795–1861) endlich unterschriebenen Verfassungsurkunde vom 31. Januar 1850 zu einer konstitutionellen Monarchie geworden. Es gab eine strenge Teilung zwischen Exekutive und Legislative. Der König regierte unter der Verantwortung seiner Minister. Bei der Gesetzgebung war er aber an die Mitwirkung des Landtags gebunden. Die verschiedenen Auslegungen über den Umfang dieser Mitwirkung bildeten den Hauptkonfliktherd. Der Landtag setzte sich aus zwei Kammern zusammen: erstens dem Herrenhaus mit vom König berufenen oder mit erblichen Mandaten versehenen Mitgliedern und zweitens dem Abgeordnetenhaus, deren Vertreter mit Hilfe des Dreiklassenwahlrechts indirekt, mit Hilfe von Wahlmännern, gewählt wurden. Der König ernannte und entließ Minister und berief und schloss den Landtag. Er hatte auch das Recht, das Abgeordnetenhaus aufzulösen und Neuwahlen auszuschreiben, was in den 60er Jahren des 19. Jahrhunderts, zur Zeit des erwähnten Verfassungskonflikts, häufig geschah.

---

[2] Vgl. ebd., S. 15.
[3] Vgl. Frevert, 1989, S. 564–566.
[4] Zit. nach Machetanz, 1977, S. 33.
[5] Vgl. „Die Verfassung. Wochenblatt für das Volk" vom 24. Juni 1865 unter der Überschrift „Die Gesetze sind nicht da, um verspottet zu werden."

12.4 Der Verfassungskonflikt

Wie war dieser Konflikt entstanden und worum stritt man? Dem Abgeordnetenhaus war 1860 ein Heeresreorganisationsgesetz vorgelegt worden, nach dem – neben der Einführung einer allgemeinen Wehrpflicht – auch die Ausgaben für das Heer beträchtlich steigen sollten. Über dieser Frage zerbrach die Regierung: das Abgeordnetenhaus lehnte die Gesetzesvorlage ab und wurde aufgelöst. Bei den Neuwahlen im Dezember 1861 wurde die von Rudolf Virchow und anderen[6] neu gegründete „Deutsche Fortschrittspartei"[7] auf Anhieb stärkste Fraktion. Jedoch schon ein Vierteljahr später, im März 1862, wurde das Abgeordnetenhaus erneut aufgelöst. Grund war wiederum die Ablehnung der Budgetvorlage, speziell der geplanten Ausgaben für das Heer. Bei den Maiwahlen 1862 errang die Fortschrittspartei ein Drittel aller Plätze und Rudolf Virchow zog erstmals in den preußischen Landtag ein.

Bereits in seiner ersten großen Rede vor dem Parlament am 5. Juni 1862 stellte er die Grundsatzfrage: „Endlich ist der Zeitpunkt gekommen, wo wir wissen müssen: ist dieses konstitutionelle Leben eine Wahrheit, will man uns wirklich konstitutionell regieren, oder will man es nicht?" Und weiter fragte er, „ob das Recht des Landes, wie es in der Verfassungs=Urkunde verzeichnet steht, noch Anerkennung finden kann, oder ob es nicht diese Anerkennung findet?"[8] Die von Bismarck in die Debatte eingebrachte bequeme Idee, es gäbe eine „Lücke" in der Verfassung, ließ er nicht gelten: wenn es kein Einvernehmen über das Etatgesetz gebe, dann dürfe mitnichten die Exekutive nach Gutdünken handeln, sondern der König müsse entweder Haus oder Ministerium solange auflösen, bis es zu einer Einigung käme.[9] Und weiter: „In dem Augenblick, in welchem die Staats=Regierung auf ein verweigertes Budget die Ausgaben fortsetzen wollte, würde es, meiner Ansicht nach, den Staatsstreich begehen [...]."[10] Das ihm vorliegende Budget sei nun allerdings erneut zu verweigern, würde es doch die Gesamt-Netto-Ausgaben für die Armee auf 61 % der Staatsausgaben erhöhen,[11] und viele andere wichtige Aufgaben des Staates, wie zum Beispiel die Schulen und Universitäten oder die staatlichen Verkehrsmittel, kämen zu kurz.

In dieser schwierigen Situation machte König Wilhelm I. (1797–1888) Otto von Bismarck am 24. September 1862 zu seinem Ministerpräsidenten. Bereits in dessen erster Rede vor der Budgetkommission des Landtags fielen die berühmten Worte von „Eisen und Blut" mit denen die großen Fragen der Zeit entschieden werden. Virchows Antwort fiel scharf aus: Er warf Bismarck eine gewalttätige Machtpolitik nach außen vor, um die Krise im Innern zu meistern.[12] Zwischen beiden war Antipathie von Anfang an. Und wieder einmal wurde der Landtag aufgelöst. Bismarck regierte dann tatsächlich von 1862 bis

---

[6] Mitgründer waren Theodor Mommsen (1817–1903), Max von Forckenbeck (1821–1892), Hermann Schulze-Delitzsch (1808–1883), Paul Langerhans sen. (1820–1908), Franz Duncker (1822–1888) und andere.
[7] Die Parteigründung datiert auf den 9. Juni 1861.
[8] Protokoll der Rede vor dem Preußischen Landtag vom 5. Juni 1862 in: Rudolf Virchow, 1992, S. 53.
[9] Protokoll der Rede vor dem Preußischen Landtag vom 11. September 1862 in: ebd., S. 228 f.
[10] Ebd., S. 232.
[11] Vgl. ebd., S. 216.
[12] Vgl. ebd., S. 204 f.

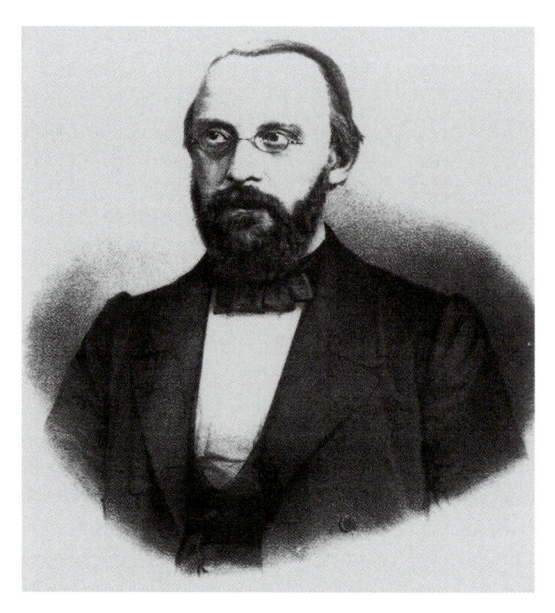

Abb. 12.6 Rudolf Virchow um 1865. Lithographie von Friedrich August Hecht

1866 gesetzwidrig ohne Staatshaushaltsgesetz.[13] Virchow und Bismarck lieferten sich in den nächsten Jahren einige Redeschlachten: So warf Bismarck am 18. Dezember 1863 Virchow zum Beispiel vor, dass die Politik eben keine exakte Wissenschaft sei und er Staatskunst und Diplomatie einfach nicht begreifen könne: „Ich finde bei dem Herrn Vorredner Verständnis für die Politik überhaupt nicht."[14] Virchow hatte ihm zuvor Politik ohne Kompass und ohne jedes leitende Prinzip unterstellt. Die Atmosphäre heizte sich auf, auch eine Einigung über die Budgetfrage war nicht in Sicht. Ständige Gereiztheit war an der Tagesordnung: Bismarck diskreditierte die Wählerschaft, die hinter den Liberalen stand, als „urteilslose Wähler". Virchow setzte dem eine „große und gebildete Nation" entgegen und bescheinigte Kreisen, „die der Regierung nahestehen, eine Urteilslosigkeit […], die dem gewöhnlichen Gange des logischen Denkens vollständig abgewendet ist" (Abb. 12.6).[15] Die gegenseitige Abneigung war wirklich unübersehbar. Die Chemie stimmte einfach nicht. Am Freitag, dem 2. Juni 1865, kam es zum Eklat. In einer Debatte über Anleihen für die Marine fielen Virchows entscheidende Worte:[16] „Wenn Bismarck den Bericht der Kommission zur Flottenvorlage der Regierung wirklich ganz gelesen hat […] und sagen kann, es sind keine solche Erklärungen darin, *so weiß ich in der That nicht, was ich von seiner Wahrhaftigkeit denken soll*."[17] Diese Worte waren der Aufhänger, der Anlass, den Bismarck für seine Forderung brauchte.

---

[13] Vgl. „Die Verfassung. Wochenblatt für das Volk" vom 24. Juni 1865.
[14] Zit. nach Vasold, 1988, S. 210.
[15] Zit. nach ebd., S. 212.
[16] Protokoll der Rede vor dem Preußischen Landtag vom 2. Juni 1865 in: Rudolf Virchow, 1995, S. 214.
[17] [Hervorhebung durch die Autorin].

12.5 Die Duellforderung

Dieser Satz war in eine Rede vor dem Abgeordnetenhaus eingebettet, in der Rudolf Virchow die Politik des Ministerpräsidenten einer umfassenden und schonungslosen Kritik unterzog. Noch während Virchow sprach, schrieb Bismarck einen Brief an seinen Bruder, in dem er klagte: „Ich schreibe Dir während der Kammersitzung unter einer Rede von Virchow und muß währenddessen seine Impertinenzen mit halbem Ohr anhören."[18] Zunächst gab es keine Reaktionen, keine Zwischenrufe auf die angebliche Beleidigung. Virchow beendete seine Rede mit den Worten: „Ich bitte nur vor allen Dingen, daß Sie in möglichster Einstimmigkeit die Gesetzes=Vorlage ablehnen."[19] Jetzt erhielt Bismarck das Wort. Aber erst an zweiter Stelle seiner Erwiderungen ging er auf die vorgebliche Injurie ein: „Der Herr Referent hat lange genug in der Welt gelebt, um zu wissen, daß er sich damit der technischen und speziellen Wendung gegen mich bedient hat, vermöge deren man einen Streit auf das rein persönliche Gebiet zu werfen pflegt, um denjenigen, gegen den man Zweifel an seiner Wahrhaftigkeit gerichtet hat, zu zwingen, daß er sich persönlich Genugthuung fordert […]."[20] Vice-Präsident Hans Viktor von Unruh (1806–1886) konterte sofort, dass er als Versammlungsleiter wirklich keine direkte Beschuldigung der Unwahrheit gehört hätte. Er hätte sonst eingegriffen. Nichteingeweihten erklärte später, am 10. Juni 1865, der „Beobachter an der Elbe" – eine Zeitung – unter der Überschrift „Ehrenhandel von Bismarck mit Virchow", dass Bismarck Virchow eben gerade *nicht*[21] gefordert hätte, wäre einfach das Wort „Lügner" gefallen: „denn diese plumpe Injurie verdient nicht die Ehre des Zweikampfes."

12.6 Chronologie der wichtigsten Ereignisse im Juni 1865

Am nächsten Tag, am Sonnabend dem *3. Juni*, ließ Bismarck durch einen Vetter seiner Frau, den jungen Hauptmann Bernhard von Puttkammer (1838–1906),[22] seine Forderung überbringen. Er sollte mit zunehmender Brisanz der Angelegenheit dann zweimal den Verhandlungsführer wechseln: nach von Puttkammer kam der Rat im Außenministerium Robert von Keudell (1824–1903) an die Reihe und schließlich wurde der Kriegsminister Albrecht Theodor Emil Graf von Roon (1803–1879), Generalfeldmarschall und General der Infanterie, persönlich betraut, was allerdings, wie sich zeigen wird, zu einiger Konfusion führen sollte. Rudolf Virchow berief den Abgeordneten Julius von Henning (1821–1877) zu seinem Bevollmächtigten und reiste wie geplant[23] nach Elberfeld an das Krankenbett eines Freundes[24], der im Sterben lag. Schon bald aber sickerte diese ungeheuerliche Begebenheit, die sich da zwischen zwei so berühmten Männern anbahnte, durch und wurde in der Presse und in privaten Korrespondenzen erörtert.

---

18 Zit. nach Machetanz, 1977, S. 9.
19 Protokoll der Rede vor dem Preußischen Landtag vom 2. Juni 1865 in: Rudolf Virchow, 1995, S. 244.
20 Zit. nach Andree, 2002, S. 102.
21 [Hervorhebung durch die Autorin].
22 Vgl. Meyer, 1997.
23 Vgl. „Rheinische Zeitung" vom 9. Juni 1865.
24 Es handelte sich hier um Karl Pagenstecher (1824–1865), Augenarzt; vgl. Andree, 2002, S. 288, Anm. 135.

Am 6. Juni fanden erste Verhandlungen zur gütlichen Beilegung der Angelegenheit zwischen von Henning und von Keudell statt. Sie scheiterten. Bismarck wollte eine Ehrenerklärung von Virchow, doch Virchow drehte den Spieß jetzt um: Zuerst müsse Bismarck eine bestimmte für ihn und die Kommission „ehrenrührige" Bemerkung[25] vor dem Parlament zurücknehmen. Am Mittwoch, dem 7. Juni, erhielt Otto von Bismarck zwei Briefe von Freunden: Der eine bat vorsichtig um Mäßigung,[26] der andere hingegen ersuchte darum, ihm die Bitte zu gewähren, „an Deine Stelle treten zu dürfen, wenn eine jüdische Kugel Dich an der Fortsetzung hindern sollte."[27] Selbst der Kronprinz Friedrich III. (1831–1888) schrieb verwundert in sein Tagebuch: „Man vermutet allgemein, daß Bismarck sich mit Professor Virchow aus dem Angeordnetenhaus schießen werde."[28]

Donnerstag, der 8. Juni, war der turbulenteste Tag der ganzen Affäre: Bismarck erneuerte in einem Brief an Virchow seine Forderung, da es durch dessen Abwesenheit nicht zu einer Ehrenerklärung gekommen sei. Er bat nun um nähere Verabredungen von Ort und Zeit.[29] Kriegsminister von Roon schrieb an Bismarck,[30] er habe diesen Brief leider nicht überbringen können, da er Virchow zu Hause nicht angetroffen habe und schickte Virchow selbst die Nachricht ins Abgeordnetenhaus,[31] er möge ihn im Ministerzimmer aufsuchen. Aber Virchow kam nicht. Er war gar nicht anwesend. Ein zweiter Brief von Roon an Bismarck[32] berichtet aufgeregt, dass die Angelegenheit vom Präsidenten des Abgeordnetenhauses Wilhelm von Grabow (1802–1874) in die Debatte getragen worden sei und Virchow sich nicht schlagen dürfe, weil das Haus allein zu befinden habe, ob ein Minister beleidigt sei. Er, von Roon, habe geantwortet, „der Mann ist Wächter seiner eigenen Ehre. Niemand sonst." Tatsächlich war es an diesem Donnerstag um Viertel elf, vor Eintritt in die Tagesordnung, im Abgeordnetenhaus zu heftigen längeren Auseinandersetzungen um diese Angelegenheit gekommen. Präsident von Grabow schloss die Diskussion mit der Erwartung „gegen unseren abwesenden Kollegen Dr. Virchow", dass er handeln solle, wie er es als rein parlamentarischer Mann der Verfassung des Hauses schuldig sei.[33]

Da Virchows Beistand von Henning wohl noch nicht wusste, dass der Kriegsminister nun die Hauptverhandlungen führte, schrieb er am selben Tag an den Bismarck-Sekundanten von Keudell,[34] dass Virchow die Sache zu beenden wünsche und das Duell sehr bestimmt ablehnt. Umso mehr als die Sache an die Öffentlichkeit gekommen sei: „Seine politischen Freunde und auch der Präsident des Abgeordnetenhauses haben ihm die Pflicht auferlegt, das Duell nicht anzunehmen."

Von Keudell leitete diesen Brief an den Kriegsminister weiter[35] und teilte Virchow die Zuständigkeitsänderung mit. Die dritte Mitteilung Albrecht von Roons an Otto von Bis-

---

[25] Vgl. Bismarck, 1901, S. 386.
[26] Hans von Kleist-Retzow (1814–1892); vgl. Machetanz, 1977, S. 16.
[27] C. E. von Natzmer, zit. nach Machetanz, 1977, S. 17.
[28] Zit. nach Vasold, 1988, S. 214.
[29] Vgl. Bismarck, 1901, S. 381.
[30] Vgl. ebd., S. 382.
[31] Vgl. ebd.
[32] Vgl. ebd., S. 382 f.
[33] Veröffentlicht in: „Volks=Zeitung" No. 132 vom 9. Juni 1865 unter der Überschrift: „Kammerverhandlungen".
[34] Vgl. Bismarck, 1901, S. 384.
[35] Vgl. ebd., S. 385.

12 Ein parlamentarisches Duell – Bürgerinitiative für Rudolf Virchow | 167

marck an diesem Tag: „Ein Schurke schimpft, derselbe Schurke sagt, er habe nicht geschimpft."[36] Es existiert wohl nur ein einziges Schreiben von Virchow selbst in dieser Sache. An „Euer Excellenz"[37] gerichtet: Erstens lehne er das Duell ab und zweitens wäre er zu einer Ehrenerklärung bereit, wenn Bismarck eine zuvor getane Beleidigung zurücknähme. Außerdem wünsche er keine weiteren persönlichen Verhandlungen – man möge sich an Herrn von Henning halten. Unterschrift: „Ew. Exzellenz ganz ergebenster R. Virchow Mitglied des Abgeordnetenhauses."[38] Wutentbrannt schrieb von Roon als Randnotiz auf diesen Brief: „Nach meiner Auffassung reicht [das] aus [...] um ihn als politischen Straßenjungen zu qualifizieren."[39] Für ihn sei die Sache damit erledigt.

Inzwischen wurde die Polizeipräsenz verstärkt. Die vielen Polizisten in Zivil ließen in der Berliner Bevölkerung das Gerücht aufkommen, Virchow sei verhaftet worden.[40] Auch der Innenminister Botho von Eulenburg (1831–1912) bat in einem Telegramm aus Stralsund beunruhigt um dringliche Aufklärung über den Gang der Dinge[41] und dankte bereits am nächsten Tag, am Freitag, dem 9. Juni, für die schnelle Antwort: „Sie glauben nicht, in welcher Unruhe wir gestern den ganzen Tag über gewesen sind. Beim Diner blieben mir die Bissen im Munde stecken, bis endlich ein beruhigendes Telegramm kam"[42]. Soweit diese Seite.

Virchow selbst schilderte am Samstag, dem *17. Juni,*[43] eindrücklich vor dem Abgeordnetenhaus, wie er diese Tage erlebt hatte. Er betonte, dass er von Anfang an bestrebt gewesen sei, die Angelegenheit parlamentarisch auszutragen, um das Abgeordnetenhaus von dem Vorwurf freizuhalten, „sich außerhalb [...] alles Gesetzes zu stellen". Besonders hätten ihn die gezielten Indiskretionen betroffen. Eine erste Information solle wohl direkt aus dem Außenministerium – Otto von Bismarck war gleichzeitig Außenminister – an das Diplomatische Corps durchgesickert sein. Die Sonntagszeitungen vom *4. Juni* hätten jedenfalls gleich berichtet und man habe ihn bereits am Dienstag, dem 6. Juni, sowohl in Elberfeld als auch in Dortmund allein auf eine „photographische" Ähnlichkeit hin nach dem Duell befragt! „So kam es endlich, meine Herren, daß an dem Donnerstag [jenem turbulenten 8. Juni], wo hier die Verhandlungen im Hause stattfanden, mir schon in der Charité die Nachricht wurde, daß hier das Haus von Polizei umstellt sei, mir ferner auch bekannt wurde, daß auch die Ausgänge der Charité von Polizei umgeben seien. Die ganze Welt wusste diese Angelegenheit, und in meiner eigenen Familie war allmälig durch allerlei Ereignisse eine derartige Bedrängniß entstanden, daß für mich die Nothwendigkeit vorlag, endlich einmal ein ganz bestimmtes Ende zu machen. Ich kann in dieser Beziehung nur hervorheben, daß am Mittwoch Abend nach 10 Uhr ein unbekannter Offizier in meinem Hause erschienen war, ein Offizier, von

---

36 Zit. nach Machetanz, 1977, S. 21. Dieser Absatz fehlt in der Wiedergabe des Briefes in: Bismarck, 1901, S. 385.
37 Wahrscheinlich als Antwort auf von Roons Brief vom gleichen Tage.
38 Zit. nach Bismarck, 1901, S. 385.
39 Zit. nach Machetanz, 1977, S. 22. Auch dieser Satz fehlt in der Briefausgabe in: Bismarck, 1901, S. 385.
40 Vgl. „Reichenberger Zeitung" vom Sonntag, 11. Juni, in: „Herr von Bismarck als Duellant."
41 Vgl. Bismarck, 1901, S. 383.
42 Ebd., S. 388.
43 Am Ende dieses Tages löste Bismarck das Abgeordnetenhaus erneut auf.

dem sich nachher herausstellte, daß es der Herr Kriegs=Minister gewesen war, und daß meine Frau im Laufe des Morgens einen anonymen Brief bekommen hatte, welcher ihr anzeigte, daß das Duell im Laufe des Tages stattfinden würde."[44] Auf diesen Brief soll gleich noch einmal eingegangen werden.

12.7 Wie reagierte die Öffentlichkeit?

Die Auseinandersetzung spaltete das Land: stürmische Sympathiekundgebungen für Virchow auf der einen Seite, auf der anderen Seite Verständnis für Bismarck. Am Sonntag, dem 11. Juni, erschienen zwei Studenten bei Virchows Sekundanten Herrn von Henning. Sie erklärten, es sei ihnen zu Ohren gekommen, dass sich zwei Offiziere gern für Bismarck schlagen würden. Also würden sie in einem Spiel – das sie sicher besser verstünden als ihr berühmter Lehrer – für Herrn Virchow im Zweikampf eintreten. „Es sei ihnen klar, welch unersetzlichen Verlust die Wissenschaft und die Nation durch einen unzeitigen Tod Virchows erleiden würde. Der Gedanke sei ihnen entsetzlich."[45]

12.8 Pressekommentare

Natürlich machte dieser ganze Eklat in Windeseile auch Schlagzeilen. Das Echo in der Presse war enorm. Virchow selbst bewahrte eine Auswahl von mindestens 29 Zeitungsartikeln aus verschiedenen Blättern zu diesem Ereignis auf.[46] Darunter sogar ausländische wie den „Globe" vom 9. Juni und das deutsche Wochenblatt „Herrmann" aus London vom 17. Juni, ein Pariser Blatt vom 10. Juni sowie die dänische „Morgenposten" vom 16. Juni. Hier nur einige Beispiele aus der deutschen Presselandlandschaft. Die „Berliner Reform" vom 8. Juni schreibt: „Wir fürchten, daß Herr Virchow nicht Romantiker genug ist für die interessante Situation, in die er da geraten ist. Er wird die Eröffnung des bewussten Majors, falls ihn derselbe zu Hause angetroffen, mit der gutherzigen Miene angehört haben, als wenn etwa bei einer Visite, die er in den Sälen der Charité machte, Fräulein Euphrosyne Brach ihn eingeladen hätte, nächstens zur Feier ihrer Genesung ein Pas de deux […] mit ihr zu tanzen." Weiter heißt es ironisch, dass Virchow als schon berühmter Mann, der von seiner Rente leben könnte, in einer Anwandlung von „Großmuth" sicher nicht „die Carriere seines Gegners so garstig kreuzen" wolle, ohne dass dieser über vielversprechende Anfänge hinausgekommen ist, um das „Theilchen Unsterblichkeit, das überhaupt im 19. Jahrhundert noch beschieden ist, ins Trockene gebracht" zu haben. Und am 24. Juni in der Beilage zu „Die Verfassung. Wochenblatt für das Volk" unter der Überschrift „Der Zweikampf": „Es ist eine traurige Art von Muth, welcher uns befähigt, unseren Mitmenschen auf wenige Schritt Entfernung das Lebenslicht mit der Pistole auszublasen. Mit der wahren Mannesehre scheint uns eine solche That aber noch weniger zu tun zu haben." Die „Neue Preußische [Kreuz] Zeitung" hingegen erläuterte ihren Lesern unter der Überschrift „Zur Duellfrage?" am

---

[44] Protokoll der Einwürfe vor dem Preußischen Landtag vom 17. Juni 1865 in: Rudolf Virchow, 1995, S. 270 f.
[45] „Wittener Zeitung", 13. Juni 1865.
[46] Siehe Virchows Nachlass im Archiv der Berlin-Brandenburgischen Akademie der Wissenschaften.

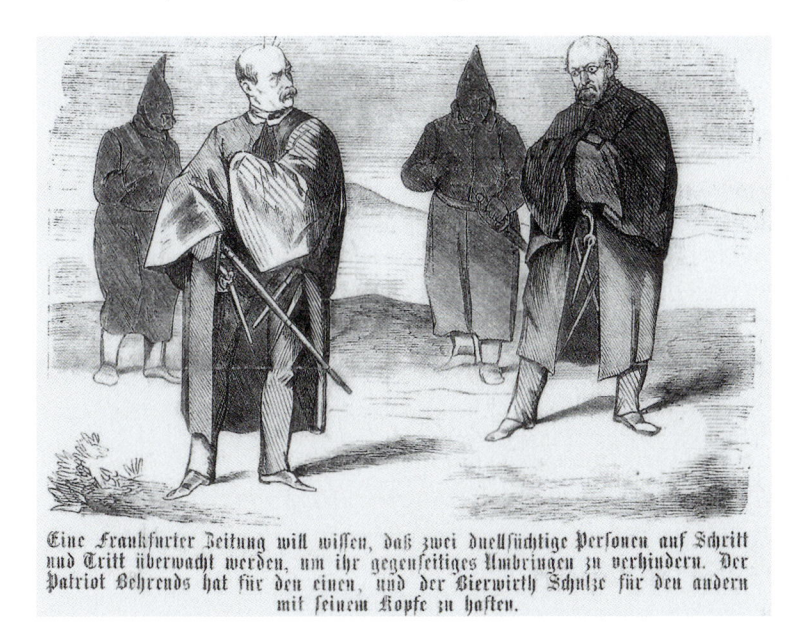

12 Ein parlamentarisches Duell – Bürgerinitiative für Rudolf Virchow | 169

Eine Frankfurter Zeitung will wissen, daß zwei duellsüchtige Personen auf Schritt und Tritt überwacht werden, um ihr gegenseitiges Umbringen zu verhindern. Der Patriot Behrends hat für den einen, und der Bierwirth Schulze für den andern mit seinem Kopfe zu haften.

Abb. 12.7 Karrikatur aus: „Helmerding. Humoristisch=satyrisches Wochenblatt" vom 13. Juli 1865

Sonnabend, dem 17. Juni, auf nahezu einer vollen Seite, was es mit Duellen überhaupt und generell auf sich habe. Und in ihrer Beilage zu Nr. 143 vom 22. Juni über romantische Ehre wird erklärt: „Die Sache ist nicht so weiterzuführen, als ob Herr Virchow nothwendig ein Mann deutscher Ehre sein müsse. […] Nach geltender Sitte ist keine Berechtigung gegeben, nach Maße seiner Geburt und Lebenseinstellung." Er habe das Geschenk von Bismarck, „durch welches er der deutschen Ehre zugezählt werden sollte [verweigert]". Aber: „Es wäre [also] völlig fehlerhaft, den Herrn Virchow […] zu etwas zwingen zu wollen, dem er nach Geburt und Lebensstellung ganz facultativ gegenübersteht." Das bedeutete wohl, er wäre eigentlich sowieso nicht satisfaktionsfähig gewesen. Hingegen merkte der „Beobachter an der Elbe" am 10. Juni an, dass das Abgeordnetenhaus doch tatsächlich die „tacktlose Rohheit" besessen habe, sich „eigenmächtig den Charakter eines competenten Ehrengerichts zwischen beiden Gegnern anzumaßen. Ein solcher Fall ist bis jetzt unerhört". Soweit die „Spezialisten".

Auch Humoristische Zeitungen ließen diese Affäre nicht unkommentiert (Abb. 12.7).[47] Und in der „Wiener Medizinischen Wochenschrift" Nr. 47 vom 14. Juni, gaben nun auch Ärzte ihrer offenkundigen Angst um den verehrten Kollegen Ausdruck: „Als Ärzte vermögen wir es nicht einmal annäherungsweise anzugeben, um wie viel werther uns das Leben Virchow's als das von Hundert Bismarcks ist. Sic nos, pro domo nostra. – Bei solchen Ausnahmezuständen bleibt uns nur der tiefinnerliche Wunsch, daß der Himmel uns das so theure Haupt Virchow's schützen möge."[48]

---

[47] Vgl. u. a. „Helmerding. Humoristisch=satyrisches Wochenblatt" vom 13. Juli 1865.
[48] Zit. nach Machetanz, 1977, S. 34.

12.9 Kommentare der Zeitgenossen

Neben diesen mehr oder weniger offiziellen Verlautbarungen der Journalisten meldeten sich auch viele Privatpersonen zu Wort. Allein in Virchows Nachlass im Archiv der Berlin-Brandenburgischen Akademie der Wissenschaften fanden sich 35 kommentierende Briefe und ein Telegramm aus verschiedenen Städten Deutschlands und dem Ausland. Freunde schrieben – aber auch völlig Fremde. Auch der von Rudolf Virchow vor dem Abgeordnetenhaus angesprochene anonyme Brief an seine Frau Rose[49] vom 8. Juni, der seine Familie so in Angst und Schrecken versetzt hatte, wird hier verwahrt (Abb. 12.8):

> „Geehrteste Frau,
> das Duell soll ganz bestimmt und
> zwar noch heute stattfinden. Thun Sie
> Alles, um sich den Gatten, Ihren Kin-
> dern den Vater zu erhalten!
> Ihre
> es mit Ihnen sehr wohlmei-
> nende Freundin N. N."

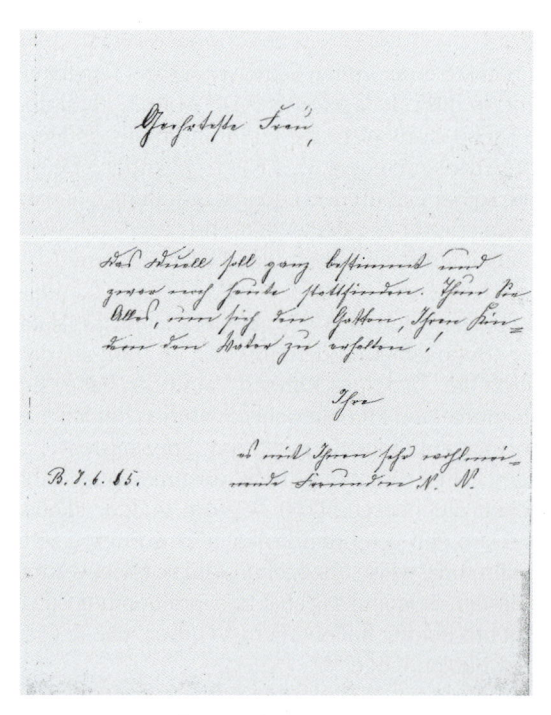

Abb. 12.8 Anonymer Brief an Virchows Frau Rose vom 8. Juni 1865

---

[49] Ferdinande Amalie Rosalie Mayer, gen. Rose (1832–1913).

Rudolf Virchow und Rose Mayer hatten im August 1850 geheiratet, und 1865 waren bereits vier ihrer sechs Kinder geboren: der zu dieser Zeit dreizehnjährige Carl, der zwölfjährige Hans, die neunjährige Adele und der sechsjährige Ernst.

Einige der Briefe tragen Hunderte von Unterschriften: Man spricht seinen Dank für die Ablehnung des Duells aus und anerkennt unter anderem, dass Virchow „als hervorragendes Beispiel unserer gesetzgebenden Versammlung [seinen] Mitbürgern ein schönes Beispiel der Heilighaltung unserer Gesetze geben habe."[50] Nicht nur die Berliner Bürgerschaft war aufgewühlt. Am 20. Juni sandte die Süddeutsche Buchhändlerversammlung telegraphisch dem „hochverehrte[n] Mann in Anerkennung Ihrer Wirksamkeit und Billigung Ihres Verhaltens in der Duellangelegenheit dankbaren Gruß und Handschlag."[51] Dankadressen kamen auch aus Magdeburg, seinem Wahlkreis Saarbrücken, Siegen, Elberfeld und Bernau, aus Elbing, dem Kreis Mettmann und anderen. Die Wahlmännerversammlung aus Cöln am Rhein schrieb am 18. Juni direkt „An den Praesidenten des Abgeordnetenhauses Herrn Grabow Hochgeboren Berlin", dass der Abgeordnete Virchow das Vertrauen der Wähler gerechtfertigt habe: „[…] wir verlangen von unseren Abgeordneten, daß sie unter gleichen Umständen ein gleiches thun." Es folgt die Bitte, diese Erklärung im Abgeordnetenhaus bekannt zu geben.[52] In diese Flut von persönlichen Botschaften und offiziellen Dankesadressen reiht sich auch unser *Besonderes Objekt* ein – die Grußadresse des Bezirksvereins Alt-Cölln vom 11. Juni 1865.

12.10 Rudolf Virchow und das *Besondere Objekt*

Lassen sich die Modalitäten der Übergabe dieser Solidaritätsadresse rekonstruieren? Wie kam Rudolf Virchow zu diesem Büchlein und wie reagierte er darauf? Tatsächlich fand sich im Virchownachlass auch auf diese Fragen eine Antwort. Am Samstag, dem 10. Juni 1865, entledigte sich der 2. Vorsitzende des Bezirksvereins Alt-Cölln, der Stadtverordnete Ludwig Loewe (1837–1886), der Aufgabe, Virchow in einem Brief Besuch für den nächsten Tag anzukündigen: „Eine Abordnung der Bürgerschaft des Stadttheils ‚Alt-Cölln' wird sich die Ehre geben, zu Ihnen morgen, Sonntag für 11 Uhr, zu kommen."[53] Und dieser Besuch ist tatsächlich protokolliert worden! Im Akademiearchiv befindet sich Rudolf Virchows Exemplar der Zeitschrift des Bezirksvereins Alt-Cölln vom 21. Juni 1865. Die Stadtbezirke 9–13 und Virchows Adresse in der Schellingstraße sind oben links handschriftlich angegeben. Das Impressum notiert: „Der Verein bezweckt (§ 1 der Statuten), den Verkehr der Bezirksgenossen zu heben und das Interesse für das öffentliche Leben zu pflegen – Ordentliche Versammlungen monatlich 2 mal, Freitags". Auf Seite 23, der 3. Seite der Ausgabe N°. 5 des 2. Jahrgangs 1865 über die Vereinssitzung vom 16. Juni: „Der zweite Vorsitzende, Stadtv. Ludw. Loewe eröffnet die Sitzung um 8 ½ Uhr mit geschäftlichen Mittheilungen, betreffend die Ueberreichung einer Adresse an den Abgeordneten Dr. Virchow (s. unten) […] Schluss der Sitzung 9 Uhr". Dieser Bericht sei hier auszugsweise wiedergegeben: „Am Sonntag, den 11. Juni, Vormittags 11 Uhr, über-

---

50 Brief des Vorstands der Bezirksvereine 77, 78, 79, 80 und 88 vom 11. Juni 1865, Archiv Berlin-Brandenburgische Akademie der Wissenschaften, Nachlass Virchow.
51 Ebd.
52 Vgl. ebd.
53 Ebd.

reichte der Vorstand des Bezirksvereins ‚Alt-Cölln' dem Abgeordneten Professor Dr. Virchow eine auf die bekannte Duell-Angelegenheit bezügliche Anerkennungs=Adresse, welche im Laufe des vorhergegangenen Tages Seitens der Bürgerschaft unseres Stadttheils mit ungefähr 700 Unterschriften bedeckt worden war. – Herr Adolph Salomon hielt die Ansprache, in welcher er ausführte, daß die Bürgerschaft es zwar dem Manne Virchow Dank wisse, den größeren Muth der Ablehnung eines Duells gezeigt zu haben, daß sie aber von dem großen Gelehrten, von dem Vertreter des Volkes auch nichts Anderes erwartet habe, daß sie nun aber auch für ihre Pflicht halte, auszusprechen, [dass er] fest auf die Bürgerschaft rechnen könne. Von Neuem habe sich Herr Virchow um unser öffentliches Leben verdient gemacht und dafür gebühre ihm, wie er hier dargebracht werde, der Dank des Volkes."

Virchow „antwortete, daß ihm diese Zustimmung eine aufrichtige Befriedigung gewähre. Zwar habe es nicht in seiner Absicht gelegen, diese Angelegenheit so auf den offenen Markt zu tragen, nachdem dies jedoch geschehen, könne er sich nur freuen, das richtige Verständnis für sie im Volke zu finden. Er fühle sich jedoch verpflichtet, auszusprechen, daß wenn er auch nicht in seiner dem Volke verantwortlichen Stellung als Abgeordneter sich befunden hätte, er doch niemals auf ein Duell eingegangen sein würde. […] Wenn nun durch derartige massenhafte Zustimmungen aus dem Volke selbst Kundgebungen in gleichem Sinne zu Tage träten, so sei er überzeugt, daß damit ein wesentlicher Schritt auf dem Wege der Emancipation von jenem Vorurtheil gethan sei, und deshalb begrüße er dieselbe mit doppelter Freude. Die Bürgerschaft dürfe aber hiernach vertrauen, daß er von diesem Standpunkte nicht weichen werde."[54]

Mit Stolz verwies das Blatt dann noch darauf, daß viele Zeitungen diese Grußadresse erwähnt hätten. Nur die „Norddeutsche Allgemeine Zeitung" vom Dienstag, dem 13. Juni, bemerkte skeptisch: „Doch wollen wir die kleine Adresse und ihre vielleicht nicht glücklich gewählte Form nicht weiter diskutieren [es] scheint [jedoch] diese Angelegenheit noch zu ferneren Demonstrationen der Fortschrittspartei ausgenutzt werden zu sollen."[55]

12.11 Kursorische Auswertung der Unterschriftenlisten für Rudolf Virchow

Die in Rede stehende Dankesadresse an Rudolf Virchow ist von 716 Bürgern unterschrieben worden. Auf der jeweils ersten Seite der Bogen befinden sich unten rechts dünne Bleistiftzahlen, die die Menge der hier gezählten Unterschriften angeben. Ob das eine zeitgenössische Zählung war oder aus späteren Zeiten stammt, muss offen bleiben. Was waren das für Menschen, die sich an dieser Unterschriftenaktion beteiligten? Welchem Stand, der ja ausdrücklich mit angegeben werden musste, gehörten sie an? Wo wohnten sie? Eine Auswertung der zweiten Spalte ergab, dass es sich tatsächlich großenteils um Personen handelte, die man gemeinhin dem Bürgertum zuordnet.

---

[54] Anmerkung dazu im Text: „Nach einer Mittheilung des Herrn Redakteur Wackernagel in der Vereinssitzung vom 16. Juni c. ist dieser Bericht nicht allein durch sämmtliche Berliner, sondern auch durch die bedeutenderen Königsberger, Danziger, Stettiner, Magdeburger, Kölnischen, Frankfurter und andere Blätter gegangen, ja sogar von der Wiener „Neuen freien Presse" auszüglich in einem Telegramme gebracht worden."

[55] Archiv Berlin-Brandenburgische Akademie der Wissenschaften, Nachlass Virchow.

12 Ein parlamentarisches Duell – Bürgerinitiative für Rudolf Virchow

Die größte Gruppe von Unterschriften bildeten die Kaufleute und Fabrikanten, gefolgt von Handwerkern vieler verschiedener Gewerke. Konkret kennzeichneten sich die Unterzeichner folgendermaßen: 288 Personen gaben schlicht Kaufmann an. Hinzu kommen ein Kaufm. Destillat, ein Kaufmann Tapezierhandel und ein Kaufmann und Lederfabrikant. Sieben Personen bezeichneten sich als Handelsmann oder schlicht Händler. Andere nannten sich Handlungscommis, Commis, drei Lederhändler, drei Buchhändler, einer Geschirrhändler, einer Holzhändler, zwei Glashändler, drei Pelzwarenhändler, einer Schuh- und Stiefelhändler, einer Victualienhändler, einer Tabakhändler, zwei Cigarrenhändler, einer Putzhändler, einer Kurzwarenhändler, einer Milchhändler und einer Mehlhändler. Außerdem gab es zwei Zeitungsspediteure. 20 Personen wählten die Bezeichnung Fabrikant. Andere wurden konkreter: ein Stahlwarenfabrikant, ein Zinnwarenfabrikant, ein Metallwarenfabrikant, ein Ofenfabrikant, ein Stockfabrikant, ein Handschuhfabrikant, ein Jagdgewehrfabrikant, ein Lederwarenfabrikant, ein Schirmfabrikant, ein Harmonikafabrikant, ein Druckereibesitzer, zwei Cigarrenfabrikanten und drei Färbereibesitzer. Eine Person bezeichnete sich schlicht als Eigenthümer.

Das Handwerk war in breiter Front vertreten. Die Unterschriften lesen sich wie ein Führer durch die verschieden Gewerke: ein Fischer und zwei Fischereimeister, ein Zuckermeister, ein Schlächter und vier Schlächtermeister, ein Conditor, zwei Bäcker und fünf Bäckermeister, zwei Gärtner, zwei Peitschenmacher, vier Drechslermeister und ein Drechsler, ein Tafeldekorateur; ein Töpfermeister, ein Sattlermeister und ein Sattler, ein Posamentier, ein Stellmacher, ein Korbmacher, zwei Schirmmacher, zwei Färber und ein Färbermeister. Neben sechs Tischlern finden sich sieben Tischlermeister und zwei Tischlergesellen sowie ein Zimmerpolier. Es gibt einen Maurermeister und zwei Maurer, einen Glasermeister und einen Glasergehülfen, einen Gebäudemaler, einen Glasmaler, sieben Maler und einen Anstreicher, zwei Tapezierer und vier mit Meistertitel, vier Klempnermeister und einen Klempner. Neben einem Nagelschmied und einem solchen Meister finden sich sieben Schmiedemeister, ein Schlossermeister und ein Magazinmeister.

Aus der Bewirtungsbranche unterschrieben ein Gastwirth, ein Schankwirth, ein Restratör und zwei Cafetiers. Neben zwei Uhrmachern gab es Unterschriften von einem Optikus, einem Maschinenbauer, einem Maschinenmeister und einem Apperateur, zweien mit der Bezeichnung Mechanikus, einem Instrumentenmacher und zwei Ingenieuren. Neben elf Barbieren gibt es einen Friseur. Die Stoff- und Bekleidungsbranche ist sehr stark vertreten: vier Webermeister, ein Kürschner und vier Kürschnermeister, ein Handschuhmacher, zwei Hutmacher und zwei Hutmachermeister, 13 Kleidermacher, ein Lodenmacher und ein Modist, 30 Schneidermeister, zehn Schneider und ein Damenschneider sowie ein Mode-Tailleur und ein Appreteur de draps. Nicht zu vergessen elf Schuhmacher sowie 18 Schuhmachermeister. Eher aus dem Kunstsektor stammten zwei Bildhauer, zwei Graveure, zwei Lithografen und drei Photographen. Darüber hinaus unterschrieben auch ein Juwelier, ein Silber- und Goldschmied, zwei Silber- und zwei Goldarbeiter.

Aus weniger begüterten Schichten positionierten sich ein Haushälter, ein Wagenlackierer, ein Packhofarbeiter, ein Cigarrenarbeiter, ein Fabrikarbeiter und ein Marmorarbeiter. Zwei schrieben einfach nur Arbeiter. Stellung bezogen auch ein Portier, zwei Comtoir-Diener, ein Laden- und ein Prifatwächter. Hinzu kamen Unterschriften von einem Zugfahrer und einem Fuhrmann, einem Postbeamten, zwei Beamten und einem Schutzmann; sechs Buchhaltern, einem Pächter, zwei Agenten und fünf Rentiers. Aus der Druckbranche unterschrieben zwei Schriftsetzer und ein Buchdrucksetzer, vier Buchbinder und fünf Meister – einem von ihnen ist ganz sicher dieses *Besondere Objekt* als gebundenes Exemplar zu verdanken. Hinzu kam ein Läktor. Den intellektuellen Bereich vertraten ein Litterat, ein Schriftgelehrter, ein Dr. phil. und ein cand. jur. Auch Pädagogen waren vertreten: sieben Lehrer, ein Oberlehrer, ein Gymnasiallehrer, zwei Dr. phil. Lehrer und ein Lehrer der Stenographie.

Bliebe noch der Bereich der Medizin im weitesten Sinne. Stand zunächst zu vermuten, dass ein Großteil der Unterzeichner aus diesem Bereich stammen würde, so stellte sich dann heraus, dass es nur wenige waren, die in diese hier dokumentierte Aktion einbezogen wurden. Es unterschrieben sieben Ärzte. Hinzuzuzählen sind ein Zahnarzt und ein Zahnkünstler, zwei Heilgehülfen und ein geprüfter Krankenwärter sowie ein Apotheker und ein Apothekenbesitzer.

Sechs Personen machten keine Angaben und die Angaben zu 40 Unterschriften konnten noch nicht entschlüsselt werden. Zwei Eintragungen wurden wieder gestrichen. Eine Unterschrift fast unleserlich gemacht. Gegen das Licht gehalten, kann man lediglich „... der Königin" und die hervorragende Adresse „Breite Straße" entziffern. Was auch immer er an den Hof lieferte oder herstellte, er hatte es mit der Angst zu tun bekommen. Ein ganz begeisterter Schneider unterlegte seine Eintragung sogar mit Goldflitter. Interessant in diesem Zusammenhang noch ein besonders eifriger Befürworter, auch ein Schneider, er schrieb gleich zwei Kollegen mit ein. Es ist eindeutig die gleiche Schrift.

Wo waren diese Menschen beheimatet? Der größte Teil der Unterzeichner kommt aus dem derzeitigen Berliner Stadtbezirk Mitte, einige aus Kreuzberg und einige wenige aus dem Prenzlauer Berg beziehungsweise Wedding. Das Einzugsgebiet zieht sich vom heutigen Ostbahnhof über den Alexanderplatz bis zum Schloss und von der ehemaligen Landsberger Straße über die Holtzmarktsstraße bis zur Leipziger Straße, Kochstraße oder über Friedrichstraße, den Hackeschen Markt und die Große Hamburger Straße bis zur Badstraße. Ursprungsgebiet des Stadtteils Alt-Cölln, der früheren Doppelstadt Berlin und Kölln, war aber die Gegend um die Gertraudenstraße und Fischerinsel. Aufgeführt sind sowohl bessere, sogar sehr gute Adressen, wie die Region um das Schloss, als auch weniger gute, wie zum Beispiel das Viertel um die Schleuse.

Es ist hier eine Geschichte erzählt worden. Die Hauptrollen in dieser Geschichte spielten für die Historiker natürlich die Herren Rudolf Virchow und Otto von Bismarck. Wie steht es mit Ruhm und Nachruhm beider Protagonisten und dem „Dank des Vaterlandes"? Otto von Bismarck wurde für seine Verdienste noch im nämlichen Jahr 1865 mit dem Grafentitel und 1871 mit der erblichen Fürstenwürde belohnt. 1890, zum Ausscheiden aus dem Dienst, erhielt er dazu den Titel „Herzog von Lauenburg", den er allerdings nie benutzte. Rudolf Virchow hingegen erhielt keinen Adelstitel. Der Historiker Bernhard Meyer vermutet, dass im Gegensatz zu anderen berühmten Wissenschaftlern an der Charité wie Bernhard Langenbeck (1810–1887), Ernst Bergmann (1836–1907) und Ernst Leyden (1832–1910) der als Duellverweigerer diffamierte Virchow niemals wirklich „in Gefahr" geriet, geadelt zu werden.[56] Berühmt wurden trotzdem beide. Beide sind Ehrenbürger von Berlin[57] und beiden Protagonisten errichtete man auch Denkmale.[58]

---

[56] Vgl. Meyer, 1997, S. 101.
[57] Bismarck wurde die Ehrung 1871 zuteil, Virchow zwanzig Jahre später im Oktober 1891.
[58] Bismarck-Denkmale, -Türme, -Straßen, -Plätze, -Ausblicke etc. wurden nach seinem Tod in nahezu inflationärer Zahl errichtet; Virchow-Denkmale gibt es eher spärlicher.

12 Ein parlamentarisches Duell – Bürgerinitiative für Rudolf Virchow

Die eigentlichen Akteure unseres *Besonderen Objekts* waren aber die Berliner Bürger. Letztlich zeugt die Geschichte dieses *Besonderen Objekts* vor allem von gewachsenem Mut und auch Unmut und großem Selbstbewusstsein einer Bürgerschaft, die gegen alte Rituale der vormals so sicher Herrschenden aufstand und am Exempel des Kampfes gegen ein altes Vorurteil ihre neuen demokratischen Rechte verteidigte.

Literatur

Andree, Christian: Rudolf Virchow. Leben und Ethos eines großen Arztes. München 2002
Berlin-Brandenburgische Akademie der Wissenschaften: Nachlass Rudolf Virchow 2751
Bismarck, Otto von: Aus Bismarcks Briefwechsel. Anhang zu den Gedanken und Erinnerungen von Otto Fürst von Bismarck. Bd. II, Stuttgart und Berlin 1901
Frevert, Ute: Die Ehre der Bürger im Spiegel ihrer Duelle. Ansichten des 19. Jahrhunderts. Historische Zeitschrift 249, 1989, S. 545–582
Frevert, Ute: Ehrenmänner. Das Duell in der bürgerlichen Gesellschaft. München 1991
Goschler, Constantin: Rudolf Virchow. Mediziner – Anthropologe – Politiker. Köln 2002
Lais, Sylvia und Hans-Joachim Mende, Hrsg.: Lexikon der Berliner Straßennamen. Berlin 2004
Machetanz, Hella: Die Duell-Forderung Bismarcks an Virchow im Jahre 1865. Diss. med., Nürnberg-Erlangen 1977
Meyer, Bernhard: Bismarck fordert Virchow zum Duell. Berlinische Monatsschrift 6, 1997, S. 97–101
Schwenk, Herbert: Lexikon der Berliner Stadtentwicklung. Berlin 2002
Virchow, Rudolf: Sämtliche Werke. Bd. 30, Abt. II, Politik. Hrsg. von Christian Andree. Bern 1992
Virchow, Rudolf: Sämtliche Werke. Bd. 31, Abt. II, Politik. Hrsg. von Christian Andree. Bern 1995
Vasold, Manfred: Rudolf Virchow. Der große Arzt und Politiker. Stuttgart 1988

Zeitungen und Zeitschriften

Der Beobachter an der Elbe vom 10. Juni 1865
Berliner Reform vom 8. Juni 1865
Helmerding. Humoristisch=satyrisches Wochenblatt vom 13. Juli 1865
Neue Preußische (Kreuz) Zeitung vom Sonnabend 17. Juni 1865
Neue Preußische (Kreuz) Zeitung vom Donnerstag 22. Juni 1865, Beilage zu Nr. 143
Norddeutsche Allgemeine Zeitung vom Dienstag 13. Juni 1865
Reichenberger Zeitung vom Sonntag 11. Juni 1865
Rheinische Zeitung vom 9. Juni 1865
Stuttgarter Allgemeine Zeitung vom 13. Juni 1865
Die Verfassung. Wochenblatt für das Volk vom 24. Juni 1865
Volks=Zeitung Organ für Jedermann aus dem Volke No 132 vom 9. Juni 1865
Wiener Medizinische Wochenschrift Nr. 47 vom 14. Juni 1865
Wittener Zeitung vom 13. Juni 1865
Zeitschrift des Bezirksvereins Alt=Cölln. Stadtbezirke 9–13 vom 21. Juni 1865

Abbildungsnachweis

Abb. 12.1–12.6: Berliner Medizinhistorisches Museum der Charité
Abb. 12.7, 12.8: Archiv der Berlin-Brandenburgischen Akademie der Wissenschaften. Nachlass Virchow

13 Anatomie in Wachs
Die Präparatoren Adolf und Otto Seifert am Institut für Anatomie

Gottfried Bogusch

Ein Grundelement für die Ausbildung in der Anatomie ist das anatomische Präparat. Es zeigt die topographische Zuordnung von Muskeln, Nerven, Blutgefäßen und verschiedenen Organen in den einzelnen Regionen des menschlichen Körpers. Gewöhnlich wird ein solches Präparat während der Präparationsübungen von den Studierenden selbst erstellt. Nach Fertigstellung kann das Präparat noch für längere Zeit als Demonstrationsobjekt aufgehoben werden. Da solche Demonstrationsobjekte aber permanent feucht gehalten werden müssen, eignen sie sich nicht als Dauerpräparate.

Die anatomischen Modelle ermöglichen einen Ausweg aus diesem Problem. Sie sind aus verschiedenen dauerhaften Materialien gearbeitet und bieten für das Verständnis der topographischen Anatomie eine wesentliche Hilfestellung. Dabei können auch Regionen dargestellt werden, die während des üblichen Präparierkurses aus Zeitmangel unberücksichtigt bleiben. Darüber hinaus kann der Modellbauer die einzelnen Strukturen durch die in der Anatomie übliche Farbgebung deutlich voneinander abgrenzen und damit leichter erkennbar machen.

Das Centrum für Anatomie der Charité besitzt eine größere Zahl von Wachsmodellen, die von der Firma A. und P. Seifert und von Otto Seifert (1888–1959) in den 20er und 30er Jahren des vorigen Jahrhunderts hergestellt worden sind. Dabei handelt es sich vor allem um Darstellungen aus dem Bereich des Kopfes und des Halses. Grundlage der Wachsmodelle ist das Skelett. Die der Verwesung anheim fallenden Weichteile wie Haut, Muskeln und innere Organe aber auch Nerven und Gefäße sind durch entsprechend gestaltete Wachsteile ersetzt.

In Abbildung 13.1 ist ein Modell der Firma A. und P. Seifert von der oberen Körperregion zu sehen. Haut und Unterhautfettgewebe sind nicht dargestellt. Die rechte Seite zeigt die oberflächlichen Partien, die linke mehr tiefere. Entsprechend dem Stil der Zeit ist es ein sehr realistisch und nüchtern gearbeitetes Modell. Es ist aufrecht auf eine braun gestrichene Holzplatte montiert, so dass man es von allen Seiten betrachten kann. Eine besondere künstlerische und ästhetische Präsentation, vielleicht noch unterstützt durch Dekorationsstoffe, wie wir es von den Wachsmodellen aus Florenz kennen, ist hier nicht angestrebt worden. Es soll vielmehr, durch kein Beiwerk abgelenkt, die reine Anatomie der Muskeln, Gefäße und Nerven von Brust, Hals und Kopf dargestellt werden. Hierfür wurde zunächst das Skelett in der gewünschten Form montiert und anschließend in ein warmes gelbliches Wachsbad getaucht. Nach dem Abtropfen und Erkalten sind die Knochen von einer dünnen Wachsschicht überzogen. Bei einem großen Teil der feinen mimischen Muskeln des Kopfes, wie etwa beim Stirnmuskel, der die Stirnhaut in Falten legen kann, wurde rot gefärbtes warmes Wachs direkt mit Pinselstrichen auf den Schädel

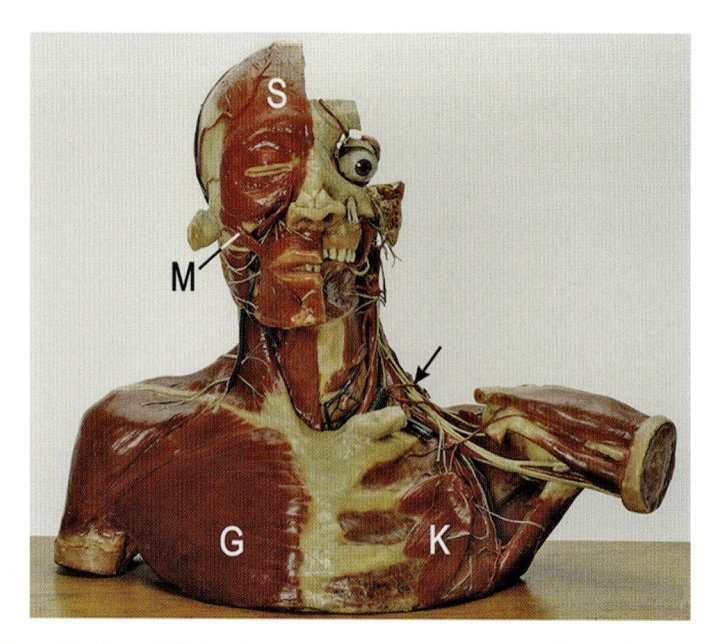

Abb. 13.1a Wachsmodell der oberen Körperregion (Firma A. und P. Seifert). Haut, Unterhautfettgewebe und Muskelfaszien sind entfernt. Der Pfeil weist auf die Gefäß-Nerven-Straße vom Hals zum Arm. Die rechte Seite zeigt die oberflächlich liegenden Muskeln, Nerven und Blutgefäße. Auf der linken Seite sind diese entfernt, um die tiefer liegenden Strukturen darzustellen. Der Schädel ist eröffnet und das Schlüsselbein teilweise reseziert. S: Stirnmuskel; M: *Musculus zygomaticus major*; G: Großer Brustmuskel; K: Kleiner Brustmuskel

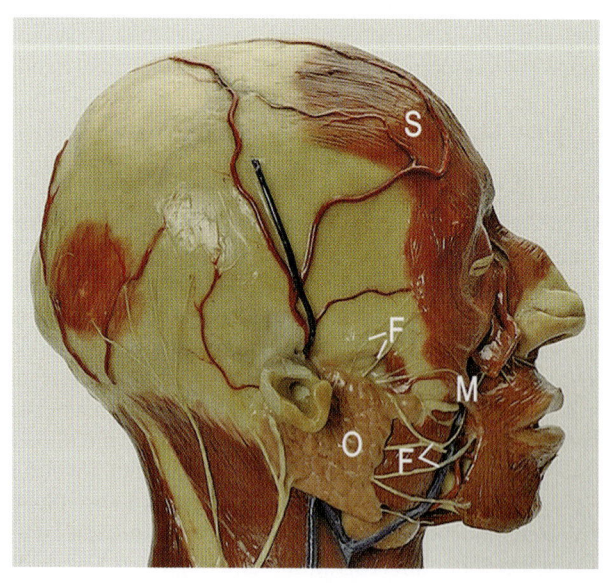

Abb. 13.1b Rechte Kopfseite. S: Stirnmuskel; F: *Nervus facialis*; M: *Musculus zygomaticus major*; O: Ohrspeicheldrüse

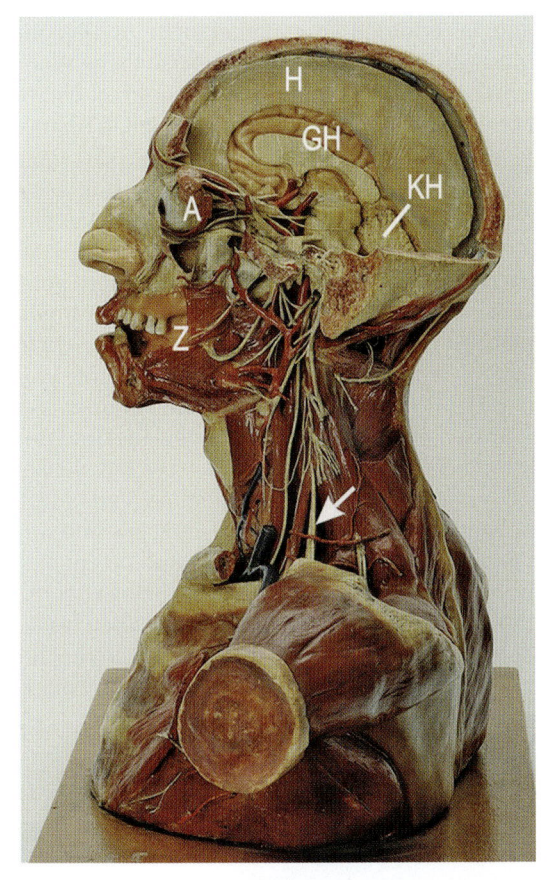

13 Anatomie in Wachs – Die Präparatoren Adolf und Otto Seifert

Abb. 13.1c Linke Kopfseite. Der Pfeil weist auf die Gefäß-Nerven-Straße vom Hals zum Arm. H: Hirnsichel; GH: Großhirn; KH: Kleinhirn; A: Auge mit Augenmuskeln; Z: Zunge

aufgetragen (Abb. 13.1a und 13.1b). Andere Muskeln, wie der *Musculus zygomaticus major* (Abb. 13.1b), der die Mundwinkel beim Lächeln nach oben zieht, besitzen als stabilisierende Grundlage einen in Wachs getränkten Leinenstreifen. Um die Muskelfaserstruktur zu zeigen, wurde die Oberfläche der Muskeln mit einem schmalen Zahnspachtel bearbeitet. Die Blutgefäße sind durch unterschiedlich dicke Bündel von Fäden, die zuvor in entsprechend gefärbtes Wachs eingelegt wurden, repräsentiert. Ebenso wurde bei den Nerven verfahren. Durch Aufspleißen des Fadenbündels lassen sich dann die einzelnen Äste darstellen. Besonders schön ist das beim *Nervus facialis* zu sehen, der durch die Ohrspeicheldrüse zieht und mit seinen Ästen die mimische Muskulatur innerviert (Abb. 13.1b).

Bei einem Wachsmodell handelt es sich nicht um eine 1:1-Umsetzung des natürlichen anatomischen Präparats. Ein Modellbauer arbeitet zwar so naturgetreu wie möglich, doch muss er sich in besonderer Weise auch von praktischen Gesichtspunkten leiten lassen. So sind im Wachsmodell die einzelnen Strukturen kompakter und schärfer begrenzt und in ihrem Verlauf geglättet. Häufig wird vereinfacht und damit mehr exemplarisch dargestellt. Aber gerade das erfordert eine intellektuelle Auseinandersetzung des Modellbauers mit dem Präparat. Er interpretiert auf seine persönliche Weise das Präparat und bringt sich mit seiner didaktischen Erfahrung in seine Arbeit ein. Im Gegensatz zum natürlichen Präparat besitzt das Modell keinen individuellen Charakter mehr. Es erlaubt aber einen einfacheren und schnelleren Überblick über die anatomischen Verhältnisse einer bestimmten Region.

Zur Darstellung der großen oberflächlich liegenden Muskeln auf der rechten Seite des Präparats (Abb. 13.1a), wie beispielsweise des großen Brustmuskels, wurde ein der Muskelform angepasstes und mit Watte gefülltes Leinensäckchen gefertigt und anschließend mit Wachs getränkt. Dieses Säckchen wurde noch im warmen Zustand auf die entsprechende Stelle platziert und durch Kneten grob in Form gebracht. Nach dem Erkalten der Vorform konnte mit einem Pinsel warme, braun gefärbte Wachsmasse schichtenweise aufgetragen und der Muskel endgültig gestaltet werden. Schließlich wurde mit einem mit Xylol getränkten Tuch die Oberfläche geglättet und poliert.

Auf der linken Seite des Wachsmodells (Abb. 13.1c) werden die Möglichkeiten eines dreidimensionalen Modells voll ausgenutzt. Hier sind die tief liegenden Leitungsbahnen dargestellt. Die oberflächlichen Muskeln von Brustkorb und Hals sind weggelassen oder, wie im Falle des kleinen Brustmuskels, nur teilweise dargestellt, um ungestört auf die Gefäß-Nerven-Straße in der Achselhöhle zu blicken. Zusätzlich ist der mittlere Teil des Schlüsselbeins herausgeschnitten worden. Man kann die Strukturen bis hinauf zum Hals verfolgen, ehe sie dann durch die so genannte Scalenuslücke hindurchtreten, um schließlich zu verschwinden. Am Kopf sind auf der linken Seite der Unterkiefer und

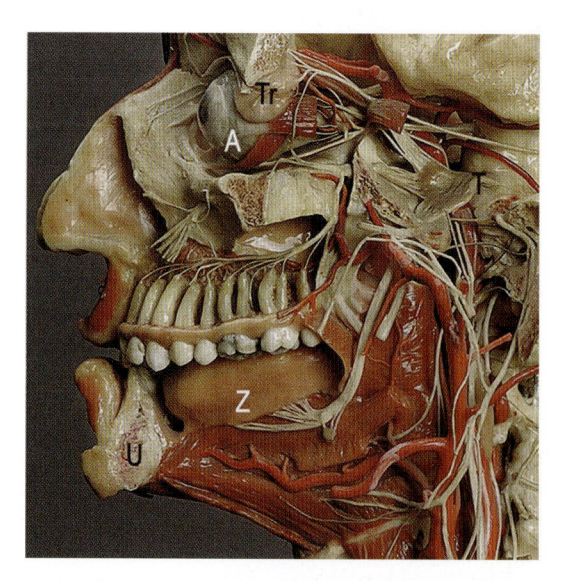

Abb. 13.2 Ausschnitt aus einem Wachsmodel des Kopfes (Firma A. und P. Seifert). Blick auf die linke Seite. Die tief liegenden Muskeln, Nerven und Arterien sind dargestellt. Der linke Unterkiefer ist entfernt. Man beachte die genaue Darstellung der Innervation der Oberkieferzähne und der Zunge sowie die Topographie der eröffneten Augenhöhle. Tr: Tränendrüse; A: Auge mit Augenmuskeln; T: *Nervus trigeminus*; Z: Zunge; U: Unterkiefer

große Teile des Hirnschädels entfernt worden. Man kann von der Seite die zur Zunge ziehenden Nerven und Gefäße und viele weitere für Medizinstudenten wichtige, aber hier nicht näher zu erörternde Strukturen erkennen. Im Schädel ist auf der rechten Seite das Großhirn – teilweise bedeckt durch die Hirnsichel der harten Hirnhaut – und das Kleinhirn dargestellt, auf der linken Seite fehlen sie. Nur der Hirnstamm und die von ihm abgehenden Nerven sind wiedergegeben.

Ein anderes Wachsmodell der Firma A. und P. Seifert, das der anatomischen Sammlung vom Institut für Geschichte der Medizin der Charité zur Verfügung gestellt wurde, zeigt eindrucksvoll, dass auch sehr detaillierte Darstellungen möglich sind (Abb. 13.2). Die Abbildung gibt eine Vergrößerung der linken Gesichtsseite wieder, bei der die tief liegenden Muskeln, Nerven und Gefäße herausgearbeitet sind. Besonders beachtenswert ist die Innervation der Oberkieferzähne und die Topographie der Augenhöhle.

Abbildung 13.3 zeigt ein Wachsmodell von Otto Seifert aus dem Jahre 1932. Im Gegensatz zu den beiden anderen Modellen ist auch die Oberfläche des Gesichts zum

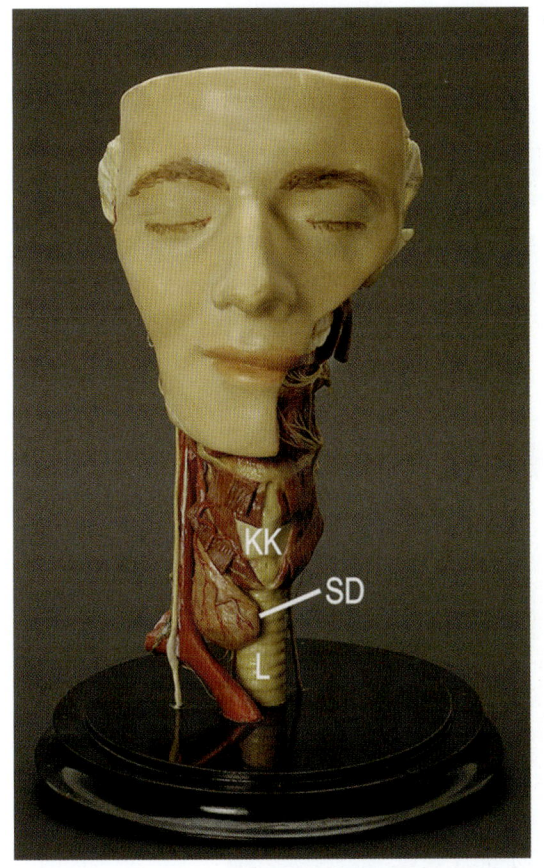

a Gesicht

Abb. 13.3 Wachsmodell des Kopfes und der Halseingeweide (Otto Seifert, 1932). KK: Kehlkopf mit Kehlkopfmuskeln; SD: Schilddrüse (nur einseitig dargestellt), L: Luftröhre, U: Unterkiefer, R: Rachenmuskulatur, SR: Speiseröhre, HN: Hirnnerven

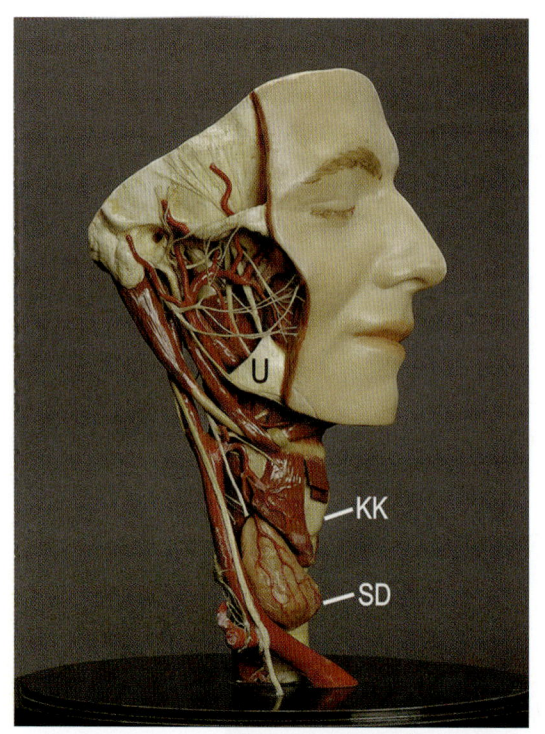

b rechte Kopfseite

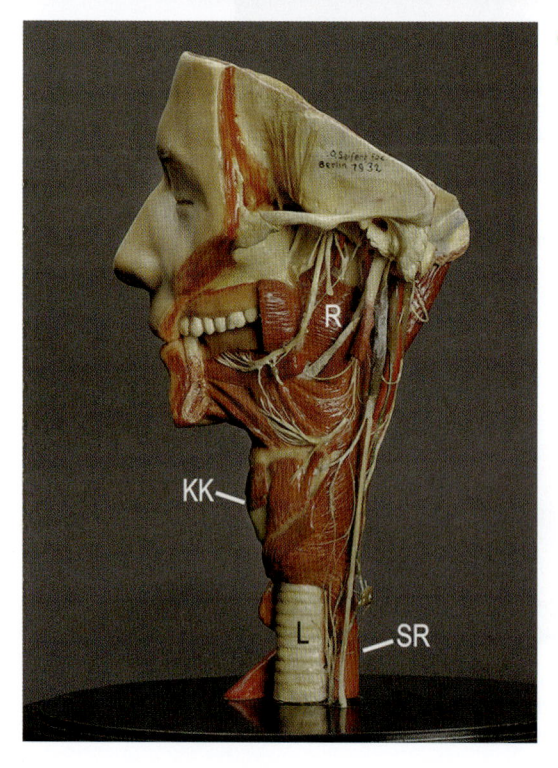

c linke Kopfseite

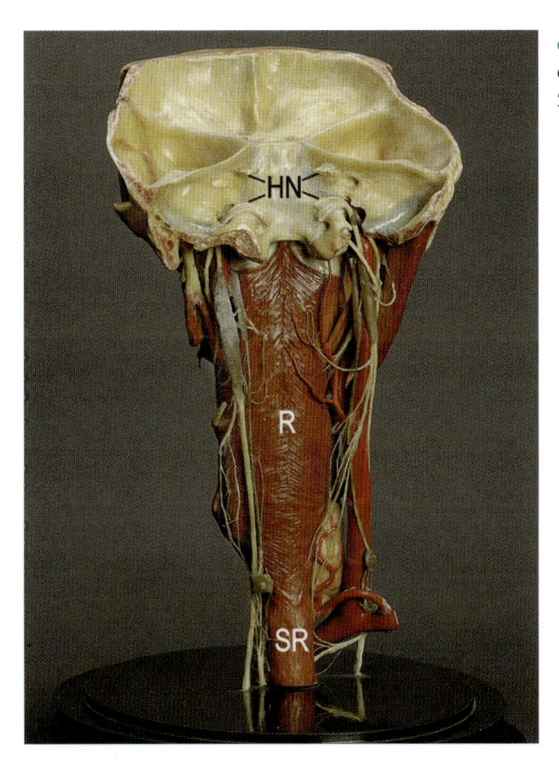

d Blick von hinten auf den eröffneten Schädel und die Schlundmuskulatur

großen Teil ebenfalls dargestellt (Abb. 13.3a). Offenbar handelt es sich um eine jüngere Frau. Man kann wohl davon ausgehen, dass noch vor der Fixierung der Leiche von dem Gesicht ein Gipsabguss hergestellt worden ist, der dann als Negativform für das Gesicht in Wachs diente. Wie bei einem Leichnam üblich, sind die Augenlider geschlossen. Die Wimpern sind mit zarten braunen Strichen angedeutet. Bei den Augenbrauen sind die Pinselstriche durchaus etwas kräftiger. Die Lippen sind zusammengedrückt und weisen noch eine Spur des Lippenrots auf. Insgesamt hat man eher den Eindruck eines schlafenden Menschen als den eines Leichnams. Vom Hals ist nur der Eingeweidestrang zu sehen. Wieder ist die rechte und linke Seite in unterschiedlicher Weise dargestellt. Auf der rechten Seite lässt sich hier (Abb. 13.3b) im Vergleich zu Abbildung 13.1b die tiefer liegende Gesichtsregion erkennen. Nach Entfernung des rückwärtigen Teils des Unterkiefers nimmt man sehr detailgetreu den Verlauf der Nerven und Gefäße sowie die Anordnung der Kaumuskulatur wahr. Auf der linken Seite (Abb. 13.3c) ist der gesamte Unterkiefer entfernt, so dass man in die Mundhöhle blicken kann. Man sieht den muskulösen Aufbau der Zunge und die Nerven, die die Zunge innervieren. Dreht man das Modell ganz herum, dann blickt man auf den eröffneten Schädel mit den durch die Schädelbasis tretenden Hirnnerven und auf die muskulöse Rückwand des Rachens mit den zu beiden Seiten verlaufenden Nerven und Gefäßen (Abb. 13.3d).

Es lässt sich leicht vorstellen, dass die Herstellung solcher Wachsmodelle außerordentlich zeitaufwändig war. In unserer heutigen Zeit ist es wegen finanzieller und personeller Engpässe nicht mehr möglich, neue Wachsmodelle zu kaufen oder gar im Institut durch Präparatoren anzufertigen. Daher sind diese Wachsmodelle besonders wertvolle Objekte. Um sie vor Schäden zu bewahren, werden sie nicht mehr direkt im Unterricht eingesetzt, sondern nur noch in der Schausammlung des Centrums für Anatomie ausgestellt.

Literatur

Azzaroli Puccetti, Maria Luisa: La Specola, the Zoological Museum of the University of Florence. Curator 15, 1972, S. 93–112

Düring, Monika von et al., Hrsg.: Encyclopaedia Anatomica. Vollständige Sammlung anatomischer Wachse (Museo La Specola). Köln 1999

Lanca, Benedetto et al., Hrsg.: Le Cere Anatomiche della Specola. Florenz 1979

Schnalke, Thomas: Diseases in Wax. The History of the Medical Moulage. Berlin 1995

Skopec, Manfred und Helmut Gröger, Hrsg.: Anatomie als Kunst. Anatomische Wachsmodelle des 18. Jahrhunderts im Josephinum in Wien. Wien 2002

Abbildungsnachweis

Abb. 13.1–13.3: Centrum für Anatomie, Charité – Universitätsmedizin Berlin; Fotos: Birgit Formann

14 Vom Diener zum Meister
Der Beruf des Anatomischen Präparators in Berlin von 1852–1959

Wilfried Witte

Anatomie ist die Zergliederungskunst und die Wissenschaft davon. Der Begriff stammt von Aristoteles.[1] Die Ergebnisse des Zergliederns sind dem Verfall anheimgegeben, wenn sie nicht haltbar gemacht werden. Über die Konservierung und künstliche Aufbereitung hinaus zeugen Abbilder von der Gestalt des Originals, die beispielsweise in Wachs modelliert sein können. Ein weit gefasster Begriff der medizinischen Präparationstechnik umfasst quasi „alle Verfahren und Methoden der experimentellen Medizin".[2] Die Tradition der Präparation in der Medizin nimmt ihren Ausgang allerdings eher von einem Ausschnitt der gesamten Anatomie, nämlich von dem, was dem bloßen Auge (und der Lupe) zugänglich ist, der Makroskopie. Was fängt man dann an mit den Objekten, die aus dem Konservierungs- und Aufbereitungsprozess entstehen? Man stellt sie beispielsweise zur Schau, als Sensation, zu Aufklärungs- und Lehrzwecken. Wird dies dauerhaft getan, so liegt dem eine Sammlung zugrunde. Das 19. Jahrhundert gilt als die Zeit, in der Sammlungen dazu dienten, den Menschen „in Form von Zahlen, Abbildungen, Abgüssen, Modellen und Präparaten" so festzuhalten, dass ein „Archiv des Menschen" resultierte.[3]

Das Wissenschaftliche der Anatomie ist seit langem nicht unbedingt mit dem Handwerklichen in einer Hand vereint. In den vergangenen zwei Jahrhunderten unterlagen Berufe zusehends einem Prozess der Spezialisierung. Betrachtet man das Kunsthandwerk der Anatomie, so ist es nicht verwunderlich, dass ein eigener Beruf neben dem des akademischen Anatomen entstand. In das Blickfeld der Medizingeschichte ist der Beruf des Präparators bislang kaum gerückt. Die ideengeschichtliche Orientierung in der Historiographie der Medizin fokussierte auf die großen Wissenschaftler und ihre genialen Entdeckungen. Das Handwerk war dagegen profan. Die Quellenlage tat ein Übriges. Neben der Gönnerschaft aus der etablierten Wissenschaft bedurfte es einer Emanzipationsleistung Einzelner, um dem Ziel, einem eigenen Berufsstand, näher kommen zu können. Dieses Ziel ist in Berlin spätestens in der zweiten Hälfte des 19. Jahrhunderts verfolgt worden. Das Bestreben beruflicher Emanzipation ist der rote Faden, anhand dessen die Geschichte der Entstehung einer Berliner Präparatorenschule dargestellt werden soll, die schließlich den Namen Seifert trug. Der Ursprung der Berliner Präparatorenschule lag im Elsass.

---

[1] Vgl. Wittern, 1995, S. 21 f.
[2] Kunz und Wilcke, 1991, S. 321.
[3] Te Heesen, 1999, S. 115.

Jean Wickersheimer ist am 5. März 1832 in Ballbronn (franz. Balbronn), Departement Straßburg, als eines von fünf Kindern des Ackerbürgers Jean Georg Wickersheimer geboren worden. 1847 begann er in Paris eine Tischlerlehre. Dort traf er auf einen Prediger Namens Beier, der – nachdem er 1850 von Paris nach Berlin versetzt worden war – Wickersheimer 1851 nach Berlin holte. Auf Beiers Anraten wechselte Wickersheimer das Tätigkeitsfeld und wurde am 18. August 1852[4] Krankenwärter am Bethanien-Krankenhaus.[5] Das Diakonissenhaus Bethanien ist 1845 bis 1847 auf dem Köpenicker Feld auf Betreiben und mit finanziellen Mitteln des Königs Friedrich Wilhelm IV. „unter Hinzuziehung des Pfarrers Theodor Fliedner" errichtet worden.[6] Ursprünglich sollte es vorrangig der Ausbildung von evangelischen Barmherzigen Schwestern dienen. Das angeschlossene Krankenhaus gewann jedoch zunehmend an Bedeutung und verfügte im Jahre 1855 bereits über 355 Betten.[7] Hier machte sich unter anderem der Chirurg Robert Wilms (1824–1880) einen Namen.[8]

Wickersheimer zeigte bei der Arbeit besonderes Interesse für Anatomie, so dass er schließlich die Stelle als „Leichendiener" erhielt. Unter Wilms' Ägide konnte er sich dabei in der Anfertigung von anatomischen Präparaten üben. Die Methodik, die er in dieser Zeit ersonnen hat, sollte ihn später berühmt machen. Wilms ermunterte Wickersheimer 1871, sich an Professor Karl Bogislaus Reichert (1811–1883) zu wenden,[9] der 1858 den Lehrstuhl für Anatomie an der Friedrich Wilhelms-Universität zu Berlin übernommen hatte. Diesen Lehrstuhl hatte zuvor Johannes Müller (1801–1858) innegehabt, jedoch in Erweiterung um die Physiologie. Reichert war als Professor für Anatomie und vergleichende Anatomie nicht nur Direktor des Anatomischen Instituts, das 1865 aus der wenig zweckmäßigen ehemaligen Garnisonschule in einen Neubau auf dem Gelände der Tierärztlichen Hochschule umgezogen war. Er leitete auch das Anatomisch-Zootomische Museum, das von 1810 bis 1884 im Universitätsgebäude untergebracht war.[10] Gegen eine Überführung der paläozoologischen, mineralogischen und zoologischen Objekte des Anatomischen Museums der Medizinischen Fakultät an das Zoologische Museum der Philosophischen Fakultät hatte sich Reichert 1865 erfolgreich zur Wehr gesetzt.[11]

Im März 1871 wandte sich Reichert in seiner Funktion als „Director des königlichen anatomischen Museums" an das stellvertretende Generalkommando des 3. Armeekorps. Die Stelle eines Dieners am Anatomischen Museum war seit dem Oktober 1870 vakant. Laut geltendem Reglement war sie durch einen Militäranwärter zu besetzen, es sei denn, es fände sich kein geeigneter Kandidat. Als unerlässliche Voraussetzung forderte Reichert „Kenntniß der beschreibenden Thierkunde" und die Fähigkeit, „thierische Skelete" anfertigen zu können, um sich „in einer Sammlung von 24000 Exemplaren orientieren zu können." Zu diesem Zeitpunkt dürfte zwischen Wilms und Reichert soviel an Ab-

---

[4] Vgl. Humboldt-Universität zu Berlin, Universitätsarchiv, Anatomisches und anatomisch-biologisches Institut, Nr. 1.
[5] Vgl. ebd., Nr. 14.
[6] Murken, 1996, S. 20.
[7] Vgl. Winau, 1987, S. 158–161.
[8] Vgl. Winau und Vaubel, 1983, S. 104.
[9] Vgl. Anm. 4, Nr. 14.
[10] Vgl. Guttstadt, 1886, S. 251.
[11] Vgl. Jahn, 1985, S. 271.

14 Vom Diener zum Meister – Der Beruf des Anatomischen Präparators in Berlin

sprache stattgefunden haben, dass das Ziel darin bestand, Wickersheimer den Posten zu beschaffen. Das Unternehmen ging in dieser Weise aus, so dass Wickersheimer Anfang 1872[12] die Stelle als „Diener" beziehungsweise „Aufwärter" annahm.[13] Im Weiteren war das Kultusministerium zuständig. Im Januar 1875 bemühte sich Reichert darum, die Museumsdienerstelle in die eines „zootomischen Präparators" umzuwandeln, mit Aufbesserung der kärglichen Entlohnung.[14] Dies gelang zunächst nicht, Wickersheimer behielt die Stelle als einfacher, nicht qualifizierter Angestellter. Gleichwohl wies er sich im Berliner Adressbuch in der Folgezeit als „Präparator im anatomischen Museum" aus – mit Wohnung in der Universität.[15] Der Status änderte sich 1878/79. Dabei war unter anderem Rudolf Virchow (1821–1902) involviert, der – 1856 aus Würzburg zurückgekehrt – die Leitung des neugegründeten Pathologischen Instituts der Universität, unweit des Anatomischen Instituts auf dem Areal der Charité gelegen, übernommen hatte.

Wickersheimer zeigte Anfang 1878 dem Kultusministerium an, dass es ihm gelungen sei, „eine Flüssigkeit zu entdecken, welche zur trockenen Conservirung und zur nassen Aufbewahrung organischer Gegenstände" geeignet sei. Er sei bereit, für seine Erfindung kein Patent nachzusuchen und sie für eine angemessene Summe der allgemeinen Benutzung zu überlassen. Der Kultusminister gründete daraufhin eine Kommission, der unter anderem die Johannes Müller-Schüler Virchow, der Zoologe Wilhelm Peters (1815–1883), der Physiologe Emil du Bois-Reymond (1818–1896) und Reichert angehörten.[16] Virchow übernahm den Vorsitz.[17] Die Kommission erklärte sich bereit, auf Wickersheimers Angebot prinzipiell einzugehen. Das Ministerium schrieb Wickersheimer am 3. Juni 1878, dass es bereit sei, sein Gehalt im Staatshaushalt 1879 von 1.080 auf 1.500 Mark zu erhöhen und ihm die „Amtsbezeichnung als Präparator" zu verleihen, wenn seine Methode offengelegt und publiziert würde. Für die Entdeckung selbst verlangte Wickersheimer 15.000 Mark – eine Summe, die noch zur Debatte stand.[18] Die Kommission tagte erneut und relativierte den Wert der Konservierungsmethode in Bezug auf die Breite ihrer Anwendbarkeit. Es hieß, sie tauge „hauptsächlich zur Herstellung dauernder Präparate von Gelenkverbindungen aller Art und zur Erhaltung einzelner durch ihre Elastizität und Beweglichkeit im frischen Zustande besonders ausgezeichneter thierischer Organe." Daraufhin bot das Ministerium Wickersheimer am 19. März 1879 einen einmaligen Betrag von 5.000 Mark an. Wickersheimer handelte schließlich noch eine Erhöhung des Gehalts auf 1.800 Mark aus zuzüglich 450 Mark für die „Beschaffung von Hülfsdiensten", akzeptierte die 5.000 Mark und gab sein Patent, das er inzwischen erhalten hatte, wieder zurück. Die Regelung galt zum 1. April 1879. Die Erstveröffentlichung der Konservierungsflüssigkeit erfolgte im Reichsanzeiger. Seit dem 23. Oktober 1879 trug Wickersheimer den Titel „Präparator bei der anatomisch-zootomischen

---

[12] Vgl. Anm. 4, Nr. 1.
[13] Vgl. ebd., Nr. 14. – Bezug genommen wurde auf den § 21 des Reglements über Zivilversorgung vom 20. Juli 1867.
[14] Vgl. Ebd., Nr. 14.
[15] Siehe zum Beispiel Berliner Adressbuch 1876 o. 1878.
[16] Vgl. Sammlung Wilcke, Centrum für Anatomie der Charité, Nr. 227, Schreiben des Kultusministers an Rudolf Virchow, 26. 2. 1878.
[17] Vgl. ebd., Nr. 231, Schreiben des Kultusministers an Rudolf Virchow, 20. 6. 1879.
[18] Ebd., Nr. 230, Schreiben des Kultusministers an Jean Wickersheimer, 3. 6. 1878.

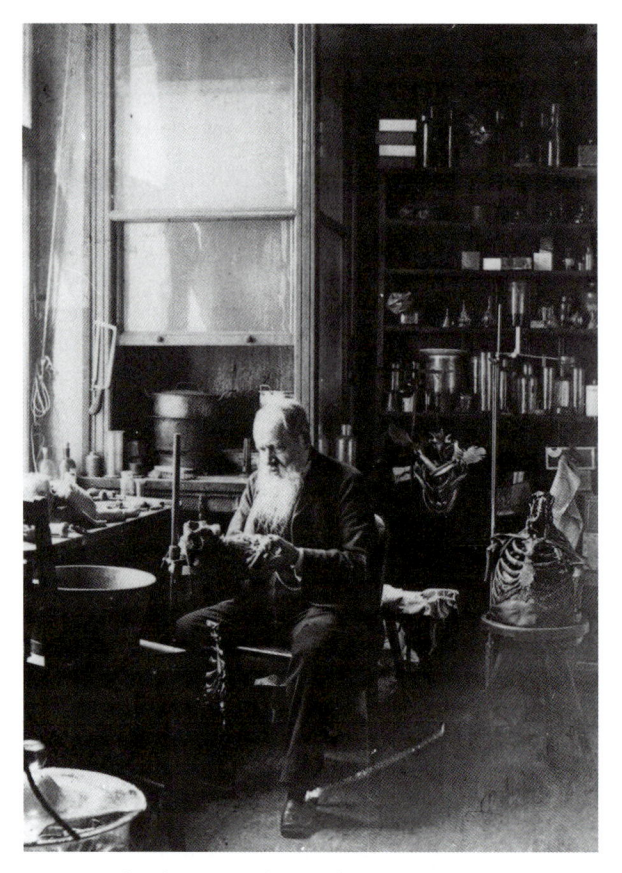

Abb. 14.1 Jean Wickersheimer in der Werkstatt

Sammlung der (hiesigen) Königlichen Universität". Er war nicht mehr Angestellter sondern Beamter des preußischen Königs (Abb. 14.1).[19]

Die Flüssigkeit, die Wickersheimer im Laufe der Jahre noch modifizierte, war eine gekochte und filtrierte Lösung von 100 g Alaun, 25 g Kochsalz, 12 g Salpeter, 60 g Pottasche und 20 g arseniger Säure in 3 Liter Wasser, was zehn Volumenanteile ausmachte. Zugesetzt wurden 4 Volumenanteile Glyzerin und 1 Volumenanteil Methylalkohol.[20] Mit der Flüssigkeit gelang es Wickersheimer, Objekte verschiedener Größe bei relativer Wahrung von Form und Farbe und Erhaltung der Gelenkbeweglichkeit zu konservieren. Die Lösung wurde dabei in die Halsschlagader injiziert. Im Jahre 1881 konnte er beispielsweise auf einer Fischerei-Ausstellung der damals eben fertig gestellten Königlichen Landwirthschaftlichen Hochschule unter anderem eine Riesenschlange von ungefähr sechs Metern Länge präsentieren, die dort wegen ihrer scheinbaren Lebendigkeit bestaunt wurde und zur Berührung einlud.[21] Dafür hatte er am 31. Dezember 1879 eine

---

[19] Vgl. Anm. 4, Nr. 1.
[20] Vgl. Wickersheimer, 1892, S. 7.
[21] Vgl. Müller, 1898.

14 Vom Diener zum Meister – Der Beruf des Anatomischen Präparators in Berlin

Beihilfe vom Kultusministerium bewilligt bekommen, die sich auf 200 Mark belief.[22] Unzulänglichkeiten früherer präparatorischer Methodik, wie anatomische Objekte in bräunlichem Spiritus, konnten gemindert werden. Die Methode drängte alternative abbildende Verfahrensweisen durch traditionelles Wachsmodellieren (Bossieren) zurück.[23]

Spätestens in den 1890er Jahren war die Wickersheimer-Lösung etabliert. Ihre Nachteile, die langfristige Haltbarkeit und Geruch betrafen,[24] wurden verschiedentlich diskutiert. Wickersheimer publizierte seine Lösung noch einmal ausführlich in einer 32seitigen Broschüre 1892 und vertrieb sie über die Victoria-Apotheke in der Friedrichstraße.[25] Ein Eintrag zu der Lösung fand sich in den großen deutschen Lexika wieder.[26] Auf das Konto der Methoden, die Wickersheimer weiterentwickelt hat, gehen außerdem Kleisterinjektionen mit anschließender Fixierung und Präparation, Metallinjektionen und Korrosion sowie Farbinjektionen von Lymphgefäßen und Lymphfollikeln. Die Entwicklung von neuen Konservierungslösungen schritt in den 1890er Jahren weiter voran. So konnte der Assistent im Berliner Pathologischen Institut, Carl Kaiserling (1869–1942), der Fachöffentlichkeit 1896 eine neue farberhaltende formalinhaltige Konservierungsflüssigkeit präsentieren.[27] Formaldehyd war 1869 erstmals synthetisiert worden, erste Desinfektionsversuche mit der Lösung hatten seit 1889 stattgefunden.[28]

Der Übergang von Reichert zu seinem Nachfolger und einstigen Schüler Wilhelm Waldeyer (1836–1921) ging überlappend vonstatten. Waldeyer übernahm im Oktober 1883 nach Vermittlung des Personal-Referenten im Kultusministerium, Friedrich Althoff (1839–1908), das Anatomische Institut und den dortigen „descriptiv-anatomischen Theil" der gesamten anatomischen Sammlung, während Reichert in dem Universitätshauptgebäude Unter den Linden blieb und weiter über die vergleichend-anatomische und embryologische Sammlung wachte,[29] zusammen mit dem ihm vertrauten Präpara-

---

22 Vgl. Anm. 4, Nr. 1.
23 Vgl. hierzu Pierers Konversationslexikon, 1888, S. 827 zum Anfertigen anatomischer Präparate: „Die Leichen werden entweder frisch verwendet od. zum Zweck der Konservierung in Spiritus aufbewahrt (mit dem Nachteil erheblicher Schrumpfung durch Wasserabgabe an den Spiritus) od. in neuerer Zeit durch Einspritzung (Injektion) v. den großen Arterien aus mit fäulniswidrigen Flüssigkeiten u. a. (Wickersheimers Flüssigkeit u. a.), wodurch sie für mehrere Wochen sich frisch erhalten."
24 Vgl. Pernkopf, 1928, S. 1164. In einer neueren Darstellung wurden die Nachteile so zusammengefasst: „Auch die Wickersheimer Lösung [...] die in früherer Zeit auch häufig für Konservierungen von Präparierleichen verwendet wurde, wird jetzt nur mehr zu speziellen Zwecken, vor allem dann, wenn Weichheit und Bewahrung der Elastizität gewünscht wird, anzuraten sein (Konservierung von Lungen). Die Farben der Organe erhalten sich in dieser Lösung zwar längere Zeit, doch sammeln sich rasch an nicht geschützten Stellen der Leiche Schimmelpilze an, zudem erscheinen derart konservierte Leichen, da die Objekte weich und schmierig werden, einen widerlich süßlichen Geruch verbreiten, und außerdem die Konservierung nicht lange anhält, schon aus diesem Grunde für Präparationszwecke weniger verwendbar."
25 Vgl. Wickersheimer, 1892.
26 So z. B. Pierers Konversationslexikon, Bd. 12, 1893; Meyers Konversationslexikon, Bd. 17, 1897; Der große Brockhaus, Bd. 20, 1935.
27 Vgl. Bredekamp, 2000, S. 161; Schnalke, 2003, S. 18.
28 Vgl. Witte, 2006, S. 277.
29 Vgl. Waldeyer, Katalog der anatomischen Sammlung, Nr. 26267–26358.

tor Wickersheimer.[30] Im Dezember 1883 jedoch starb Reichert. Nun begann die Ära Waldeyer, die bis 1917 währte. Die Schonfrist für die anatomische Sammlung in ihrer einstigen Größe war vorbei. In der Universität wurde Platz benötigt. Die Sammlung wurde 1884 zunächst in das alte Börsengebäude (Lustgarten 6) übertragen. Von dort aus wurde sie verteilt. Ein Teil ging an das Zoologische Museum unter Karl Möbius (1825–1908), das ab April 1888 im neuen Gebäude an der Invalidenstraße Heimstatt fand.[31] Vergleichend-anatomische und zoologische Präparate gingen an das Zoologische Institut unter Franz Eilhard Schulze (1840–1921). Einige Präparate erhielt das 2. Anatomische Institut, das 1886 gegründet wurde und Oskar Hertwig (1849–1922) unterstand. Auch das Paläontologische Museum wurde bedacht und die physiologische Sammlung unter Emil du Bois-Reymond. Die pathologisch-anatomischen Exponate gingen an Rudolf Virchows Institut. Im 1. Anatomischen Institut blieben „descriptiv anatomische" Präparate, Skelette, Tierschädel, embryologische und mikroskopisch-anatomische Objekte.[32]

Waldeyer bemühte sich gleich im Februar 1884 darum, Wickersheimer als Präparator für sein Institut zu behalten, stellte aber auch anheim, dass dieser bei der Aufteilung der anatomisch-zootomischen Sammlung, deren Oberaufsicht er hatte, mitwirkte. So kam es dazu, dass Wickersheimer, der von 1884 bis 1887 in der alten Börse Logis hatte und dann nach Moabit zog (Turmstraße 82),[33] zum einen als Präparator des Anatomischen Instituts an der Aufstellung und Wartung der neuen Sammlung im ersten Stock des Institutsgebäudes und an der Lehre beteiligt war. Andererseits war er – zusammen mit dem 1. Prosektor des Anatomischen Instituts Robert Hartmann (gest. 1893)[34] – verantwortlich für die Aufteilung der zootomisch-anatomischen Sammlung und schließlich für die Aufstellung der entsprechenden Objekte im neuen Museum für Naturkunde unter Möbius' Regie.[35]

Am 28. August 1896 starb Jean Wickersheimer; seine Frau Louise, geb. Sube, erhielt eine Rente von 338 Mark. Per Erlass vom 27. Oktober 1896 folgte auf Wickersheimer zum 1. Dezember 1896 sein Schüler, der im Institut angestellte „Lohnempfänger Seifert", in der Position als Präparator.[36] Unter dem Blickwinkel der vier Faktoren Kunsthandwerk, Wissenschaft, Staat und Wirtschaft lässt sich für Wickersheimers Berufstätigkeit resümieren: Dem Kunsthandwerk des Präparierens gab er entscheidende neue Impulse. Der Bezug zur Wissenschaft war der einer klaren Abhängigkeit, zunächst von Wilms, dann Reichert und schließlich Waldeyer. Der Staat sicherte sich die Oberhoheit durch die Verbeamtung Wickersheimers, nachdem dieser sein Patent wieder aufgegeben hatte. Dementsprechend ist wirtschaftlich für ihn – nach einer einmaligen Zahlung von 5.000 Mark – nichts zu vermelden gewesen. Sieht man von der Vermarktung der

---

[30] Vgl. von Waldeyer-Hartz, 1920, S. 176.
[31] Vgl. Richter, 1998, S. 61.
[32] Vgl. Anm. 29
[33] Vgl. Berliner Adressbuch, zum Beispiel 1888 u. 1890.
[34] Vgl. von Waldeyer-Hartz, 1920, S. 177: „Es war keine kleine Arbeit, die Verteilung gemäß den Wünschen der einzelnen Institutsleiter durchzuführen, und ich muß hier rühmend der Tätigkeit meines Kollegen und Prosektors am Anatomischen Institute, Robert Hartmann, gedenken, der mit Hilfe des sehr erfahrenen und zuverlässigen Präparators Wickersheimer in verhältnismäßig kurzer Zeit die Überführung erledigte."
[35] Vgl. Anm. 4, Nr. 1 u. 3.
[36] Vgl. ebd., Nr. 1.

14 Vom Diener zum Meister – Der Beruf des Anatomischen Präparators in Berlin

Präparierlösung über eine Berliner Apotheke ab, die finanziell nicht viel abgeworfen haben wird, so war Wickersheimer für zusätzliche berufliche Aufgaben stets auf staatliche Unterstützungsleistungen angewiesen. Erreicht hatte Wickersheimer vor allem die Berufsbezeichnung als Präparator.

Das Spezifische dieser Entwicklung, die durch Wickersheimer inauguriert wurde, lässt sich stärker konturieren, wenn man zum Vergleich eine südwestdeutsche Entwicklung heranzieht. Damit wenden wir uns zugleich der anatomischen Arbeit mit Wachs zu, die zunächst erläutert werden soll. Es richtet sich nach dem Zeitgeist, ob und in welcher Weise das Wachsmodellieren beziehungsweise der Wachsmodellbau zu den Techniken des anatomischen oder medizinischen Präparierens zählt oder nicht.[37] Für die klassische Zeit des anatomischen Wachsmodellierens in der Neuzeit steht der Name des italienischen Anatomen Felice Fontana (1730–1805). Mit dem Konzept einer „Ästhetisierten Anatomie" schuf Fontana im ausgehenden 18. Jahrhundert in der großherzoglichen Kunstkammer von Florenz eine vielgerühmte anatomische Cerathek. Später wurde er Direktor des Museo della Specola di Firenze, in dem die manufakturell erstellten Wachsmodelle gezeigt wurden. Fontana ging es auch darum, anatomische Sektionen am menschlichen Körper für angehende Ärzte überflüssig zu machen.[38] Viele dieser Wachsmodelle, bei denen bisweilen Skeletteile integriert wurden, erstellten die namhaften Künstler Giuseppe Ferrini (gest. 1783)[39] und Clemente Susini (1754–1814).[40] Das traditionelle anatomische Wachsmodellieren fand sich im Verlauf des 19. Jahrhunderts zusehends im Wachsfigurenkabinett als Teil eines Panoptikums wieder. Während die Technik des Wachsbossierens im 19. Jahrhundert insgesamt, das heißt nicht nur in der Medizin, immer mehr zurückging,[41] trat das medizinische Wachsbild in einer völlig neuen Gestalt auf, nämlich als Moulage.[42] Gleichzeitig wurden anatomische Abbildungen in Wachs zum integralen Bestandteil der Embryologie. Konnte im 18. Jahrhundert das Modell noch als etwas verstanden werden, das ein Original darstellt, dessen Repräsentation (beispielsweise von Vergänglichkeit) sich in der Kopie ausdrücken sollte, so stellt das Modell ab dem 19. Jahrhundert tendenziell die Repräsentation selbst dar.[43] Die Funktion von Moulagen differiert dabei jedoch von derjenigen der embryologischen Modelle.

Moulagen sind dreidimensionale, lebensgroße und naturnahe Wiedergaben von menschlichen Krankheitsbildern, die in der Regel vermittels eines Gipsnegativs vom biologischen Original im Umkehrverfahren hergestellt wurden.[44] Die zugrunde liegende Auffassung war primär naturalistisch. Insbesondere in der Farbgebung wurde besondere Genauigkeit an den Tag gelegt. Moulagen dienten vorrangig der Darstellung pathologisch-anatomischer und dermatologischer makroskopischer Phänomene. Die neue

---

[37] Die Moulagentechnik und das Wachsplatten-Modellierverfahren wurden beispielsweise 1928 von Pernkopf als Bestandteil des Repertoires anatomischen Präparierens aufgefasst. Vgl. Pernkopf, 1928, S. 1192 f.
[38] Vgl. Kleindienst, 2005, S. 408 f.
[39] Vgl. Bergdolt, 2003, S. 79.
[40] Vgl. Bauer, 2001, S. 175 f.; Mazzolini, 2004; Poggesi, 2006.
[41] Vgl. Büll, 1977, S. 458.
[42] Vgl. Schnalke, 2001, S. 56.
[43] Vgl. Griesemer 2004, S. 437 f.
[44] Vgl. Schnalke, 2005, S. 1012.

Wachsbildnerei in der Embryologie hingegen gründete tendenziell im Idealismus und bemühte sich, der Anschauung[45] der frühen Entwicklung menschlichen und tierischen Lebens im Wachsmodell plastische Gestalt zu verleihen. Möglich war aber auch die Kombination einer Moulage mit bewusst verwendeten Elementen eines Modells.[46]

Die Heimstatt der neuen embryologischen Wachsbildnerei war Freiburg im Breisgau und trug den Namen Ziegler. Adolf Ziegler (1820–1889), in Mannheim geboren, übte sich schon in seiner Jugend autodidaktisch im Zeichnen und Wachsmodellieren. Er arbeitete zunächst als Pharmazievertreter, studierte 1845/46 Pharmazie, anschließend Medizin; den medizinischen Doktorgrad erhielt er 1850. Es folgten zwei Jahre klinischer Tätigkeit in Wien, wo er die aus Florenz stammende Wachsmodellsammlung, gefertigt nach dem Vorbild von La Specola, gesehen haben dürfte. Für den Physiologen Jan Purkyně (1787–1869) fertigte er in Prag einige Modelle aus Wachs an, anschließend machte er eine Reise nach Paris. 1854 ging er nach Freiburg, wo er aufgewachsen war. Zum Broterwerb praktizierte er dort als niedergelassener Arzt, war aber außerdem von 1854 bis 1868 zootomischer Assistent beim Freiburger Professor für Physiologie, Zoologie und vergleichende Anatomie Alexander Ecker (1816–1887). Ecker sah wie Purkyně Morphologie als Bestandteil der Physiologie an. Er konnte mit Aborten, die er von niedergelassenen Geburtshelfern erhielt, arbeiten, beschäftigte sich aber auch mit der Entwicklungsgeschichte von Tieren (etwa dem Frosch), zeichnete und erstellte einfache Abbilder in Ton. Zeichnungen von ihm erschienen in seinem Werk „Icones physiologicae".[47] Sein junger Assistent Ziegler, dem er die Grundlagen der Embryologie und das Mikroskopieren beibrachte, erstellte für ihn Wachsmodelle, die seine dreidimensionalen Produkte bei weitem übertrafen. 1859 vermerkte Ecker, dass Ziegler nun nicht mehr nach Zeichnungen modelliere, sondern nach der Natur.[48]

Ziegler hatte inzwischen begonnen, über sein privates „Atelier für wissenschaftliche Plastik", dessen Gründung er später mit 1852 sehr früh ansetzte, in Freiburg Modelle beziehungsweise Modellserien zu verkaufen. Darüber machte er sich einen Namen. *„By the mid 1860s, several series later, any embryologist looking for help with modeling would have turned to Ziegler."*[49] Internationales Renommee errang er durch die wiederholte Teilnahme an Weltausstellungen, so 1867 in Paris und 1873 in Wien.[50] Ab 1867 hatte er auch Aufträge, die nicht aus Freiburg stammten. Zum gleichen Zeitpunkt kündigte er seine Stellung bei der Universität.[51] Von nun an widmete er sich nur noch dem Modellieren. Mit dem Privileg einer Qualifikation als Arzt hatte sich Adolf Ziegler eine

---

[45] Vgl. die klassische Formulierung zur „transzendentalen Logik" bei Kant: „Gedanken ohne Inhalt sind leer, Anschauungen ohne Begriffe sind blind. Daher ist es ebenso notwendig, seine Begriffe sinnlich zu machen, (d. i. ihnen den Gegenstand in der Anschauung beizufügen,) als seine Anschauungen sich verständlich zu machen (d. i. sie unter Begriffe zu bringen). Der Verstand vermag nichts anzuschauen, und die Sinne nichts zu denken. Nur daraus, daß sie sich vereinigen, kann Erkenntnis entspringen." Kant, Kritik der reinen Vernunft, A 51, B 75.

[46] So auch die im Folgenden erwähnten Exponate Adolf Seiferts auf der Weltausstellung in St. Louis 1904.

[47] Vgl. Ecker, 1851–1859, S. 194.

[48] Vgl. Hopwood, 2002, S. 15–19.

[49] Ders., 1999, S. 479.

[50] Vgl. ders., 2002, S. 30 u. S. 159.

[51] Vgl. ebd., S. 22.

vollständig eigenständige Position geschaffen. Um nicht in den Verdacht zu geraten, bei seiner Berufstätigkeit handele es sich um eine untergeordnete Beschäftigung, bezeichnete sich Adolf Ziegler nicht als Modelleur sondern als Arzt, der modelliert. Er sprach von sich selbst als „plastischem Verleger".[52]

Die Abhängigkeit von der Wissenschaft verkehrte sich in ein reziprokes Verhältnis, das die Abhängigkeit des Wissenschaftlers vom Kunsthandwerker Ziegler mit einschloss. Nick Hopwood markiert hierbei den Wendepunkt durch die Zusammenarbeit des Baseler Anatomen Wilhelm His (1831–1904) mit Ziegler. Diesen Wendepunkt bezeichnet er als einen *dramatic shift*.[53] Wilhelm His hielt die embryonale Entwicklung für stärker bestimmt durch mechanische Einflüsse als durch die Stammesgeschichte (Phylogenese), wie es die Jenenser Ernst Haeckel (1834–1919) und Carl Gegenbaur (1826–1903) postulierten.[54] His untersuchte menschliche und tierische Embryonen, zeichnete und fotografierte sie und erstellte hauchdünne Schnitte mittels eines von ihm entworfenen Mikrotoms. Der *dramatic shift* resultierte in einer einige Jahrzehnte andauernden Akzeptanz plastischer Rekonstruktion als zentralem Element der embryologischen Wissenschaft. Er setzte in dem Moment ein, als Ziegler His in seinem Laboratorium aufsuchte. His wollte seinen Anschauungen einen „Körper" verleihen, weil er dies für essenziell für das embryologische Verständnis hielt. In einem *key transfer of skills* erstellte Ziegler für His die Originalmodelle, die er dann wiederum – nach Freiburg zurückgekehrt – in Serie produzieren konnte. Der entscheidende Schritt war, dass nicht der Schnitt, hergestellt durch das Mikrotom, das Original darstellte, von dem aus sich die Anschauung mitteilte, sondern das Wachsmodell. His publizierte seine Abhandlung zur Huhnentwicklung, um die es hierbei ging, 1868.[55] Durch die in den 1880er Jahren veröffentlichte Plattenmodelliertechnik Gustav Jacob Borns (1851–1900)[56] wurde dieser *shift* noch bestärkt.[57]

Adolf Zieglers Sohn Friedrich Ziegler (1860–1936) hat auch mit dieser Technik gearbeitet.[58] Seine Ausbildung war von vorneherein auf das Ziel hin ausgerichtet, die Firma weiterzuführen. Er studierte nicht mehr Medizin und übernahm das Unternehmen 1886. Auf der Weltausstellung 1893 in Chicago konnte er sich als der legitime Nachfolger von

---

52 Hopwood 2004, S. 177 f. u. S. 198 f.
53 Ders., 1999, S. 491 f.
54 Vgl. die monistische Auslegung der Theorie Darwins in Haeckels berühmtem biogenetischem Grundgesetz: „Die Ontogenesis ist die kurze und schnelle Recapitulation der Phylogenesis, bedingt durch die physiologischen Functionen der Vererbung (Fortpflanzung) und Anpassung (Ernährung)." Haeckel, 1866, S. 300.
55 Vgl. His, 1868.
56 Vgl. Nickol, 1992, S. 28 f. Kurz dargestellt, ging die Methode wie folgt vonstatten: „An dem Paraffinblock, der das fixierte und gefärbte Präparat in toto enthielt, wurden zwei senkrecht zueinander stehende Bezugsebenen angelegt und schwarz eingefärbt, so daß jeder Schnitt später zwei senkrecht zueinander verlaufende Linien zeigte. Dann wurde das Präparat in eine fortlaufende Serie von Schnitten mit konstanter Dicke zerlegt. Die Schnitte wurden vergrößert auf ebenfalls gleichmäßig starke Wachsplatten projeziert [sic], die darzustellenden Strukturen ausgeschnitten und die so vorbereiteten Wachsplatten unter Berücksichtigung der Bezugslinien aneinandergesetzt."
57 Vgl. Hopwood, 1999, S. 492.
58 Vgl. Marz, 2000, S. 157.

Dr. Adolf Ziegler präsentieren.[59] Mit seinen embryologischen Modellen gewann er den höchsten Preis der Ausstellung.[60] Die Ziegler-Modelle wurden schließlich in die ganze wissenschaftliche Welt der Medizin und Biologie verkauft, es bestand keine organisatorische Anbindung an eine Universität mehr. Ziegler-Modelle konnten nach Hopwoods These als das Original angesehen werden, nicht mehr als das Abbild nach der Vorstellung eines Wissenschaftlers. *„Adolf had been a doctor of medicine who made models; Friedrich styled himself a 'modeller', and the business a Studio for Scientific Models."*[61]

In Berlin war nicht nur Wickersheimers berufliche Laufbahn anders als die Adolf Zieglers, wobei die fehlende Approbation als Arzt eine Rolle spielte. Auch der Weg seiner Nachfolger, der Seiferts, verlief anders. Den selbständigen Beruf, den Adolf und Friedrich Ziegler im liberalen Breisgau geschaffen hatten, konnten Adolf und Otto Seifert im preußischen Berlin nicht erreichen. Mit den Seiferts kehrte zunächst das Wachsmodellieren zurück in das Berliner Anatomische Institut. Die Propädeutik der Seiferts für das anatomische Präparieren war quasi das Wachsbossieren im Panoptikum.

Anatomische Museen hatte es auf Jahrmärkten in Deutschland oder Frankreich schon lange gegeben.[62] Feststehende Einrichtungen, die Panoptiken, versammelten dann allerlei Belehrendes und Sensationelles als einzelne Exponate, in Dioramen oder Genre-Gruppen. Gezeigt wurden Wachsporträts bekannter Persönlichkeiten, Anatomie und Pathologie in Wachs, ethnographische Darstellungen, aber auch Hinrichtungsszenen, wiederum in Wachs und Stoff. Zum Vorbild für andere war die Einrichtung geworden, die Marie Großholtz (1761–1850) aus Straßburg 1835 als The Bazaar in London an der Baker Street, Ecke Portman Square als Dauerausstellung von Wachsfiguren und Raritäten eröffnet hatte. Großholtz hatte zuvor das Wachsbossieren bei ihrem Onkel, dem Deutschschweizer Philippe Curtis (1739–1791), in Paris gelernt und sein Geschäft übernommen, was auch die Verpflichtung einschloss, „Guillotinierten die Totenmasken abzunehmen". Sie heiratete dann den Ingenieur Tussaud, verließ ihn 1802 wieder und ging in Großbritannien auf Tournee. Es folgten 33 Wanderjahre in England, Schottland und Irland, bis The Bazaar gegründet wurde. Ihre Söhne führten ihr Werk fort. 1884 wurde das heute noch betriebene Ausstellungsgebäude an der Marylebone Road in London bezogen, der neue Sitz von Madame Tussaud's.[63]

Zur bekanntesten Einrichtung dieser Art in Berlin wurde Castan's Panopticum. Die Castans waren eine Hugenotten-Familie, die im 18. Jahrhundert von Toulouse nach Berlin emigriert war. Jean Charles Louis Castan (1828–1908) gründete das Panoptikum. Seine Großmutter hatte Puppenbälge aus Leder hergestellt, sein Vater war Bildhauer und Korkschnitzer gewesen. Castan besuchte die Berliner Akademie der Künste und war Meisterschüler bei den klassizistischen Bildhauern Christian Rauch (1777–1851) und Ludwig Tieck (1776–1851). Er ging in jungen Jahren nach London, wo er sich vorrangig der Herstellung von anatomischen Modellen widmete. In dieser Zeit soll er auch Rudolf Virchow kennengelernt haben, mit dem er 1869 in Berlin die Gesellschaft für Anthropologie, Ethnologie und Urgeschichte gründete. Ein erstes historisch-anatomisches

---

[59] Vgl. Hopwood, 2002, S. 55.
[60] Vgl. ebd., S. 1.
[61] Ebd., S. 55.
[62] Vgl. Py und Vidart, 1986, S. 66–77.
[63] Vgl. Oettermann, 1992, S. 295, Fußnote 5.

Museum im so genannten Roten Schloß (Werder-, Ecke Unterwasserstraße) entstand unter seiner Leitung 1871; es wurde aber bald Opfer eines Brandes. Das eigentliche Castan's Panopticum wurde dann 1873 in der Passage Unter den Linden (Friedrichstraße 165, Ecke Behrensstraße) gegründet. 1888 zog es in den gegenüberliegenden Pschorrpalast um, 1899 erfolgte der Verkauf an den Unternehmer Max Fincke (1851–1836), da sich innerhalb der Familie kein Nachfolger fand. Am 15. Februar 1922 wurde es geschlossen, denn die Kinematographietheater waren die neue Sensation. Filialen von Castan's Panopticum hatte es in ganz Deutschland gegeben.[64]

In Castan's Panopticum lernte Adolf Seifert die Wachsbildnerei. Seifert war am 20. Januar 1868 in Böhlen im Kreis Leipzig geboren worden.[65] Sein Vater war der Leineweber Karl Hermann Seifert (gest. 1903), seine Mutter hieß Ernestine (geb. Bornemann, gest. 1907);[66] das Paar hatte insgesamt 13 Kinder,[67] Adolf war der Erstgeborene.[68] Für anatomische Lehrmittel hatte sich Adolf schon in frühester Jugend interessiert.[69] Wann er nach Berlin kam, ist unklar. Auf jeden Fall musste er zuvor nicht zum Militär, da er kleiner als 170 cm war und damit unter dem Militärmaß lag.[70] In Berlin war er zunächst in Castan's Panopticum beschäftigt. Dort soll ihn ein Anatomieprofessor entdeckt haben.[71] Wahrscheinlich handelte es sich dabei um den Sohn Rudolf Virchows, Hans Virchow (1852–1940), der ab 1889 zweiter und ab 1893 erster Prosektor in Waldeyers Institut war.[72]

Am 6. Februar 1891 konnte Seifert eine Stelle als Anatomiediener bei Professor Waldeyer und Präparator Wickersheimer antreten.[73] Ende 1896 übernahm Seifert Wickersheimers Stelle, die Bestallungsurkunde – mit einer dreimonatigen Kündigungsfrist – erhielt er von Friedrich Althoff am 1. Juli 1897.[74] Am 28. September 1898 heiratete er in Berlin die am 8. Juni 1879 in Pratau, Kreis Wittenberg, geborene Anna Pauline Irmer. Anna Irmer war bei den Pflegeeltern August und Auguste Tauscher in Berlin aufgewachsen, da sie unehelich geboren worden war. August Tauscher war nach zwölfjährigem Militärdienst Stadt-Sergeant, das heißt Polizist, geworden. Annas leibliche Mutter stammte aus einer begüterten Familie, der in Sachsen Ziegeleien und Brauereien gehörten. Nach dem „Missgeschick" heiratete sie einen Arbeiter, also unter ihrem Stande.[75]

---

64 Vgl. ebd., 1992, S. 36–56; Micklich, 1994, S. 155–161; Schade, 1985, S. 33–48; Garland-Thomson, 1996, passim.
65 Vgl. Anm. 16, Nr. 41, Heiratsurkunde Adolf Seifert und Anna Pauline Irmer, Kopie.
66 Vgl. ebd., ohne Nummer, Biographische Aufzeichnungen von Günther Seifert.
67 Vgl. Kästner, 1960, S. 136 f.
68 Vgl. Anm. 16, Nr. 47, Geburtsurkunde Adolf Seifert, ausgestellt von Pfarrer Clemens Jaeger, 7. April 1874, Kopie.
69 Vgl. ebd., ohne Nummer, Adolf Seifert, Mein Lebenslauf seid [sic] 1891, 01. 11. 1909, Mscr. von Günther Seifert.
70 Ebd., ohne Nummer, Biographische Aufzeichnungen von Günther Seifert.
71 Vgl. ebd., Nr. 12, Schreiben Günther Seiferts an Günter Wilcke vom 15. September 1991.
72 Vgl. ebd., ohne Nummer: „Er bekam eine Anstellung als Hilfspräparator bei Professor Hans Virchow in Berlin in der Anatomie […]", Biographische Aufzeichnungen von Günther Seifert.
73 Vgl. ebd., ohne Nummer, Adolf Seifert, Mein Lebenslauf seid [sic] 1891, 01. 11. 1909, Mscr. von Günther Seifert.
74 Vgl. ebd., Nr. 39–41.
75 Vgl. ebd., ohne Nummer, Biographische Aufzeichnungen von Günther Seifert.

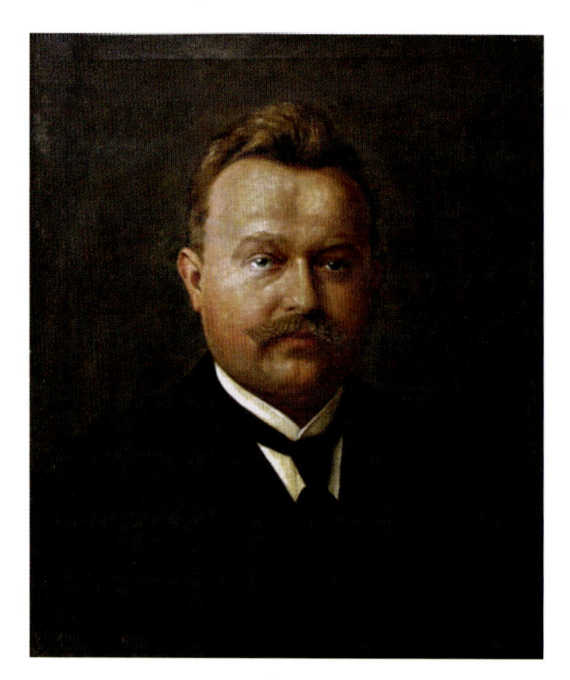

Abb. 14.2 Porträt von Adolf Seifert, unbekannter Künstler

Adolf Seifert (Abb. 14.2) wohnte zum Zeitpunkt der Hochzeit mit Anna Irmer in der Borsigstraße 26.[76] Am 14. Dezember 1898 brachte Anna Seifert einen Sohn zur Welt, der, wie einer von Adolfs Brüdern, den Namen Otto erhielt. Im Jahre 1900 wurde ein weiterer Sohn geboren, der jedoch sechs Wochen später „an Darmkatarrh" starb.[77] Adolfs Enkel Günther (geb. 1927) führte 1991 aus: „Danach, wie Anna Seifert (meine Großmutter) immer erzählte, war das Kindermachen und Kinderkriegen für meinen Großvater Adolf ‚erledigt' – er wandte sich anderen Dingen zu."[78]

Während sich das Deutsche Reich einem Erlass des Kaisers vom 12. August 1892 folgend gegen die Ausrichtung einer Weltausstellung sträubte,[79] fand im Jahre 1900 in Paris die fünfte Weltausstellung statt, die die französische Hauptstadt im 19. Jahrhundert austrug. Die „Exposition universelle et internationale de Paris" beherbergte auf einer Fläche von 120 Hektar 83.047 Aussteller.[80] Zu den knapp 51 Millionen Besuchern[81] zählten auch Adolf und sein Bruder Paul Seifert (1874–1946).

In den kommenden Jahren reifte in Adolf Seifert der Plan, einige seiner Geschwister in Berlin als Präparatoren und Modelleure auszubilden, da, wie er 1909 schrieb, „wir

---

[76] Vgl. ebd., Nr. 41, Heiratsurkunde Adolf Seifert und Anna Pauline Irmer, Kopie.
[77] Ebd., ohne Nummer, Adolf Seifert, Mein Lebenslauf seid [sic] 1891, 01.11.1909, Mscr. von Günther Seifert.
[78] Ebd., ohne Nummer, Biographische Aufzeichnungen von Günther Seifert.
[79] Vgl. Rimmele, 2000, S. 44.
[80] Vgl. Kretschmer, 1999, S. 140–154.
[81] Vgl. ebd., S. 295.

alle das Geschick dazu haben." 1902 holte Adolf seinen 20 Jahre jüngeren Bruder Otto 13jährig aus Leipzig nach Berlin. Otto war das zwölfte der dreizehn Seifert-Kinder.[82] Offizielle Ausbildungsstätten für Präparatoren gab es nicht. Adolf Seifert, der inzwischen in der Sickingenstraße 2 wohnte,[83] holte die Genehmigung von Waldeyer ein und unterwies dann von 1902 bis 1905 zusammen mit dem Oberassistenten Fritz Frohse seinen Bruder Otto in den Arbeiten eines Präparators.[84] 1904, als Adolf außer Landes weilte, brachte er Otto in Castan's Panopticum unter,[85] wo er das Modellieren bekannter Persönlichkeiten in Wachs lernte.[86] Außerdem besuchte Otto Modellierkurse bei Walther Schmarje (1872–1921) in der Unterrichtsanstalt im Kunstgewerbemuseum.[87]

Paul Seifert, der auch in Castan's Panopticum das Modellieren mit Wachs gelernt haben soll,[88] war 1902 schon ohne Familie vor Ort in Berlin. Ihm wurde von Bruder Adolf das „Scelettbauen" beigebracht. 1903 ist er dann endgültig auch nach Berlin gezogen. Dort hat er „in der ersten Zeit für Prof. v. Luschan Schädel gereinigt und reparirt." Schon 1901 hatte Adolf ein Schädelstativ erfunden, das Paul, der metalltechnisch versierter war, baute. Dieses Stativ ließen sich die beiden mit Gebrauchsmusterschutz patentieren.[89]

Paul lebte von präparatorischen Gelegenheitsarbeiten und kooperierte, wenn auch nicht immer einträchtig, mit seinem Bruder Adolf. 1905 wies er sich im Berliner Adressbuch wie folgt aus: „Anatomischer Präparator speziell f. Präparieren u. Montieren von Knochen, Skeletten etc. Schädel-Stative, begr. 1901, NW 5, Rathenowerstr. 42 I."[90]

Das Jahr 1904 bedeutete den größten Einschnitt im Leben des Adolf Seifert. Es fand die Weltausstellung in der Neuen Welt statt, in St. Louis. Den Anlass lieferte ein historisches Datum: 100 oder genauer 101 Jahre zuvor hatten die USA Napoleon das damalige Louisiana abgekauft. Die dritte Weltausstellung in den Vereinigten Staaten, die Louisiana Purchase International Exposition, symbolisierte das neue politische Gewicht und die Wirtschaftsmacht USA.[91] Die Ausstellung dauerte vom 30. April bis zum 1. Dezember. Das Ausstellungsgelände, der Forest Park, umfasste 500 Hektar. 43 US-Staaten und 60 Länder nahmen teil, die Ausstellung zählte 20 Millionen Besucher.[92] Von den Auszeichnungen gingen 1.577 an deutsche Aussteller (439 Große Preise, 603 Goldmedaillen, ansonsten Silberne und Bronzene Medaillen).[93] Die Gesamtleitung der deutschen Ausstellungen lag in den Händen des im November 1902 „mit Allerhöchster Ge-

---

[82] Vgl. Kästner, 1960, S. 136 f.
[83] Vgl. Berliner Adressbuch, z. B. 1902, 1903, 1904, 1905, 1906.
[84] Vgl. Anm. 16, Nr. 172, Walter Kirsche: Gutachten über die Tätigkeit des Oberpräparators am Anatomischen Institut der Humboldt-Universität Otto Seifert, 10. 11. 1953.
[85] Vgl. ebd., ohne Nummer, Adolf Seifert, Mein Lebenslauf seid [sic] 1891, 01. 11. 1909, Mscr. von Günther Seifert.
[86] Vgl. Kästner, 1960, S. 136 f.
[87] Vgl. Anm. 16, Nr. 172, Walter Kirsche: Gutachten, über die Tätigkeit des Oberpräparators am Anatomischen Institut der Humboldt-Universität Otto Seifert, 10. 11. 1953.
[88] Vgl. ebd., Nr. 12, Schreiben Günther Seiferts an Günter Wilcke vom 15. 9. 1991.
[89] Vgl. ebd., ohne Nummer, Adolf Seifert: Mein Lebenslauf seid [sic] 1891, 01. 11. 1909, Mscr. von Günther Seifert.
[90] Berliner Adressbuch, 1905.
[91] Vgl. Kretschmer, 1999, S. 157 f.
[92] Vgl. ebd., S. 295.
[93] Vgl. Lewald, 1906, S. 49.

nehmigung" ernannten Geheimen Oberregierungsrat und vortragenden Rat im Reichsamt des Innern Theodor Lewald (1860–1947). Im zeittypischen historisierenden Stil wurde unter Leitung von Bruno Schmitz (1858–1916), der auch das Völkerschlachtdenkmal in Leipzig baute (1898–1913), als „Deutsches Haus" auf dem Ausstellungsgelände an zentraler Stelle der Mittelbau des Schlosses Charlottenburg nachgebaut, jedoch zum Teil mit anderen Zimmern als im Original. Fast alles, was in Deutschland Rang und Namen hatte, stellte in St. Louis aus.[94] Es waren aber nicht alle deutschen Exponate im Deutschen Haus untergebracht. So gab es eine eigene Unterrichtsausstellung in einem separaten Gebäude. Schmitz erhielt in der Kategorie „Dekoration und Ausstattung von Gebäuden und Wohnungen" später einen Großen Preis vom Preiskomitee zugesprochen.[95]

Für den Geheimen Medizinalrat Wilhelm Waldeyer war das Jahr 1904 ein Reisejahr. Er war unterwegs in England, Dänemark, Schweden, Norwegen, Mexiko und in den USA, wo auch einige seiner ehemaligen Schüler lebten. Dort hatte er die deutsche medizinische Ausstellung der deutschen Unterrichtsabteilung zu überwachen. Außerdem war er Mitglied der Jury für die Verleihung der Preise, schließlich auch deren Vorsitzender. Die organisatorische Aufgabe erfüllte er mit der Hilfe seines „tüchtigen, geschickten und treuen Gehilfen, Seifert".[96]

Seifert hatte am 11. Februar 1904 vom Preußischen Unterrichtsministerium den Auftrag erhalten, sich Mitte März nach St. Louis zu begeben und sich dort um die Medizinische Abteilung der Deutschen Unterrichtsausstellung zu kümmern. Die Oberaufsicht hatte zwar Waldeyer; der aber war viel beschäftigt und traf auch erst später in St. Louis ein. Die Aufstellung und Einrichtung der Ausstellung lag in den Händen von Carl Kaiserling vom Institut für Pathologie in Berlin und Fritz Frohse vom Berliner Institut für Anatomie. Die Organisation der deutschen medizinischen Ausstellung, mit Ausnahme des chirurgischen Teils,[97] lag in den 216 Tagen in St. Louis bei Adolf Seifert.[98]

In dem Raum, der der Anatomie vorbehalten war, stellten folgende Institute aus: die Berliner anatomische Anstalt, die Breslauer Anatomie, die anatomischen Institute in Erlangen, Halle, Göttingen, Würzburg, Heidelberg, Straßburg, Königsberg und München. Darüber hinaus waren zwei Firmen vertreten, diejenige des Gipsmodelleurs Franz Josef Steger (1845–1938) aus Leipzig (Thalstraße 26)[99] und eben jene von Friedrich Ziegler aus Freiburg.[100] Von Steger, der mit dem Anatomen Wilhelm His zusammengearbeitet hatte, wurden Gipsmodelle zur topographischen Anatomie gezeigt (Bauch-, Beckeneingeweide, Kopf, Hals etc.). Ziegler stellte embryologische Plattenmodelle „nach Dr. Franz Keibel" aus. Keibel (1861–1929), später zum Professor berufen, hatte unter anderem bei Waldeyer in Berlin gelernt. Er war Anatom in Freiburg, Straßburg und Königsberg und

---

[94] Vgl. Fuchs, 1999, S. 82 f.; nicht vertreten waren größere Teile der deutschen Großindustrie.
[95] Vgl. Lewald, 1905, S. 89.
[96] Von Waldeyer-Hartz, 1920, S. 311.
[97] Vgl. Anm. 16, Nr. 53, Zeitungsausschnitt: Anzeige zur deutschen Unterrichtsausstellung in St. Louis 1904, Kopie.
[98] Vgl. ebd., Nr. 88, Schreiben des Kultusministeriums vom 11.02.1904 an Adolf Seifert, Kopie; Waldeyer, 1905, S. 12.
[99] Vgl. Kästner, 2005, S. 27.
[100] Vgl. Lewald, 1904; Waldeyer, 1904; Kutner, 1904.

14 Vom Diener zum Meister – Der Beruf des Anatomischen Präparators in Berlin

schließlich stellvertretender Direktor des 2. Anatomischen Instituts in Berlin. Er machte sich einen Namen mit der Erforschung der Entwicklungsgeschichte von Mensch und Tier.[101]

In der Ausstellung des Berliner Anatomischen Instituts präsentierte Adolf Seifert unter seinem eigenen Namen, das heißt als eigene Erfindungen, sein Schädelstativ mit einem zahnärztlich präparierten menschlichen Schädel, angefertigt durch Wilhelm Dieck (1867–1935), neun Nasenhöhlenpräparate und Präparate von Gehörknöchelchen auf einem Stativ. Außerdem stellte er eigenständig in der Abteilung für Innere Medizin aus. Dort zeigte er das Modell eines Medianschnitts durch Kopf und Hals vom Menschen, „nach der Natur hergestellt, als Phantom zur Einführung von Instrumenten in den Kehlkopf, die Luft- und Speiseröhre, den Nasen- und Rachenraum" – sowie weitere ophthalmologische Objekte.[102] Bei jenem Modell handelte es sich um eine Moulage.[103]

Das Münchner Anatomische Institut zeigte nur ein Exponat, das dafür aber umso größer war: die Nachbildung eines menschlichen Schädels aus Lindenholz in fünffacher Vergrößerung,[104] der auseinanderzunehmen und für osteologische Vorlesungen gedacht war. Den Lindenholzschädel hatte der Holzschnitzer A. Bechtel auf Veranlassung des Münchner Anatomen Johannes Rückert (1854–1923) geschaffen.[105]

Innerhalb der gesamten Unterrichtsausstellung erhielt der deutsche Teil den pro Departement nur einmal verliehenen Preis.[106] In der Anatomie erfuhren wiederum besonderes Lob die „Zieglerschen Meisterstücke", die Seifert besonders unter seinen Schutz nahm.[107] Berechtigtes Aufsehen erregte das Münchner Schädelmodell.[108] Goldmedaillen als Aussteller in der Unterrichtsausstellung erhielten unter anderem Adolf Seifert, Franz Josef Steger und Friedrich Ziegler.[109] Preise in den vier Kategorien wurden auch an Mitarbeiter verliehen.[110] Eine silberne Mitarbeitermedaille erhielt Bechtel. Goldene Mitarbeitermedaillen gingen an Kaiserling und wiederum an Adolf Seifert. In der Gruppe „Universitäten, Technische Hochschulen" wurden darüber hinaus als Aussteller Franz Josef Steger und das Anatomische Institut der Universität München mit je einer Goldmedaille sowie Friedrich Ziegler mit einem Großen Preis ausgezeichnet.[111]

Ein Teil der ausgestellten Gegenstände der deutschen Unterrichtsausstellung ist in den USA geblieben.[112] Andere Objekte sind Teil der Lehrmittelsammlung des preußischen Zentralkomitees für das ärztliche Fortbildungswesen in Berlin geworden.[113] Dafür wird deren Leiter, Robert Kutner (1867–1913), verantwortlich gewesen sein, der 1904

---

[101] Vgl. von Waldeyer-Hartz, 1920, S. 290; persönliche Mitteilung von Günter Wilcke an den Autor vom 5. April 2005.
[102] Vgl. Kutner, 1904, S. 63–64, 135.
[103] Vgl. ebd., S. 123.
[104] Vgl. ebd., S. 69.
[105] Vgl. Bredekamp, 2000, S. 213.
[106] Vgl. Anm. 91, S. 49.
[107] Vgl. ebd., Teil II, S. 17.
[108] Vgl. Waldeyer, 1905, S. 12.
[109] Vgl. Lewald, 1905, S. 57, 61–62.
[110] Vgl. Anm. 91, S. 45.
[111] Vgl. Lewald, 1905, S. 6, 24, 27–28.
[112] Vgl. Anm. 91, Teil II, S. 5.
[113] Vgl. Witte, 1992, S. 573 f.

der Generalsekretär der Ausstellungskommission der deutschen Unterrichtsausstellung in St. Louis gewesen ist.[114] Der Lindenholzschädel wurde Teil der Anatomischen Sammlung Berlin.[115]

Im März 1905 kehrte Seifert aus Amerika zurück. Nun gründete er mit seinem Bruder Paul offiziell das Atelier für wissenschaftliche Präparate und Modelle A. u. P. Seifert. Die erste Seite des Katalogs der Firma zierte die Abbildung der Goldmedaille aus St. Louis 1904. Das Unternehmen war in der Stephanstraße und dann in der Rathenower Straße untergebracht.[116] Die Geschäfte dürfte Paul Seifert geführt haben,[117] später Rudolf Seifert (1898–1953), Pauls Sohn. Die Firma verkaufte Präparate auch in das Ausland.[118] Noch 1943 ist sie im Berliner Adressbuch aufgeführt;[119] nach dem Zweiten Weltkrieg hat sie sich aufgelöst. Die Erfindungen, die dort reproduziert und vertrieben wurden, stammten zum größten Teil von Adolf Seifert, so die Aufstellungsart des gesprengten Schädels, gespaltene Ohrpräparate oder der Trigeminuskopf mit den Hirnnerven.[120] Für die Universität hat er nicht nur verschiedene Apparaturen erstellt, so zum Beispiel einen Benzin-Entfettungsapparat.[121] Er hat auch in der Lehre und Forschung den Wissenschaftlern zugearbeitet. So konnte Friedrich Kopsch (1868–1955) für sein „Lehrbuch und Atlas der Anatomie des Menschen", den „Rauber-Kopsch", auf Präparate von Seifert zurückgreifen, die für das Lehrbuch abgezeichnet wurden. Besonders intensiv war Seiferts Zusammenarbeit mit Hans Virchow, der mit ihm[122] die Montage von Skelettelementen und Knochenteilen nach Form entwickelte.[123] Noch am 7. Oktober 1932 erwähnt Virchow, nachdem er sich für einen Geburtstagsgruß von Seifert bedankt hat, dessen Geschicklichkeit, durch die „so oft das, was ich hergestellt zu sehen wünschte, Gestaltung annahm".[124]

---

[114] Vgl. Kutner, 1904, vor S. 1.
[115] Der dort ausgestellte Schädel befindet sich heute im Besitz des Anatomischen Instituts der Charité. Ein Duplikat verblieb in München, wo es jedoch im Zweiten Weltkrieg zerstört wurde (mündliche Mitteilung Günter Wilcke nach mündlicher Mitteilung Otto Seiferts in den 1950er Jahren).
[116] Vgl. Anm. 16, ohne Nummer, Katalog der Firma A. u. P. Seifert, ca. aus dem Jahre 1907.
[117] Vgl. Berliner Adressbuch 1913 u. 1924: „Paul Seifert, Rathenower Straße".
[118] Vgl. Anm. 16, ohne Nummer, Biographische Aufzeichnung von Günther Seifert.
[119] Berliner Adressbuch 1943: „A & P Seifert anatom Lehrmittel NW 21 Rathenower Str. 72 T."
[120] Vgl. Anm. 16, ohne Nummer, Adolf Seifert, Mein Lebenslauf seid [sic] 1891, 01.11.1909, Mscr. von Günther Seifert.
[121] Vgl. Waldeyer, 1910, S. 137.
[122] Vgl. Stieve, 1942, S. 308.
[123] Vgl. Virchow, 1892; persönliche Mitteilung von Günter Wilcke an den Autor vom 15.02.2005: „Die Anwendung ermöglicht eine exakte Zusammensetzung der mazerierten, entfetteten und gebleichten Knochen z. B. des Fußes in derselben Lage und mit den Abständen, die die Knochen unter der Haut und den Muskeln zueinander einnehmen. Dazu wird ein kompletter Fuß zur Hälfte in Gips eingebettet und die andere Hälfte von allen Weichteilen (Haut, Fett, Muskulatur, Sehnen, Bänder) freipräpariert, so daß die Knochen und die Gelenkspalten in voller Ausdehnung zu erkennen sind. Die präparierten Knochenteile werden in Gips abgeformt. In der so gewonnenen Negativform kann man dann später die sauberen Knochen montieren."
[124] Vgl. Anm. 16, ohne Nummer, Foto einer handschriftlichen Karte mit Foto von Hans Virchow an Adolf Seifert.

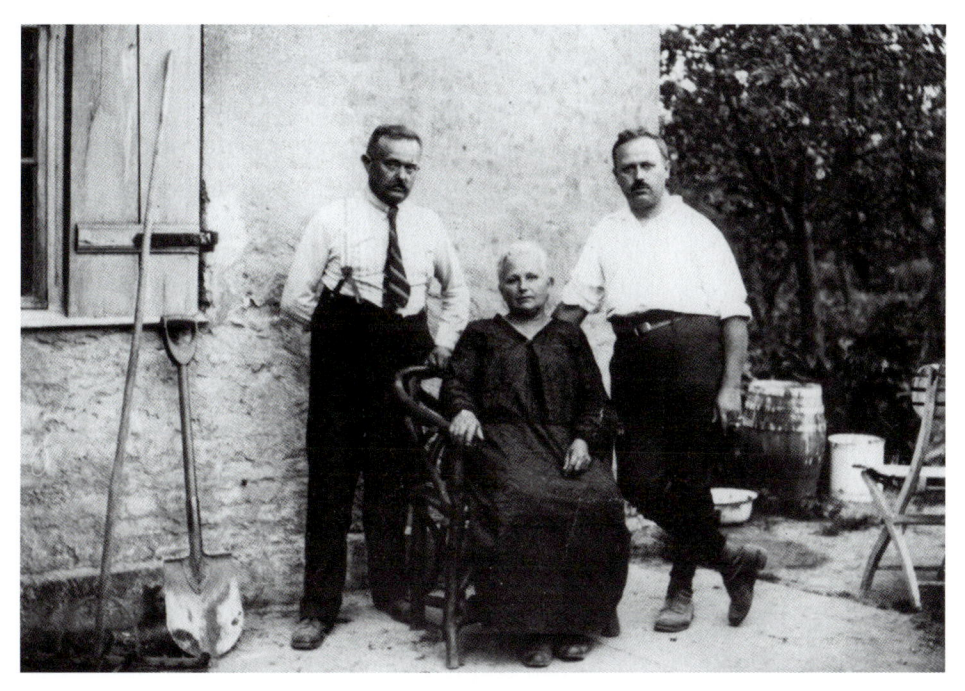

Abb. 14.3   Adolf und Otto Seifert mit Auguste Tauscher in Neu-Seegefeld (Falkensee), um 1925/26

Die Abhängigkeit von den Wissenschaftlern mag sich für Adolf Seifert im Laufe der Jahre gelockert haben, blieb aber gleichwohl bestehen. Ausgehend von seinem Aufenthalt in den USA hat er es aber geschafft, viele Kontakte zu knüpfen. Der Verkauf von Präparaten und Modellen warf dann so viel ab, dass er sich ein Haus in Neuseegefeld bei Spandau, dem späteren Falkensee, kaufen konnte (Schuckertstraße 65).

Seifert überlebte Waldeyer, der 1921 starb. Am Ende des Ersten Weltkriegs litt Seifert jedoch an einer schweren Infektion,[125] so dass Waldeyers Nachfolger, Rudolf A. Fick (1866–1939), der seit 1917 das 1. Anatomische Institut leitete, Otto Seifert bat, als Vertreter seines Bruders Adolf zu arbeiten.[126] Ab dem 1. April 1919 vertrat Otto seinen Bruder Adolf.[127] Am 1. April 1922 ist Adolf Seifert pensioniert worden und Otto Seifert übernahm seine Stelle. Adolf zog sich jetzt vollends nach Falkensee zurück. Auf dem Gelände richtete er sich aber eine kleine Werkstatt ein. Dort hat er weiter Modelle und Präparate hergestellt, das Material lieferten ihm Otto und Paul. Am 7. Mai 1934 ist er an Darmkrebs gestorben (Abb. 14.3).[128]

---

[125] Vgl. ebd., Nr. 292, Trauerrede Anton Waldeyers zum Tode von Oberpräparator Seifert, handschriftlich.
[126] Vgl. ebd., Nr. 172, Walter Kirsche: Gutachten, über die Tätigkeit des Oberpräparators am Anatomischen Institut der Humboldt-Universität Otto Seifert, 10. 11. 1953.
[127] Vgl. ebd., Nr. 292, Trauerrede Anton Waldeyers zum Tode von Oberpräparator Seifert, handschriftlich.
[128] Vgl. ebd., ohne Nummer, Biographische Aufzeichnungen von Günther Seifert.

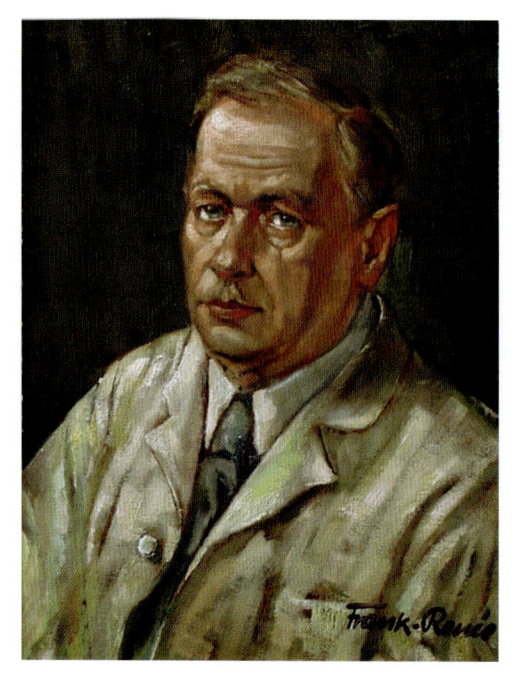

Abb. 14.4 Porträt von Otto Seifert, unbekannter Künstler

Otto Seifert (Abb. 14.4), geboren am 16. Juni 1888, hatte offensichtlich noch vor dem Ersten Weltkrieg seine Zeit beim Militär abgeleistet, zumindest ist seine Armeezeit 1911 in Insterburg / Ostpreußen (heute russ. Tschernjachowsk) belegt.[129] Mit 19 Jahren hat er seine spätere Frau kennengelernt, 1911 erfolgte die Verlobung, 1913 hat das Paar geheiratet. Aus seiner Ehe mit Margarethe Seifert sind keine Kinder hervorgegangen. Rudolf Fick diente er als Präparator bis zu dessen Ausscheiden aus dem Institut 1935. Ficks Name steht für die Hinwendung zur angewandten und topographischen Anatomie im Präpariersaal und in der Vorlesung. In der Forschung beschäftigte sich Fick vor allem mit Gelenkmechanik; Otto Seifert hat für ihn zahlreiche osteologische Präparate nach Form erstellt, normale und Varianten.[130]

Ficks Nachfolger war der aus Halle kommende Hermann Stieve (1886–1952), der zugleich die Leitung des 2. Anatomischen Instituts übernahm. Stieve war schon 1921 Direktor des Anatomischen Instituts in Halle geworden; damit war er der jüngste Ordinarius aller deutschen Medizinischen Fakultäten gewesen.[131] Von 1906 bis 1912 hatte er in München, seiner Geburtsstadt, Medizin studiert. Bis zu seiner Habilitation im Jahre 1918 arbeitete er nach der Medizinalpraktikantenzeit bei seinem späteren Schwiegervater Friedrich Müller (1858–1941) als Assistent im Münchner Anatomischen Institut,

---

[129] Vgl. ebd., Nr. 50–51, Postkarte Otto Seiferts an Adolf Seifert vom 26. 06. 1911, Kopie.
[130] Vgl. ebd., Nr. 292, Trauerrede Anton Waldeyers zum Tode von Oberpräparator Seifert, handschriftlich.
[131] Vgl. Schagen, 2005, S. 40.

wo er 1912 promovierte.[132] Sein Chef in München war Johannes Rückert gewesen, dessen Gunst Stieve nach anfänglicher Zurückhaltung hatte erringen können. Rückert soll Stieve schließlich „wie einen Sohn" geliebt haben.[133]

Stieve war äußerst rege, geradezu gehetzt als Forscher in der Anatomie; das galt aber auch für die Lehre. Er war seit 1923 Mitglied der Nomenklaturkommission, die die Jenenser Nomina anatomica[134] formulierte, „deren Schlußfassung und Erläuterung schließlich 1935 durch Stieve erfolgte." Im gleichen Jahr verfasste er eine Anleitung für Zergliederungsübungen für die Berliner Studenten. Dem Erlernen der Neuroanatomie dienten Zeichenvorlagen, die gedruckt wurden. Unterrichtsfilme demonstrierten die Bewegungen in den verschiedenen Gelenken. Und zu guter Letzt entstanden unter seiner Leitung überlebensgroße Lehrmodelle. Vorbild für diese Lehrmodelle war Bechtels Lindenholzschädel, von dem eine Zweitanfertigung in München stand. „Von der Schule Rückerts her waren Stieve die didaktischen Vorzüge großer, weithin sichtbarer Modelle für den anatomischen Unterricht geläufig."[135] Einen eigenständigen Ansatz in der makroskopischen Präparation für die Lehre entwickelte er nicht.

Diese großen Holzmodelle erstellte für Stieve der Oberpräparator Otto Seifert: „Modelle des menschlichen Handskeletts, des Fußskeletts, der Wirbel, ein Modell vom Gehörorgan, Modelle von der Schädelbasis und vom Schädel, ein Herzmodell, Hirnstammmodell" und so weiter.[136] Die dabei angewandten Techniken entwickelte und vervollkommnete Seifert selbst im Laufe der Jahre. Die Modelle wurden beispielsweise auf dem Kongress der Deutschen Anatomischen Gesellschaft in Leipzig im August 1938 ausgestellt. Seifert beherrschte aber auch alle anderen gängigen Verfahren zur Herstellung von Trockenpräparaten, Skelettpräparaten, Aufhellungspräparaten nach Spalteholz (1914), Präparaten des Nervensystems und Gefäßpräparaten. Er kannte die Injektionsmethode zur Herstellung von Lymphgefäßpräparaten nach Ludwig Teichmann (1823–1895), die unter Wilhelm Waldeyer und Rudolf Fick noch angewandt wurde.[137] Seit den 30er Jahren des 20. Jahrhunderts übte er sich in Imprägnationen mit dem von den Farbenfabriken Bayer in Leverkusen hergestellten Kunstharz Celodal.[138] Er fertigte Abgüsse in Gips und Metall und arbeitete mit Wachs.

Die Höhergruppierung der anatomischen (Ober-) Präparatoren und die Gleichstellung mit den zoologischen Präparatoren lag Otto Seifert genauso am Herzen wie die Verwirklichung des Berufsbildes des „staatlich geprüften Präparators". Dieses Ziel versuchte er über das Fachamt Gesundheit in der „Deutschen Arbeitsfront" (DAF) zu errei-

---

[132] Vgl. ebd., S. 39; Schlünder, 2004, S. 10.
[133] Romeis, 1953, S. 420, 426.
[134] Vgl. Kopsch, 1941.
[135] Romeis, 1953, S. 425.
[136] Vgl. Anm. 16, Nr. 172, Walter Kirsche: Gutachten, über die Tätigkeit des Oberpräparators am Anatomischen Institut der Humboldt-Universität Otto Seifert, 10. 11. 1953.
[137] Vgl. Schreiben von Wladyslaw Szumowski (Krakow) an Paul Diepgen (Mainz) vom 02. 12. 1953, Institut für Geschichte der Medizin der Universität Mainz, Nachlass Paul Diepgen, ungeordnet (eingesehen am 11./12. September 1991). – Wilhelm Waldeyer hatte Teichmann noch als Prosektor Jacob Henles (1809–1885) in Göttingen erlebt; vgl. von Waldeyer-Hartz, 1920, S. 78 f.
[138] Vgl. Seifert, 1957, S. 47 f.; Anm. 16, ohne Nummer, Otto Seifert: Meine Erfahrungen bei der Einbettung anatomischer und biologischer Präparate in erhärtenden Kunststoffen, Mscr.

chen.[139] Im Rahmen der zentralen Organisation des Fachamtes hielt er unter Stieve Fortbildungslehrgänge für Präparatoren ab. Ein letzter Kurs wurde für den 1. bis 31. Oktober 1939 angekündigt. Die DAF-Kurse, die er abhielt, sind durch den Zweiten Weltkrieg bedingt eingestellt worden.[140]

Anatomen aus dem Ausland lernten bei ihm und er half ihnen beim Präparieren.[141] So hielt sich 1939/40 Luthero Vargas, Assistent am Anatomischen Institut der Universität Rio de Janeiro, in Berlin in Stieves Institut auf. Vargas war der Sohn des autoritär regierenden brasilianischen Staatspräsidenten Getúlio Donelles Vargas (1883–1954), der 1937 seinen „Neuen Staat" (*Estado Novo*) verkündet hatte, in dem sowohl Kommunisten als auch Faschisten seinem Wort zu gehorchen hatten. Luthero Vargas' Ziel war es, in Berlin einen Muskelmann zu erstellen. Dabei stand ihm, auf Stieves Geheiß, Otto Seifert hilfreich zur Seite. Seifert erstellte den Gipsabguss, außerdem stammten die Malereien des Muskelmanns von ihm. Für ihn war die Herstellung eines naturgetreuen Gipsabgusses eine Methode, die die deutschen Präparatoren lernen sollten. Umständehalber wurde jedoch kein weiterer Muskelmann erstellt.[142]

Das Ziel, ein eigenständiges Berufsbild des anatomischen Präparators zu schaffen, hat Seifert in der Zeit des Nationalsozialismus nicht erreicht. Es war die Zeit der Propagierung einer „arischen Reinheit" der deutschen Wissenschaft und Kunst aber auch des deutschen Handwerks. Der Ideologie gemäß sollte alles Erstrebte möglich sein und großartig werden. Seifert versuchte sein Anliegen über die zuständige Organisation, die „Deutsche Arbeitsfront", zu erreichen. Er war kein Gegner des Nationalsozialismus, sondern vielmehr Parteimitglied seit 1933.[143] Seiferts eigene Aussage von 1954, er sei nur unter Zwang in die Partei eingetreten, ist am ehesten als Schutzbehauptung zu werten.[144] Dass er sich jedoch als NSDAP-Mitglied besonders exponiert hat und in seinem Beruf menschenverachtend tätig gewesen wäre, ist ein Gerücht,[145] das immer wieder aufgegriffen worden ist, jedoch nie stichhaltig belegt werden konnte. Was hingegen mit einiger Sicherheit angenommen werden kann, ist, dass Seifert von der Richtigkeit des eigenen Tuns im Rahmen des faschistischen Regimes überzeugt war. So oder so blieb sein Aktionsradius jedoch der des kunsthandwerklichen Meisters, der in klarer Abhängigkeit von Wissenschaftlern seine Tätigkeit entfaltete. Im konkreten Fall war dies Luthero Vargas, der die künstlerischen Elemente des Muskelmannes festlegte.

Gabriele Werner hat in einem Versuch, die Ikonographie Seiferts bei der Herstellung des Muskelmanns Vargas' zu ergründen, vorrangig Fotos interpretiert. Sie kam dabei zu folgendem Resultat: „Das Bild von Otto Seifert als Wissenschaftler und als Bildhauer

---

[139] Vgl. Seifert, 1937, S. 8 f.
[140] Die Deutsche Arbeitsfront, 1939, S. 6.
[141] Vgl. Anm. 16, Nr. 172, Walter Kirsche: Gutachten, über die Tätigkeit des Oberpräparators am Anatomischen Institut der Humboldt-Universität Otto Seifert, 10. 11. 1953.
[142] Vgl. Vargas, 1941, S. 2–5; Seifert, 1941, S. 5–11.
[143] Vgl. Humboldt-Universität zu Berlin, Universitätsarchiv, Personalakten nach 1945: Seifert, Otto, geb. 16. 6. 88, Fragebogen des Universitätskurators, ausgefüllt am 29. Januar 1937; Noack, 2007, S. 29 f.; Pommer, 1967.
[144] Vgl. Humboldt-Universität zu Berlin, Universitätsarchiv, Personalakten nach 1954: Seifert, Otto, geb. 16. 6. 88, „Lebenslauf Seifert II. Teil", Dezember 1954.
[145] Vgl. Noack, 2007.

vereint in einer Person, was berufsständisch getrennt geblieben ist, vom politischen Auftrag zur Menschenbildnerei aber zusammengefügt wurde."[146] Diese Argumentation verfängt jedoch nicht, da es einerseits keinen Beleg dafür gibt, dass sich Seifert als Künstler verstanden hat. Andererseits war es in der Vorstellungswelt Seiferts nicht vorgesehen, sich die Rolle des Wissenschaftlers anzumaßen. Das Emanzipationsstreben ging stets dahin, das „Kunst"-Handwerk des Präparators berufsständisch zu verorten. Inwieweit die Formung eines „neuen Menschen", die man Luthero Vargas mit einer gewissen Plausibilität unterstellen kann, für Seifert ein Anliegen darstellte, ist eine Frage, die durch die ikonographische Interpretation von Fotos, die Otto Seifert bei der Arbeit zeigen, nicht zu beantworten ist. Die vorliegenden schriftlichen Quellen erlauben eine solche Deutung nicht. Eine eigenständige NS-Ästhetik Otto Seiferts hat es offensichtlich nicht gegeben.

Problematisch war die Zusammenarbeit mit seinem Chef, dem Anatomen Stieve, in jedem Fall. Im Zentrum von Stieves wissenschaftlicher Tätigkeit stand die Auswirkung von Gewalt auf den Hormonhaushalt. Stieve war deutsch-national und arrangierte sich mit dem Nationalsozialismus genauso gut wie mit der kommunistischen Führung der Nachkriegsjahre. Die Frage nach seiner Schuld in der Zeit des Nationalsozialismus, die oft gestellt worden ist, ist schwer zu beantworten, da er kein Parteimitglied war und die kodifizierten Regeln seiner Zeit nicht überschritt.[147] Insofern eine ethische Entgrenzung dieser normalen Wissenschaft gegeben war, war sie nicht primär ideologisch begründet. Es ist jedoch auch davon auszugehen, dass Stieve moralische Bedenken bei der Verwendung der Hingerichteten weitgehend fremd waren. Die moralische Problematik in Stieves Wirken und Theorie ist erst in den letzten Jahren Gegenstand einer engagierten Debatte geworden.[148] Dabei zeigt der Fall Stieve auch auf, dass zeitgenössische korrekte wissenschaftliche Methodologie keinerlei Gewähr dafür bietet, dass unethische Verhaltensweisen unterbleiben.[149]

Dem Institut für Anatomie standen damals außergewöhnlich viele Leichname Hingerichteter zur Verfügung, wobei Stieve später behauptete, dass politische Opfer nicht unter denjenigen waren, an denen er seine „Anatomie der Gynäkologie" ausführte. In Opposition zu Knaus-Ogino ging es ihm darum nachzuweisen, dass schreckhafte Ereignisse wie die Verkündung der bevorstehenden Hinrichtung Auswirkungen auf den Eisprung haben, dass also das Nervensystem Schrittmacherfunktion hat beziehungsweise haben kann für das Endokrinium.[150] Und genauso wie er in seiner Freizeit nur auf die Jagd gehen konnte, wenn er im Anschluss daran die erlegte Beute sofort anatomisch-fortpflanzungsbiologisch unter die Lupe oder das Mikroskop nehmen konnte, war ihm alles „Werkstoff", was er für seine Forschungen untersuchte.[151] Zweifel an der Richtigkeit seines Tuns, wenn er Hingerichtete des NS-Regimes, die ihm zu willkommenem

---

[146] Werner, 2000, S. 150.
[147] Vgl. Schagen, 2005, S. 52: „Stieve hat[te] die ethischen Grenzen der Forschung seiner Zeit nicht überschritten."
[148] Vgl. Oleschinski, 1992; Zimmermann, 2007; Wischmann, 2008.
[149] Vgl. Winkelmann und Schagen, 2009, S. 169.
[150] Das Interesse für den Zusammenhang von Nervensystem und Endokrinium teilte er mit seinem Freund, dem Münchner Anatomen Benno Romeis, der sich mit der Erforschung der Hypophyse einen Namen gemacht hat.
[151] Vgl. Romeis, 1953, S. 423.

"Werkstoff" wurden, für anatomische Zwecke verwendete, sind ihm offenbar nicht gekommen.

Anatomische Modelle benötigte Stieve in der Tradition der Münchner Anatomie für die Lehre. Seine Forschung benötigte den „Werkstoff", der als mikroskopisches, naturalistisches Präparat zur Untersuchung kam. Die physiologische Untersuchung des Anatomen plante dabei von vorneherein den Tod des Probanden ein und ermöglichte schon im Ansatz eine größtmögliche Distanz zum Hingerichteten.[152] Eile war geboten, die Forschung sollte schnell voranschreiten und die Gunst der Stunde nutzen. So schrieb Stieve am 9. November 1938 an das Wissenschaftsministerium: „Durch die Hinrichtungen erhält das Anatomische Institut einen Werkstoff, wie ihn kein anderes Institut der Welt besitzt. Ich bin verpflichtet diesen Werkstoff entsprechend zu bearbeiten, zu fixieren und aufzubewahren."[153]

Die Ideologie ging auf das Konto Stieves, Seifert hatte ihm zur Hand zu gehen. Die „Verpflichtung" galt dem überhöhten Wissenschaftsethos des Forschers, der sich in seinem Streben berechtigt sah, moralische Skrupel, die auf keinen juristischen Tatbestand reduziert werden konnten, zu ignorieren. Inwieweit Seifert bei der Forschung involviert war, lässt sich nicht im Einzelnen sagen. Die Frage, ob ihm das, was Stieve trieb, passte, dürfte sich für ihn praktisch nicht gestellt haben, da Stieve sein Chef war.[154] Ob und inwieweit Seifert darüber moralisch reflektiert hat, ist nicht bekannt. Nach dem Zweiten Weltkrieg hat er sich über die NS-Zeit auch gegenüber seinem Schüler Günter Wilcke (geb. 1937) ausgeschwiegen.[155]

---

[152] Vgl. Schlünder, 2004, S. 20: „Stieve begann eine akademische Karriere, indem er eine Untersuchung über Haushühner und ihre Legequoten machte, nachdem in einer abgesperrten Ecke ein Fuchs untergebracht worden war. Er beendete seine Karriere mit einer abschließenden Untersuchung über den Einfluß des Nervensystems auf die Geschlechtsorgane beim Menschen. Darin versuchte er die Todesangst der Menschen in einen direkten Bezug zu setzen zu ihrem Stoff, den Körpern. Stieve schuf damit eine radikale ‚verrückte' Form von psychosomatischer Traumatheorie. Ihre ‚Verrücktheit' resultierte aus dem einkalkulierten Tod des traumatisierten Menschen. Ohne diesen Tod wäre ein Beweis des Traumas im Körper nicht möglich gewesen. Der Tod war die Voraussetzung für den Beweis seiner Theorie. Das Bild vom ‚Werkstoff' ist ein zentraler Begriff zum Verständnis von Stieves Weltbild. In ihm gerinnt die Lebendigkeit und die Beweglichkeit eines Tieres oder eines Menschen zum festen Objekt, dem Präparat, das fixiert und untersucht werden kann."

[153] Zit. nach Schlünder, 2004, S. 12; Brief von Stieve an das Reichsministerium für Wissenschaft, Erziehung und Volksbildung, 9. 11. 1938, Humboldt-Universität zu Berlin, Universitätsarchiv UK 685.

[154] Vgl. Seifert, 1937, S. 8 f.: „Die Arbeit an den Leichen erfordert von der Persönlichkeit des Präparators eine außerordentliche Selbstüberwindung und Selbstbeherrschung. Seiner Aufsicht untersteht dauernd die Bereitstellung des gesamten reichen Materials für die Arbeit der medizinischen Studenten. Die Sorge des Präparators ist es, dieses reiche Anschauungsmaterial durch Konservierung bakterienfrei und als Studienobjekt geeignet zu machen. Für die Vorlesungen und Kurse müssen Präparate hergestellt werden, deren Gelingen in den meisten Fällen rasche Entschlußkraft bedingt und allergrößte Erfahrung voraussetzt. Als außerordentlich wertvoll und unentbehrlich für den Unterricht einer größeren Teilnehmerschaft wurde am Berliner anatomischen Institut zusätzlich zum Unterricht an Leichen eine große Zahl nach der Natur hergestellter Gipsabgüsse als Anschauungsmaterial verwandt."

[155] Mündliche Mitteilung von Günter Wilcke.

Am 3. Februar 1945 ist Otto Seifert verschüttet worden. Zur Demoralisierung der deutschen Zivilbevölkerung hatten 939 US-amerikanische „Fliegende Festungen" in zwei Angriffswellen 2.000 Tonnen Sprengbomben und 250 Tonnen Brandbomben auf die Berliner Innenstadt abgeworfen. Die Operation lief unter dem Namen „Thunderclap". Auch die Anatomie erreichte der Donnerschlag. Bomben trafen den Ostflügel des Anatomischen Instituts und zerstörten es bis in den Keller. Seifert konnte nach eineinhalbstündigen Aufräumarbeiten lebend geborgen werden; er hatte sich keine wesentlichen Verletzungen zugezogen.[156]

Bereits am 23. November 1943 hatte Otto Seifert seine Wohnung verloren.[157] Seitdem wohnte er im kleinen Backsteinhaus am Eingang Philippstraße 12.[158] In dieser Zeit hatte er zusätzlich die Arbeit zu erledigen, die sonst sechs Anatomiediener (Sektionsgehilfen) übernahmen, die sich in Kriegsgefangenschaft befanden.[159] In der Nacht vom 2. zum 3. Mai 1945 wurden die Charité und die umliegenden Institute von russischen Truppen besetzt.[160] Im September 1945 wehrte sich das Institut gegen Bestrebungen, teilweise für Zwecke der russischen Kommandantur beschlagnahmt zu werden. Am 21. und 22. November 1945 brachen russische Soldaten gewaltsam das Institut auf und entwendeten Werkzeuge, Mikroskope, eine Leica-Kamera und einiges mehr. Viele Präparate wurden an Ort und Stelle zerstört.[161] Um die anatomische Sammlung nicht verkommen zu lassen, ließ Stieve zwei Öfen in den Räumen aufstellen.[162]

Im Jahre 1946 konnte Stieve als Direktor des Instituts die Lehre wieder aufnehmen.[163] Schon Mitte 1945 hatte sich die Sanitätsabteilung der russischen Zentralkommandantur um Kontakte zwischen Wissenschaftlern beider Länder bemüht. Stieve war darauf gleich eingegangen.[164] Noch im Jahr 1945 schloss die Marineärztliche Akademie in Leningrad einen Vertrag mit Otto Seifert ab, der diesen verpflichtete, „termingemäß Zweitanfertigungen sämtlicher großer Modelle, die die Anatomie in Berlin besaß, zu liefern".[165] Der Vertrag hatte eine Laufzeit bis 1950.[166] Die Bezahlung erfolgte auf Reichsmarkbasis. Abbildung 14.5 steht im Zusammenhang mit diesem Auftrag. Das Foto datiert vom Herbst 1947. Die Szenerie zeigt eine Zigarettenpause von vier abgebildeten Personen, die sich in Seiferts Werkstatt aufhalten. Diese war zu dem Zeitpunkt im ehemaligen Hausmeisterhaus gegenüber dem Leichenkeller untergebracht. Die abgenutzte und zum Teil zerstörte Tapete erweckt zunächst eher den Eindruck eines heruntergekommenen Wohnzimmers, was untermalt wird durch die große Stubenuhr an der Wand. In fünf Minuten

---

[156] Vgl. Waldeyer, 1960, S. 521.
[157] Vgl. Anm. 16, Nr. 292, Trauerrede Anton Waldeyers zum Tode von Oberpräparator Seifert, handschriftlich.
[158] Mündliche Mitteilung von Günter Wilcke am 14.02.2005.
[159] Vgl. Krüger, 1996, S. 52.
[160] Vgl. ebd., S. 46.
[161] Vgl. David, 2004, S. 331 f.
[162] Vgl. Krüger, 1996, S. 51.
[163] Vgl. David, 2004, S. 352.
[164] Vgl. ebd., S. 398.
[165] Vgl. Anm. 16, Nr. 172, Walter Kirsche, Gutachten, über die Tätigkeit des Oberpräparators am Anatomischen Institut der Humboldt-Universität Otto Seifert, 10.11.1953.
[166] Vgl. ebd., Nr. 17, Anerkennung und Ehrungen Otto Seiferts, maschinenschriftliche Übersicht vom 17.12.1959, ohne Autor.

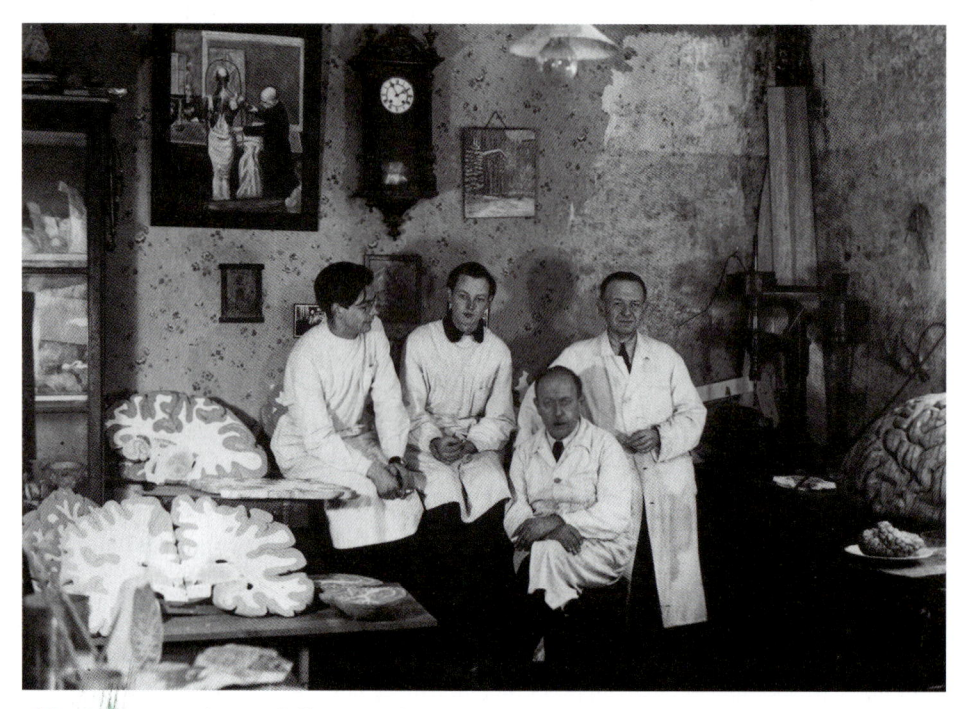

Abb. 14.5 von rechts: Rudolf, Otto und Günther Seifert sowie ein Medizinstudent in der damaligen Werkstatt am Institut für Anatomie im Jahr 1947

schlägt es zwei Uhr Mittag. Aus Sicht des Betrachters sieht man rechts ein Gehirn auf einem Teller liegen. Dahinter befindet sich ein vergrößertes Lindenholzmodell eines Gehirns. Links sieht man Gehirnschnitte im vergrößerten Holzmodell. An der Wand hängt unter anderem ein Gemälde, das Rudolf Fick an einem aufgerichteten Präparat zeigt; es stammte von Otto Seifert.

Die anwesenden Personen sind von rechts Rudolf Seifert (1898–1953), der Sohn von Klara Seifert und des 1946 verstorbenen Paul Seifert. Er hatte von seinem Vater die Leitung der Firma A. und P. Seifert in Moabit übernommen. Die Räumlichkeiten der Firma in der Rathenower Straße 72 sind 1943 ausgebombt worden, dabei wurde die Werkstatt vernichtet.[167] Seitdem bestand die Firma offensichtlich nur noch auf dem Papier. Es folgt, auf einem Schemel sitzend, Otto Seifert. Daneben, auf dem Tisch, ist Günther Seifert, der Neffe Adolf Seiferts, zu sehen. Auf Fürsprache Otto Seiferts war er am 1. April 1946 in Stieves Institut als Präparatorenlehrling eingestellt worden, außerdem war er als Medizinstudent immatrikuliert. Ganz links ist ein Medizinstudent abgebildet, der in der Werkstatt aushalf. Das Foto ist mit Selbstauslöser gemacht und später von Otto Seifert entwickelt worden. Die Personen-Konstellation ist, obzwar es sich um eine eher spontane Aufnahme handelte, ausgerichtet auf Otto Seifert, der mit übereinandergeschlagenen Beinen und Armen im Vordergrund sitzt. Rudolf Seifert lehnt sich in Richtung Otto Seiferts. Günther Seiferts Körperachse weist in leicht gebeugter Sitzposition hin zu Otto Sei-

---

[167] Mündliche Mitteilung von Dietrich Seifert, 1999.

14 Vom Diener zum Meister – Der Beruf des Anatomischen Präparators in Berlin

fert. Der Student mit Nickelbrille ist ebenso zu Otto Seifert gewandt, jedoch etwas auffällig stark und ohne in die Kamera zu schauen.

Nach Aussage von Günther Seifert im Jahre 1991 war der Student mit Nickelbrille vom sowjetischen Geheimdienst eingeschleust worden, um Otto Seifert und ihn – in jungen Jahren „Rottenführer" bei der Hitlerjugend – zu observieren. Für seine, Günther Seiferts nachfolgende Leidensgeschichte, die ihm wegen angeblichen Waffenbesitzes und Widerstandes gegen die Besatzungsmacht ein Todesurteil in Brandenburg, eine Begnadigung zu 25 Jahren Zwangsarbeit, zwei Jahre Haft in Bautzen und fünf Jahre Gulag in Workuta im Nordural einbrachten, machte Günther Seifert später diesen Studenten verantwortlich. Im Jahre 1955 kam er nach Falkensee zurück, floh umgehend in den Westen und arbeitete nach bestandenem Präparatorenexamen in Münster und Freiburg im Breisgau, bevor er – bis 1968/69 – bei Ciba Geigy in Basel leitende Funktionen innehatte.

Otto Seifert schaut auf dem Foto ernst, etwas vergrämt. Die Zeiten waren hart, der Zustand des Instituts desolat. Rechts im Bild befand sich hinter dem Holzmodell, das für die Sowjetische Militärakademie in Leningrad bestimmt war, das Fenster zum Hof. Die unhaltbaren Zustände im Institut schilderte Günther Seifert 1991 anschaulich anhand folgender Begebenheiten: „Rechts – nicht sichtbar –, hinter dem Modell war ein Fenster, durch das wir die fetten Ratten sehen konnten, wie sie aus der Kanalisation in den Leichenkeller krochen. Otto Seifert hatte deswegen eine spezielle elektrisch geladene Falle entwickelt, die jedoch nichts half. Die Ratten fraßen die konservierten Leichen innen leer, es lagen dann nur eine Art ‚Hautsäcke' im Tank. Aus dem grossen Gully inmitten des Hofes zogen wir dann mal die Reste eines deutschen Unteroffiziers und die Blätter des wilden Weins an der Wand des Leichenkellers hat Otto Seifert fermentiert und wir haben das Zeug geraucht […]."[168]

Wiederaufbau tat Not. Stieve ist 1952 am Schlaganfall gestorben. Der 1946 in das Institut eingetretene Walter Kirsche (geb. 1920) übernahm die Leitung der Anatomischen Anstalt und damit die Aufgabe, den Betrieb unter schwierigen Bedingungen aufrecht zu erhalten. Als neuer Direktor wurde 1954 Anton Waldeyer (1901–1970), ein Großneffe Wilhelm Waldeyers, benannt. Anton Waldeyer, der noch unter Rudolf Fick Anatomie gelernt hatte, ist bis heute bekannt als Lehrbuchautor. Der erste Band seiner „Anatomie des Menschen" erschien in erster Auflage 1942. Waldeyer führte den Unterricht in kleinen Seminargruppen im Berliner Anatomischen Institut ein, den schon Kirsche nach sowjetischem Vorbild versucht hatte zu etablieren. Er konnte erhebliche finanzielle Mittel organisieren und den Wiederaufbau des Instituts bis 1960 vorantreiben.[169] Otto Seifert bildete in diesen Jahren weiter in einer dreijährigen Lehre Präparatoren aus[170] und half Wissenschaftlern bei der Arbeit.[171]

Vom 25. Januar bis 18. Februar 1954 trafen sich in Berlin die Außenminister der vier Siegermächte (Dulles, Eden, Bidault, Molotow). Bei Treffen im alliierten Kontrollratsgebäude und in der sowjetischen Botschaft wurden internationale Fragen ebenso behan-

---

168 Vgl. Anm. 16, Nr. 291, Schreiben von Günther Seifert an Günter Wilcke vom 14.04.1991.
169 Vgl. Krüger, 1996, S. 53–72.
170 Vgl. Anm. 16, ohne Nummer, siehe z. B. Lehrvertrag zwischen dem Anatomischen und Anatomisch-biologischen Institut der Universität Berlin und Helmut Hornig, 22.04.1948.
171 Vgl. Kretschmann, 1958, S. 663: „Herrn Oberpräparator Seifert habe ich für viele wertvolle, technische Ratschläge zu danken."

delt wie Fragen der deutschen Politik. Die Treffen blieben ohne konkrete Ergebnisse. In dieser Zeit fand ein Empfang und ein Festessen bei Wjatscheslaw Michajlowitsch Molotow (1890–1986) in der sowjetischen Botschaft statt, zu dem auch der Berliner Oberpräparator Otto Seifert mit Gattin geladen war. Die Einladung hatte der Abteilungsleiter im Staatssekretariat für Hochschulwesen, Fritz Oberdoerster, überbracht. Anwesend waren auch der Präsident der DDR, Wilhelm Pieck (1876–1960), und die anderen Mitglieder der Regierung.[172]

Eine Wertschätzung, die sich zugleich auch finanziell adäquat niederschlägt, hat Otto Seifert aller hochtrabenden Rhetorik zum Trotz nicht in der NS-Zeit erfahren, sondern in der DDR. Am 24. April 1956 ist er in die „schaffende Intelligenz" eingereiht worden, was einen Einzelvertrag, der zum 1. Februar 1956 Geltung hatte, möglich machte. Am 13. Oktober desselben Jahres erfolgte die Ernennung zum „Aktivisten". In diesem Zusammenhang machte sich Seifert wieder stark für eine geregelte Ausbildung zum anatomischen Präparator. So schrieb er am 5. Juni 1953 an das Staatssekretariat für Hochschulwesen: „Die Erfahrungen in der Nachwuchsausbildung ergaben bisher folgendes Bild. Die Gehaltseingruppierung der tatsächlichen Präparatoren und Oberpräparatoren stand in keinem Verhältnis zu den geforderten Leistungen; darum versagen alle bisherigen Anwärter am Anatomischen Institut. Befähigte gingen zum Studium über, andere gaben die Lehre auf."[173]

Am 30. Juni 1959 betrat Otto Seifert die Fähre in Saßnitz, um über Trelleborg nach Stockholm zu gelangen. Dort fand bis zum 6. Juli ein internationaler Kongress von Museumsdirektoren statt, an dem er teilnahm.[174] Dabei fand auch ein Bankett bei König Adolf von Schweden statt, „der mit jedem der Teilnehmer anstieß und jedem die Hand drückte."[175] Seifert war davon sehr beeindruckt,[176] es war die Ehrung seines Lebens. Am 20. August 1959 ereilte ihn der Schlag. Seine besondere Sorge galt seinen beiden Mitarbeitern, Erich Bach und Günter Wilcke. „Damals soll er auf dem Krankenbett geäußert haben: ich darf ja nicht sterben, denn ich muß noch Bach und Wilke [sic] einiges vermitteln."[177] (Abb. 14.6)

Am 16. Dezember 1959 ist Otto Seifert gestorben. Die Tradition der Seiferts im Institut für Anatomie hat Günter Wilcke fortgesetzt, der vom 1. September 1956 bis zum 31. August 2001 als Lehrling, Präparator, Ingenieur für medizinische Präparationstech-

---

[172] Vgl. Anm. 16, Nr. 17, Anerkennung und Ehrungen Otto Seiferts, maschinenschriftliche Übersicht vom 17.12.1959, ohne Autor.

[173] Vgl. ebd., ohne Nummer, Schriftwechsel 1950–1959. Brief vom 5. 06. 1953: „Hier möchte ich auf die Entwicklung am Zoologischen Museum hinweisen. Als die früheren Oberpräparatoren mit diesem fachlich gerechten Titel nicht weiterkamen, nannten sie sich Dermoplastiker, und der Aufstieg war ihnen ermöglicht. Daraus ergibt sich die Frage: ‚Sind zoologische Plastiken wertvoller als solche, die der Humanmedizinischen Wissenschaft dienen?' […]"

[174] Ebd., ohne Nummer, „Ikarus 1959 Teknikhistorisk Bildkalender" mit handschriftlichen Eintragungen von Otto Seifert.

[175] Ebd., Nr. 17, Anerkennung und Ehrungen Otto Seiferts, maschinenschriftliche Übersicht vom 17.12.1959, ohne Autor.

[176] Mündliche Mitteilung von Günter Wilcke.

[177] Vgl. Anm. 16, Nr. 20, Nachruf von „R. B." auf Otto Seifert: „Otto Seifert. Ein Anatomiepräparator von Weltruf", in einer Zeitung der Humboldt-Universität Berlin vom Dezember 1959 (keine näheren Angaben).

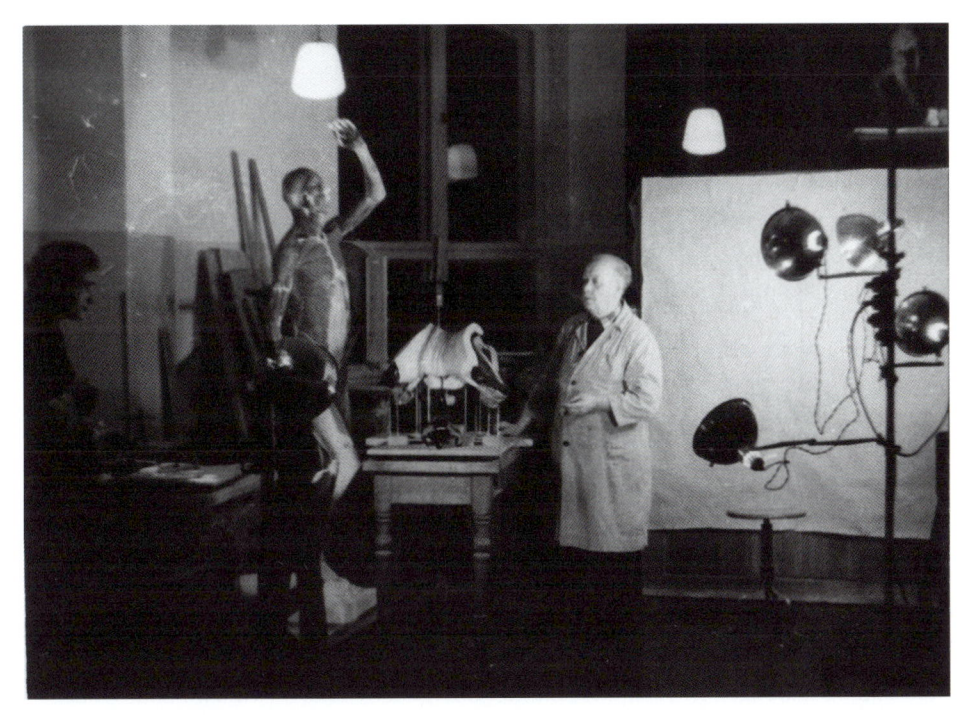

14 Vom Diener zum Meister – Der Beruf des Anatomischen Präparators in Berlin

Abb. 14.6 Otto Seifert und Günter Wilcke abends in der Werkstatt des Instituts. Auf dem Tisch steht ein vergrößertes Modell des Hirnventrikelsystems, links davon der Vargas-Muskelmann.

nik und wissenschaftlicher Mitarbeiter (bis 1996) im Institut für Anatomie tätig gewesen ist. Im August 1960 hat Wilcke noch zusätzlich einen Lehrgang an der Medizinischen Fachschule Leipzig absolviert. An der Fachschule war seit dem März 1957 eine Ausbildung in „Medizinischer Präparation" möglich. Durch das bestandene Examen hatte Wilcke die staatliche Anerkennung als medizinisch-technischer Fachpräparator. Ab den achtziger Jahren ist an der Fachschule der Grad des Ingenieurs vergeben worden. Einige Jahre nach der „Wende" im Jahre 1989 ist die Fachschule abgewickelt worden.[178] Die Möglichkeiten einer geregelten Ausbildung für Präparatoren sind heute faktisch wieder stark limitiert.[179]

Die Berliner Präparatorenschule hat es vermocht, das Kunsthandwerk der anatomischen Präparation besonders weit zu entwickeln. Die Abhängigkeit von den Wissenschaftlern des Instituts blieb in der Weise durchgehend erhalten, dass die inhaltliche und stilistische Ausrichtung der Präparation Sache der Wissenschaftler blieb. Die Abhängig-

---

[178] Mündliche Mitteilung von Günter Wilcke.
[179] Vgl. Tiedemann, 2001, S. 26. Der Heidelberger Anatom führt aus: „Die meisten Präparatoren kommen nicht jung und mit einer guten Ausbildung von der Präparatorenschule, sondern sind umgestiegen, zumeist aus handwerklichen Berufen. Da sich Investitionen in den Unterrichtsbereich nicht lohnen, sind zu wenige Institutsdirektoren bereit, etwas in die Qualifikation dieser Mitarbeiter zu investieren."

keit war zugleich personal, eine Abweichung von der Linie des jeweiligen Institutsdirektors war nicht umsetzbar. Schon der Gedanke daran lag den Präparatoren vermutlich fern. Das galt auch im Fall des Anatomen Hermann Stieve, dem die Gewalttätigkeit des NS-Regimes zupass gekommen war für seine kongenialen Forschungsbestrebungen. Inhaltlich hat Stieve auf die Erstellung der Lehrmodelle Seiferts Einfluss genommen im Sinne einer Fortführung des Programms der topographischen Anatomie Johannes Rückerts. Dass Stieve hierbei auch stilistisch Einfluss genommen hat, ist eher unwahrscheinlich. Die makroskopischen Modelle spielten für seine Forschung keine Rolle.

Der Staat schuf die Grundbedingungen der präparatorischen Tätigkeit und behielt stets die Oberhoheit. Die Vermittlerfunktion zwischen Staat und Präparator lag bei dem jeweiligen Direktor des Instituts. Die im Westbezirk Tiergarten gelegene Firma A. und P. Seifert, die durchgehend in Abhängigkeit von der Anatomie der Friedrich-Wilhelms-Universität gestanden hatte, war nach dem Zweiten Weltkrieg von dort aus nicht mehr weiterzubetreiben. In West-Berlin ist noch ein Seifert als Präparator tätig gewesen. Dietrich Seifert (geb. 1934), der Sohn Rudolf Seiferts, hat 1953 auf Vermittlung von Otto Seifert eine dreijährige Präparatorenausbildung an der Humananatomie der 1948 gegründeten Freien Universität Berlin absolviert. Dort war er auch tätig bis 1969, von 1969 bis zu seinem Ruhestand 1997 hat er dann als Oberpräparator in der Veterinärmedizin der FU Berlin gearbeitet. An einer Weiterführung beziehungsweise Neubegründung der Firma war ihm nicht gelegen gewesen.[180]

Das Freiburger Atelier für wissenschaftliche Plastik hat Friedrich Ziegler kurz vor seinem Tod im Oktober 1936 Marcus Sommer übergeben, dessen Firma für anatomischen Modellbau (SOMSO) in Sonneberg / Thüringen ansässig war. 1952 wurde Sommer enteignet; in Coburg begründete er seine Firma neu.[181] Die Unterschiede zwischen den Seiferts und den Zieglers lassen sich wie folgt auf den Punkt bringen: Die Zieglers in Freiburg hatten im Gegensatz zu den Seiferts in Berlin sehr früh einen Zugang zum Lehrmittel-Markt, was vor dem Hintergrund der wirtschaftsliberalen Tradition Badens zu sehen ist. Ausgangspunkt der Zieglers war die Mikroskopie, sie erstellten Modelle vom Original, ihr handwerkliches Ausgangsmaterial war Wachs. Der Name Ziegler steht für den Modellbau, den sie in Zusammenarbeit mit Wissenschaftlern betrieben.

Die Seiferts hatten als Ausgangspunkt die Makroskopie. Sie bearbeiteten Originale, deren Modellcharakter wechselnd ausgeprägt war. Es wurden etwa auf Knochengrundlage Modelle erstellt oder Moulagen modellierend weiterbearbeitet. Das handwerkliche Ausgangsmaterial war das Original. Wachs kam gegebenenfalls im zweiten Schritt hinzu. Der Name Seifert steht für die klassische anatomische Präparation. Die Seiferts betrieben Präparation für Wissenschaftler, die Firma war nachrangig.

In einer idealistischen Weltanschauung konnte das Wachsmodell das Original darstellen (Ziegler). Präparate, die primär naturalistisch und sekundär als Modell erstellt wurden, stellten eine Arbeit am Original dar, die bewusste Elemente des Modellierens integrierte (Seifert). Die heutige öffentliche Wahrnehmung der anatomischen Präparation ist nahezu monopolisiert durch die Plastination des Anatomen Gunther von Hagens (geb. 1945). Bei dem Verfahren, das von Hagens 1977 bis 1995 in Heidelberg entwickelte, handelt es sich um eine Vakuum-Imprägnation mit polymerisierbaren Kunststoffen. Die

---

[180] Mündliche Mitteilung von Dietrich Seifert, 1999.
[181] Vgl. Hopwood, 2002, S. 78.

Präsentation der Präparate im öffentlichen Raum, die von Hagens seit dem Herbst 1995 vornimmt, unterliegt einer naiv naturalistischen Weltanschauung. Das Plastinat, das das Original in Kunststoff gebannt habe, gilt als Ausweis von Echtheit: „Plastinate sind echte anatomische Präparate."[182]

Die Plastination stellt jedoch keinen erkenntnistheoretischen Quantensprung des Kunsthandwerks der Präparation dar. Auch plastinierte Präparate sind nicht das von von Hagens erstrebte 1:1-Abbild von Realität. „Echt" ist der Prozess der Präparation am Original. In der Anatomie symbolisiert die Präparation am ehesten den Übergang vom Leben zum Tod.[183] Die Ästhetik des Präparierens skizzierte Dietrich Seifert 1999 im Gespräch mit dem Satz: „Die Wirklichkeit riecht immer."[184] Was das fertige Präparat repräsentiert, ist nicht das Leben,[185] vielleicht die Gestalt des Menschen. Das Kunsthandwerk der anatomischen Präparation unterlag zwar – insofern es eigenständig sein konnte – der erhöhten Gefahr, zum Teil sachlich falsche Abbilder zu schaffen. Es verfiel aber nicht den überhöhten Selbstdarstellungen eines Plastinators, bei denen das Handwerk inzwischen Mittel zum Zweck ist, vermeintlich „Echtes" exzeptionell zu präsentieren.

Literatur

Bauer, Axel W.: Streitfall Anatomie und Öffentlichkeit. In: Wetz, Franz Josef und Brigitte Tag, Hrsg.: Schöne Neue Körperwelten. Der Streit um die Ausstellung. Stuttgart 2001, S. 171–203

Bergdolt, Klaus: Installationen aus Menschenmaterial oder die mißbrauchte Didaktik. In: Bogusch, Gottfried et al., Hrsg.: Auf Leben und Tod. Beiträge zur Diskussion um die Ausstellung „Körperwelten". Darmstadt 2003, S. 71–81

Berliner Adressbuch, 1876, 1878, 1888, 1890, 1902, 1903, 1904, 1905, 1906, 1913, 1924, 1943

Bredekamp, Horst et al., Hrsg.: Theatrum naturae et artis – Theater der Natur und Kunst. Katalog zur Ausstellung, Berlin 2000

Büll, Reinhard: Das große Buch vom Wachs. Geschichte – Kultur – Technik. Bd. 1, München 1977

David, Heinz: „[...] es soll das Haus die Charité heißen [...]". Kontinuitäten, Brüche und Abbrüche sowie Neuanfänge in der 300jährigen Geschichte der Medizinischen Fakultät (Charité) der Berliner Universität. Bd. 1, Hamburg 2004

Der große Brockhaus. Bd. 20, Leipzig 15. Aufl. 1935

Dunker: Mitteilungen des Fachamtes. In: Deutsche Arbeitsfront, Fachamt Gesundheit, Hrsg.: Rundschreiben für Präparatoren und Gehilfen an anatomischen, pathologischen, gerichtl.-medizinischen und ähnlichen Instituten, Folge 12, 1939, S. 6

Ecker, Alexander: Icones physiologicae. Erläuterungstafeln zur Physiologie und Entwickelungsgeschichte. Leipzig 1851–59

Fuchs, Eckhardt: Das deutsche Reich auf den Weltausstellungen vor dem Ersten Weltkrieg. Comparativ Heft 5/6, 1999, S. 61–88

Garland-Thomson, Rosemarie, Hrsg.: Freakery. Cultural Spectacles of the Extraordinary Body. New York und London 1996

Griesemer, James: Three-Dimensional Models in Philosophical Perspective. In: Chadarevian, Soraya de und Nick Hopwood, Hrsg.: Models. The Third Dimension of Science. Stanford 2004, S. 433–442

---

[182] von Hagens, 2001, S. 41.
[183] Vgl. Putz, 2003, S. 40.
[184] Gespräch mit Dietrich Seifert, Sommer 1999.
[185] Vgl. Wittig, 2003, S. 57 u. 59.

Guttstadt, Albert: Die naturwissenschaftlichen und medicinischen Staatsanstalten Berlins. Festschrift, Berlin 1886

Haeckel, Ernst: Generelle Morphologie der Organismen. Bd. 2, Berlin 1866

Hagens, Gunther von: Gruselleichen, Gestaltplastinate und Bestattungszwang. In: Wetz, Franz Josef und Brigitte Tag, Hrsg.: Schöne Neue Körperwelten. Der Streit um die Ausstellung. Stuttgart 2001, S. 40–84

Heesen, Anke te: Das Archiv. Die Inventarisierung des Menschen. In: Lepp, Nicola et al., Hrsg.: Der Neue Mensch. Obsessionen des 20. Jahrhunderts. Katalog zur Ausstellung, Ostfildern-Ruit 1999, S. 114–141

His, Wilhelm: Untersuchungen über die erste Anlage des Wirbelthierleibes. Die erste Entwickelung des Hühnchens im Ei. Leipzig 1868

Hopwood, Nick: „Giving Body" to Embryos. Modeling, Mechanism, and the Microtome in Late Nineteenth-Century Anatomy. Isis 90, 1999, S. 462–496

Hopwood, Nick: Embryos in wax. Models from the Ziegler studio. Cambridge und Bern 2002

Hopwood, Nick: Plastic Publishing in Embryology. In: Chadarevian, Soraya de und Nick Hopwood, Hrsg.: Models. The Third Dimension of Science. Stanford 2004, S. 170–206

Humboldt-Universität zu Berlin, Universitätsarchiv, Anatomisches und anatomisch-biologisches Institut, Nr. 1; Personalakten nach 1945; Personalakten nach 1954

Jahn, Ilse: Zur Vertretung der Zoologie und zur Entwicklung ihrer institutionellen Grundlagen an der Berliner Universität von ihrer Gründung bis 1920. Wissenschaftliche Zeitschrift der Humboldt-Universität zu Berlin, Math.-Nat. Reihe 34, 1985, 3/4

Kästner, Ingrid: Der Anatom Wilhelm His. Ärzteblatt Sachsen Nr. 1, 2005, S. 27–28

Kästner, Karl: Otto Seifert †. Der Präparator 6, 1960, S. 136–137

Kant, Immanuel: Kritik der reinen Vernunft. Hamburg 1990, S. 95

Kleindienst, Heike: Ästhetisierte Anatomie aus Wachs. Ursprung, Genese, Integration. Diss. phil., Marburg a. d. Lahn 1989

Kleindienst, Heike: Fontana, Felice. In: Gerabek, Werner E. et al., Hrsg.: Enzyklopädie Medizingeschichte. Berlin und New York 2005, S. 408–409

Kopsch, Friedrich: Die Nomina anatomica des Jahres 1895 (B.N.A.) nach der Buchstabenreihe geordnet und gegenübergestellt den Nomina anatomica des Jahres 1935 (I.N.A.). Leipzig 1941

Kretschmann, Hans-Joachim: Die morphologisch-funktionellen Beziehungen zwischen Aorta und Trunci lumbales, Cisterna chyli, Ductus thoracicus beim Hund. Morphologisches Jahrbuch 99 (Heft 3), 1958, S. 662–678

Kretschmer, Winfried: Geschichte der Weltausstellungen. Frankfurt am Main und New York 1999

Krüger, Reinhard: Versuch einer Darstellung der Entwicklung des Anatomischen Instituts der Medizinischen Fakultät (Charité) unter besonderer Berücksichtigung der Baugeschichte des Anatomie-Hauptgebäudes zwischen 1860 und 1996. Dipl.-Arbeit, Eichwalde 1996

Kunz, Günter und Günter Wilcke: Methoden und Arbeitsergebnisse der medizinischen Präparationstechnik. Heilberufe 43, 1991, S. 321–323

Kutner, Robert, Hrsg.: Deutsche Unterrichts-Ausstellung auf der Weltausstellung in St. Louis 1904: Medizin. Berlin 1904

Lewald, Theodor [Reichskommissar], Hrsg.: Weltausstellung in St. Louis 1904. Amtlicher Katalog der Ausstellung des Deutschen Reichs. Berlin 1904

Lewald, Theodor, Hrsg.: Verzeichnis der an die deutschen Aussteller und deren Mitarbeiter verliehenen Auszeichnungen: Weltausstellung in St. Louis 1904. Leipzig 1905

Lewald, Theodor [Reichskommissar]: Amtlicher Bericht über die Weltausstellung in Saint Louis 1904, erstattet vom Reichskommissar. Teil I und II, Berlin 1906

Marz, Ilona: Ausgewählte Moulagen und Wachsmodelle in der Charité. In: Bredekamp, Horst et al., Hrsg.: Theatrum naturae et artis – Theater der Natur und Kunst. Essays zur Ausstellung. Berlin 2000, S. 151–158

Mazzolini, Renato G.: Plastic Anatomies and Artificial Dissections. In: Chadarevian, Soraya de und Nick Hopwood, Hrsg.: Models. The Third Dimension of Science. Stanford 2004, S. 43–69

Meyers Konversationslexikon. Bd. 17, Leipzig und Wien 5. Aufl. 1897

Micklich, Rainer: Louis Castan und seine Verbindungen zu Rudolf Virchow. Historische Aspekte des Berliner Panoptikums. In: Hahn, Susanne und Dimitrios Ambatielos, Hrsg.: Wachs-Moulagen und Modelle. Internationales Kolloquium. Dresden 1994, S. 155–161

Müller, Carl: Moderne Konservierungsverfahren. Berliner-Lokalanzeiger Nr. 485 vom 16. 10. 1898

Murken, Axel Hinrich: Vom Armenhospital zum Allgemeinen Krankenhaus. Zur Geschichte des St. Hedwig-Krankenhauses von den ersten Anfängen 1846 bis zur Nachkriegszeit. In: ders., Hrsg.: 150 Jahre St. Hedwig-Krankenhaus in Berlin 1846–1996. Der Weg vom Armenhospital zum Akademischen Lehrkrankenhaus. Herzogenrath 1996, S. 17–40

Nickol, Thomas: Das wissenschaftliche Werk des Arztes und Zahnarztes Carl Röse (1864–1947). Frankfurt am Main u. a. O. 1992

Noack, Thorsten: Begehrte Leichen. Der Berliner Anatom Hermann Stieve (1886–1952) und die medizinische Verwertung Hingerichteter im Nationalsozialismus. Medizin, Gesellschaft und Geschichte, Bd. 26, 2007, S. 9–35

Oettermann, Stephan: Alles-Schau: Wachsfigurenkabinette und Panoptiken. In: Kosok, Lisa und Mathilde Janim, Hrsg.: Viel Vergnügen. Öffentliche Lustbarkeiten im Ruhrgebiet der Jahrhundertwende. Essen 1992, S. 294–302

Oleschinski, Brigitte: Der „Anatom der Gynäkologie". Hermann Stieve und seine Erkenntnisse über Todesangst und weiblichen Zyklus. In: Kahrs, Horst et al., Hrsg.: Modelle für ein deutsches Europa. Ökonomie im Großwirtschaftsraum. Berlin 1992, S. 211–218

Pernkopf, Eduard: Technik der Herstellung anatomischer Präparate. In: Péterfi, Tibor, Hrsg.: Methodik der wissenschaftlichen Biologie. Bd. 1: Allgemeine Morphologie, Berlin 1928, S. 1154–1263

Pierers Konversations-Lexikon, hrsg. von Joseph Kürschner. Bd. 1, Berlin und Stuttgart 1888

Pierers Konversations-Lexikon, hrsg. von Joseph Kürschner. Bd. 12, Stuttgart 1893

Poggesi, Marta: Die Wachsfigurensammlung La Specola in Florenz. In: Museo La Specola Florence, Hrsg.: Encyclopaedia Anatomica. Köln u. a. O. 2006, S. 28–43

Pommer, Charlotte: Brief an Alexandra von Alvensleben. Archiv des Instituts für Zeitgeschichte München, Dokument Nr. ED 162, Auszug

Putz, Reinhard: Der Anatom, das Leben und der Tod. In: Bogusch, Gottfried et al., Hrsg.: Auf Leben und Tod. Beiträge zur Diskussion um die Ausstellung „Körperwelten". Darmstadt 2003, S. 35–42

Py, Christine und Cécile Vidart: Die Anatomischen Museen auf den Jahrmärkten. Freibeuter. Vierteljahresschrift für Kultur und Politik Nr. 27, 1986, S. 66–77

Richter, Stefan: Die Lehrsammlung des Zoologischen Instituts der Berliner Universität – ihre Geschichte und ihre Bedeutung. Sitzungsberichte der Gesellschaft Naturforschender Freunde zu Berlin. N. F. 37, 1998, S. 59–76

Rimmele, Markus: Der Kaiser wollte keine Weltstadt, er wollte eine Kulisse für Paraden. Der Tagesspiegel Nr. 17129, 2. August 2000

Romeis, Benno: Hermann Stieve †. Anatomischer Anzeiger 99, 1953, S. 400–440

Schade, Heidemarie: Durch die Kunst blüht das Gewerbe. Fotografien aus dem Nachlaß der Wachsfiguren-Fabrik Gebrüder Weber Berlin. Fotogeschichte. Beiträge zur Geschichte und Ästhetik der Fotografie 5, 1985, S. 33–48

Schagen, Udo: Die Forschung an menschlichen Organen nach „plötzlichem Tod" und der Anatom Hermann Stieve (1886–1952). In: Bruch, Rüdiger vom, Hrsg.: Die Berliner Universität in der NS-Zeit. Bd. II: Fachbereiche und Fakultäten. Stuttgart 2005, S. 35–54

Schlünder, Martina: Der Fuchs im Hühnerstall. Hermann Stieves Forschungen zum weiblichen Zyklus. Eine Untersuchung über den Zusammenhang von Angst, Neugier und Gewalt im naturwissenschaftlichen Erkenntnisprozeß. Berlin 11/2004. 20 Seiten, unveröffentlichtes Manuskript

Schnalke, Thomas: Vom Modell zur Moulage: Der neue Blick auf den menschlichen Körper am Beispiel des medizinischen Wachsbildes. In: Dürbeck, Gabriele et al., Hrsg.: Wahrnehmungen der Natur – Natur der Wahrnehmung. Studien zur Geschichte visueller Kultur um 1800. Dresden 2001, S. 55–69

Schnalke, Thomas: Demokratisierte Körperwelten. Zur Geschichte der veröffentlichten Anatomie. In: Bogusch, Gottfried et al., Hrsg.: Auf Leben und Tod. Beiträge zur Diskussion um die Ausstellung „Körperwelten". Darmstadt 2003, S. 3–28

Schnalke, Thomas: Moulagen. In: Gerabek, Werner E. et al., Hrsg.: Enzyklopädie Medizingeschichte. Berlin und New York 2005, S. 1012–1013

Seifert, Otto: Ein Blick in die Werkstatt des Anatomischen Präparators und einige Betrachtungen zur Nachwuchsfrage. Die Deutsche Arbeitsfront, Amt für Volksgesundheit / Fachgruppe Gesundheit, Fachschaft Grenzgebiete, Rundschreiben für Präparatoren und Gehilfen an anatomischen, pathologischen, gerichtl.-medizinischen und ähnlichen Instituten, Folge 2, 1937, S. 8–9

Seifert, Otto: Die Herstellung des Naturabgusses eines Muskelmannes. Die Deutsche Arbeitsfront, Fachamt Freie Berufe, Rundschreiben für Präparatoren und Gehilfen an anatomischen, pathologischen, gerichtl.-medizinischen und ähnlichen Instituten, Folge 18, 1941, S. 5–11

Seifert, Otto: Einbettung anatomischer Präparate in Celodal, Betrachtungen und Erfahrungen. Der Präparator 3, 1957, S. 47–48

Stieve, Hermann: Hans Virchow zum Gedenken. Anatomischer Anzeiger 92, 1942, S. 297–349

Tiedemann, Klaus: Möglichkeiten und Grenzen der Plastination. In: Wetz, Franz Josef und Brigitte Tag, Hrsg.: Schöne Neue Körperwelten. Der Streit um die Ausstellung. Stuttgart 2001, S. 21–32

Vargas, Luthero: Allgemeines über einen Naturgipsabguss eines Muskelmannes. Die Deutsche Arbeitsfront, Fachamt Freie Berufe, Rundschreiben für Präparatoren und Gehilfen an anatomischen, pathologischen, gerichtl.-medizinischen und ähnlichen Instituten, Folge 18, 1941, S. 2–5

Virchow, Hans: Die Aufstellung des Fuss-Skelettes. Anatomischer Anzeiger 7, 1892, S. 285–289

Waldeyer, Anton: Die Geschichte der Berliner Anatomie. Zeitschrift für ärztliche Fortbildung 54, Heft 9, 1960, S. 514–530

Waldeyer, Wilhelm: Katalog der anatomischen Sammlung, Nr. 26267–26358, 1881/82 begonnen. Charité – Universitätsmedizin Berlin, Centrum für Anatomie

Waldeyer, Wilhelm: Erinnerungen an die Weltausstellung in St. Louis Mo. 1904. Deutsche Medizinische Wochenschrift Nr. 1/3, 1905, 13 Seiten

Waldeyer, Wilhelm: Medizinische Fakultät. In: Lenz, Max, Hrsg.: Geschichte der königlichen Friedrich-Wilhelms-Universität zu Berlin. Bd. 3, Halle/Saale 1910, S. 129–141

Waldeyer-Hartz, Wilhelm von: Lebenserinnerungen. Bonn 1920

Werner, Gabriele: Die Zerstörung der Physis im Dienste der Menschenbildnerei. In: Bredekamp, Horst et al., Hrsg.: Theatrum naturae et artis – Theater der Natur und Kunst. Essays zur Ausstellung, Berlin 2000, S. 143–150

Wickersheimer, Jean: Kurze Anleitung zur Verwendung der Wickersheimer'schen Flüssigkeit für anatomische Präparate mit einem Anhange über Metallkorrosion. Berlin 1892

Winau, Rolf: Medizin in Berlin. Berlin und New York 1987

Winau, Rolf und Ekkehard Vaubel: Chirurgen in Berlin. 100 Porträts. Berlin und New York 1983

Winkelmann, Andreas und Udo Schagen: Hermann Stieve's Clinical-Anatomical Research on Executed Women During the „Third Reich". In: Clinical Anatomy, Bd. 22, 2009, S. 163–171

Wischmann, Tewes: „Paracyclische Ovulationen" und „Schreckblutung". Zur Rezeption der Arbeiten Hermann Stieves in der psychosomatischen Gynäkologie. In: Kästner, Ralph et al., Hrsg.: Dialog zwischen Klinik und Praxis – Kommunikation zum Nutzen der Patientin. Beiträge der 36. Jahrestagung der Deutschen Gesellschaft für Psychosomatische Frauenheilkunde und Geburtshilfe 2007. Frankfurt am Main 2008, S. 277–285

Witte, Wilfried: Die medizinhistorische Instrumentensammlung im Kaiserin-Friedrich-Haus in Berlin (1907–1947). Der Zusammenhang zwischen der ärztlichen Fortbildung und der Geschichte der Objekte der Medizin in Deutschland in der ersten Hälfte des 20. Jahrhunderts. Zeitschrift für ärztliche Fortbildung 86, 1992, S. 571–583

Witte, Wilfried: Erklärungsnotstand. Die Grippe-Epidemie 1918–1920 in Deutschland unter besonderer Berücksichtigung Badens. Herbolzheim 2006

Wittig, Burghard: Was Gene bestimmen und was nicht. In: Bogusch, Gottfried et al., Hrsg.: Auf Leben und Tod. Beiträge zur Diskussion um die Ausstellung „Körperwelten". Darmstadt 2003, S. 55–60

Wittern, Renate: Die Anfänge der Anatomie im Abendland. In: Schnalke, Thomas, Hrsg.: Natur im Bild. Anatomie und Botanik in der Sammlung des Nürnberger Arztes Christoph Jacob Trew. Katalog zur Ausstellung, Erlangen 1995, S. 21–51

Zimmermann, Susanne: „… er lebt weiter in seinen Arbeiten, die als unverrückbare Steine in das Gebäude der Wissenschaft eingefügt sind" – Zum Umgang mit den Arbeiten des Anatomen Hermann Stieve (1886–1952) in der Nachkriegszeit. In: Böhm, Boris und Norbert Haase, Hrsg.: Täterschaft – Strafverfolgung – Schuldentlastung. Ärztebiografien zwischen nationalsozialistischer Gewaltherrschaft und deutscher Nachkriegsgeschichte. Leipzig 2007, S. 29–40

Abbildungsnachweis

Abb. 14.1–14.6: Centrum für Anatomie, Charité – Universitätsmedizin Berlin

15 Trichinellas Wanderwege
Entdeckungsgeschichte eines Parasiten auf Objektträgern

Beate Kunst

Das Berliner Medizinhistorische Museum der Charité birgt in seinen Sammlungen einige Objekte, die auf den Pathologen Rudolf Virchow (1821–1902) zurückgehen. Den größten Teil davon bilden makroskopische Präparate. Zeugen der intensiven Mikroskopiertätigkeit des Begründers der Zellularpathologie in Form von histologischen Präparaten sind leider fast nicht erhalten geblieben. Allein dies mag Grund genug sein, die verbliebenen drei Objektträger liebevoll mit Baumwollfäden auf dickem Papier zu befestigen, dieses zu rahmen und mit dem Namen des „Herstellers" zu versehen. „Trichinose aus dem Jahre 1859. Originalpräparate von Rudolf Virchow" lautet die Aufschrift auf dem Präsentationsblatt. Entfernt man die Objektträger, werden Verfärbungen auf dem Papier sichtbar – der Rahmen war also längere Zeit dem Licht ausgesetzt (Abb. 15.1). Auf der Rückseite findet sich ein Aufkleber mit der Registriernummer „103".

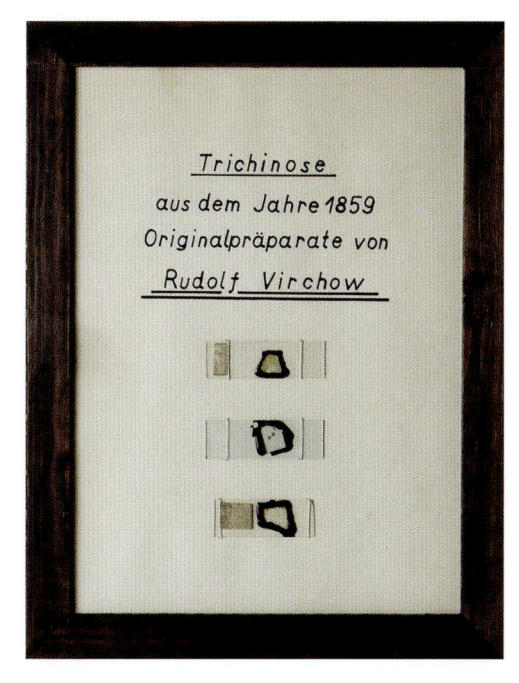

Abb. 15.1 Drei gerahmte Objektträger aus dem Nachlass von Rudolf Virchow

220 | Teil I Objektgeschichten

Vor der Eröffnung des Berliner Medizinhistorischen Museums der Charité im Jahre 1998 wurden historische Präparate und andere Objekte in den Gängen und in einigen Räumen des Instituts für Pathologie der Charité in Berlin-Mitte ausgestellt. In einem Besprechungsraum waren „Virchow-RARA" zu sehen. Der Rahmen mit den drei Objektträgern hing – nach Angaben langjähriger Institutsmitarbeiter – dort an der Wand. 1994 wurde der Raum zum Direktorenzimmer umgewandelt.

Der Text auf dem Präsentationsblatt ist mit Feder geschrieben, sein Autor unbekannt. Dieser verweist aber nicht nur auf die Person Rudolf Virchows, sondern auch auf ein Ereignis, das einen Meilenstein in der Entdeckung des Entwicklungszyklusses eines insbesondere ab der zweiten Hälfte des 19. Jahrhunderts europaweit gefürchteten humanparasitären Wurmes darstellt.

15.1 Klassifikation und Anatomie der Trichinellen

Die Trichinellen gehören nach der Systematik des Tierreiches zum Unterstamm der Nematoda, der Fadenwürmer. 75 % der Nematoden sind freilebend (davon 50 % in Meer- und Süßwasser, 25 % Bodenbewohner); 10 % parasitieren in Pflanzen und 15 % in Tieren. Die farblose Trichinelle hat eine stabile Außenhaut, die Kutikula. Diese wird von der darunter liegenden Hypodermis gebildet und verleiht ihr als Außenskelett Stabilität. Der mit Flüssigkeit gefüllte Körper des Wurmes und eine einschichtige Lage von Muskelzellen, die sich der Hypodermis anschließt, versetzt ihn in die Lage, schlängelnde Bewegungen zu vollführen. Die Trichinelle besitzt zwei Nervenstränge, die über einen Nervenring in Verbindung stehen, der im vorderen Körperteil lokalisiert ist (Abb. 15.2). Der zu Beginn sehr muskulöse Schlund pumpt Nahrung in den Verdauungstrakt. Dahinter

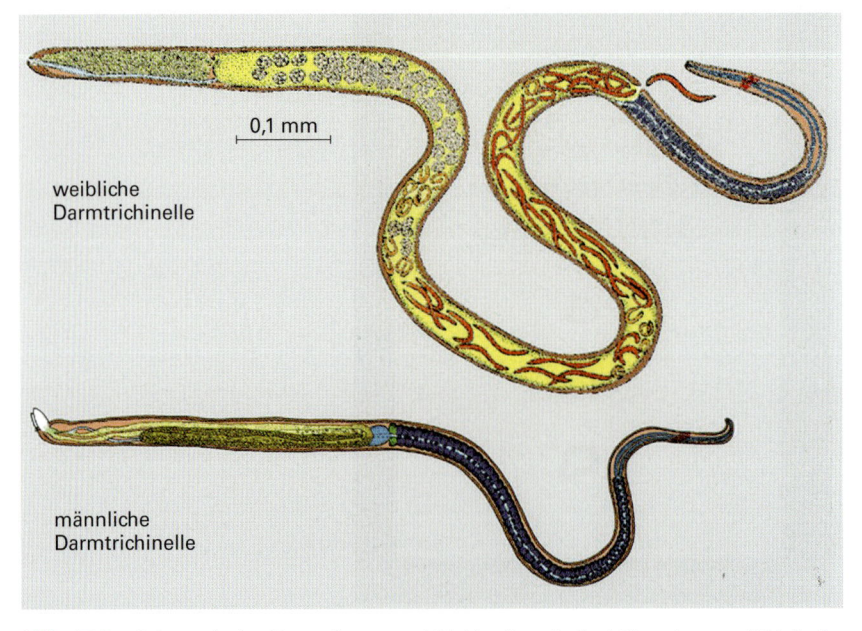

Abb. 15.2 Schematische Darstellung von *Trichinella spiralis*, Männchen und Weibchen

folgt das Stichosom, ein Rohr aus Kutikula, Hypodermis, Muskelstrang und drei Reihen sehr großer Drüsenzellen, den Stichozyten. Das Weibchen ist mit 3 bis 4 mm Länge bei einem Durchmesser von 0,04 bis 0,06 mm deutlich größer als das Männchen mit 1,4 bis 1,6 mm Länge bei gleichem Durchmesser. Die Geschlechtsöffnung des Weibchens befindet sich im vorderen Körperdrittel, der männliche Genitaltrakt endet zusammen mit dem Enddarm am Körperende in die Kloake. Diese wird von zwei Geschlechtszapfen umschlossen, welche bei der Paarung der Verankerung zwischen Männchen und Weibchen dienen. Einen Penis besitzt das Tier nicht (Abb. 15.3).[1]

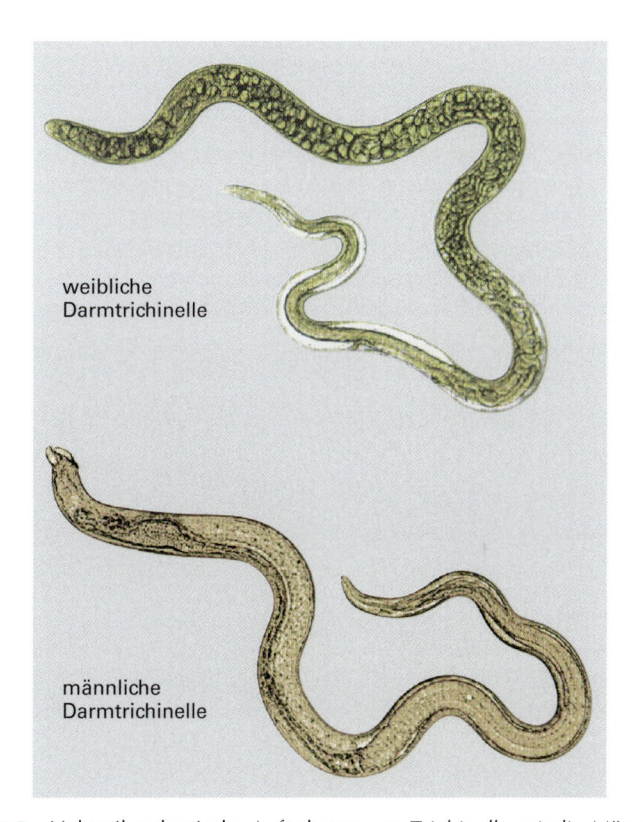

Abb. 15.3 Lichtmikroskopische Aufnahmen von *Trichinella spiralis*, Männchen und Weibchen

15.2 Wie kommt die Trichinelle in den menschlichen Darm?

Über ungares infiziertes Muskelfleisch insbesondere von Schweinen gelangt der Wurm als Muskeltrichinelle in Form einer eingekapselten Larve in den menschlichen Körper. Fleisch und Kapsel werden im Wirt verdaut. Die freigesetzten Larven bohren sich im vorderen Teil des Dünndarms in das Schleimhautepithel ein. Hier wächst die Larve schnell heran und durchläuft bis zur Geschlechtsreife vier Häutungen. Nach ihrem neuen Aufenthaltsort wird die geschlechtsreife Trichinelle dann Darmtrichinelle genannt.

---

[1] Vgl. Lee, 2002.

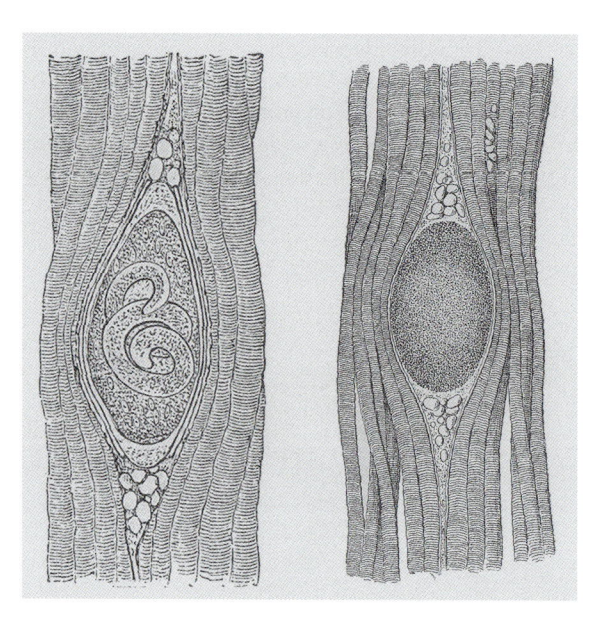

Abb. 15.4 Eingekapselte Muskeltrichinellen; links: unverkalkte Kapsel, rechts: verkalkte Kapsel

Etwa 30 Stunden nach der Infektion (*post infectionem* = *p. i.*) paaren sich die Tiere. Das Weibchen ist lebendgebärend und setzt frühestens ab dem siebten Tag *p. i.* insgesamt etwa 1.000 bis 1.500 Junge frei. Diese Larven machen sich als Wandertrichinellen auf Wohnortsuche. Sie bohren sich in das unter der Schleimhaut gelegene Bindegewebe des Darmes und gelangen in ein Lymph- oder Blutgefäß. Über den Körperkreislauf erreichen sie schließlich alle Organe des Wirtes. Ihr bevorzugtes Domizil ist die quergestreifte Muskulatur mit einem hohen Bewegungspotenzial wie Zwerchfell- und Zwischenrippenmuskulatur, Zunge, Augenlider. Dort dringen sie in eine Muskelfaser ein und wachsen zur Muskeltrichinelle heran. Die von der Larve abgegebenen Sekrete bewirken einen Umbau der Muskelfaser. Ihr Inhalt, das Sarkoplasma, wird aufgelöst, ihre Umhüllung, das Sarkolemm, verdickt sich. Durch zusätzliche Kollagenablagerungen wird der Wurm eingekapselt. Das neue Gebilde erhält ein Netzwerk von Blutkapillaren, die der Ernährung der Larve dienen. Die Trichinelle rollt sich in der entstehenden Kapsel auf und wächst innerhalb von etwa vier bis sechs Wochen auf circa 1 mm heran. Frühestens in der vierten Woche *p. i.* ist die Larve für einen neuen Wirt infektionsfähig (Abb. 15.4). Nach einigen Monaten rundet sich die Kapsel ab. Im ersten Jahr ist sie meist noch durchsichtig, lagert aber ab dem fünften Monat Kalksalze ein. In diesem Zustand harrt die Muskeltrichinelle der oralen Aufnahme durch einen neuen Wirt.[2]

15.3 Wer kommt als Wirt infrage?

Fast alle Säugetiere und auch einige Vögel können sich mit Trichinellen infizieren. Bestens aufeinander abgestimmt ist das Wirt-Parasit-Verhältnis zwischen Schwein und Tri-

---

[2] Vgl. Virchow, 1864; Virchow, 1865; Zenker, 1866; Leuckart, 1866b; Johne, 1898; Lee, 2002.

chinelle. Das Schwein zeigt kaum Krankheitssymptome, lässt sich weiterhin gut mästen und seine Trichinellen entwickeln sich prächtig. Auch Ratten sind sehr empfänglich für Trichinellen; bei ihnen endet eine Infektion jedoch oft tödlich. Da Schweine auch tote Ratten fressen, nimmt man an, dass früher – unter schlechteren hygienischen Bedingungen – die Hauptinfektionsquelle für das Schwein die Ratte war. Die Würmer sind heute am häufigsten in Osteuropa und Nordamerika anzutreffen.[3] Aufgrund der obligatorischen Fleischbeschau ist in Deutschland fast nur noch der sich in der freien Natur abspielende Zyklus von Belang. Als Trichinellen-Reservoir gelten insbesondere Mäuse und Füchse. Eine Untersuchung aus dem Jahre 2004 hat ergeben, dass 21 % der Füchse in Bayern mit Trichinellen infiziert sind.[4] Durch den Verzehr ungeprüften Fleisches von Pferden und Wildschweinen erkranken europaweit die meisten Menschen an Trichinellose. In Deutschland werden jährlich etwa 40 Millionen Hausschweine, 15.000 Pferde und 200.000 Wildschweine auf Trichinellen untersucht. Bei den Hausschweinen sind davon im Schnitt zwei Trichinella-positiv.[5]

15.4 Verlauf der Erkrankung

Die Trichinellose ist meldepflichtig. Stark trichinellöses Fleisch enthält mehrere hundert Larven pro Gramm! Schon weniger als 200 im Darm freigesetzte Trichinellen können zu einer Erkrankung führen und 2.000 von ihnen gegebenenfalls für den Menschen tödlich sein. In der Regel sind dafür allerdings deutlich höhere Infektionsraten nötig, etwa um die 100.000 Larven. Nach Angaben des Robert Koch-Institutes gibt es hierzulande jährlich etwa fünf bis zehn Erkrankungen.[6] Selten kommt es dennoch zu kleineren Epidemien wie beispielsweise 1998, als 52 Personen in elf Städten Nordrhein-Westfalens nach dem Verzehr von Mettwurst und Hackfleisch eines vermutlich aus Osteuropa importierten Schweines erkrankten.[7] Zu Beginn der Infektion – in jenem Stadium, in dem innerhalb von 30 Stunden aus den Larven die Darmtrichinellen heranwachsen – kann der Mensch unter Unterbauchschmerzen, Durchfall, Übelkeit, Erbrechen und Schwindel leiden.

Die Wandertrichinellen vermögen ab dem siebten Tag *p. i.* Schwellungen der Muskulatur insbesondere der Augenlider, Muskelschmerzen, Atemstörungen, Schluckbeschwerden und Fieber auszulösen. Diese Symptome können auch später beginnen und bis zur sechsten Woche *p. i.* andauern. Hat sich ein Mensch infiziert, versucht man die Trichinellen noch im Darm oder auf ihrer Wanderschaft durch Antiwurmmittel abzutöten und auszutreiben. Chemotherapeutika verringern irreversible Schäden an der Muskulatur. Sind die Larven aber schon eingekapselt, ist ein Erfolg der Therapie nicht gesichert. Bei sehr geringem Befall verlaufen die Krankheitsphasen oft symptomlos. Die Präsenz der infektionsfähigen Kapseln in der Muskulatur bleibt dann meist ebenfalls unbemerkt. Die Muskeltrichinellen können in ihren Kapseln sehr viele Jahre überleben.

---

[3] Vgl. Robert Koch-Institut, 2002; Lee, 2002; Bundesinstitut für Risikobewertung, 2006/2007.
[4] Vgl. Galster und König, 2004, S. 17.
[5] Vgl. Bundesinstitut für Risikobewertung, 2007, S. 1.
[6] In den Jahren 2001 wurden dem Robert Koch-Institut 5, 2002=10, 2003=3, 2004=5, 2005=0 und 2006=22 Erkrankungsfälle gemeldet – vgl. Robert Koch-Institut, 2007a, S. 170.
[7] Vgl. Robert Koch-Institut, 2002, S. 12.

Trichinellen treten weltweit auf. Unter anderem humanparasitär sind die Arten *Trichinella spiralis*, *T. pseudospiralis*, *T. nativa*, *T. nelsoni* und *T. britovi*. In Deutschland sind *T. spiralis*, sehr selten *T. britovi* und neuerdings auch *T. pseudospiralis* als Auslöser der Trichinellose von Bedeutung.[8]

15.5 Frühere Vermutungen über Helminthen

Eingeweidewürmer konnten den Menschen nicht verborgen bleiben, waren doch die riesigen Spulwürmer und die abgehenden Bandwürmer bei Tier und Mensch ein allzu sichtbares Zeugnis ihrer Existenz. In den Hippokratischen Schriften werden sie als „Helminthen" bezeichnet – ein Begriff, der noch heute verwendet wird, obwohl er Individuen ganz unterschiedlicher Tierstämme umfasst.

Ende des 17. Jahrhunderts wurde für Insekten die Metamorphose und eine geschlechtliche Fortpflanzung bewiesen, die man bis dato nur den Vögeln und Säugetieren zuerkannte. Aus dem als „Fleischwurm" bezeichneten Organismus wurde die Fliegenlarve. Mit Hilfe des Mikroskops konnten Zoologen Eier in Bandwürmern erkennen. Einige vermuteten, dass sich der Eingeweidewurm nach dem Verschlucken kleiner Würmer oder von Eiern entwickle. Es fehlte aber der Beweis. Die Frage, wie Würmer in Eingeweide, Gehirn, Niere, Blut und Bindegewebe gelangten, blieb unbeantwortet. Probleme bereiteten insbesondere die Zystizerken. Hierbei handelt es sich um die Jugendstadien von bestimmten Bandwürmern, die Blasenwürmer genannt und für erwachsene Tiere gehalten wurden. Sie besitzen keine Reproduktionsorgane, ihre Entstehung war deshalb unerklärlich. Wie schon die Autoren der Antike gingen daher führende Helminthologen noch im ersten Drittel des 19. Jahrhunderts von einer Urzeugung der Eingeweidewürmer im Wirtsorganismus aus. Sie entstünden aus dem überall im Körper vorhandenen Urschleim, der je nach Individuum unterschiedlich beschaffen sei. Dort wirkten Kräfte, die den Schleim in eine höhere Lebenstätigkeit versetzten und schließlich belebten: Ein Wurm entsteht.[9]

Erst in den späten 1830er Jahren formiert sich eine größere Fraktion gegen die Vorstellung der Urzeugung. Es werden immer wieder Embryonen in Eiern entdeckt, die ihren Eltern gar nicht ähnlich sehen. Man vermutet ein Wartestadium. Es sollte jedoch noch einige Jahre dauern, bis diese Annahme durch Gottlob Friedrich Heinrich Küchenmeister (1821–1890), den Begründer der experimentellen Helminthologie, ihre endgültige Bestätigung findet: Mit Hilfe zahlreicher Tier- und auch einiger Menschenversuche kann er belegen, dass sich die Bandwürmer über Eier vermehren, für ihre Entwicklung zum geschlechtsreifen Tier mindestens zwei verschiedene Wirte nötig sind (Wirtswechsel) und dass sie Wartestadien ausbilden. Die Blasenwürmer, die Zystizerken, seien somit Jugendstadien von damals schon bekannten Bandwürmern.[10]

15.6 *Trichina spiralis*

Die Trichinelle ist der Diskussion um ihre Urzeugung weitgehend entgangen, da sie aufgrund ihrer geringen Größe erst spät entdeckt und als Wurm erkannt wurde. Der Hei-

---

[8] Vgl. Bundesinstitut für Risikobewertung, 2006/2007; Robert Koch-Institut 2007b.
[9] Vgl. Grove, 1990; Becker und Schmidt, 1975.
[10] Vgl. Küchenmeister, 1855.

delberger Anatom und Physiologe Friedrich Tiedemann (1782–1861) findet 1822 bei der Sektion eines starken Brandy-Trinkers weiße Konkremente in den Muskeln insbesondere der Extremitäten. Er lässt sie chemisch analysieren, zieht aber keine weiteren Schlüsse. John Hilton (1804–1878), Prosektor am Guy's Hospital in London, entdeckt einige Jahre später bei einer Sektion ebensolche Konkremente und vermutet, dass es sich hier um verendete Zystizerken handele.

1834 bemerkt der 21jährige Medizinstudent James Paget (1814–1899) bei einer Sektion im Londoner St. Bartholomew's Hospital eine große Anzahl von weißen Punkten in den Muskeln des Toten. Auch wenn der Prosektor ihm erklärt, sie seien als kleine Knochensplitter oder als Folge der Lagerung der Leiche zu interpretieren und träten häufiger auf, öffnet er einige Kapseln – und findet einen Wurm. Die Publikation und weitere Studien überlässt Paget dann seinem Lehrer Richard Owen (1804–1892), der eine später von vielen Forschern kritisierte Beschreibung der Anatomie dieses Wurmes gab. So erkannte Owen weder die Anlage der Geschlechtsorgane noch den Verdauungstrakt des Nematoden. Er vermutete in dem Organismus einen adulten Wurm, der sich durch Knospung vermehre. Owen war es auch, der den Gattungsnamen „Trichina" vergab (gr. *thriches* = Haar) und „spiralis", um der aufgerollten Form des Wurmes Rechnung zu tragen.[11] Allerdings hatte er nicht beachtet, dass der Gattungsname „Trichina" schon drei Jahre zuvor von dem Insektenforscher Johann Wilhelm Meigen (1764–1845) für die stark behaarte Tanzfliege *Trichina clavipes* vergeben worden war.

Erst 1896 bringt der Zoologe und Botaniker Alcide-Louis-Joseph Railliet (1852–1930) die Welt der Systematik des Tierreiches wieder in Ordnung. Er ändert den Gattungsnamen in „Trichinella" – trotzdem wird auch heute noch oft der alte Gattungsname „Trichina" verwendet und man spricht bei der von ihr ausgelösten Erkrankung auch von der Trichinose, obwohl es eigentlich Trichinellose heißen müsste. Ebenfalls 1835 kann Jakob Henle (1809–1885), zu dieser Zeit Prosektor bei Johannes Müller (1801–1858) in Berlin, erstmals in Deutschland bei zwei Sektionen am Menschen Muskeltrichinen nachweisen. Carl Theodor Ernst von Siebold (1804–1885), Professor für Zoologie in Erlangen, und der französische Zoologe Félix Dujardin (1801–1860) konstatieren 1844 unabhängig voneinander, dass es sich bei dem Wurm um ein Juvenilstadium handele. Siebold vermutet in der Kapsel einen Irrläufer der Spulwurmlarve *Ascaris lumbricoides*.[12] Der Tübinger Anatom Hubert von Luschka (1820–1875) erkennt im gleichen Jahr das Vorderteil des Wurmes.[13]

1846 beißt der US-Amerikaner Joseph Leidy (1823–1891) in ein Stück Schweinefleisch, als ihm weiße Punkte auffallen, ähnlich denen, die er schon bei Sektionen gesehen hat. Unter dem Mikroskop sieht er die abgetöteten Rundwürmer. Er erkennt keinen morphologischen Unterschied zwischen den Würmern in Schweinen und denen im Menschen und publiziert dies 1847.[14]

1845 entdeckt der Göttinger Zoologe Gustav Herbst (1803–1893) Trichinen in einer Katze und 1848 in einem Hund. Danach wird bei verschiedenen Warmblütern nach Trichinen gesucht und sie werden zuhauf gefunden. Herbst füttert Tiere mit trichinösem

---

[11] Vgl. Owen, 1835.
[12] Vgl. Küchenmeister, 1855, S. 43.
[13] Vgl. Grove, 1990, S. 577.
[14] Vgl. ebd.

Fleisch und erkennt, dass diese wiederum Trichinen in ihren Muskeln aufweisen. 1851 konstatiert er, dass – im Gegensatz zu den Bandwürmern – die Trichinen nur ein einziges Mal aufgenommen werden müssen, um eine neue Brut hervorzubringen. Es sei also kein Zwischenwirt nötig. Eine Annahme, die seit Küchenmeisters Ergebnissen alle bisherigen Erkenntnisse eines obligatorischen Wirtswechsels der Helminthen widerspricht. Diese Meinung bleibt daher noch lange umstritten. Da die Würmer so gleichmäßig im Körper verteilt sind, vermutet Herbst ihre Verbreitung über das Blutgefäßsystem.[15] Auch diese Ansicht setzt sich lange nicht durch. Andere Forscher halten daran fest, dass sich der Wurm aktiv zu seinem Infektionsort bewege. 1851 erkennt Hubert von Luschka ein Kapillarnetz um die äußere Trichinenkapsel.[16] 1855 vermutet Friedrich Heinrich Küchenmeister, dass die Eier des Peitschenwurmes *Trichocephalus dispar* (heute *Trichuris trichiura*) in den Menschen gelangen und sich dort zu dessen Larvenstadium, der Trichine, entwickeln.[17] Der Gießener Zoologe Rudolf Leuckart (1822–1898) findet 1857 nach Verfütterung trichinenhaltigen Fleisches an Mäuse Würmer im Darm, die schnell an Größe zunehmen. Er erkennt in ihnen aber keine Geschlechtstiere.[18]

15.7 Rudolf Virchows Versuche im Jahr 1859

Rudolf Virchow bringt schließlich Aufklärung. 1856 war er aus Würzburg an die Berliner Charité, an der er schon von 1846 bis 1849 gearbeitet hatte, zurückgekommen und nun als Prosektor und Professor für Pathologische Anatomie tätig. Hier beginnen auch seine Studien zu den Trichinen. Im Jahre 1857 zieht er in dem von ihm herausgegebenen „Archiv für pathologische Anatomie und Physiologie und für klinische Medicin" eine Bilanz seiner bisherigen helminthologischen Erkenntnisse. Er vergleicht seine Sektionsergebnisse in Würzburg und Berlin und kommt zu dem Schluss, dass er in Würzburg Helminthen viel seltener angetroffen habe als in Berlin. Der Pathologe begründet dies mit regionalen Unterschieden. Nur bei der Trichine meint er einen Umkehrschluss ziehen zu können: „Was die eigentlichen Rundwürmer betrifft, so möchte ich von ihnen eher behaupten, dass sie in Würzburg ungleich häufiger vorkommen, als in Berlin. Selbst den eingekapselten Rundwurm, die *Trichina spiralis*, sammelte ich dort zweimal in sehr grosser Menge in den Muskeln, während ich hier nie so glücklich war, ihn anzutreffen."[19] Für diese etwas vage Statistik addiert Virchow seine gesamten Berliner Charité-Jahre – das sind bis dahin 6½ – und stellt diese seiner fast siebenjährigen Tätigkeit in Würzburg gegenüber. Wie viele Sektionen er in den jeweiligen Zeiträumen durchführte, erfahren wir in diesem Bericht nicht.

1860 revidiert Virchow diese Angaben. Er schreibt: „In meinem früheren Artikel […] hatte ich erwähnt, dass ich in Berlin nie so glücklich gewesen sei, die Trichina spiralis anzutreffen. Diess hat sich seitdem wesentlich geändert, so dass es mir z. B. im Jahre 1859 gelungen ist, etwa 6 Fälle davon zu beobachten, in denen meist eine ungeheuer grosse Zahl von Thieren vorhanden war."[20] Begründen kann Virchow diese plötzliche

---

[15] Vgl. ebd., S. 578.
[16] Vgl. von Luschka, 1851.
[17] Vgl. Küchenmeister, 1855, S. 236.
[18] Vgl. Grove, 1990, S. 580.
[19] Virchow, 1857, S. 81; [Hervorhebung durch Virchow].
[20] Virchow, 1860, S. 330.

Zunahme mit der üblichen Vorgehensweise bei einer Autopsie: „Jeder Arzt, der Sectionen macht, weiss es, dass die Rücksicht auf die Muskeln, zumal wo es sich um so feine Verhältnisse handelt, in der Regel durch wichtigere Gesichtspunkte verdrängt wird, ja dass sehr häufig äussere Umstände eine ausgedehntere Untersuchung hindern. Dazu kommt, dass bei der oft grossen Zahl von Umstehenden, bei dem Mangel an Zeit weder jene Ruhe, noch jene günstige Beleuchtung immer gewonnen wird, welche nöthig wäre. Und so mag es sich wohl leicht erklären, dass bis jetzt so viel mehr Fälle von Trichina auf den Präparirsälen der anatomischen Theater, als in den Sectionsräumen der pathologischen Institute oder den Privatzimmern, wo der praktische Arzt seine Autopsien anstellen muss, beobachtet worden sind."[21]

Rudolf Virchows Interesse an den Trichinen nimmt zu. Er hatte schon früh Tierversuche zur Erforschung von Krankheitsbildern gefordert und macht nun in der nahe gelegenen Tierarzneischule auch Fütterungsversuche mit Trichinen. Am 1. August 1859 berichtet er der Berliner Gesellschaft für wissenschaftliche Medicin über einen solchen Versuch. Im Sitzungsprotokoll wurde dazu folgendes festgehalten: „Hr. Virchow macht darauf der Gesellschaft Mittheilung über einen Fütterungsversuch mit *Trichina spiralis*. […] Herr Virchow fütterte einen Hund mit menschlichen Trichinen. Bei der Section des Thieres fanden sich dann 3½ Tage nach der Fütterung: hämorrhagische doppelseitige Pleuritis, Knoten in den Lungen, im Darme sehr zahlreiche mikroskopische Würmer, während die gefütterten Trichinen nicht wieder aufgefunden wurden. Die im Darme befindlichen Würmer zeigten deutliche Eier und Samenzellen, dagegen fehlte ihnen Penis und Penisglocke, so dass es vorläufig nicht wahrscheinlich ist, dass Trichocephalus aus ihnen hervorgehe. Küchenmeister hat die Ansicht ausgesprochen, dass Trichina in Trichocephalus überginge. Neben jenen entwickelten Thierchen fanden sich noch solche, welche keine deutlichen Eier und Samenblasen hatten und bis auf die Grösse mit den Trichinen ganz übereinstimmten."[22] Virchow erkennt und beschreibt somit als erster Forscher die geschlechtsreife Trichine, die Darmtrichine, die sich aus der Muskeltrichine entwickelt hat (Abb. 15.5).

Zu Beginn des Jahres 1860 blickt der Pathologe in seinem Archiv auf diesen bedeutsamen Versuch zurück. Er bedauert den Umstand, dass er aufgrund einer längeren Reise das dabei gewonnene Material nicht richtig auswerten konnte. Virchow hatte im Juli des Jahres 1859 bei der Sektion eines Menschen zahlreiche lebende Muskeltrichinen gefunden. Für einen Tierversuch war Eile geboten, er hatte aber nur einen kleinen Hund zur Verfügung, der zwar gesund schien, aber schon als Versuchstier gedient hatte. Der Hund erhielt eine Portion Muskelfleisch und verstarb, zu Virchows Vorteil, nach 3½ Tagen. Wie erst einige Monate später durch Rudolf Leuckart entdeckt werden sollte, wachsen die Trichinen innerhalb kürzester Zeit zur Darmtrichine heran und sind meist nur eine Woche nachweisbar.[23] In der Regel treten die schlimmsten Krankheitssymptome aber erst nach Freisetzen der Wandertrichinen auf – die meisten Forscher untersuchten ihre Versuchstiere erst dann. Virchow war überzeugt, verschiedene Entwicklungszustände der zur Geschlechtsreife heranwachsenden Trichinen unter dem Mikroskop entdeckt zu haben. Er ließ seinen Zeichner Skizzen anfertigen: „Abgesehen von ihrer Aehn-

---

[21] Ebd.
[22] Anonym, 1860, S. 430; [Hervorhebung im Original].
[23] Vgl. Leuckart, 1860.

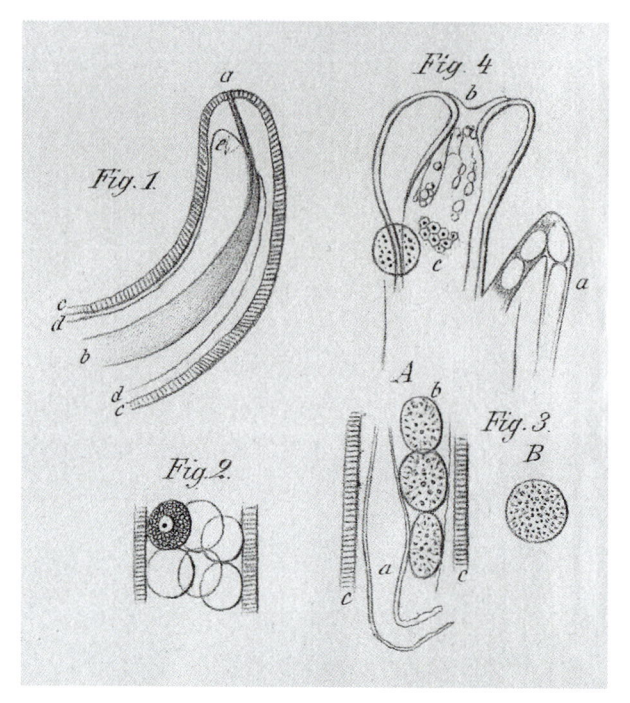

Abb. 15.5 Zeichnungen aus Rudolf Virchows Publikation von 1860. Fig. 1: Körperende des Trichinella-Weibchens mit Darmausgang und blind endendem Ovar; Fig. 2: Teilstück des weiblichen Eileiters; Fig. 3: links: Darmabschnitt und Samenzellen. Fig. 4: Körperende des Trichinella-Männchens (zerrissenes Präparat)

lichkeit, von ihrer grossen Zahl, von ihrer ungewöhnlichen Beschaffenheit, fanden sich neben ihnen auch einzelne abgestorbene, jedoch in der Entwickelung etwas vorgeschrittene Trichinen, zum Theil noch halb in Reste ihrer Cyste eingeschlossen; viele andere, gut ausgebildete hatten neben sich eine weissliche Masse, die sie auch wohl halb umhüllte, welche gleichfalls Aehnlichkeit mit der alten Kapsel darbot."[24] Über die Präparate aus diesem Versuch schreibt Virchow allerdings: „Leider gingen darüber [gemeint ist hier die Vorbereitung zur Reise] auch die gesammelten Präparate bis auf ganz unvollständige Spuren verloren. […] Ich unterlasse es absichtlich, nach den wenigen, mir gebliebenen, überall nur aus zerrissenen Exemplaren bestehenden Präparaten weitere Ergänzungen hinzuzufügen, da ich fürchte, dass manche Besonderheit erst nachträglich hinzugekommen ist."[25]

Nach dieser Vorwarnung ist man überrascht, auf den 150 Jahre alten Präparaten unter dem Mikroskop überhaupt noch Strukturen zu finden (Abb. 15.6). Zwei der Objektträger tragen die gleiche – schon sehr stark verblasste und nur noch schwer lesbare Aufschrift: „Trichina adulte – Hund-Darm – Aug. 59". Die Handschrift auf den Darmpräparaten kann Virchow zugeordnet werden. Bei einem in den Präparaten ausge-

---

[24] Virchow, 1860, S. 342 f.
[25] Ebd., S. 342 u. 344.

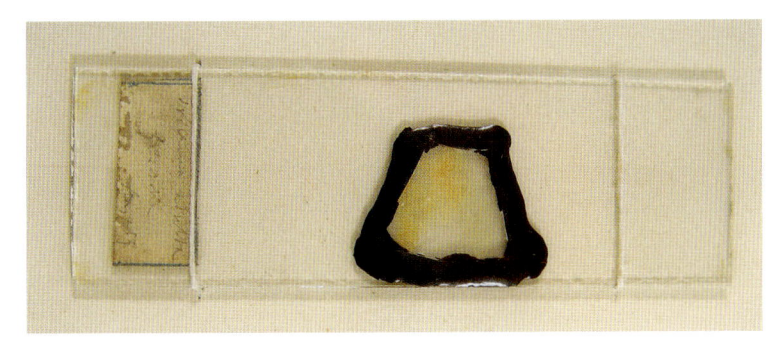

Abb. 15.6 Eines der beiden von Rudolf Virchow gefertigten Darmpräparate von 1859 mit verblasstem Etikett

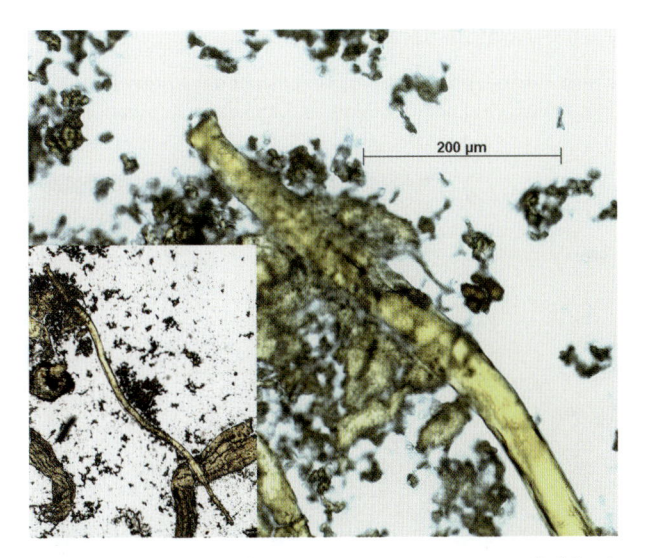

Abb. 15.7 Links unten Ansicht des gesamten Tieres. Das Detailbild zeigt vermutlich das Hinterende einer männlichen Darmtrichinelle.

machten Wurm handelt es sich höchstwahrscheinlich um eine etwa 1600 µm lange, männliche Trichine (Abb. 15.7). Dies ist deshalb erwähnenswert, da Virchow insbesondere aufgrund des geschlechtsreifen Männchens die These Küchenmeisters widerlegte, dass sich aus der Muskeltrichine der Peitschenwurm *Trichocephalus dispar* entwickle. Das Trichinenmännchen besitzt im Gegensatz zu diesem keinen Penis, hat aber einen Geschlechtszapfen (Abb. 15.8). Abbildung 15.9 – ein weiterer Ausschnitt aus dem Präparat – zeigt einige noch heranwachsende Trichinen.[26] Im anderen Präparat konnte eine frisch entkapselte Trichinenlarve ausgemacht werden (Abb.15.10). Auf dem dritten

---

[26] Besonderer Dank gilt im Zusammenhang mit den mikroskopischen Aufnahmen und der Größenbestimmung Christa Scholz, ehemals Institut für Pathologie der Charité, und Prof. Rudolf Meyer vom Deutschen Herzzentrum Berlin, der ebenfalls die Schnitte beurteilt hat.

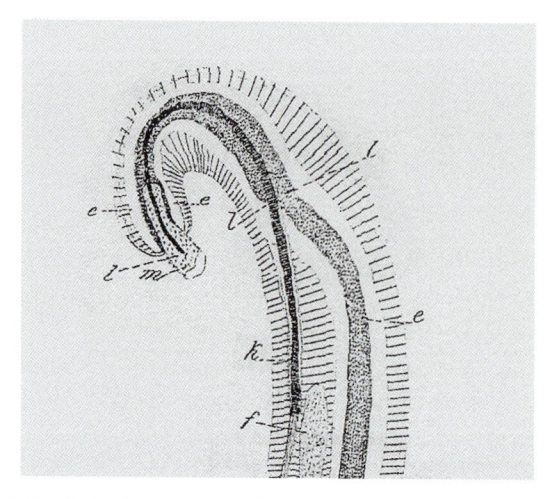

Abb. 15.8 Der Peitschenwurm *Trichocephalus dispar*. Teilansicht des Körperendes nach Küchenmeister, 1855: f: Samengang; k: Penis; l: Ende des Penis; e: Kloake; m: Kopulationsanhang

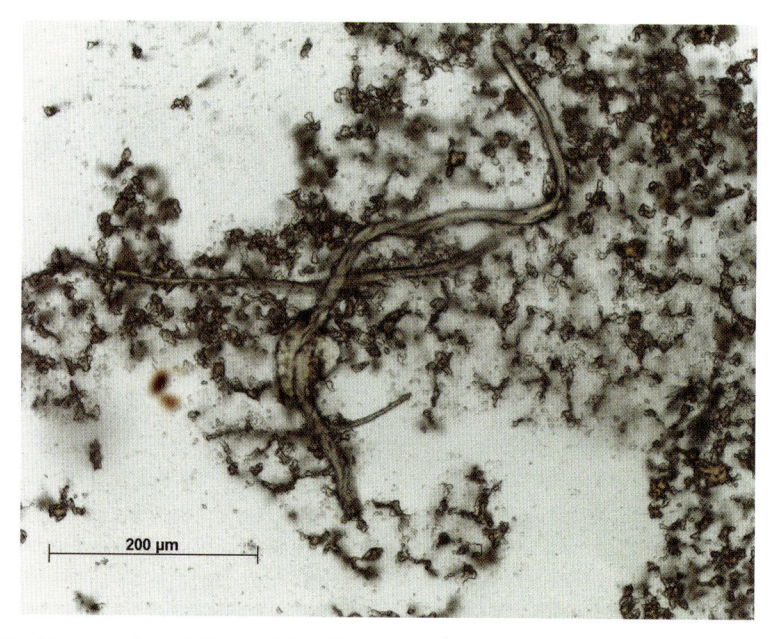

Abb. 15.9 Heranwachsende Darmtrichinellen aus einem der Präparate von 1859

Objektträger wurde quergestreifte Muskulatur aufgebracht. Das Präparat ist nicht beschriftet. Hier konnten keine Würmer entdeckt werden – da der Hund aber schon 3½ Tage *p. i.* starb und das Weibchen in der Regel nicht vor dem 7. Tag ihre Larven gebiert, ist dies nicht verwunderlich.

Virchow konnte 1860 seine Ergebnisse mit Fütterungsversuchen an Kaninchen und Katzen bestätigen. Rudolf Leuckart ergänzte sie im gleichen Jahr mit Versuchen an Hund

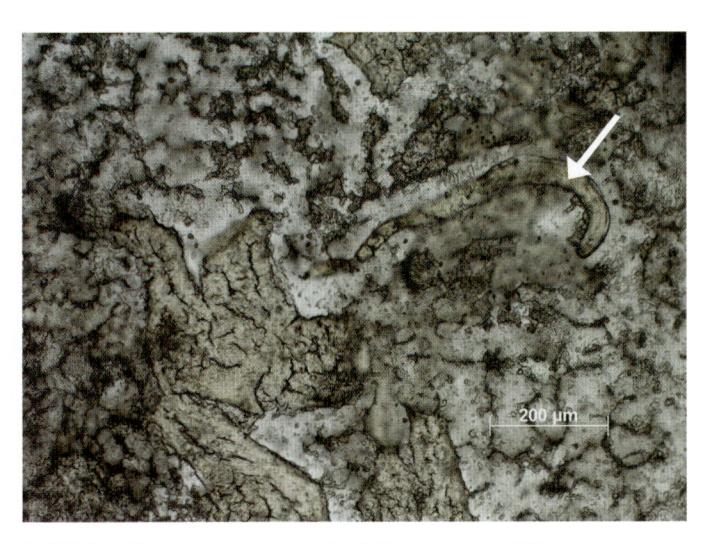

Abb. 15.10 Trichinellenlarve aus einem der Präparate von 1859

und Ferkel. Virchow hat noch einige Zeit weiter über Trichinen gearbeitet und sich für die zellularpathologische Seite der Infektion und die Parasit-Wirt-Interaktion interessiert. Er erforschte den Durchtritt der Trichinen-Embryonen durch die Darmwand und erkannte als erster, dass sich der Wurm in einer Muskelfaser und nicht zwischen diesen niederlässt.[27] Seine Theorie, dass nicht der Parasit, sondern die Wirtszelle die Kapsel bildet, wird erst viele Jahre später endgültig bestätigt.

15.8 Entdeckung der Trichinose des Menschen

Auch wenn die Versuchstiere an einer Trichineninfektion starben, so spielte dies bis zu diesem Zeitpunkt bei Ärzten kaum eine Rolle, da man den Wurm für ein harmloses Kuriosum im Menschen hielt. Ein Ereignis im Jahre 1860 sollte aber die Ärzteschaft aufrütteln: Am 12. Januar 1860 wird eine Gutsangestellte in ein Dresdener Krankenhaus gebracht: Verdacht auf *Typhus abdominalis*. Der Dresdner Pathologe Friedrich Albert von Zenker (1825–1898) forscht zu dem Zeitpunkt über Muskelveränderungen bei *Typhus abdominalis*. Er lernt die junge Frau als Patientin kennen. Ihre Muskelstörungen und Schmerzen sind atypisch heftig, passen aber weiterhin ins Bild einer starken Typhuserkrankung. Zwei Wochen nach ihrer Einlieferung verstirbt die Frau. Ihre Obduktion ergibt Erstaunliches. Zenker findet keine typhusähnlichen Veränderungen vor, sondern unzählige, nicht verkapselte Trichinen in der Muskulatur. Er kann daraus nur folgerichtig schließen, dass sie dort frisch eingewandert sind. Der Arzt erkundigt sich am Arbeitsplatz der Toten und kann folgendes rekonstruieren: Die Frau hatte von einem Weihnachtsschweinebraten gegessen und war nicht die einzige gewesen, die nach dem Verzehr erkrankte. Sofort veranlasst Zenker eine Untersuchung der wenigen noch vorhandenen Fleischstücke des Schweins und findet in ihnen zahlreiche Muskeltrichinen.

---

[27] Vgl. Virchow, 1864 u. 1865.

Später seziert er auch den Darm der Frau und kann erstmals Trichinen im menschlichen Darm nachweisen.

Zenkers entscheidendes Verdienst aber war die Entdeckung einer gefährlichen Krankheit – der Trichinose des Menschen. Seine Beobachtungen machten deutlich, dass alle bisher im Menschen entdeckten verkalkten Muskeltrichinen auf ausgeheilte Trichinosefälle zurückzuführen waren.[28] Die frischen, noch unverkalkten Trichinenkapseln wurden übersehen. Dadurch waren etwaige durch Trichinen verursachte Erkrankungen oder Todesfälle unentdeckt geblieben. Man hatte sie – so wurde vermutet – fälschlicherweise als Typhuserkrankungen, Ruhr oder Muskelrheumatismus diagnostiziert. Die Ärzte waren alarmiert.

Die Entdeckung der Trichinose brachte die Entdeckung von Trichinose-Epidemien. 1863 gab es in Hettstedt eine Epidemie mit 160 Erkrankungen und 28 Toten. Nach weiteren kleineren Fällen starben 1865 in Hedersleben 102 Menschen, 337 erkrankten. 1866 folgte eine Epidemie in Magdeburg mit 240 Kranken und 16 Toten. Zwischen 1860 und 1890 hat es in Deutschland fast 15.000 Erkrankungen gegeben, von denen 6 % tödlich verliefen. In manchen Großstädten stellte man bei Sektionen in 2 bis 6 % der untersuchten Leichen eingekapselte Trichinen fest.[29]

Der Arzt und Politiker Virchow steht auch der im Jahre 1864 von der medizinischen Gesellschaft zu Berlin eingerichteten Commission zur Berathung der Trichinenfrage vor und fordert eine saubere Stallfütterung, um eine Ansteckung der Schweine mit Trichinen zu vermeiden, alle Trichinosefälle durch die Behörden zu registrieren und die Bevölkerung diesbezüglich schnellstens zu informieren. Ärzte, Tierärzte und Apotheker sollen eine sorgfältige Fleischbeschau durchführen und die Tiere in größeren Städten in öffentlichen Schlachthäusern kontrolliert geschlachtet werden. 1864 und 1866 gibt Virchow die Monographie „Darstellung der Lehre von den Trichinen mit Rücksicht auf die dadurch gebotenen Vorsichtsmaßregeln für Laien und Aerzte" heraus, in der er besonderes Augenmerk auf Prävention und Fleischbeschau richtet, ein Buch, das er auch an Politiker verteilt.[30] Den Berliner Optiker Hermann Haensch (1829–1896) veranlasst der umsichtige Arzt, preisgünstige und einfache, aber mit einer guten Optik ausgestattete Mikroskope herzustellen. Die Bevölkerung ist verschreckt, der Schweinefleischkonsum bricht zusammen.[31] Virchow, Enkel, Großneffe und Neffe von Fleischern, verdirbt es sich mit dieser Zunft. Während die Trichinenschau in der sächsischen Stadt Plauen schon 1862 eingeführt wurde und einige andere Städte bald folgten, empfiehlt für Preußen erst ein Ministerialerlass vom 24. Januar 1872 die Trichinenschau. In Berlin wird sie 1879 eingeführt, deutschlandweit ist diese Untersuchung seit 1937 vorgeschrieben.[32]

15.9 Der Streit um die Lorbeeren

Mit den Publikationen zu *Trichina spiralis* insbesondere in den Jahren 1859 bis 1861 fand man die Biologie des Parasiten ausreichend aufgeklärt. Zahlreiche Forscher hatten

---

[28] Vgl. Zenker, 1860.
[29] Vgl. Koch, 1971, S. 96 u. S. 122–124.
[30] Vgl. Virchow, 1864.
[31] Vgl. Koch, 1971, S. 123.
[32] Vgl. von den Driesch und Peters, 2003, S. 154 f.

daran mitgewirkt. Insbesondere in den Jahren 1865/66 kam es nun zu einer Meinungsverschiedenheit zwischen den Beteiligten, wer den größten Verdienst daran trage. Während man in England Ende 1882 in einigen Ausgaben der Zeitschrift „The Lancet" darüber debattierte, ob dem Studenten James Paget – nun ein renommierter Pathologe – oder seinem damaligen Lehrer, Richard Owen, dann Direktor der naturhistorischen Abteilung des British Museum, das Erstentdeckerrecht zuteil werden solle, streiten sich in Deutschland Rudolf Leuckart, Rudolf Virchow und Friedrich Albert von Zenker darum, wer von ihnen die entscheidenden Beobachtungen zur Entschlüsselung des Entwicklungszyklusses der Trichine und der Entdeckung der Trichinose beigetragen habe. Der „Trichinen-Streit" wird immer wieder in der medizinhistorischen Literatur aufgegriffen.[33] Zusammenfassend kann angenommen werden, dass hier drei ganz verschiedene Charaktere aufeinander trafen: Der erste, Rudolf Leuckart, ein absoluter Helminthen-Fachmann seiner Zeit, veröffentlicht stets schnell – manchmal auch zu schnell – seine Ergebnisse als Erkenntnisse. Ihm geht es hauptsächlich um die Biologie des Wurmes. Ganz anders der Gelehrte am Sektionstisch und leidenschaftliche Forscher Friedrich Albert von Zenker, der ungern publiziert und mehrfach diesbezüglich von Virchow dazu ermahnt werden muss. Er interessierte sich schon lange für Helminthen – die Trichinose des Menschen hat er eher zufällig entdeckt. Der weitsichtige Pathologe und Politiker Rudolf Virchow schließlich erkennt als erster die Bedeutung der Trichinen für die Medizin und das Gesundheitswesen. Er macht sich die Bekämpfung der Trichine zu einer Lebensaufgabe. 1866 listen letztendlich alle drei Forscher unabhängig voneinander die Verdienste ihrer Person und der jeweiligen anderen beiden an der Entdeckung auf. Die Ergebnisse sind ziemlich deckungsgleich und bringen den Trichinenstreit langsam zum Versiegen.[34]

Literatur

Anonym: Miscellen – Sitzung der Gesellschaft für wissenschaftliche Medicin in Berlin vom 1. August 1859. Deutsche Klinik 43, 1859, S. 429–430, S. 561–572

Becker, Volker und Hermann Schmidt: Die Entdeckungsgeschichte der Trichinen und der Trichinosis. Berlin, 1975

Bundesinstitut für Risikobewertung, Hrsg.: Pressemitteilungen vom 20. 02. 2006 und 10. 07. 2007. Berlin 2006/2007

Bundesinstitut für Risikobewertung, Hrsg.: Trichinellose – Erkennung, Behandlung und Verhütung (Merkblatt für Ärzte). Berlin 2007

Driesch, Angela von den und Joris Peters: Geschichte der Tiermedizin. 5000 Jahre Tierheilkunde. Stuttgart 2003

Galster, Frank und Andreas König: Trichinenschau ist nötiger denn je! In: Bayerische Landesanstalt für Wald und Forstwirtschaft, Hrsg.: LWF-aktuell 44, 2004, S. 17

Grove, David I.: A History of Human Helminthology. CABI Publishing 1990

Johne, Albert: Der Trichinenschauer. Berlin 1898

Koch, Tankred: Virchow und die Trichine. medicamentum 3, 1971, S. 93–96 u. S. 122–124

Küchenmeister, Friedrich: Die in und an dem Körper des lebenden Menschen vorkommenden Parasiten. Leipzig 1855

---

[33] Eine ausführliche Abhandlung zu diesem Streit geben Becker und Schmidt, 1975.
[34] Vgl. Virchow, 1866; Leuckart, 1866a; Zenker, 1866.

Lee, Donald L., Hrsg.: The Biology of Nematodes. London 2002
Leuckart, Rudolf: Untersuchungen über Trichina spiralis. Nachrichten von der Georg-Augusts-Universität und der Königl. Gesellschaft der Wissenschaften zu Göttingen, 1860, S. 135–138
Leuckart, Rudolf: Helminthologische Mittheilungen. 1. Zur Geschichte der Trichinenfrage. In: Archiv des Vereins für wissenschaftliche Heilkunde 2, 1866a, S. 57–80
Leuckart, Rudolf: Untersuchungen über Trichina spiralis. Leipzig und Heidelberg 1866b
Luschka, Hubert von: Zur Naturgeschichte der Trichina spiralis. Zeitschrift für wissenschaftliche Zoologie 3, 1851, S. 69–79
Owen, Richard: Description of a Microscopic Entozoon infesting the Muscles of the Human Body. Transactions of the Zoological Society of London 1, 1835, S. 315–324
Robert Koch-Institut, Hrsg.: Lebensmittelbedingte Erkrankungen in Deutschland. Gesundheitsberichterstattung des Bundes, Themenheft 6 2001/02. Berlin 2002
Robert Koch-Institut, Hrsg.: Epidemiologisches Jahrbuch meldepflichtiger Krankheiten 2006. Berlin 2007a
Robert Koch-Institut, Hrsg.: Epidemiologisches Bulletin 21, 2007b, S. 177–179
Virchow, Rudolf: Helminthologische Notizen. Archiv für pathologische Anatomie und Physiologie und für klinische Medicin 11, 1857, S. 79–86
Virchow, Rudolf: Helminthologische Notizen. Archiv für pathologische Anatomie und Physiologie und für klinische Medicin 18, 1860, S. 330–346
Virchow, Rudolf: Darstellung der Lehre von den Trichinen. 2. Auflage. Berlin 1864
Virchow, Rudolf: Zur Trichinen-Lehre. Archiv für pathologische Anatomie und Physiologie und für klinische Medicin 32, 1865, S. 332–371
Virchow, Rudolf: Darstellung der Lehre von den Trichinen. 3. Auflage. Berlin 1866
Zenker, Friedrich Albert von: Ueber die Trichinen-Krankheit des Menschen. Archiv für pathologische Anatomie und Physiologie und für klinische Medicin 18, 1860, S. 561–572
Zenker, Friedrich Albert von: Beiträge zur Lehre der Trichinenkrankheit. Deutsches Archiv für klinische Medicin 1, 1866, S. 90–124

Abbildungsnachweis

Abb. 15.1: Berliner Medizinhistorisches Museum der Charité; Foto: Christoph Weber
Abb. 15.6–15.7 und 15.9–15.10: Berliner Medizinhistorisches Museum der Charité;
Fotos: Christa Scholz
Abb. 15.2–15.3: verändert nach www.trichinella.org. Mit freundlicher Genehmigung von
Dr. Dickson Despommier, Columbia University, New York
Abb. 15.4: aus Johne, 1898, S. 38
Abb. 15.5: aus Virchow, 1860, Tafel X
Abb. 15.8: aus Küchenmeister, 1855, Tab. VII

Teil II
Historische Sammlungen der Charité

1 Sammlungen des Berliner Medizinhistorischen Museums der Charité – ein Überblick

Thomas Schnalke

Das Berliner Medizinhistorische Museum der Charité, auf dem Gelände der historischen Charité zu Berlin gelegen, steht in Nachfolge des renommierten Pathologischen Museums Rudolf Virchows (1821–1902). Der angesehene Pathologe, Anthropologe, Ethnologe und Politiker konnte das Haus 1899 eröffnen und darin bis zu seinem 80. Geburtstag am 13. Oktober 1901 die meisten seiner 23.066 pathologischen Feucht- und Trockenpräparate einstellen. Über fünf Etagen hinweg auf insgesamt 2.000 m² in eigens auf die Räumlichkeiten zugeschnittenen Vitrinen präsentiert, gliederten sich die Bestände von Beginn an in zwei Sammlungen: die vornehmlich für den Studentenunterricht bestimmte Lehr- und Studien- sowie die öffentlich zugängliche Schausammlung. Virchows Nachfolger im Amt des Charité-Pathologen erweiterten die Bestände hinsichtlich Umfang und Qualität. Allerdings war man 1914, zu Beginn des Ersten Weltkriegs, gezwungen, den öffentlichen Museumsbetrieb aus finanziellen und personellen Gründen zu schließen. Auf lange Sicht diente das Museum in der Folgezeit primär als Lehrmittelfundus und Unterrichtsstätte, wofür es mit einem eigenen Hör- und Mikroskopiersaal ausgestattet war. Schwere Bombentreffer 1944 dezimierten die Sammlung auf einen Bestand von rund 1.800 Präparaten. Unter teilweise schwierigen Bedingungen gelang es den Pathologen der Charité nach dem Zweiten Weltkrieg, die Verluste in beachtlichem Umfang auszugleichen. Spätestens ab Ende der 1970er Jahre verfolgten sie überdies das Ziel, das ursprüngliche Pathologische Museum im zwischenzeitlich fremdgenutzten Museumsgebäude „wiederzubeleben". Erste Gänge und Räume wurden erneut mit Präparate-Vitrinen bestückt; auf Anmeldung fanden Führungen statt. Mit der deutschen Wiedervereinigung 1990 bekam der Museumsgedanke eine neue Ausrichtung: Künftig sollte im Museumshaus ein Berliner Medizinhistorisches Museum aufgebaut werden, das über die Pathologie-Tradition hinausgreifend allgemeine Aspekte aus Geschichte und Gegenwart der Medizin öffentlich präsentiert. Im Jahre 1998 konnte das Museum unter seinem neuen Namen eröffnet und seither substanziell auf drei Etagen mit einer Ausstellungsfläche von insgesamt 1.200 m² erweitert werden.

Den Kernbestand des heutigen Museums macht nach wie vor eine etwa 10.000 Objekte umfassende Sammlung pathologischer Präparate aus (siehe hierzu den Beitrag von Thomas Schnalke und Navena Widulin, S. 238–240), wobei davon knapp 10 % öffentlich gezeigt werden. Hinzu kommen – in kleineren Kontingenten – medizinische Instrumente vornehmlich aus dem 20. Jahrhundert: Einzelstücke, wie Mikroskope und Mikrotome, sowie etliche Instrumentensets und medizinische Kleingeräte aus den Bereichen Pathologie, Chirurgie, Gynäkologie, Augen- und Zahnheilkunde, Urologie, Phoniatrie, Endoskopie und Elektrotherapie; einige größere Apparaturen, wie etwa biomedizinische Mess-, Röntgen- und Narkosegeräte; historische Lehrmittel wie Lehrtafeln, histologische Schnittpräparate, Moulagen und Medaillen. Das Museum verfügt über ein kleineres Kontingent an älteren Büchern und Handschriften (siehe hierzu den Beitrag von Petra Lennig, S. 240–241). Ein besonderes Sammlungsgut bildet die augenmedizingeschichtliche Albrecht-von-Graefe-Sammlung der Deutschen Ophthalmologischen Gesellschaft, die 2002 dem Museum als Dauerleihgabe überantwortet wurde (siehe hierzu den Beitrag von Beate Kunst, S. 248–249). Seit 2005 gehören die Objekte der Anthropologischen Rudolf-Virchow-Sammlung zum Bestand des Museums (siehe hierzu den Beitrag von Ulrich Creutz, S. 246–248).

Das Berliner Medizinhistorische Museum der Charité verfolgt eine definierte Sammlungsstrategie aufgrund eines spezifischen Sammlungskonzepts: Im Zentrum des Sammlungsinteresses stehen Sachzeugen aus der Geschichte der Pathologie mit einem Schwerpunkt auf den Hinterlassenschaften aus dem „Virchow-Kosmos" im Engeren und der Berliner Pathologie im Weiteren. Aufgrund seiner institutionellen Einbindung und topographischen Verortung sammelt das Museum überdies vor allem auch Objekte aus der Geschichte der Charité und der Berliner Medizin, ohne sich jedoch dinglichen „Highlights" aus der allgemeinen Medizingeschichte zu verschließen. Der zeitliche Rahmen erstreckt sich über die Epochen von etwa 1700 bis heute, wobei neuere Entwicklungen und Forschungsansätze ausdrücklich mit eingeschlossen sind. Mit Hilfe der Museumsdatenbank GOS werden die Bestände des Museums seit 2005 einer wissenschaftlichen Katalogisierung zugeführt.

Literatur

Krietsch, Peter und Manfred Dietel: Pathologisch-Anatomisches Cabinet. Vom Virchow-Museum zum Berliner Medizinhistorischen Museum in der Charité. Berlin und Wien 1996

Matyssek, Angela: Rudolf Virchow. Das Pathologische Museum. Geschichte einer wissenschaftlichen Sammlung um 1900. Darmstadt 2002 [Schriften aus dem Berliner Medizinhistorischen Museum, 1]

Schnalke, Thomas: Wissenswerte – Lebensspuren. Rudolf Virchow und das medizinische Sammeln. In: Heesen, Anke te, Hrsg.: cut and paste um 1900. Der Zeitungsausschnitt in den Wissenschaften. Berlin 2002, S. 82–98

Kontakt:
Thomas Schnalke
Berliner Medizinhistorisches Museum der Charité
Charitéplatz 1, 10117 Berlin
bmm@charite.de
www.bmm.charite.de

1.1 Sammlung pathologischer Präparate

Thomas Schnalke, Navena Widulin

Das Berliner Medizinhistorische Museum der Charité verfügt heute über einen Bestand von rund 10.000 humanpathologischen Feucht- und Trockenpräparaten. Davon sind etwa 750 Objekte in der Dauerausstellung präsentiert, über 90 % stehen im Präparatedepot des Museums ein. Aus den Depotkontingenten werden Leihanfragen auswärtiger Museen bedient, Lehrveranstaltungen der Charité bestückt und hin und wieder Ersatzobjekte für Präparate in der Dauerausstellung gestellt, die aus inhaltlichen oder konservatorischen Gründen zeitweise oder auf Dauer nicht mehr gezeigt werden können.

1 Sammlungen des Berliner Medizinhistorischen Museums der Charité – ein Überblick

In seinem Kernbestand geht die Präparatesammlung des Museums auf die intensive Sezier- und Präpariertätigkeit von Rudolf Virchow (1821–1902) und seinen wissenschaftlichen Mitarbeitern zurück. Am 27. Juni 1899 konnte Virchow auf dem Gelände der Charité ein eigens errichtetes Pathologisches Museum als ersten Teil seines neuen Instituts für Pathologie eröffnen und sukzessive bis Oktober 1901 mit seiner 23.066 Präparate umfassenden Sammlung ausstatten. Aufgrund der Zerstörungen im Zweiten Weltkrieg und eines fatalen Dachstuhlbrandes 1957 im Hauptgebäude des Instituts für Pathologie, wo damals wesentliche Teile der Restsammlung eingelagert waren, haben sich aus der Zeit, als Virchow das Institut auf dem Gelände der Charité aufbaute und leitete, also zwischen 1856 und 1902, schätzungsweise nur etwa 500 Stück erhalten. Demgegenüber verfügt das Museum heute über einige, deutlich ältere Präparate. Sie stammen zum größten Teil aus dem 18. Jahrhundert und wurden in erster Linie durch die beiden Berliner Anatomen Johann Gottlieb Walter (1734–1818) und seinen Sohn, Friedrich August Walter (1864–1826), in ihrem privaten Museum anatomicum, unweit des Brandenburger Tores in der heutigen Schadowstraße gelegen, zusammengetragen. Die frühesten Stücke aus diesem Sammlungshintergrund – und damit die ältesten Objekte des Berliner Medizinhistorischen Museums der Charité überhaupt – sind sechs Harnblasensteine aus dem Jahre 1729. Die Walter'schen Präparate gelangten zusammen mit rund 2.000 pathologisch relevanten Stücken im Zuge der 1883 abgeschlossenen Aufteilung der Anatomisch-zootomischen Sammlung im Hauptgebäude der Friedrich-Wilhelms-Universität zu Berlin, Unter den Linden, in die Bestände Virchows an der Charité. Dieser Transfer markiert den größten externen Zuwachs, den die Sammlung pathologischer Präparate, die sich ansonsten aus den Sektionen vor Ort speiste, zu verzeichnen hatte.

Die meisten Objekte, die sich bis heute in der Sammlung pathologischer Präparate finden, wurden im 20. Jahrhundert gefertigt. Sie stammen zu einem geringeren Teil aus der Zeit bis 1945, als die Nachfolger Virchows, Johannes Orth (1847–1923), Otto Lubarsch (1860–1933) und Robert Rössle (1876–1953) für die Sammlung verantwortlich zeichneten. Die Mehrzahl der Präparate kam nach dem Zweiten Weltkrieg hinzu; die wissenschaftlichen Mitarbeiterinnen und Mitarbeiter des Instituts für Pathologie unter Hans Anders (1886–1953), Louis-Heinz Kettler (1910–1976), Heinz Simon (1921–1993), Heinz David (geb. 1931) und Manfred Dietel (geb. 1948) waren bestrebt, die Kriegsverluste auszugleichen und die Sammlung in ihrem ursprünglich breit angelegten Themenspektrum wieder aufzubauen. Seit 1980 fungierte der Biologe Peter Krietsch (1941–1999) seitens des Instituts als Kustos der Sammlung. Mit der maßgeblich nach der deutschen Wiedervereinigung durch den aktuellen Lehrstuhlinhaber für Pathologie an der Charité, Manfred Dietel, vorangetriebenen Neuausrichtung des einstigen „Virchow-Museums" auf ein Berliner Medizinhistorisches Museum der Charité und der zeitgleich gewachsenen Sensibilität hinsichtlich eines ethisch abgewogenen Umgangs mit menschlichen Präparaten, der heute bei jeder Neuanfertigung die Zustimmung des „Spenders" erforderlich machen würde, ist der Präparatezuwachs zum Abschluss gekommen.

Die Sammlung pathologischer Präparate des Museums dokumentiert zahlreiche Erkrankungen in allen Organen des menschlichen Körpers. Es finden sich an und in den Objekten typische Krankheitszeichen und zahlreiche Varianten, Symptome häufiger und seltener Leiden sowie subtile und äußerst drastische Ausprägungen der entsprechenden Organveränderungen. Seit 2007 wird auf der Grundlage der Museumsdatenbank GOS mit Hilfe von Doktoranden die wissenschaftliche Katalogisierung des gesamten Präparatebestandes vorangetrieben.

Literatur

Krietsch, Peter und Manfred Dietel: Pathologisch-anatomisches Cabinet. Vom Virchow-Museum zum Berliner Medizinhistorischen Museum in der Charité. Berlin und Wien 1996
Husen, Iris van: Das Pathologische Museum der Charité 1899–1945. Entwicklung, Präparatebestand und Konservierungstechnik. Diss. med., Berlin 2005
Nitsche, Claudia Katharina: Die Präparate mit angeborenen Herzfehlern des Berliner Medizinhistorischen Museums – Bestand und Bedeutung. Diss. med., Berlin 2007
Hirsch-Hoffmann, Jean-Alexander: Terata anatomica. Geschichte, Bestand und Diagnoseprüfung humaner Fehlbildungespräparate im Berliner Medizinhistorischen Museum der Charité. Diss. med., Berlin 2009

Kontakt:
Navena Widulin
Berliner Medizinhistorisches Museum der Charité
Charitéplatz 1
10117 Berlin
navena.widulin@charite.de

1.2 Handschriften- und Rarasammlung

Petra Lennig

Im Jahre 1830 erreichte eine verheerende Choleraepidemie Preußens Grenzen. Um die Natur dieser bis dahin unbekannten Seuche zu erkennen und aus dieser Kenntnis heraus prophylaktische und therapeutische Maßnahmen einleiten zu können, schien das bis dahin übliche Obduktionsverfahren völlig ungeeignet zu sein. Am 15. Februar 1831 richtete man an der Königlichen Charité erstmals eine Prosektur ein, um von nun an Obduktionen unter der Anleitung und Kontrolle eines erfahrenen Anatomen vorzunehmen. Die erfolgreiche Tätigkeit der Prosektoren Philipp Phoebus (1804–1880), Robert Froriep (1804–1861), Rudolf Virchow (1821–1902), Benno Reinhardt (1819–1852) und Johann Heinrich Meckel von Hemsbach (1821–1856) in den Jahren 1831 bis 1856 verhalf der Pathologie zu einem respektablen Aufschwung. Bereits Ende 1855 erwog das Berliner Ministerium der geistlichen, Unterrichts- und Medizinalangelegenheiten, einen eigenen Lehrstuhl für Pathologie an der Medizinischen Fakultät der Friedrich-Wilhelms-Universität zu errichten. In geschickten Berufungsverhandlungen im Frühjahr 1856 konnte der für diesen Lehrstuhl favorisierte Rudolf Virchow durchsetzen, dass auf dem Gelände der Charité ein massives Institutsgebäude für das neue Fachgebiet Pathologie errichtet wurde. Er hatte damit Obduktion, Lehre und Forschung unter einem Dach zusammengeführt und durch Ansiedlung auf dem Charité-Gelände den Kontakt der Pathologen zu Patienten und Ärzten gesichert. Die Pathologie war ein den klinischen Fächern gleichrangiges Fachgebiet geworden.

Rudolf Virchow bekleidete sein Amt 46 Jahre lang. Durch seine vielfältigen Tätigkeiten, vor allem aber durch die Entwicklung der Zellularpathologie, die die Pathologie zu einer auf naturwissenschaftlichen Grundlagen stehenden Disziplin erhob, erlangte er Weltruhm. Auch seine Nachfolger im Amt, von Johannes Orth (1847–1923) bis zum amtierenden Lehrstuhlinhaber Manfred Dietel (geb. 1948), waren oder sind anerkannte Vertreter ihres Fachgebietes.

Die eigentlichen Nachlässe der Berliner Prosektoren und Ordinarien für Pathologie sind zwar nicht an historischer Stelle verblieben, Lebensspuren unterschiedlicher Art lassen sich jedoch von nahezu allen hier einmal tätigen Amtsinhabern auffinden: Autographen verschiedener Güte, Fotos, Dias, Sonderdrucke, Bilder, reich verzierte Glückwunschschreiben, Zeitungsausschnitte, Briefe, Exlibris, Notizzettel, Kostenauflistungen und anderes. Sie sind im Berliner Medizinhistorischen Museum der Charité in der „Handschriften- und Rarasammlung", museumsintern „Archiv" genannt, zusammengefasst. Hier dominieren, schon vom reinen Volumen her und wie in der Pathologie nicht anders zu erwarten, die Sektionsprotokolle. Sowohl frühe Protokollhefte aus den Anfangszeiten der Prosektur, als auch die nahezu vollständig erhaltene Reihe großformatiger, schwergewichtiger ledergebundener Jahresbände mit Tausenden Protokollen aus Virchows Ordinariatszeit sind hier untergebracht. Sie werden von Laborbüchern und einer von Virchows Hand aufgelisteten Aufstellung im Pathologischen Museum ausgestellter Präparate ergänzt. Auch seltene alte Bücher, wunderschön illustrierte anatomisch-pathologische Atlanten oder der fast 400 Jahre alte berühmte Anatomie-Atlas von Andreas Vesalius lassen sich ausmachen.

Bei dinglichen Objekten, die direkt einer Person zugeordnet werden können, muss schon im Vorfeld entschieden werden, ob sie als Nachlass in das Archiv gehören oder beispielsweise eher der Instrumentensammlung beigeordnet werden sollten. Gegenstände wie die Schnupftabakdose oder Schreibtischgarnitur Rudolf Virchows sind beispielsweise Bestandteil der Rarasammlung.

Literatur

Krietsch, Peter und Manfred Dietel: Pathologisch-Anatomisches Cabinet. Vom Virchow-Museum zum Berliner Medizinhistorischen Museum der Charité. Berlin und Wien 1996
Orth, Johannes: Das Pathologische Institut in Berlin. In: ders., Hrsg.: Arbeiten aus dem Pathologischen Institut in Berlin. Zur Feier der Vollendung der Instituts-Neubauten. Berlin 1906
Kettler, Louis-Heinz: Das Pathologische Institut der Charité. Zeitschrift für ärztliche Fortbildung 9, 1960, S. 530–547

Kontakt:
Petra Lennig
Berliner Medizinhistorisches Museum der Charité
Charitéplatz 1
10117 Berlin
petra.lennig@charite.de

1.3 Medizin- und zahnmedizinhistorische Sammlungen des Instituts für Geschichte der Medizin der Humboldt-Universität zu Berlin

Ilona Marz

In einer im Jahr 1929 verfassten Denkschrift über das neu zu eröffnende Berliner Institut für Geschichte der Medizin und der Naturwissenschaften benannte Paul Diepgen (1878–1966) als für die Forschung notwendige Mittel unter anderem eine „große und vielseitige Bibliothek" sowie eine „anzustrebende Sammlung von Ueberresten und Denkmälern" und erläuterte: „Das erste Erfordernis ist eine Sammlung von Portraits, von Abbildungen medizinischer und naturwissenschaftlicher Objekte und von Mineralien, Chemikalien und Drogen der Vergangenheit."

Von der innerhalb von zehn Jahren aufgebauten umfangreichen Sammlung gingen wesentliche Bestände infolge einer Auslagerung während des Zweiten Weltkrieges verloren. Zu weiteren Verlusten kam es in den Wirren der Nachkriegsjahre. Gegenwärtig befinden sich nur noch die Diapositivsammlung und ein kleiner Bestand von Drucken am Institut. Die Porträtsammlung gehört nun zum Bestand der zentralen Bibliothek der Humboldt-Universität zu Berlin.

Die Verluste konnten nie ausgeglichen werden, auch wenn eine bedeutende Bestandsvermehrung Anfang der 1960er Jahre erfolgte. Der damalige Institutsdirektor Alexander Mette (1897–1985) erwarb für das Institut eine Sammlung „Künstlerisches Schaffen von Ärzten" des Kunsthistorikers Bernhard Jasmand aus Zinnwald. Darin befinden sich Belege zu Ärzten als Maler und Bildhauer, als Dichter und Schriftsteller oder als Komponisten.

Durch die Umstrukturierung der Charité und den damit verbundenen Ortsveränderungen sowie Aufhebungen von Kliniken und Instituten, konnten seit 1991 Sammlungsbestände anderer Charité-Einrichtungen am Institut aufgenommen werden, darunter zahlreiche Fotoplatten von Hans Virchow, das Fotoarchiv der ehemaligen Zentralen Fotoabteilung und eine kleine Kollektion von Aufklärungsplakaten aus den ersten Nachkriegsjahren. Den umfangreichsten Neuzugang bildeten mehr als 300 Gegenstände aus dem ursprünglich circa 4.000 Objekte umfassenden Bestand (ohne Bücher und Glasfotoplatten) des Berliner Zahnärztlichen Universitätsinstituts. Darin enthalten sind Objekte aus der Lehr- und Forschungssammlung von Friedrich Busch (1844–1916), aus der Staatlichen Sammlung ärztlicher Lehrmittel, Abt. Zahnheilkunde, den Sammlungen von Wilhelm Dieck (1867–1935), Hermann Schröder (1876–1942), Georg Axhausen (1877–1960) und Ewald Harndt (1901–1996). Zu den ältesten Sammlungsobjekten aus der Frühzeit der Zahnklinik, aus den 1880/90er Jahren also, zählen Thementafeln mit extrahierten Zähnen, von damaligen Hochschullehrern und Studenten handgezeichnete Lehrtafeln zur Entwicklungslehre, Bakteriologie, Röntgenologie aber auch Tierschädel, Schädelpräparate von Menschen, Präparate zur Anatomie und Pathologie der Zähne, anatomische Wachsmodelle und Moulagen sowie einige zahnärztliche Instrumente. Diese Objekte, darunter auch das sicherlich wertvollste Stück, eine „römische" Goldbandprothese aus dem dritten vorchristlichen Jahrhundert, sind seit dem Jahr 2009 fast vollständig im Berliner Medizinhistorischen Museum der Charité untergebracht. Die Diapositiv-Glasplatten-Lehrsammlung zur Kiefer-Gesichtschirurgie und viele andere verblieben am Institut für Geschichte der Medizin. Die Artikulatorensammlung ist gegenwärtig noch in Verwahrung an der Zahnklinik der Charité in der Aßmannshauser Straße.

Literatur

Marz, Ilona: The collection of the Dental School in Berlin – a creation of Friedrich Busch. FDI World 5, Heft 6, 1996, S. 19–22

Marz, Ilona: Zur Geschichte und den Beständen der am Institut betreuten Sammlungen. In: Schneck, Peter, Hrsg.: 70 Jahre Berliner Institut für Geschichte der Medizin und der Naturwissenschaften (1930–2000). Aachen 2001, S. 26–34

Kontakt (Objekte):
Beate Kunst
Berliner Medizinhistorisches Museum der Charité
Charitéplatz 1
10117 Berlin
beate.kunst@charite.de

Kontakt (Fotos und Portraits):
Klaus von Fleischbein-Brinkschulte
Institut für Geschichte der Medizin, Charité – Universitätsmedizin Berlin
Luisenstraße 64/65
10117 Berlin
klaus.fleischbein-brinkschulte@charite.de

1.4 Medizinhistorische Sammlung des Instituts für Geschichte der Medizin der Freien Universität Berlin

Klaus von Fleischbein-Brinkschulte

Die Sammlung medizinhistorischer Objekte und Dokumente, die der Gründungsdirektor des Instituts für Geschichte der Medizin, Heinz Goerke (geb. 1917), von Anfang an betrieb, existierte bereits 10 Monate vor der offiziellen Einweihung des Instituts. Laut Inventarverzeichnis war eine Bronzebüste des legendären ägyptischen Arztes Imhotep (circa 2700 v. Chr.) der erste Sammlungsgegenstand, der im Januar 1963 durch das Institut erworben wurde. Die Objektsammlung, die sowohl durch käuflichen Erwerb als auch durch Schenkungen in den folgenden Jahren stetig wuchs, wurde schließlich in sieben Vitrinenschränken untergebracht und konnte so – zu Teilen jedenfalls – als Schausammlung in den Räumen des Instituts präsentiert werden. Neben Medaillen, Reliefen mit antiken Motiven der Heilkunde, Büsten von Ärzten und dergleichen waren es hauptsächlich medizinische Instrumente und sonstige medizinische Utensilien – angefangen vom Aderlassmesser bis zur Zahnprothese –, die in der Sammlung zu finden waren.

Nach etwa zwölf Jahren ließ sich gewissermaßen ein Akzent der Sammlung erkennen: Operationssets, vom militärärztlichen Amputationsbesteck des 19. Jahrhunderts über die Magennähmaschine aus dem 20. Jahrhundert, der einfache Wundhaken ebenso wie der Kranioklast, markierten einen „instrumentellen" Sammlungsschwerpunkt. Des Weiteren beinhaltete die Sammlung aber auch diagnostische und prothetische Geräte, wie beispielsweise Fieberthermometer, Farbskalen zur Hämoglobinstimmung, Holz- und Schlauchstethoskope, Blutdruckmessgeräte, Mikroskope und verschiedene Endoskope, wie zum Beispiel das starre Gastroskop. Eine kleine Kollektion von Brillen und Sehhilfen aus dem 18. und dem 19. Jahrhundert sowie einige Hörrohre gehörten ebenfalls zur Medizinhistorischen Sammlung des Instituts. Einen besonderen Bestand bildete späterhin die urologische Sammlung, die nicht nur Teile der Praxiseinrichtung des Berliner Urologen Max Nitze (1838–1906), sondern ebenso eine umfangreiche Kollektion von Blasensteinen und eine Vielzahl verschiedener Modelle von Zystoskopen umfasste.

Anfang der 1980er Jahre zählte die Sammlung 500 Objekte. Die Sammlungstätigkeit des Instituts bekam insofern ein Ziel, als die mittelfristige Errichtung eines medizinhistorischen Museums ins Auge gefasst wurde. Die Räumlichkeiten des Instituts, welches in einer kleinen Villa unweit des damaligen Universitätsklinikums Steglitz untergebracht war, waren ohnehin bereits eng geworden und kamen für die Unterbringung weiterer Sammlungsgegenstände nicht in Frage. Dem damaligen Direktor des Instituts, Rolf Winau (1937–2006), gelang es, eine Räumlichkeit zu finden, die sich als Depot eignete, und so wurde schließlich das ungenutzte Ruderbassin im Keller einer Tempelhofer Realschule genutzt, das eine Stellfläche von nahezu 400 Quadratmetern bot.

Neben Materialien für Ausstellungen, die vom Institut erstellt oder an denen es beteiligt war, fanden hier auch mittelgroße und große Sammlungsobjekte Platz. Es handelte sich dabei um Schenkungen von privat, wie etwa eine Apparatur zur Blutgasbestimmung nach Marey oder um Nachlässe aus Arztpraxen, etwa Geräte zur Elektrotherapie, die bis in die 1950er Jahre in Gebrauch waren, Operationsstühle oder zahnärztliche Behandlungseinheiten. Es waren aber auch Übernahmen von Berliner Gesundheitsämtern, Krankenhäusern und Laboren darunter, die die Sammlung bereicherten: Praxisschränke, Untersuchungsbänke, Desinfektionsgeräte und Lehrtafelsammlungen. Aus dem Besitz eines niedergelassenen Endokrinologen erhielt die Sammlung einen der ersten Szintigraphen zur Untersuchung der Schilddrüse aus den 1970er Jahren. Aus dem Sportmedizinischen Institut der Freien Universität Berlin wurde neben einigen Kleingeräten (beispielsweise einem Spirometer) eine dort entwickelte und gebaute Mess- und Trainingsanlage für Leistungssportler übernommen. Aus dem Kaiserin Auguste Viktoria Haus, dem ehemaligen Kinderkrankenhaus der Freien Universität, konnten nicht nur verschiedene Wärmebögen und ein Kinderbett, sondern auch eine Eiserne Lunge in die Sammlung aufgenommen werden.

Ende der 1990er Jahre musste der „Ruderkeller" als Depot aufgegeben werden, da die Schule Eigenbedarf angemeldet hatte. Die medizinhistorische Sammlung fand notgedrungener Weise sowohl Unterschlupf im Probebau der Zentralen Tierlaboratorien in Lichterfelde – im Volksmund bekannt als „Mäusebunker" – und zu einem kleineren Teil in einem Kellerraum des Instituts für Geschichte der Medizin. Später zog ein Teil der Sammlung in das damalige Möbellager der Charité in die Scharnhorststraße um. Aufgrund des zunehmenden Platzmangels wurde die Sammlungstätigkeit – zumindest was größere Objekte betraf – gänzlich eingestellt. Nach und nach und seit 2009 komplett ist die Sammlung in den Besitz des Berliner Medizinhistorischen Museums der Charité übergegangen.

Der Sammlungsbestand des Instituts für Geschichte der Medizin umfasst heute – neben der Dokumentensammlung – eine umfangreiche Sammlung von Bildern zur Medizingeschichte allgemein, zur Geschichte der Berliner Medizin und eine Portraitsammlung. Durch die Fusionierung der Berliner medizinischen Fakultäten hat sich der Bestand um die Bild- und Fotosammlung des ehemaligen Instituts für Geschichte der Medizin der Humboldt-Universität immens erweitert. Abgesehen von der historischen Glasdiapositivsammlung die unter Paul Diepgen (1878–1966) in der 30er und 40er Jahren des 20. Jahrhunderts angelegt wurde, beinhaltet diese Sammlung vor allem große Mengen an Fotomaterial aus der Herkunft der ehemaligen Zentralen Fotoabteilung der Charité. Hinzu kommt eine kleinere Anzahl von Originalen (Stiche, Drucke, Zeichnungen). Nach Sichtung und Auswahl werden diese Bilder derzeit digitalisiert und in eine Bilddatenbank eingelesen, ebenso wie beispielsweise die Fotos der ehemaligen Pressestelle des Rudolf-Virchow-Krankenhauses.

Literatur

Winau, Rolf: Die Berliner Medizinhistorische Sammlung – Entstehung und Konzept. Jahrbuch des Deutschen Medizinhistorischen Museums 10, 1997–1999, S. 157–163

Kontakt (Objekte):
Beate Kunst
Berliner Medizinhistorisches Museum der Charité
Charitéplatz 1
10117 Berlin
beate.kunst@charite.de

Kontakt (Dokumente und Fotos):
Klaus von Fleischbein-Brinkschulte
Institut für Geschichte der Medizin, Charité – Universitätsmedizin Berlin
Luisenstraße 64/65
10117 Berlin
klaus.fleischbein-brinkschulte@charite.de

1.5 Urologische Instrumentensammlung des Instituts für Geschichte der Medizin der Freien Universität Berlin

Roland Helms

Nahezu zeitgleich mit der Gründung der Friedrich-Wilhelms-Universität im Jahre 1810 entsteht das Chirurgische Instrumenten- und Bandagenkabinett der Berliner Universität. Es war auf Initiative des späteren Professors für Chirurgie, Johann Gottlieb Bernstein (1747–1835), für die studentische Ausbildung geschaffen worden. Bernstein griff auf Instrumentenbestände des seit 1724 bestehenden und nun aufgelösten Collegium medico-chirurgicum, einer Professorenschaft zur Ausbildung von Ärzten und Chirurgen, zurück. Bereits von den Mitgliedern dieses Gremiums wurde eine größere Anzahl von Instrumenten im Unterricht verwendet.

Im Jahr 1907 wird das Instrumenten- und Bandagenkabinett in den medico-historischen Bestand der Staatlichen Sammlung ärztlicher Lehrmittel im Kaiserin-Friedrich-Haus für das ärztliche Fortbildungswesen eingegliedert. In dem Gebäude am heutigen Robert-Koch-Platz sind unter anderem verschiedene Zeugnisse der bildenden Kunst, Dokumente, Münzen und Medaillen, Präparate, Moulagen und Objekte aus Krankenpflege und Zahnmedizin für das Fachpublikum aber auch für die interessierte Öffentlichkeit ausgestellt. Erster Vorsteher der Sammlung ist seit 1906 der Urologe Robert Kutner (1867–1913). Seinem Einfluss ist es vermutlich zu verdanken, dass der instrumentelle Nachlass von Maximilian Nitze (1848–1906), dem Begründer der modernen endoskopischen Urologie und Lehrer Kutners, noch in dessen Todesjahr dem Kaiserin-Friedrich-Haus vermacht wird.

Neben den über 100, vornehmlich zur Behandlung von Blasensteinerkrankungen gefertigten Instrumenten des alten Kabinetts, wie Steinschnittmesser, -sonden und -zangen, dokumentiert die Max Nitze-Sammlung in 66 Einzelobjekten die gesamte Bandbreite der endoskopischen Erfindungen auf urologischem Gebiet zwischen 1877 und 1906. Sie enthält zum Beispiel Exemplare des ersten Blasenspiegels mit Platindrahtbeleuchtung und Wasserkühlung sowie die spätere Modifikation mit Mignonlämpchen. Verschiedene Entwicklungsstufen des Harnleiter- und des Operationszystoskops wie auch Spül- und Fotozystoskope können anhand dieser Sammlung belegt werden. Blasenphantome, Sterilisatoren und eine Sammlung von Blasensteinen komplettieren den Bestand. Mit dem bis heute nicht vollständig geklärten Verschwinden der historischen Sammlung des Kaiserin-Friedrich-Hauses in den ersten Jahren nach dem Zweiten Weltkrieg geht auch die einmalige Kollektion Nitzes verloren.

Einige wenige verbliebene Instrumente Maximilian Nitzes gelangen jedoch im Jahr 1965 durch Ankauf in den Besitz des Instituts für Geschichte der Medizin der Freien Universität Berlin. Sie – und etwa 100 weitere Instrumente aus dem Praxisnachlass des letzten Nitze-Schülers Rudolf Jahr (1877–1965) – bilden den Grundstock urologischer Instrumente der noch jungen Sammlung des Instituts. Seit Herbst 1966 liegt die ehrenamtliche Betreuung des Bestandes insbesondere in den Händen von Fritz Schultze-Seemann (1916–1987), der für die Sichtung und Bestimmung des Nachlasses sorgt. Dem Berliner Urologen, seit 1970 auch Archivar der Deutschen Gesellschaft für Urologie, gelingt es in den folgenden Jahren, die Sammlung substanziell zu erweitern. Bis 1983 kommen etwa 40 Instrumente durch Ankäufe und Schenkungen hinzu. Der Öffentlichkeit werden die Sammlungsbestände im Dezember 1967 anlässlich einer Sonderausstellung zur Geschichte der Urologie des Instituts vorgestellt. Nach Abschluss der Ausstellung stehen sie allerdings für viele Jahre nur noch der wissenschaftlichen Forschung zur Verfügung. Erst im Jahr 2004 werden Teile der Sammlung „reaktiviert". Im Rahmen einer Präsentation zur Geschichte der Berliner Urologischen Gesellschaft finden seit dem Jahr 2004 zahlreiche Objekte Platz in den Ausstellungsvitrinen des Berliner Medizinhistorischen Museums der Charité. Hinzu kommen weitere wertvolle Exponate aus den Sammlungen der Berliner Urologischen Gesellschaft, der Klinik für Urologie der Charité und aus dem museumseigenen Bestand. Auch die Dauerausstellung des Museums, „Dem Leben auf der Spur" (seit 2007), greift auf den einmaligen urologischen Fundus des Medizinhistorischen Instituts zurück: Das mehrteilige Operationszystoskop aus Nitzes Besitz, ein frühes Harnleiterzystoskop sowie ein Fotozystoskop aus den 1920er Jahren sind die herausragenden Objekte des Ausstellungssegments zur endoskopischen Diagnostik und Therapie.

Seit 2009 befindet sich die urologische Sammlung des Instituts für Geschichte der Medizin im Besitz des Berliner Medizinhistorischen Museums der Charité.

Literatur

Schultze-Seemann, Fritz: Die Berliner urologische Instrumentensammlung. Medizinhistorisches Journal 4, 1969, S. 48–54

Schultze-Seemann, Fritz: Die urologische Sammlung des Instituts für Geschichte der Medizin der Freien Universität Berlin. Der Urologe [B] 23, 1983, S. 157–161, 226–228

Winkelmann, Otto: Über medizinhistorische Sammlungen und Museen. Der Urologe [B] 27, 1987, S. 42–45

Kontakt:
Beate Kunst
Berliner Medizinhistorisches Museum der Charité
Charitéplatz 1
10117 Berlin
beate.kunst@charite.de

1.6 Anthropologische Rudolf-Virchow-Sammlung

Ulrich Creutz

In Obhut der Charité befinden sich zwei umfangreiche anthropologische Sammlungen, deren Ursprünge namentlich mit dem Wirken bedeutender Berliner Persönlichkeiten wie dem Arzt, Politiker und Anthropologen Rudolf Virchow (1821–1902) an der Charité und dem Ethnologen und Anthropologen Felix von Luschan (1854–1924) am Königlichen Museum für Völkerkunde direkt verbunden sind. Wissenschaftliche Weitsicht, Dokumentationswille und Mäzenatentum schufen beziehungsweise erweiterten einen heute bei Verlust unersetzlichen Fundus von internationalem Rang. Überreste von etwa

10.000 Individuen bieten originale Datenquellen zur Biologie von Menschen, welche innerhalb der letzten rund 5.000 Jahre bis ins 19. Jahrhundert hinein weltweit gelebt haben.

Die beiden Sammlungen enthalten neben einigen „kompletten" Skeletten insbesondere Schädel. Der zunächst ethnologisch orientierte Sammelansatz ermöglicht Einblicke in die enorme Vielfalt menschlicher Erscheinungsbilder und dokumentiert Sachverhalte aus einem Abschnitt der Entwicklung zur heutigen Menschheit, der noch weitgehend unberührt war von den Einflüssen „moderner Zivilisation". Zudem können inzwischen Aussagen zu Lebensgewohnheiten und Krankheitsbelastungen dieser historischen Individuen getroffen werden.

Eine Besonderheit der Virchowschen Anthropologischen Sammlung liegt darin, dass Rudolf Virchow nicht ausschließlich daran gelegen war, vermeintlich „typische" Vertreter dieser oder jener „Race" zu erlangen. Sein weit über den Zeitgeist jener Epoche hinausreichendes Interesse begründete eine Sammlung, an der die natürliche Variabilität innerhalb der jeweiligen Bevölkerungen selbst studiert werden konnte, um hernach möglicherweise „Typisches" herauszufiltern. Dieser Intention verdanken wir nicht nur Serien von Schädeln aus einer bestimmten Region, sondern darüber hinaus auch menschliche Überreste von Kindern und Jugendlichen im Sammlungsgut. Historisch geht die Sammlung der Berliner Gesellschaft für Anthropologie, Ethnologie und Urgeschichte (BGAEU) auf drei Wurzeln zurück: Die seit 1869 bestehende BGAEU besaß selbst Objekte; Virchow konnte aufgrund von Stiftungsmitteln als Sponsor und Käufer handeln, und er erhielt persönliche Zusendungen. Die genannten Teile wurden 1905 zusammengeführt. Curt Strauch (1868–1931), späterer Ordinarius für Forensische Medizin in Berlin, übernahm den Auftrag zu ihrer Inventur und Ordnung. Felix von Luschan, Kustos am Königlichen Museum für Völkerkunde Berlin und Inhaber des ersten Lehrstuhls für Anthropologie an der Berliner Universität, sorgte dafür, dass die einzelnen Objekte anschließend ihre definitive, seitdem bestehende Kennzeichnung: „R.V." plus Nummer erhielten. Trotz des Verlustes früher vorhanden gewesener Flüssigkeitspräparate und Haarproben verblieben rund 3.400 gekennzeichnete Individualreste. Weiterhin enthält diese Sammlung, die der BGAEU gehört und bis heute von der Charité betreut wird, auch Überreste von Tieren.

Rund 6.000 weitere Schädel, die Felix von Luschan unter gleichen Intentionen im Königlichen Museum für Völkerkunde sammelte, sind analog zu „R.V." mit „S." und einer Nummer gekennzeichnet. Diese gingen 1925 in das Eigentum der Universität über und gehören seit 2005 zum Bestand des Berliner Medizinhistorischen Museums der Charité. Die mit „R.V." und „S." gekennzeichneten Sammlungskonvolute wurden über Jahrzehnte hinweg zusammen verwahrt, weshalb sich summarisch die Bezeichnung „Rudolf-Virchow-Sammlung" (RVS) eingebürgert hat. Es verbindet sie außerdem ein gemeinsames Schicksal, dessen Tiefen längst nicht ausgelotet sind. Kriegsbedingte Aus- und vor allem danach wiederholt angeordnete Umlagerungen bewirkten enorme Informations- und Substanzverluste, von denen selbst die ab 1964 planmäßig möglichen Restaurierungs- und Identifizierungsarbeiten, die bis 1976 von Ingrid Wustmann (1939–2008) und seitdem von Ulrich Creutz (geb. 1941) durchgeführt wurden, nicht unberührt blieben. Als rein wissenschaftliche Sammlung ist die RVS nicht für die Öffentlichkeit zugänglich. Sie steht aber der Nutzung durch Fachleute zur Verfügung.

Literatur

Creutz, Ulrich und Ingrid Wustmann: Die anthropologische Rudolf-Virchow-Sammlung an der Humboldt-Universität zu Berlin. Charité-Annalen, Neue Folge 4, 1984, S. 289–297
Lissauer, Abraham: Verwaltungsbericht der Berliner Gesellschaft für Anthropologie, Ethnologie und Urgeschichte 1902. Zeitschrift für Ethnologie 33, 1902, S. 485
Lissauer, Abraham: Sitzungsbericht der Berliner Gesellschaft für Anthropologie, Ethnologie und Urgeschichte vom 16. 12. 1905. Zeitschrift für Ethnologie 37, 1905, S. 974
Lissauer, Abraham: Verwaltungsbericht der Berliner Gesellschaft für Anthropologie, Ethnologie und Urgeschichte 1905. Zeitschrift für Ethnologie 37, 1905, S. 978
Wustmann, Ingrid: Über die Neubearbeitung der anthropologischen Rudolf-Virchow-Sammlung. Wissenschaftliche Zeitschrift der Humboldt-Universität zu Berlin, Mathematisch-naturwissenschaftliche Reihe XV, 1966, S. 789–794

Kontakt:
Beate Kunst
Berliner Medizinhistorisches Museum der Charité
Charitéplatz 1
10117 Berlin
beate.kunst@charite.de

1.7 Albrecht von Graefe-Sammlung der Deutschen Ophthalmologischen Gesellschaft

Beate Kunst

Friedrich Wilhelm Ernst Albrecht von Graefe wurde am 22. Mai 1828 in der Villa Finkenheerd im Tiergarten bei Berlin geboren. Mit kaum 19 Jahren Doktor der Medizin, unternahm er Fortbildungsreisen in die damaligen europäischen Zentren der Augenheilkunde: Wien, Paris, Prag, London, Edinburgh und Dublin. 1851 eröffnete er seine erste Praxis in Berlin. Ein Jahr später begann er in der Karlstraße 46, heute Reinhardtstraße – das Gebäude steht nicht mehr –, mit dem Aufbau seiner privaten Augenklinik, die bald weltweit Anerkennung finden sollte. Von 1868 bis zu seinem frühen Tod 1870 leitete er zusätzlich die Augenklinik der Charité.

„Es gibt kein größeres und kleineres Gebiet der Ophthalmologie, welches er nicht in dieser oder jener Weise gefördert hätte", äußerte sich Theodor Leber (1840–1917), Professor für Augenheilkunde an der Universität Heidelberg von 1890 bis 1910 und Schüler des Berliner Augenarztes. Albrecht von Graefe forcierte die Einführung des 1850 von Hermann von Helmholtz (1821–1894) entwickelten Augenspiegels in die Praxis. 1853 gab er eine neue Methode der Schieloperation bekannt, 1854 folgte eine Arbeit über die bisher unbekannte Diphtherie der Bindehaut, 1856 bereicherte er die Diagnostik und das Verständnis über viele Sehstörungen mit einer Arbeit über das Gesichtsfeld, 1857 führte er eine Operationsmethode ein, mit der erstmalig der Grüne Star (Glaukom) behandelt werden konnte. Im Jahre 1866 verbesserte er die Operation des Grauen Stares durch die Einführung des linearen Starschnittes. Sein dafür angegebenes Starmesser wurde noch 100 Jahre später benutzt.

Bis in unsere Zeit zählt von Graefe neben Hermann von Helmholtz und Frans Cornelis Donders (1818–1889) zu den eigentlichen Reformern der Augenheilkunde. Auf den Berliner gehen ebenfalls die Gründungen der Ophthalmologischen Gesellschaft sowie eines Publikationsorgans zurück, das „Archiv für Ophthalmologie", das heute seinen Namen trägt.

Die Idee, das Andenken dieses im Jahre 1870 verstorbenen Arztes zu bewahren und eine Biografie über ihn zu verfassen, kam 1886 von dem Physiologen und Augenarzt Frans Cornelis Donders, einem engen Freund Graefes. Zu diesem Zeitpunkt war ein Großteil des Graefe-Nachlasses schon in alle Welt verstreut. Ein Jahr später beschloss die Ophthalmologische Gesellschaft die Errichtung eines „Graefe-Museums'" und ein Rundschreiben informierte zahlreiche Augenärzte über das Vorhaben, „Briefe, Manuscripte, klinische Tagebücher, Bilder, Medaillen, Bücher, Instrumente u. dergl., welche von *Albrecht von Graefe* herrühren, oder die er in Besitz und Gebrauch gehabt hat, oder für welche sich irgend eine besondere Beziehung zu dem verstorbenen Gründer [...] nachweisen lässt" zu sammeln. Schon 1889 konnten 110 Positionen verzeichnet werden. Standort der Sammlung wurde die Universitäts-Augenklinik Heidelberg, ein barocker Holzschrank diente ihrer Aufbewahrung. Die Sammlung wuchs, es fand sich jedoch keine Möglichkeit, sie dauerhaft einem größeren Publikum zu präsentieren. 2002 gelangte sie als Dauerleihgabe der Deutschen Ophthalmologischen Gesellschaft an das Berliner Medizinhistorische Museum der Charité.

Die Sammlung umfasst mittlerweile etwa 1.300 Objekte, davon besteht der weitaus größte Teil aus Briefen, die der Berliner Augenarzt an Kollegen geschrieben hat. Kolleghefte Albrecht von Graefes und Mitschriften seiner Vorlesungen sowie zahlreiche Veröffentlichungen zu seiner Person geben einen umfassenden Einblick in seine wissenschaftliche Arbeit. Instrumente, Grafiken, Fotografien und Medaillen runden das Bild ab. Einige Objekte sind auch in der Dauerausstellung des Berliner Medizinhistorischen Museums der Charité zu sehen. Über die Jahre gelangten ebenfalls Autographen anderer bedeutender Augenärzte in die Sammlung. Weitere Schriften geben Informationen zur Geschichte der Deutschen Ophthalmologischen Gesellschaft oder allgemein zur Augenheilkunde.

Literatur

Behles, Josef: Zur Neuordnung und Katalogisierung des Graefe-Museums. Bericht über die Deutsche Ophthalmologische Gesellschaft in Heidelberg 63, 1960, S. 468–485

Esser, Albert: Geschichte der Deutschen Ophthalmologischen Gesellschaft. München 1957

Habrich, Christa: Das „Graefe-Museum" der Deutschen Ophthalmologischen Gesellschaft. Genese, Typologie, Perspektiven. In: Hartmann, Christian, Hrsg.: Albrecht von Graefe. Gedächtnisband zum Symposium anlässlich des 125-jährigen Todesjahres. München 1996, S. 1–12

Kunst, Beate: Gedenken an Albrecht von Graefe – Die Graefe-Sammlung der DOG am Berliner Medizinhistorischen Museum. In: Deutsche Ophthalmologische Gesellschaft, Hrsg.: Visus und Vision – 150 Jahre DOG. Festschrift zum 150-jährigen Bestehen der Deutschen Ophthalmologischen Gesellschaft. Köln 2007, S. 293–307

Kontakt:
Beate Kunst
Berliner Medizinhistorisches Museum der Charité
Charitéplatz 1
10117 Berlin
beate.kunst@charite.de

2 Sammlung am Centrum für Anatomie

Gottfried Bogusch

Wie an vielen anderen Universitäten, geht auch die Sammlung am Centrum für Anatomie, Campus Charité Mitte, auf die mittelalterlichen Naturalienkabinette an den verschiedenen Fürstenhöfen zurück. So besaß der Große Kurfürst (1620–1688) eine berühmte Raritäten- oder Kunstkammer, in der, wie überliefert wurde, „die vornehmsten Merkwürdigkeiten der Natur und Kunst vorhanden waren". Von dem Augenblick an, an dem die Exponate nicht mehr nur als bloße Anschauungsobjekte der kurzweiligen Unterhaltung dienten, sondern zu einem Fundament in der medizinischen Lehre und Forschung wurden, entwickelte sich aus Teilen der Kunstkammer eine Anatomische Sammlung. Vor allem in den Sommermonaten war man auf eine solche Sammlung angewiesen, da aufgrund der hohen Temperaturen an eine Präparation von den noch unzureichend fixierten oder gar frischen Leichen nicht zu denken war. Das 1750 erstellte „Verzeichnis über die Merkwürdigkeiten welche bei dem Anatomischen Theater zu Berlin befindlich sind" ist heute noch in der Zentralbibliothek der Charité einzusehen. Aus dieser Sammlung ist als einziges Objekt ein siamesisches Zwillingspaar erhalten geblieben, das im Bereich des Rumpfes miteinander verwachsen ist.

Viele namhafte Berliner Anatomen waren am weiteren Aufbau der Sammlung beteiligt. Hier ist im besonderen Maße Johann Gottlieb Walter (1734–1818) zu nennen, der von 1773 bis 1810 eine Professur auf dem Anatomischen Theater zu Berlin bekleidete, vor allem jedoch ein privates Museum anatomicum betrieb. Er stockte seine Sammlung auf fast 3.000 Objekte auf, von denen 700 in einem noch erhaltenen Original-Katalog von Walters Sohn Friedrich August (1764–1826) ausführlich dokumentiert worden sind. Diese Sammlung besaß auch international ein außerordentlich hohes Ansehen. Der preußische Staat kaufte auf Geheiß von König Friedrich Wilhelm III (1770–1840) im Jahre 1803 das Walter'sche Anatomiemuseum zu einem Preis von 100.000 Reichstalern an. Es wurde 1810 der neu gegründeten Berliner Universität übereignet und im Westflügel des Universitätshauptgebäudes, dem ehemaligen Palais des Prinzen Heinrich, untergebracht. Im Centrum für Anatomie der Charité ist heute noch ein menschliches Präparat aus dieser Walter'schen Sammlung vorhanden. Es handelt sich dabei um ein mit Firniss überzogenes Trockenpräparat einer Hand, in dem die größeren Arterien dargestellt sind. Diese Arterien wurden vor der Präparation mit roter mineralischer Injektionsmasse sichtbar gemacht.

Walters Nachfolger Carl Asmund Rudolphi (1771–1832) und Johannes Müller (1821–1858) – Rudolphi wirkte an der neu gegründeten Berliner Universität als Anatom von 1810 bis 1832, Müller von 1833 bis 1858 – bereicherten diese Sammlung um weitere Präparate. Schließlich musste unter dem von 1883 bis 1917 andauernden Direktorat von Wilhelm Waldeyer (1836–1921) aus Platzmangel die anatomisch-zootomische Sammlung, die inzwischen einen Umfang von 26.358 Objekten erreicht hatte, verkleinert werden. Es lag natürlich nahe, die einzelnen Disziplinen, die sich nach Müllers Tod von der Anatomie trennten, mit fachspezifischen Objekten aus dieser Sammlung auszustatten. So wurde der größte Teil der pathologisch-anatomischen Präparate dem unter Rudolf Virchow neu gegründeten Institut für Pathologie übereignet. Viele zoologische und vergleichend anatomische Präparate bekam das Institut für Zoologie und später das Museum für Naturkunde. Ebenfalls erhielt das Institut für Physiologie einige Präparate.

Der weitaus größte Teil wurde in dem 1865 errichteten Anatomiegebäude der Charité aufgestellt. Hier wurden unter Waldeyer nach dem Umbau im Jahre 1886 die Räume für die Sammlung im 1. Obergeschoss geschaffen. Der immer größer werdende Bedarf an Laborflächen und Personalräumen führte 1968 und 2006 zu drastischen Reduktionen der Sammlungsräume und der Präparate. Die große Schädelsammlung aus dem 19. Jahrhundert musste ausgelagert werden und befindet sich jetzt im Depot der Anthropologischen Rudolf-Virchow-Sammlung des Berliner Medizinhistorischen Museums der Charité. Entsprechend der geringer werdenden Bedeutung der vergleichenden Anatomie in der Ausbildung der Medizinstudenten, wurde der Bestand zusätzlich durch Abgabe von Tierskeletten – beispielsweise eines knapp zehn Meter langen Wals, eines Elefanten, eines Tigers – an das Museum für Naturkunde und an das Institut für Zoologie verkleinert.

Zurzeit ist die Sammlung am Centrum für Anatomie, die aus verschiedenen Objektgruppen besteht, auf das Erdgeschoss beschränkt. Den größten Bestand weist die anatomische Sammlung auf, zu der menschliche und tierische Skelette, zum Beispiel das Skelett eines „Langen Kerls" aus der Leibgarde Friedrich Wilhelms I (1688–1740), Einzelknochen, Korrosionspräparate zur Darstellung der Blutgefäße und der luftleitenden Wege in der Lunge sowie Trocken- und Feuchtpräparate von verschiedenen Organen gehören. Ergänzt werden diese Präparate durch Moulagen, Holz- und Gipsmodelle und durch verschiedene Wachsmodelle zur Embryonalentwicklung. Eine zweite Objektgruppe umfasst Büsten von Personen aus der Geschichte der Berliner Anatomie, Totenmasken von berühmten Persönlichkeiten, etwa die einzig erhaltene Totenmaske von Immanuel Kant (1724–1804), und Gesichtsabdrücke verschiedener menschlicher Ethnien. Die dritte Objektgruppe wird durch die historische Instrumenten- und Gerätesammlung gestellt. Hier finden sich viele medizinische Instrumente, aber auch Geräte aus einem Histologie-Labor wie Mikrotome und Mikroskope.

Das heutige Leitmotiv für die Sammlung ist zum einen, kulturgeschichtlich wertvolle Objekte zu erhalten, zum anderen mit Hilfe von alten aber auch immer wieder neu entstehenden Präparaten den Studierenden sowie auch den fachfremden Besuchern Anschauungsmaterial mit schriftlichen Erläuterungen zu bieten, um die Anatomie des Menschen besser zu verstehen.

Literatur

Bredekamp, Horst et al., Hrsg.: Theatrum naturae et artis – Theater der Natur und Kunst. Katalog zur Ausstellung, Berlin 2000

Kopsch, Friedrich: Zweihundert Jahre Berliner Anatomie. Deutsche medizinische Wochenschrift, 20/21, 1913, S. 1–13

Waldeyer, Anton: Zur Geschichte der Berliner Anatomie. Zeitschrift für ärztliche Fortbildung 54, 1960, S. 514–530

Kontakt:
Evelyn Heuckendorf; Andreas Winkelmann
Centrum für Anatomie, Charité – Universitätsmedizin Berlin
Philippstr. 12, 10117 Berlin
evelyn.heuckendorf@charite.de
andreas.winkelmann@charite.de

3 Instrumentensammlung des Johannes-Müller-Instituts für Physiologie

Peter Bartsch

Die historische Instrumentensammlung am Johannes-Müller-Institut für Physiologie der Charité umfasst wissenschaftliche Instrumente, Geräte, Registriereinrichtungen und Apparate, die speziell für die Erforschung von Körper- und Organfunktionen von bedeutenden Physiologen entworfen beziehungsweise entwickelt und von ebenso bedeutenden Instrumenten- wie Geräteherstellern gebaut wurden. Die ältesten Objekte, wie der Multiplikator und der Vorreiberschlüssel, stammen aus dem Instrumentarium, welches Emil du Bois-Reymond (1818–1896) für seine frühen Untersuchungen zur „Muskel- und Nervenphysik" in den 1840er Jahren entwarf und teilweise selbst fertigte, wobei er von den Mechanikern Johann Georg Halske (1814–1890) und Wilhelm Hirschmann (gest. 1847) unterstützt wurde. Diese Objekte waren mithin schon im ersten Physiologischen Laboratorium präsent, welches der Anatom und Physiologe Johannes Müller (1801–1858) seinem Schüler Emil du Bois-Reymond im Jahre 1853 im Westflügel des Berliner Universitätsgebäudes Unter den Linden einrichtete. Das jüngste Objekt ist ein extrem rauscharmer Messverstärker eines „patch-clamp Messplatzes". Es diente Erwin Neher (geb. 1944) und Bert Sakmann (geb. 1942) in Verbindung mit einer Miniatur-Saugpipette am Mikromanipulator eines hochauflösenden Mikroskops der Untersuchung elektrischer Ströme in einzelnen Ionenkanälen der Zellmembran lebender Körperzellen. Die beiden Forscher erhielten dafür 1991 den Nobelpreis für Medizin und Physiologie.

Die Instrumentensammlung am ersten Berliner Physiologischen Institut, einem Gebäude, welches unter dem Ordinariat und der planerischen wie architektonischen Mitwirkung von Emil du Bois-Reymond in den Jahren zwischen 1872–1877 in der Dorotheenstraße (damals Haus-Nr. 35, heute 96) errichtet wurde, bildet die historische Vorlage der heutigen Sammlung. In dem so genannten Instrumentensaal des Erdgeschosses, links neben dem Haupteingang, wurden die wissenschaftlichen Geräte des Instituts in repräsentativen Glasschränken aufbewahrt: Für die Institutsangehörigen ein Magazin für Forschungsgeräte, für die interessierten Besucher des Instituts eine Demonstration wissenschaftlicher Leistungsfähigkeit, denn in kaum einer anderen Disziplin waren wissenschaftlich-technischer Vorlauf und Erkenntnisgewinn so eng miteinander verzahnt wie in der Physiologie. Schon nach kurzer Zeit ihres Bestehens wurde die Instrumentensammlung schwer beschädigt, „indem durch die Hitze eines im Souterrain aufgestellten chemischen Schmelzofens, dessen Abzugskanal ungenügend isoliert war, im Instrumentensaal [am 6. 10. 1878] ein gefährlicher Brand entstand, dessen Ausbreitung glücklicherweise unterdrückt werden konnte, wenn auch die Instrumente selbst vielfach Schaden genommen hatten." Was sich zuvor an Objekten in dieser Sammlung befand, ist nicht überliefert.

Unter Theodor Wilhelm Engelmann (1843–1909), nach Emil du Bois-Reymond zum Ordinarius für Physiologie berufen, wurde es erforderlich, ein physiologisches Praktikum als obligatorische Lehrveranstaltung einzuführen. Dies war auf Dauer in dem Institutsgebäude in der Dorotheenstraße nicht zu realisieren, welches ausschließlich auf Experimentalvorlesungen und Forschungsaufgaben zugeschnitten war. 1909 findet das Physiologische Institut eine neue Heimstatt in einem wesentlich größeren Gebäude in der Hessischen Straße 3–4, das als Hygieneinstitut unter dem Ordinarius für Hygiene Max Rubner (1854–1932) im Jahre 1905 fertig gestellt worden war. Als Max Rubner 1909 den Lehrstuhl für Physiologie erhielt, setzte er den Ortswechsel durch. Die Instrumente waren in der so genannten Hörsaalvorbereitung untergebracht und fanden gelegentlich in Experimentalvorlesungen Verwendung. Hier wurden sie in der Zeit nach dem Zweiten Weltkrieg zu begehrten Objekten. Am 22. April 1953 inspizierte der Rektor der Humboldt-Universität zu Berlin das Institut und hielt fest, „daß im Institut erhebliche Mengen an ausrangierten Apparaturen und Instrumenten lagern, die vielfach noch brauchbar sind und kurzfristig mit geringen Anforderungen wieder hergestellt werden können, und die zu einem entscheidenden Teil mit dazu beitragen würden, das Institut für allgemeine Biologie sofort arbeitsfähig zu machen". Auch wenn sich der damalige Ordinarius für Physiologie Emil von Skramlik (1886–1970) mit Vehemenz gegen eine solche Geräteaussonderung wehrte, einige der Gerätschaften mussten den physikalischen und chemischen Instituten in der Hessischen Straße übergeben werden. Zeitzeugen erinnern sich, dass sich Ende 1955 nur noch Reste der Instrumentensammlung in den Glasschränken der Hörsaalvorbereitung befanden.

Mit dem Abriss des alten Hörsaales in der Hessischen Straße und dem dortigen Neubau des Albrecht-Kossel-Hörsaales verliert sich die Spur der Instrumente. Als am 7. März 1958 der Hörsaal seiner Bestimmung übergeben wurde, war die Hörsaalvorbereitung geteilt. Im physiologischen Teil standen einige Glasschränke mit Kästen historischer Diapositive, Lehrfilmen, Organmodellen und dem großen Pendel nach Helmholtz. Was heute als historische Instrumentensammlung am Johannes-Müller-Institut zu besichtigen ist, wurde zum überwiegenden Teil zufällig bei einer Entrümpelung des Institutsbodens 1975 gefunden und aus Anlass des 100. Geburtstages des Physiologischen Instituts am 6. November 1977 erstmalig seit 1909 wieder präsentiert. Dass diese Instrumentarien tatsächlich zum historischen Bestand gehörten, beweisen alte Inventarisierungsschilder. Sie weisen eine fortlaufende römische Nummerierung auf und kennzeichnen den einstigen Standort nach Abteilung und Glasschrank.

Die Instrumentensammlung wurde ab dem 28. April 1999, dem 141. Todestag von Johannes Müller, am neuen Standort des Physiologischen Instituts in der Tucholskystraße 2 wieder ausgestellt. Mit Hilfe von vielen Unterstützern konnten für die Objektpräsentation Vitrinen beschafft und ein historischer Glasschrank rekonstruiert werden; eine Apparatur, die Hermann von Helmholtz 1850 zur Messung der Nervenleitgeschwindigkeit entwarf und anwendete, wurde nachgebaut. 81 Objekte waren zehn verschiedenen Themen zugeordnet. Für jedes Thema stand ein Handzettel zur Verfügung, der über die präsentierten Objekte und deren wissenschaftshistorische Hintergründe informierte. Der historische Glasschrank wurde in einem Besprechungszimmer des Instituts aufgestellt, um noch einige Gerätschaften zu präsentieren, die in der thematischen Gliederung der Ausstellung nicht berücksichtigt werden konnten. Zum nicht öffentlichen Teil der Sammlung gehörte ein Archiv mit historischen Lehrfilmen, Diapositivsammlungen, Gerätefragmenten und Apparaturen, die ebenfalls in die Ausstellungsthematik nicht eingeordnet werden konnten. Ein Katalog zu dieser Sammlung informiert über alle damals präsentierten Objekte und deren wissenschaftstheoretische

Hintergründe sowie über die Geschichte des Physiologischen Instituts und seiner Sammlung.

Im Frühjahr 2010 mussten die Objekte eingelagert werden, da das Institut erneut umziehen wird. Einen festen neuen Standort finden sie voraussichtlich frühestens ab 2013 auf dem Gelände der Charité, Campus Mitte. Dort entsteht derzeit ein Neubau für die vorklinischen Institute der Charité.

Literatur

Dierig, Sven und Thomas Schnalke, Hrsg.: Apoll im Labor. Bildung, Experiment, Mechanische Schönheit. Berlin 2005

Johannes-Müller-Institut für Physiologie, Hrsg.: Historische Instrumentensammlung. Katalog der Sammlung. Berlin 2000

Kontakt:
Bert Flemming
Johannes-Müller-Institut für Physiologie
Charité – Universitätsmedizin Berlin
bert.flemming@charite.de

4 Robert-Koch-Museum des Instituts für Mikrobiologie und Hygiene der Charité

Ute Hornbogen

Im heutigen Karree der Dorotheenstraße/Wilhelmstraße/Reichstagsufer/Bunsenstraße in Berlin-Mitte erbaute der Architekt Paul Emanuel Spieker (1826–1896) in den Jahren 1874–1877 einen Komplex medizinisch-naturwissenschaftlicher Institutsgebäude. Es waren dies die Institute für Physiologie und Pharmakologie in der Dorotheenstraße und die Institute für Physik und Chemie am Reichstagsufer. Bis auf die Ecke Wilhelmstraße/Reichstagsufer, an der sich heute das Gebäude des ARD-Hauptstadtstudios befindet, wurden die Einrichtungen von den Zerstörungen des Zweiten Weltkriegs weitgehend verschont. Der verbliebene Institutskomplex stellt damit eines der wenigen erhaltenen Beispiele der Gründerzeit-Architektur für Universitäts- und Wissenschaftsbauten in Berlin dar.

Im heutigen Institut für Mikrobiologie und Hygiene der Charité in der Dorotheenstraße 96 befindet sich das Robert-Koch-Museum der Charité. Der Arzt und Bakteriologe Robert Koch (1843–1910) gehörte zu den herausragenden Wissenschaftlerpersönlichkeiten des ausgehenden 19. und frühen 20. Jahrhunderts. Im Jahr 1876 wies er mit dem Erreger des Milzbrands (*Bacillus anthracis*) zum ersten Mal einen lebenden Mikroorganismus als spezifische Ursache einer Infektionskrankheit nach und legte mit seinen Arbeiten zur Tuberkulose die methodischen Grundlagen der bakteriologischen Forschung: Mikroskopische Darstellung der Bakterien im Gewebe, Züchtung der Bakterien in Reinkulturen und erfolgreiche Infektion durch Verimpfen dieser Reinkulturen auf Versuchstiere.

Innerhalb des Gebäudes ist das Robert-Koch-Museum in zwei Räumen des Entrees eingerichtet worden. Dazu gehören die frühere Bibliothek des Physiologischen Instituts, der heutige Robert-Koch-Lesesaal, in dem Robert Koch am 24. März 1882 zum ersten Mal öffentlich die Ergebnisse seiner Entdeckungen über die „Ätiologie der Tuberkulose" vortrug sowie der unmittelbar daneben liegende Raum, in dem sich die Sammlung befindet. Das Märkische Museum Berlin, das bis zum Jahr 1959 Eigentümer der persönlichen Nachlässe von Robert Koch und Rudolf Virchow (1821–1902) war, übereignete der Medizinischen Fakultät der Humboldt-Universität zu Berlin im Februar 1959 die genannten Sammlungen. Der 50. Todestag von Robert Koch im Jahr 1960 war gegebener Anlass, die Sammlungsteile, die das Märkische Museum aus dem Nachlass von Hedwig Koch (1873–1945) erhalten hatte, im damaligen Institut für Medizinische Mikrobiologie und Epidemiologie zusammenzufassen und dort am 27. Mai 1960 die Robert-Koch-Gedenkstätte zu eröffnen. Für den 100. Jahrestag des Vortrags über die Entstehung der Tuberkulose wurde der Ausstellungsraum renoviert, die Sammlung neu geordnet und neu präsentiert. Am 5. Januar 1982 fand die Wiedereröffnung statt und die Gedenkstätte erhielt nun den Rang eines medizinhistorischen Museums. Aus gleichem Anlass wurde am 24. März 1982 die Vortrags-Gedenktafel im Robert-Koch-Leseraum angebracht sowie das Robert-Koch-Denkmal auf dem Robert-Koch-Platz enthüllt.

Der gezeigte Bestand der vielfältigen Sammlung, der dem Besucher in der besonderen Atmosphäre der historischen Räume seinen ganz eigenen Reiz vermittelt, gibt einen Einblick in das Leben und Wirken Robert Kochs. Über 200 historische Fotografien sowie Original-Dokumente und Briefe aus dem 19. und Beginn des 20. Jahrhunderts dokumentieren den beruflichen Werdegang und die weitreichenden Forschungen Kochs. Aus der Sammlung besonders hervorzuheben sind die Nobelpreis-Urkunde – im Jahr 1905 wurde Robert Koch für seine Arbeiten zur Tuberkulose der Nobel-Preis für Medizin verliehen – die Ehrenbürger-Urkunde der Stadt Berlin, Fotos der zahlreichen Expeditionen nach Afrika sowie der Reisen nach Japan, dem Land, in dem er ein höchst geschätzter Gast war. Weiterhin sind im Museum ein nachgestellter historischer Laborarbeitsplatz mit den entsprechenden Arbeitsgeräten zu sehen sowie mikroskopische Präparate, ein Sanitätskasten, der bei seinen zahlreichen Expeditionen mitgeführt wurde, Deckglaspräparate und Negativplatten für Photogramme. In Ergänzung der ausgestellten Dokumente findet der Besucher zahlreiche Gastgeschenke aus Japan und Afrika, beispielsweise ein Samurai-Schwert, einen japanischen Tempelgong sowie afrikanische Speere und Masken, die in Verbindung mit den zahlreichen Dokumenten ein lebendiges Bild von Robert Koch und seiner Zeit vermitteln.

Literatur

Münch, Ragnhild: Robert Koch und sein Nachlass. Berlin 2003

Kontakt:
Ute Hornbogen
Institut für Mikrobiologie und Hygiene der Charité
Hindenburgdamm 27
12203 Berlin
ute.hornbogen@charite.de

5 Sammlung des Robert-Koch-Instituts, Berlin, und weitere Koch-Nachlässe – ein Exkurs

Ulrike Folkens

Der Nachlass des Mediziners Robert Koch (1843–1910) wird in Berlin an mehreren voneinander unabhängigen Einrichtungen verwahrt. Der umfangreichere und eher auf seine wissenschaftliche Tätigkeit fokussierende Teil kann im ehemaligen Königlich-Preußischen Institut für Infektionskrankheiten, dem heutigen Robert Koch-Institut, besichtigt werden. 1891 gegründet, war es zuerst in einem umgebauten Wohnhaus in unmittelbarer Nachbarschaft zur Charité untergebracht. In der Föhrer Straße in Berlin-Wedding erhielt das Institut 1900 einen Neubau in der Nähe zu dem sich damals noch im Bau befindlichen Rudolf-Virchow-Krankenhaus. Robert Koch war bis 1904 Direktor dieses Instituts.

Das unter Denkmalschutz stehende Gebäude beherbergt noch heute das Robert Koch-Institut, die zentrale Einrichtung der Bundesregierung auf dem Gebiet der Krankheitskontrolle und -prävention und damit auch die zentrale Referenzeinrichtung des Bundes auf dem Gebiet der anwendungs- und maßnahmenorientierten Forschung und für den öffentlichen Gesundheitsdienst. Es untersteht als obere Bundesbehörde direkt dem Bundesministerium für Gesundheit.

Der an diesem Ort verwahrte wissenschaftliche Teil des Nachlasses von Robert Koch umfasst zu einem großen Teil werkbezogene Materialien und wissenschaftliche Korrespondenzen, die sich nach dem Tod von Koch im Institut für Infektionskrankheiten befanden. Die Unterlagen sollten dort ausgestellt und verwahrt werden, um mit ihnen das Werk und die wissenschaftliche Bedeutung Kochs zu dokumentieren. Ein Verzeichnis über die heute im Institut verwahrten Dokumente erschließt diesen Nachlass.

Offen ist, ob und nach welchen Kriterien Robert Koch Dokumente und Korrespondenzen selbst archivierte. Hedwig Koch (1873–1945), die zweite Ehefrau des Wissenschaftlers, hatte sich „[...] weil Koch selbst nicht alles bewahrte" nach ihrer eigenen Aussage einzelne Dinge, speziell Autographen von ihrem Mann, als Erinnerungsstücke erbeten. Auch ist nicht bekannt, in welchem Umfang Überliefertes durch spätere Eingriffe wie Kriegseinwirkungen oder unzureichende Verwahrung verloren ging. In den 1930er Jahren und auch nach 1945 sind Autographen Kochs zu Ausstellungszwecken entnommen und nicht wieder eingeordnet worden. Es liegt keine Inventarliste im Robert Koch-Institut vor; außerdem gibt es keine Vermerke zum Leihverkehr oder zu Schenkungen nach 1945 an andere Institutionen wie beispielsweise an das Kitasato-Institut in Tokio.

Ein weiterer Bestandteil des Nachlasses im Robert Koch-Institut sind umfangreiche Bildbestände, die sich insbesondere auf seine beruflichen Tätigkeiten beziehen. Dabei handelt es sich um Fotografien (Glasnegative, historische Papierabzüge, Glasdiapositive und Mikrofotografien) sowie mikroskopische Präparate. Die Bildmaterialen sind in einer Bilddatenbank erfasst und im zweiten Scan in 300- oder auch 600-dpi-Qualität verfügbar; die datenbankmäßige Auflistung der Mikrofotografien steht noch aus. Eine weitere Datenbank umfasst 1.800 digitalisierte Abbildungen von Präparaten Robert Kochs.

Die Dokumente und Gegenstände, die Hedwig Koch der Stadt Berlin überlassen hat, befinden sich heute in einem Gebäude des Instituts für Hygiene und Mikrobiologie der Charité – Universitätsmedizin Berlin in der Dorotheenstraße. Von den einzelnen Objekten und Dokumenten des hier aufbewahrten Nachlasses wurde 1979/80 auf Veranlassung von Georg Harig (1935–1989), dem Direktor des Instituts für Geschichte der Medizin der Humboldt-Universität zu Berlin, ein Verzeichnis begonnen, das 1987/88 im Zusammenhang mit der 750-Jahr-Feier Berlins vervollständigt wurde.

Weitere Teile des Nachlasses befinden sich im Besitz der Nachfahren von Robert Koch sowie in Clausthal, seiner Heimatstadt, und auch in dem Haus in Wolsztyn (in der damaligen Provinz Posen, im heutigen Polen), in dem Robert Koch seine erste amtliche Stelle als Kreisphysikus innehatte. Vereinzelt besitzen Privatpersonen Briefe und Notizbücher von Robert Koch – unabhängig von den Nachfahren. Autographen in öffentlicher Hand lassen sich beispielsweise in der Sammlung Darmstaedter an der Staatsbibliothek zu Berlin – Preußischer Kulturbesitz nachweisen. Ein weiterer Teil von Unterlagen zu den Tätigkeiten Robert Kochs sind als Amtshandlungen in den Aktengang jener Einrichtungen übergegangen, in deren Auftrag Koch tätig war, wie etwa das Kaiserliche Gesundheitsamt oder das Hygiene-Institut der Friedrich-Wilhelms-Universität. Die Personalakte von Robert Koch aus seiner Zeit als Mitglied und Direktor des Königlich Preußischen Instituts für Infektionskrankheiten befindet sich im Geheimen Staatsarchiv in Berlin-Dahlem; weiteres Aktenmaterial liegt im Bundesarchiv in Berlin-Lichterfelde und in Potsdam.

Literatur

Brock, Thomas D.: Robert Koch. A Life in Medicine and Bacteriology. Berlin u. a. O. 1988
Gradmann, Christoph: Krankheit im Labor. Robert Koch und die medizinische Bakteriologie. Göttingen 2005
Möllers, Bernhard: Robert Koch. Persönlichkeit und Lebenswerk 1843–1910. Hannover 1950
Münch, Ragnhild: Robert Koch und sein Nachlaß in Berlin. Berlin 2003

Kontakt:
Robert Koch-Institut
Pressestelle
Nordufer 20
13353 Berlin
museum@rki.de

6 Sammlung Geburtshilflicher Instrumente der Klinik für Frauenheilkunde und Geburtshilfe

Matthias David

Die Sammlung geburtshilflicher Instrumente der Charité umfasst sowohl zahlreiche historische Zangenmodelle als auch andere Instrumente, die hauptsächlich der Verkleinerung und Extraktion des kindlichen Kopfes dienten. Die Exponate sind in drei verglasten Schränken im Seminarraum C des Bettenhochhauses der Charité, Campus Mitte, untergebracht, in dem auch die Büsten und Fotografien der ehemaligen Direktoren der Berliner Universitäts-Frauenkliniken ausgestellt sind. Die Charité will mit dieser geburtshilflichen Sammlung das Vermächtnis namhafter Geburtshelfer wach halten und Grundkenntnisse der Instrumentenlehre anschaulich vermitteln und weitergeben. Die etwa 50 verschiedenen Zangenmodelle stammen größtenteils aus dem 19., einige wenige aber auch aus dem 18. oder 20. Jahrhundert.

Wahrscheinlich war es Adam Elias von Siebold (1775–1828) in seiner Eigenschaft als Direktor der Entbindungsanstalt, der die Sammlung begründete. Dessen Assistent Carl Mayer (1795–1868), der später auch Gründer der Gesellschaft für Geburtshülfe zu Berlin war, erstellte vermutlich den ersten Sammlungskatalog. Als von Siebold 1816 zum ersten Ordentlichen Professor für Geburtshilfe der Berliner Universität berufen wurde, brachte er einen umfangreichen privaten Bestand an Instrumenten aus seiner Zeit in Würzburg mit nach Berlin, der als Grundstock der Sammlung diente. Nachdem er 1814 zunächst eine Berufung an die neu gegründete Friedrich-Wilhelms-Universität abgelehnt hatte, kam er nun doch nach Berlin, um eine Entbindungsanstalt nach seinen Vorstellungen zu gründen. Das Universitätsdirektorium und der entsprechende Regierungsrat erwarben ein von dem Geburtshelfer selbst gewünschtes Grundstück mit dazu gehörigem Haus an der Oranienburger Straße 29, das nach von Siebolds Plan umgestaltet und eingerichtet wurde. Auch seine Privatsammlung sollte hier Platz finden. Untergebracht war die Sammlung im so genannten Auditorium, das sich im oberen Stockwerk der neuen „Entbindungsanstalt an der Königlichen Universität zu Berlin" befand. Auf Wunsch von Siebolds wurde der Bestand der geburtshilflichen Instrumente und Präparate erweitert – die Stadt Berlin kaufte im Jahr 1822 auch Teile einer anderen Präparatesammlung auf.

Mit Hilfe der Instrumente beabsichtigte von Siebold, seinen Schülern die Kenntnis der operativen Geburtshilfe zu erleichtern. Sein Sohn und späterer Nachfolger Eduard Caspar Jacob von Siebold (1801–1861), der die Sammlung fortführte, verfolgte die „Konservierung vieler Evolutionsstufen der Geburtshilfe". Im regen Austausch mit Kollegen sollte vor allem ein „Nutzen aus widersinnigen Erfindungen" gezogen werden, der sich für die zukünftige Entwicklung der Geburtshilfe als „lehrreiche Erfahrung beweisen sollte". Die Instrumente waren auch dazu gedacht, als „Hülfsmittel des Unterrichts" zu dienen. Eduard von Siebolds besondere Beziehung zu dieser Sammlung zeigte sich auch darin, dass er ihr 1829 ein eigenes Kapitel in seinem Buch über die „Einrichtung der Entbindungsanstalt an der Königlichen Universität zu Berlin" widmete. Hier erfolgt auch eine Auflistung des Sammlungsbestandes. Die Sammlung befand sich weiterhin im Privatbesitz der von Siebolds, wurde aber zur „öffentlichen Ansicht ausgelegt, damit auch der historische Theil unseres Faches nicht ganz vernachlässigt werde" und sie stand „auch immer denjenigen […] Herren […], welche sich mit der Abfassung einer Inaugural-Dissertation aus dem Gebiet der Geburtshülfe beschäftigen, mit dem größten Vergnügen offen". Von Siebold berichtet außerdem stolz, dass er neben den aufgeführten geburtshilflichen Instrumenten über 50 weibliche Becken, 150 Gläser mit verschiedenen Präparaten, verschiedene Wachsabbildungen, Kupferstiche und Handzeichnungen und eine insgesamt bedeutende Bibliothek insbesondere im „Fache der Geburtshülfe, der Frauenzimmer- und Kinderkrankheiten" besitze.

Es ist anzunehmen, dass der Sammlungsbestand nicht nur durch regionalen Einsatz der Berliner Geburtshelfer und der Stadt Berlin vermehrt wurde. Auch nationale und internationale Kooperationen mit anderen geburtshilflichen Instituten und Geburtshelfern dienten vermutlich dazu, die Sammlung mit bedeutenden älteren und neueren Instrumenten zu erweitern. Eduard von Siebold gibt beispielsweise an, dass sein Großvater Carl Casper von Siebold (1736–1807) eine Zange (*Tire-tête à axe tournante*) von dessen Erfinder André Levret (1703–1780) persönlich in Paris übergeben bekommen habe.

Nach der Familie von Siebold bemühten sich im Laufe der Zeit noch andere Geburtshelfer um den Fortbestand und Ausbau der Sammlung. Zu ihnen gehörten namhafte deutsche Geburtshelfer wie Dietrich Wilhelm Heinrich Busch (1788–1858), Eduard Arnold Martin (1809–1875), Ernst Bumm (1858–1925) und Walter Stoeckel (1871–1961). Der Verlust von einigen Instrumenten der Sammlung lässt sich durch die Verhältnisse während und unmittelbar nach dem Zweiten Weltkrieg erklären. Ende der 1940er Jahre ließ Helmut Kraatz (1902–1983) die verstreuten und verschollen geglaubten Instrumente wieder zusammentragen und katalogisieren. Vergleicht man die Aufzählung der Instrumente von 1829 mit dem aktuellen Sammlungsbestand, so finden sich auch heute noch in Teilen Übereinstimmungen mit dem alten Sieboldschen Katalog. Es ist andererseits nicht bekannt, inwieweit die Sammlung aus Beständen der ehemaligen I. und/ oder II. Universitäts-Frauenklinik oder anderen Quellen zusammengefügt wurde.

Da nicht bei allen Zangenmodellen klar war, welcher (berühmte) Geburtshelfer oder geburtshilfliche Ordinarius diese Zange erfunden oder in Auftrag gegeben hat und auch für die anderen geburtshilflichen Instrumente der Sammlung eine ausführliche systematische Aufarbeitung bisher fehlte, wurde dies im Rahmen von zwei medizinhistorischen Doktorarbeiten nachgeholt, die seit 2008 vorliegen.

Literatur

Bennedjema, Miriam: Medizinhistorische Würdigung der Geburtszangensammlung der Berliner Universitäts-Frauenklinik/ Charité. Diss. med., Berlin 2008

Bernstein, Johann Gottlob: Adam Elias von Siebolds Biographie aus Bernsteins Geschichte der Chirurgie besonders abgedruckt. Leipzig 1822

Fischer, Wolfgang und E. Thiele: Geburtshilfliche Instrumente an der Charité Berlin. Zur Sonderausstellung der Medizingeschichte, anlässlich der 12. Tagung deutschsprachiger Hochschullehrer in der Gynäkologie und Geburtshilfe. Berlin 1990

Siebold, Eduard Kaspar Jacob von: Die Einrichtung der Entbindungsanstalt an der Königlichen Universität zu Berlin nebst einem Überblicke der Leistungen derselben seit dem Jahre 1817. Berlin 1829

Zowodny, Alexander: Die Sammlung geburtshilflicher Objekte der Berliner Charité/Universitäts-Frauenklinik: Medizinhistorische Würdigung der Zerstückelungs- und anderer alter Spezialinstrumente. Diss. med., Berlin 2008

Kontakt:
Matthias David
Klinik für Frauenheilkunde und Geburtshilfe
Charité Campus Virchow-Klinikum
Augustenburger Platz 1
13353 Berlin
matthias.david@charite.de

7 Sammlung des Instituts für Rechtsmedizin

Gunther Geserick

Das bis 2005 am Campus Mitte der Charité gelegene Institut für Rechtsmedizin ist die älteste Facheinrichtung seiner Art in Deutschland. Sie wurde 1833 als „Praktische Unterrichtsanstalt für die Staatsarzneikunde" gegründet und diente hauptsächlich dazu, Studierenden die Gelegenheit zu geben, von den „gerichtlich-medizinischen Geschäften praktische Kenntnisse zu erwerben". Die Arbeit des Instituts und der akademische Unterricht mussten in den ersten Jahrzehnten unter wechselnden, aber immer unzureichenden räumlichen Bedingungen durchgeführt werden. Das änderte sich erst mit dem Neubau eines Leichenschauhauses auf dem Gelände des ehemaligen Charité-Friedhofes an der „Communication am Neuen Thor 19" (heute Hannoversche Straße 6) in Berlin-Mitte, welches 1886 seinen Betrieb aufnahm.

Die praktische Ausbildung von Medizinern, Juristen und Kriminalpolizisten erforderte auch das Vorhalten von Sammlungspräparaten. So wurden in vielen Instituten derartige Sammlungen angelegt. Schon Carl Liman (1818–1891), dem wir die Ausarbeitung der Pläne für den Neubau des Leichenschauhauses verdanken, soll über eine „werthvolle Privatsammlung interessanter gerichtlich-medizinischer Objekte" verfügt haben. Spätere Institutsdirektoren bauten diese Sammlung weiter aus. 1897 umfasste sie bereits mehr als 1.000 Präparate und 1914 waren neben annähernd 1.500 Präparaten auch Instrumente, Moulagen, Abbildungen und Fotografien – allerdings nur von Fachleuten – zu besichtigen.

Zerstörungen im Zweiten Weltkrieg und die Wirren der Nachkriegszeit dezimierten die Sammlung. Unter dem Direktorat (1957–1987) von Otto Prokop (1921–2009) wurden mehrere Laborräume ausgebaut beziehungsweise neu gewonnen. Dabei musste auch die Präparatesammlung im zweiten Stockwerk einem serologischen Laboratorium weichen und in den Quergang im ersten Geschoss verlagert werden. Modernere Unterrichtsmethoden erforderten neue Demonstrationsobjekte. Die Präparate und anderen Sammlungsgegenstände wurden auch unter ethischen und fachlichen Gesichtspunkten überprüft, zahlenmäßig verringert und durch neuere Präparate ergänzt.

Mit der Fusionierung der beiden Institute für Rechtsmedizin der Freien Universität Berlin und der Humboldt-Universität zu Berlin zog die Sammlung 2004 nach Berlin-Dahlem in die Hittorfstraße 18 um. Auch an der Freien Universität gab es ebenfalls eine kleine Anzahl von Feuchtpräparaten und mazerierten Knochen, die ab den 1970er Jahren für Beweis- und Ausbildungszwecke angelegt worden war.

Heute besteht die Sammlung aus über 100 Trocken- und fast 100 Feuchtpräparaten. 2007 wurden das Institut für Rechtsmedizin der Charité und das Berliner Landesinstitut für gerichtliche und soziale Medizin in Moabit zusammengeführt. Nach einigen räumlichen Umstrukturierungen soll die Sammlung an diesem neuen Standort wieder neu aufgestellt werden.

In der Hannoverschen Straße waren alle Exponate bis 2004 in verschließ- und beleuchtbaren Großvitrinen gelagert. Thematisch gegliedert konnten sich Fachkräfte über die Gebiete gewaltsamer Tod, konservierende Leichenveränderungen, Utensilien für den Drogenmissbrauch und Objekte, die der Abtreibung dienten, informieren. Eine kleine Abteilung zeigte Literatur zu unwissenschaftlichen Heilmethoden. Die Sammlung war ausschließlich für die Aus- und Weiterbildung von Fachkräften der Medizin, Justiz, Polizei und Feuerwehr bestimmt – also nicht öffentlich zugänglich.

Exponate aus der Rechtmedizin sind bis heute ein wichtiger Bestandteil der obligatorischen Ausbildung von Studierenden der Medizin und Kriminalpolizei, und dienen weiterhin der fakultativen Aus- und Weiterbildung von Ärzten, Juristen, Feuerwehrangehörigen und Rettungssanitätern.

Literatur

Anonym: Zeitschrift für Medizinalbeamte 4, 1891, S. 687
Anonym: Zeitschrift für Medizinalbeamte 10, 1897, S. 187–192
Heller, L.: Im Museum der Ermordeten. Die Sammlung des Instituts für gerichtliche Medizin. 8-Uhr-Abendblatt vom 12. 5. 1923
Liman, Carl: Zur Organisation des Unterrichts in der gerichtlichen Medicin. Deutsche Medizinische Wochenschrift 15, 1889, S. 893–894
Wirth, Ingo und Hansjürg Strauch: Gerichtliche Medizin als akademisches Lehrfach an der Universität Berlin. Rechtsmedizin 12, 2002, S. 77–86
Wirth, Ingo et al.: Das Institut für Rechtsmedizin der Humboldt-Universität zu Berlin 1833–2003. Frankfurt am Main 2003
Wirth, Ingo et al.: Das Universitätsinstitut für Rechtsmedizin der Charité 1833–2008. Lübeck 2008

Kontakt:
Dr. Sven Hartwig
Institut für Rechtsmedizin
Turmstraße 21, Haus L,
10559 Berlin
rechtsmedizin@charite.de

8 Sammlung Alte Arzneimittel

Eva-Maria Flegel

Vom 13. bis zum ausgehenden 19. Jahrhundert war die Herstellung von Arzneimitteln das Privileg der Apotheker. Fortschritte der chemischen Wissenschaften, der industriellen Revolution und die Veränderung der rechtlichen und sozialen Bedingungen im Deutschen Reich ebneten der pharmazeutischen Industrie den Weg. Im letzten Drittel des 19. Jahrhunderts eroberten zunehmend industriell hergestellte Fertig-Arzneimittel den Markt. Beispielhaft hierfür steht die mehr als 100 Jahre währende Erfolgsgeschichte des *Aspirins* (Acetylsalicylsäure), das seit 1899 verkauft wird.

Ab 1988 wurde in der Apotheke der Charité eine kleine Sammlung von anfänglich etwa 300 verschiedenen „nicht mehr verkehrsfähigen", also abgelaufenen, Fertig-Arzneimitteln, einigen Rezepturarzneien, Verbandmitteln, Reagenzien und Chemikalien zusammengetragen und erfasst, die im Zeitraum zwischen 1938 und 1966, vorwiegend jedoch in den 1950er Jahren hergestellt worden waren. Die Objekte kamen meist über Arzneimittelrückgaben der Charité-eigenen Kliniken und Institute in die Sammlung. Sie stammen aus der Zeit nach dem Ersten Weltkrieg, den Jahren zwischen 1918 und 1945, sowie hauptsächlich aus der ehemaligen Deutschen Demokratischen Republik (1949–1989) und der Bundesrepublik Deutschland (ab 1949), einige wurden aber auch in anderen europäischen Ländern und den USA produziert. Die unterschiedliche Herkunft der Produkte sowie der in der Sammlung vorhandene größere Bestand an Probepackungen für Ärzte aus der Zeit nach 1950, geben einen Einblick in die besondere Situation der Arzneimittelversorgung im Osten Berlins – insbesondere an der Charité – bis zum Bau der Berliner Mauer im Jahre 1961.

Bei den Sammlungsobjekten handelt es sich pharmakologisch im Wesentlichen um Herz- und Kreislaufmittel, Antiallergika, Antibiotika und Sulfonamide, Corticoide, Psychopharmaka und Schlafmittel. In dem Bestand finden sich herzwirksame Glykoside in verschiedenen Arzneiformen, die inzwischen ihre therapeutische Bedeutung verloren haben, wie Lanatosid C, Scillaglykoside und K-Strophantin. Besonders zu erwähnen sind, neben diversen Sulfonamidpräparaten, die *Prontosil solubile*-Ampullen (Sulfachrysoidin) der Firma Bayer. Mit der Einführung dieses Arzneimittels in die Therapie durch Gerhard Domagk (1895–1964) im Jahre 1935, wurde die Entwicklung der Sulfonamide begründet und eine wahrhafte Revolution in der Behandlung der Infektionskrankheiten ausgelöst. *Prontosil* wurde 1937 auf der Pariser Weltausstellung mit einem „Grand Prix" ausgezeichnet. Für die „Erkennung der antibakteriellen Wirkung des Prontosils" erhielt Domagk 1939 den Nobelpreis für Medizin. Bei *Mapharsen* (Oxyphenarsin) für die Syphilistherapie, handelt es sich um eine Weiterentwicklung des historischen *Salvarsans*. Es wurde in den 1940er Jahren durch Park Davis & Co in den USA eingeführt. In der Gruppe der Hypnotika kommt *Contergan* (Thalidomid) pharmaziegeschichtlich aufgrund seiner toxischen Wirkung auf den Embryo eine außerordentliche Bedeutung zu. Das

Leid der von der Schädigung betroffenen Menschen führte zu einer umfassenden Neuregelung des Arzneimittelrechts in der Bundesrepublik Deutschland.

Einige Prüfpräparate einer Arzneimittelentwicklung, *Berlophen* zur Behandlung der Phenylketonurie, welches in Zusammenarbeit mit dem damaligen VEB Berlin Chemie entwickelt und an der Kinderklinik der Charité getestet wurde, ergänzen die ursprüngliche Sammlung.

Von pharmazie- und medizinhistorischem Interesse im Sammlungsbestand sind Arzneimittel mit partiell veralteten und solche mit auch heute noch aktuellen Wirkprinzipien, alte Arzneiformen, Packungskennzeichnungen im Wechsel der arzneimittelrechtlichen Vorschriften, werbende Aussagen im Beipackzettel oder auf der Verpackung sowie aus wirtschaftsgeschichtlicher Sicht die verschiedenen Preis- und Währungsauszeichnungen als auch die Rechtsformen der Herstellerbetriebe.

Ein weiterer beträchtlicher Sammlungsteil stammt aus den Arzneimittelrückgaben der Charité ab 2005 sowie aus der Übernahme eines erheblichen Bestandes von Alt-Arzneimitteln aus einer Landarztpraxis in der Niederlausitz, die von 1905 bis 1955 betrieben wurde. Diese Objektkonvolute befinden sich noch in ihrer Erschließung.

Die Sammlung Alte Arzneimittel der Charité ist nicht öffentlich zugänglich.

Kontakt:
Eva-Maria Flegel
Charité – Universitätsmedizin Berlin
Campus Virchow Klinikum
Augustenplatz 1
13353 Berlin
eva-maria.flegel@charite.de

9 Kunst an der Charité – Sammlung von Gelehrtenbildnissen

Gerda Fabert

Kunstwerke sind an allen Standorten der Charité – Universitätsmedizin Berlin auch im öffentlichen Raum zu sehen. Die Vielfalt reicht von graphischen Blättern und Gemälden über Medaillen und plastische Arbeiten bis zur „Kunst am Bau". Die Bildnisse bedeutender Ärzte und Wissenschaftler, die im 19. und zu Beginn des 20. Jahrhunderts an der Charité und an der Berliner Universität ihre Wirkungsstätte hatten, sind dabei von besonderem medizinhistorischen und künstlerischen Wert.

Die Gelehrtenporträts sind nicht als geschlossene Sammlung zu besichtigen. Sie befinden sich, bis auf wenige Ausnahmen, am historischen Charité Campus in Berlin-Mitte und zwar in den Gartenanlagen, in einzelnen Kliniken und Instituten oder im Verwaltungsgebäude, dem Friedrich Althoff-Haus. Nur einige Bildnisse in der Augenklinik und in der Kinderklinik sind mit den Kliniken an den Campus Virchow-Klinikum umgezogen.

Dargestellt sind Persönlichkeiten, mit deren Namen die Geschichte der Charité und die Herausbildung einer „Berliner Medizinischen Schule" aber auch die Entwicklung in der Medizin insgesamt eng verbunden sind, wie Christoph Wilhelm Hufeland (1762–1836), Carl Asmund Rudolphi (1771–1832), Johannes Müller (1801–1858), Hermann von Helmholtz (1821–1894), Rudolf Virchow (1821–1901), Robert Koch (1843–1910), Ernst von Bergmann (1836–1907), Albrecht von Graefe (1828–1870), Wilhelm Griesinger (1817–1868), Friedrich Kraus (1858–1936) und Otto Heubner (1843–1926).

Bei der Mehrzahl der Gelehrtenbildnisse handelt es sich um plastische Arbeiten – Denkmale, Büsten, Medaillons, Plaketten und Medaillen – zumeist von Berliner Bildhauern, darunter so bekannten Künstlern wie Christian Daniel Rauch (1777–1857), Adolf von Hildebrand (1847–1921), Hugo Lederer (1871–1940), Fritz Klimsch (1870–1960), Georg Kolbe (1877–1947) und Gustav Seitz (1906–1969). Unter den gemalten und graphischen Porträts finden sich Arbeiten der Berliner Maler Willi Jaeckel (1888–1944), Max Liebermann (1847–1935), Ludwig Noster (1854–1910), Franz Skarbina (1849–1910) und Hugo Vogel (1855–1934).

Die Geschichte der Bildnissammlung der Charité ist eng mit der der Berliner Universität verbunden: 1833 erhielt die Universität vom Preußischen Kultusministerium die Erlaubnis, die von dem Berliner Bildhauer Christian Daniel Rauch geschaffene Büste des ersten Dekans der Medizinischen Fakultät, Christoph Wilhelm Hufeland, in ihrer Aula aufzustellen. Damit begründete sie ihre Sammlung von Gelehrtenbildnissen. Da diese schon bald einen solchen Umfang erreichte, dass sie nicht mehr geschlossen untergebracht werden konnte, übergab der Rektor der Universität 1931 eine Reihe von Bildnissen an die Fakultäten. Einige der Büsten gingen an die Ordinarien der Medizinischen Fakultät, darunter die Porträts von Hufeland, Johannes Müller und Albrecht von Graefe. Aber auch an der Charité selbst begann man bald, bedeutende Persönlichkeiten durch Stiftung eines Porträts zu ehren, sei es als Büste, Gemälde, Medaille oder durch Aufstellen eines Denkmals.

Das älteste Bildnis ist die Porträtbüste des Chirurgen Johann Nepomuk Rust (1775–1840), die 1820 von dem Bildhauer Carl Friedrich Wichmann (1775–1836) geschaffen wurde. Die meisten der dargestellten Persönlichkeiten waren Chirurgen, darunter die Begründer der Deutschen Chirurgischen Gesellschaft – das Gemälde von Ismael Gentz (1862–1914) und ein Teil der Marmorbüsten sind heute im Langenbeck-Virchow-Haus in der Luisenstraße zu sehen –, es folgten Anatomen, Professoren aus der Inneren Medizin, der Pathologie und der Augenheilkunde. Am häufigsten ist Rudolf Virchow porträtiert worden, gefolgt von Johannes Müller, Albrecht von Graefe, Robert Koch und Ferdinand Sauerbruch (1875–1951).

Die Stadt Berlin widmete dem berühmten Augenarzt Albrecht von Graefe ein Ehrenmal, das zu dessen 54. Geburtstag 1882 an der Ecke Luisenstraße/Schumannstraße feierlich enthüllt wurde. Es ist ein Werk des Bildhauers Rudolf Siemering (1835–1905); an der aufwendigen Gestaltung des gesamten Ensembles waren Architekten, Maler und Emaillemaler beteiligt. Mit seiner Errichtung wurde im öffentlichen Raum Berlins zum ersten Mal ein Arzt geehrt und es gilt daher als Beispiel früher bürgerlicher Denkmalskultur.

Die Denkmalaufstellung in den „Charité-Gärten auf dem großen runden Rasenplatz zwischen Sommerlazarett und Pathologie" begann Ende der 1880er Jahren mit der Stiftung einer Büste für den Chirurgen Adolf von Bardeleben (1819–1895) zu dessen 70. Geburtstag im Jahre 1889. Noch heute befindet sich das Denkmal nicht weit von seinem ursprünglichen Standort entfernt. Ihm folgten bis in die 1930er Jahre zwölf weitere Bronzeporträts, zumeist auf Sockeln aus rotem Granit. In der Zeit des Nationalsozialismus wurden die Denkmale der jüdischen Professoren entfernt und wahrscheinlich vernichtet. In den 1950er Jahren sind die vorhandenen Marmorbüsten Rudolf Virchows und Johannes Müllers vor dem Institut für Pathologie aufgestellt worden – wegen der Umweltschäden am Marmor wurde zunächst die Virchow-Büste in Bronze nachgegossen; das Porträt Johannes Müllers soll folgen. Später sind nur noch wenige Porträts entstanden, und mit der Aufstellung der von der Berliner Künstlerin Susanne Wehland (geb. 1943) im Jahr 1995 geschaffenen Gedenkstele für Rahel Hirsch (1870–1953), der ersten Professorin der Medizin in Preußen – nach Restaurierung 2008 an neuem Standort – fand die Bildnissammlung an der Charité ihren bisherigen Abschluss.

Diese vor allem im 19. und frühen 20. Jahrhundert verbreitete Art der Verehrung von Persönlichkeiten der Geschichte hat heute an Bedeutung verloren. Auch wenn sich die Sichtweisen gewandelt haben, sind solche Denkmale für viele Mitarbeiter wichtig – auch für ihre Identifikation mit der Charité. In der Kunstkonzeption für den historischen Campus der Charité wird daher der Versuch unternommen, diesem Anspruch gerecht zu werden und neue Formen der Darstellung zu finden.

2006 ist im Ergebnis eines eingeladenen Wettbewerbs die Arbeit >INVENTAR< des in Berlin lebenden Künstlers Thorsten Goldberg (geb. 1960) realisiert worden. Er gestaltete den mit Platanen bestandenen Vorplatz vor dem Gebäude der Medizinischen Kliniken zu einer Erinnerungsstätte an jene, deren Denkmale heute nicht mehr aufgestellt sind. In der Präsentation dazu heißt es unter anderem: „Er modelliert kein historisierendes Bild dieser in der Geschichte verloren gegangenen Personen, sondern gedenkt ihrer durch schlichte Namensnennung. […] So geht mit der Installation des >INVENTAR< die Aufstellung von abstrakten Büsten ohne Gesichtszüge einher. […] Das >INVENTAR< versteht sich weniger als Vervollständigung, denn als ein Hinweis auf die Lücken der Geschichte."

Literatur

Bergler, Andrea und Christine Brecht: Denkmale berühmter Mediziner und Politiker in den Gartenanlagen des Universitätsklinikums Charité in Berlin. Historisches Gutachten im Auftrag der Senatsverwaltung für Bauen, Wohnen und Verkehr. Berlin 1999

Brecht, Christine: Denkmale berühmter Mediziner und Politiker in den Gartenanlagen des Universitätsklinikums Charité in Berlin. Historisches Gutachten im Auftrag der Senatsverwaltung für Stadtentwicklung. Teil 2, Berlin 2001

Keune, Angelika: Gelehrtenbildnisse der Humboldt-Universität zu Berlin. Denkmäler, Büsten, Reliefs, Gedenktafeln, Gemälde, Zeichnungen, Graphiken, Medaillen. Berlin 2000

KunStstadtRaum, 21 Kunstprojekte im Berliner Stadtraum. Senatsverwaltung für Stadtentwicklung. Kunst am Bau. Berlin 2002

Online-Präsentation der Charité: http://denkmaeler.charite.de/site/

Straka, Barbara und Wolfgang Rüppel: Kunstkonzeption für die Charité, Universitätsklinikum – Medizinische Fakultät der Humboldt-Universität zu Berlin. Die Charité als Ort der Begegnung von Wissenschaft, Medizin, Geschichte und Kunst. Gutachten im Auftrag der Senatsverwaltung für Bauen, Wohnen und Verkehr. Berlin 1998

Kontakt:
Gerda Fabert
Charité – Universitätsmedizin Berlin
Charitéplatz 1
10117 Berlin
gerda.fabert@charite.de

10 Archiv für Kinder- und Jugendmedizin Berlin im Universitätsarchiv der Humboldt-Universität zu Berlin

Hedwig Wegmann

Das Kaiserin Auguste Viktoria Haus zur Bekämpfung der Säuglingssterblichkeit im Deutschen Reich (KAVH), wurde im Jahr 1909 gemeinsam von Kinderärzten, Medizinalbeamten und vom Kaiserhaus, speziell durch Kaiserin Auguste Viktoria (1858–1921), Ehefrau von Kaiser Wilhelm II (1859–1941), gegründet.

Von Anfang an betrieb das KAVH ein Archiv. Dieses wurde auch nach dem Zweiten Weltkrieg, als das Haus in Berlin-Charlottenburg zur Kinderklinik der Freien Universität Berlin wurde, weitergeführt. Die Kriegs- und Nachkriegswirren (Auslagerung und Zurückführung) machten es in den Jahren 1983/84 notwendig, das Archiv umfassend zu sichten und zu ordnen. Dennoch sind in der Zeit viele Unterlagen verloren gegangen. Ein erheblicher Wasserschaden in den 1980er Jahren zerstörte weitere Dokumente.

Nach Umzug der Kinderklinik in das Virchow-Klinikum in Berlin-Wedding, wurden 1995 einige größere Gegenstände wie zum Beispiel die Eiserne Lunge, Wärmelampen und Kinderbetten an das Institut für Geschichte der Medizin der Freien Universität abgegeben. Einige Jahre später kamen weitere Objekte aus der Sammlung an das Berliner Medizinhistorische Museum der Charité. Es handelt sich hierbei beispielsweise um Laborutensilien, Milchpumpen und Sterilisatoren.

Heute enthält das Archiv Krankenblätter aus den Jahren 1909 bis 1960 (Verlustquote von 10 %), Aufnahme- und Geburtenbücher, Veröffentlichungen aus der Klinik, einen umfangreichen Schriftwechsel zwischen Wissenschaftlern, Einrichtungen der Fürsorge, staatlichen und kommunalen Behörden, Firmen, Versicherungsträgern, Personalakten, Jahresberichte (1909–1934, 1964–1971), Aufzeichnungen von Kuratoriums- und Bausitzungen, Rechnungsbücher, Spendenlisten, einen großen Bestand von Fotos, viele pädiatrische und sozialwissenschaftliche Bücher und Zeitschriften sowie Nachlässe.

Die sorgfältige Aufarbeitung und Bereitstellung für die wissenschaftliche Arbeit ist Leonore Ballowitz (1923–1994), Leiterin der Neonatologie am KAVH, zu verdanken. Sie initiierte im Jahr 1986 die „Schriftenreihe zur Geschichte der Kinderheilkunde aus dem Archiv des Kaiserin Auguste Victoria Hauses (KAVH) – Berlin", in der zahlreiche Arbeiten zur Geschichte des Hauses publiziert wurden.

Seit 1990 sind die Bestände dreier pädiatrischer Archive in den Räumen des früheren KAVH in Berlin zusammengeführt worden: Es handelt sich um das Archiv des ehemaligen KAVH, das historische Archiv der Deutschen Gesellschaft für Kinderheilkunde und Jugendmedizin – DGKJ (bis 1991 am Institut für Geschichte der Medizin in Freiburg im Breisgau) und das Archiv der Gesellschaft für Pädiatrie der Deutschen Demokratischen Republik (bis 1990 an der Kinderklinik der Berliner Charité) sowie die gesamten Forschungsunterlagen zu den vertriebenen und deportierten jüdischen Pädiatern der NS-Zeit.

Mit der Fusionierung von Charité, Virchow-Klinikum und der Kinderklinik der Freien Universität, Standort Heubnerweg (KAVH), im Jahre 1995 gingen die Nutzungsrechte und damit auch das Eigentum am KAVH an die Kinderklinik der Charité über. Die Charité war zu diesem Zeitpunkt Teil der Humboldt-Universität zu Berlin (HUB). Somit entstand eine Zuständigkeit für das Archiv der HUB.

Die Vertreter der Historischen Kommission der DGKJ (Eduard Seidler, Ernst-Ludwig Grauel), der Leiter des Universitätsarchivs der HUB (Winfried Schultze) und das Berliner Medizinhistorische Museum der Charité beschlossen 2001/02, diesen Kernbestand der pädiatriehistorischen Forschung in Berlin nicht nur zu erhalten, sondern noch zu stärken. Durch Depositalverträge der HUB mit der DGKJ (2003), der Deutschen Gesellschaft für Kinderchirurgie (2005) und der Akademie für Kinderheilkunde und Jugendmedizin (2005) soll dieser Aktenbestand zusammen gehalten werden. Das Archiv der Kinder- und Jugendmedizin Berlin ist somit das Zentrum für die historische Pädiatrieforschung in Deutschland.

Literatur

Ballowitz, Leonore: Charakterisierung des Archivs. Schriftenreihe zur Geschichte der Kinderheilkunde aus dem Archiv des Kaiserin Auguste Victoria Hauses (KAVH). Berlin 1986, S. III–IV
Universitätsklinik Berlin, Hrsg.: 50 Jahre Kaiserin Auguste Victoria Haus. Sonderausgabe, Jubiläumsschrift. Berlin 1959

Kontakt:
Hedwig Wegmann
Eichborndamm 113
13403 Berlin
hedwig.wegmann@ub.hu-berlin.de

Anhang

Autorinnen und Autoren, Ansprechpartnerinnen und Ansprechpartner für die Sammlungen

Peter Bartsch, geb. 1937, Medizinstudium an der Humboldt-Universität zu Berlin, anschließend wissenschaftlicher Assistent am Physiologischen Institut der Charité. 1965 Promotion, 1971–1978 Leiter des Physiologischen Praktikums. 1976 Promotion B, seit 1980 Hochschuldozent. 1989–1995 Leiter der Neurophysiologischen Abteilung, 1996 a.pl.-Professor, Lehr- und Forschungstätigkeit. 1977 erstmalige Präsentation der historischen Instrumentensammlung. Ab 1995 Neukonzipierung der Präsentation, Entwicklung eines Sammlungskatalogs. Seit 2002 im Ruhestand

Gottfried Bogusch, geb. 1942, Studium der Biologie und Chemie in Göttingen und Freiburg. 1970 Promotion zum Dr. rer. nat. (Hauptfach: Zoologie). 1970 Wissenschaftlicher Mitarbeiter am Institut für Anatomie der Universität Regensburg. 1977 Habilitation zum Dr. med. habil., 1978 Berufung auf eine C2-Professur am Institut für Anatomie der FU-Berlin. 1996 C3-Professur am Institut für Anatomie der Charité, Leiter der AG Makroskopische Anatomie, Betreuung der Anatomischen Sammlung. 2007 Eintritt in den Ruhestand

Ulrich Creutz, geb. 1941, Studium der Biologie an der Martin-Luther-Universität Halle/Wittenberg. 1964 wissenschaftlicher Assistent am Institut für Anthropologie der Humboldt-Universität zu Berlin. 1972 Promotion zum Dr. rer. nat., 1969 staatliche Anerkennung als Museumstechniker. 1970 Leiter der Abteilung Ausstellungstechnik im Museum für Naturkunde. Ab 1975 Restaurierung und Fortführung der wissenschaftlichen Neuerfassung der Anthropologischen Rudolf-Virchow-Sammlung. Seit 1983 Kustos dieser Sammlung. 2006 Eintritt in den Ruhestand

Matthias David, geb. 1961, Medizinstudium an der Humboldt-Universität zu Berlin. 1989 Staatsexamen, Approbation und Promotion (Dr. med). 1991 wissenschaftlicher Mitarbeiter an der Klinik für Frauenheilkunde und Geburtshilfe der Charité, Campus Virchow-Klinikum. 1999 Facharzt für Frauenheilkunde und Geburtshilfe, seitdem Oberarzt. 2001 Habilitation (Privatdozent) für Frauenheilkunde und Geburtshilfe. Forschungsschwerpunkte: Versorgungsforschung/ Migration, Psychosomatik, Medizingeschichte sowie klinische Arbeiten zur Myomtherapie

Wolfram Donath, geb. 1958, Ausbildung zum Biologielaboranten und Studium zum Präparator für Naturwissenschaftliches Sammlungsgut an der Humboldt-Universität zu Berlin. 1990–1992 postgraduales Studium der Museologie ebenda. Seit 1983 biologisch-technischer Assistent und Fachpräparator am Institut für Mikrobiologie und Hygiene der Charité. 1982–2006 nebenamtliche Betreuung des dortigen Robert-Koch-Museums. Seit

2007 Entomologischer Präparator am Museum für Naturkunde (Leibniz-Institut für Evolutions- und Biodiversitätsforschung)

Gerda Fabert, geb. 1947, Studium der Biologie in Leipzig. Nach Forschungsstudium 1974 Promotion zum Dr. rer. nat. (Hauptfach: Zell- und Neurobiologie). Ab 1973 Tätigkeit als Wissenschaftliche Mitarbeiterin in der zentralen Koordinierung der biowissenschaftlichen und medizinischen Forschung des Hoch- und Fachschulwesens in Berlin. 1980 Wechsel an die Charité, seit 1990 wissenschaftliche Mitarbeiterin und Referentin im Dekanat der Medizinischen Fakultät der Charité

Eva-Maria Flegel, geb.1953, Pharmaziestudium an der Ernst-Moritz-Arndt-Universität in Greifswald. 1975 Staatsexamen und Diplom, 1975–1976 Apothekerin am Bezirkskrankenhaus Görlitz. 1976–1980 Apothekerin in Berlin, seit 1980 Krankenhausapothekerin in der Charité, ab 1989 Fachapothekerin. Bis 1998 Arbeitsbereichsleiterin der Forschungsversorgung am Campus Charité Mitte. Anschließend Sachgebietsleiterin für Qualitätssicherung / Einkauf und Disposition. 1988 Gründung der Sammlung Alte Arzneimittel, seit 1998 Beginn der Objekterfassung als Freizeitprojekt

Klaus von Fleischbein-Brinkschulte, geb. 1952, Studium der Germanistik und Geschichte an der Freien Universität Berlin. Seit 1989 Dokumentar am Institut für Geschichte der Medizin in Berlin, zuständig für Archivalien und die Bildersammlung des Instituts

Bert Flemming, geb. 1944, Handwerkerlehre in Roßlau, praktisches Jahr im Krankenhaus Mitte Berlin. 1965–1971 Medizinstudium an der Humboldt-Universität zu Berlin. Aspirantur und Promotion; seit 1971 wissenschaftlicher Assistent am Physiologischen Institut der Charité. 1978–2005 Leiter der Praktikums. Ab 1974 Laborleiter, seit 1991 Oberarzt. An den Sicherstellungen und Rekonstruktionen der Exponate der historischen Instrumentensammlung beteiligt. Seit 2008 im Ruhestand

Ulrike Folkens, geb. 1944, Ausbildung zur medizinisch-technischen Assistentin an der Medizinischen Akademie Lübeck. Ab 1967 medizinisch-technische Assistentin am Robert Koch-Institut in den Abteilungen Serologie/Immunologie, Medizinische Mykologie, Nationales Referenzzentrum Enterobacteriaceen. Parallel dazu Mitbetreuung von Museum und Mausoleum für Robert Koch. Ab 2002 hauptverantwortlich für Museum, Mausoleum und den Nachlass von Koch. 2007 Eintritt in den Ruhestand, seitdem ehrenamtlich Fortsetzung dieser Tätigkeit

Gunther Geserick, geb. 1938, Medizinisches Staatsexamen und Promotion 1962 an der Humboldt-Universität zu Berlin (HUB). Ab 1962 am Institut für Gerichtliche Medizin der Charité: 1967 Facharzt, 1973 Habilitation, 1977 Dozentur, 1984 o. Professur, 1993 Neuberufung (C4-Professur Rechtsmedizin). Längere Studienaufenthalte in Tokio und Olomouc. 1987–2003 Direktor des Instituts für Gerichtliche Medizin der HUB. 1991–1994 Prodekan für Forschung. Forschungsschwerpunkte: Forensische Genetik, Spurenkunde, Traumatologie und Alterdiagnostik

Sven Hartwig, geb. 1976, Medizinstudium an der Humboldt-Universität zu Berlin. Seit 2004 Assistenzarzt am Institut für Rechtsmedizin der Charité. 2004 Promotion (Dr. med.)

zu einem forensisch-toxikologischen Thema. Seit 2009 Facharzt für Rechtsmedizin und Oberarzt, unter anderem zuständig für die Bereiche Lehre und Qualitätsmanagement

Roland Helms, geb. 1965, Studium der Pharmazie, Geschichts-, Religions- und Bibliothekswissenschaften an der Freien Universität Berlin und der Humboldt-Universität zu Berlin. Seit 2001 freischaffender Historiker und Ausstellungskurator, unter anderem freier wissenschaftlicher Mitarbeiter am Berliner Medizinhistorischen Museum der Charité. Kurator und Koordinator zahlreicher Ausstellungen, meist mit medizinhistorischem Hintergrund

Evelyn Heuckendorf, geb. 1960, Studium der Fachrichtung Medizinisch-morphologische Präparationstechnik ab 1978 an der Medizinischen Fachschule der Universität Leipzig. Seit 1981 Ingenieurin für medizinische Präparationstechnik am Institut für Anatomie der Charite, Betreuung der Anatomischen Sammlung

Ute Hornbogen, geb. 1952, Mitarbeit an nationalen und internationalen Ausstellungsprojekten (1974–1991) im Zentrum für Kunstausstellungen, Berlin. 1981–1986 Studium der Kunstgeschichte, Ästhetik und Kulturwissenschaften an der Humboldt-Universität zu Berlin. 1992–1997 wissenschaftliche Mitarbeiterin in verschiedenen Berliner Galerien, Leiterin internationaler Ausstellungsprojekte. 1998–2000 freiberufliche Tätigkeit unter anderem für die Schinkel'sche Bauakademie. Seit 2000 Chefsekretärin am Institut für Mikrobiologie und Hygiene der Charité

Beate Kunst, geb. 1968, Studium der Biologie in Marburg, Belo Horizonte (Brasilien) und Göttingen. 1996 Wissenschaftliche Mitarbeiterin an der Technischen Universität Dresden, Fachbereich Biologie. 1997 Volontariat und anschließend wissenschaftliche Mitarbeit am Deutschen Hygiene-Museum, Dresden. 2001 Online-Redakteurin an der Medizinischen Hochschule Hannover, Abteilung Presse- und Öffentlichkeitsarbeit. Seit 2002 wissenschaftliche Mitarbeiterin und Kuratorin im Ausstellungsbereich am Berliner Medizinhistorischen Museum der Charité

Petra Lennig, geb. 1955, Studium der Philosophie und Wissenschaftsgeschichte an der Humboldt-Universität zu Berlin. 1990 Promotion (Dr. phil.) mit einer historisch angelegten Dissertationsschrift zu einem Thema im Schnittbereich von Medizin, Physik und Philosophie. 1980–1997 wissenschaftliche Assistentin am Institut für Geschichte der Medizin der Charité. Seit Gründung des Berliner Medizinhistorischen Museums der Charité im Jahr 1998 wissenschaftliche Mitarbeiterin und Kuratorin im Ausstellungsbereich; Mitte 1998 bis Mitte 2000 kommissarische Leitung des Museums

Ilona Marz, geb. 1943, Studium der Stomatologie an der Humboldt-Universität zu Berlin. Seit 1979 Wissenschaftliche Mitarbeiterin in der Poliklinik für Konservierende Stomatologie an der Zahnklinik der Charité. 1983 Promotion zum Dr. med., Abschluss der Fachzahnarztausbildung und Anerkennung als Fachzahnärztin für Allgemeine Stomatologie. Von 1986 bis zum Eintritt in den Ruhestand 2008 Wissenschaftliche Mitarbeiterin am Institut für Geschichte der Medizin in Berlin

Thomas Schnalke, geb. 1958, Studium der Medizin in Würzburg und Marburg. 1985 medizinisches Staatsexamen, 1987 Promotion (Dr. med.), ab 1988 wissenschaftlicher

Assistent am Institut für Geschichte der Medizin der Universität Erlangen-Nürnberg, 1993 Habilitation für Geschichte der Medizin. 2000 Berufung auf die Professur für Geschichte der Medizin und Medizinische Museologie an der Medizinischen Fakultät Charité der Humboldt-Universität zu Berlin, verbunden mit der Leitung des Berliner Medizinhistorischen Museums der Charité

Hedwig Wegmann, geb. 1954, Studium der Neueren Geschichte und Erziehungswissenschaft an der Technischen Universität Berlin. Seit 1999 Betreuung des Archivs für Kinder- und Jugendmedizin Berlin

Navena Widulin, geb. 1972, Ausbildung ab 1988 zur Arbeitshygieneinspektorin, 1991–1992 Ausbildung zur Medizinischen Präparatorin. Seit 1993 am Institut für Pathologie der Charité, Campus Mitte. Seit 1998 konservatorische Betreuung der pathologisch-anatomischen Präparatesammlung sowie der Modell- und Wachsmoulagensammlung am Berliner Medizinhistorischen Museum der Charité, Koordinatorin und Kuratorin im Ausstellungsbereich

Andreas Winkelmann, geb. 1963, Studium der Medizin in Münster und Freiburg. 1992 Promotion (Dr. med.), anschließend verschiedene ärztliche Tätigkeiten. Aufbaustudium der Medical Anthropology in London 1998/99 (MSc.), Facharzt für Anatomie 2004. Seit 2001 am Centrum für Anatomie der Charité – Universitätsmedizin Berlin, seit 2007 dort Leiter der Abteilung Lehre und Fortbildung mit Zuständigkeit für die Anatomische Sammlung. Publikationen zur Ausbildungsforschung und zur Medizingeschichte sowie Lehrbuchbeiträge

Wilfried Witte, geb. 1965, Studium der Geschichte, Philosophie, Publizistik, Medizingeschichte 1987–1993 in Berlin (M.A.). 1994–2002 Medizinstudium in Heidelberg und Berlin, 2004 Approbation und Promotion (Dr. med.). 1997 Wissenschaftlicher Angestellter am Institut für Geschichte der Medizin der Universität Heidelberg. 2003/04 Arzt im Praktikum, ab 2004 Assistenzarzt in Templin und Berlin. Seit 2007 an der Charité, Campus Benjamin Franklin. 2009 Facharzt für Anästhesiologie. Seit 2009 anästhesiologische Forschung mit medizinhistorischer Methodik

Personenregister

Adolf von Schweden,
 König von Schweden 210
Althoff, Friedrich 189, 195
Anders, Hans 239
Arlt, Ferdinand von 128
August I., König von Sachsen 123
Auguste Viktoria, Kaiserin von Deutschland 273
Axhausen, Georg 242

Bach, Erich 210
Ballowitz, Leonore 273
Bardeleben, Adolf von 270
Bartisch, Georg 120, 121
Bastian, Adolf 95
Bechtel, A. 199
Behring, Emil von 71
Beireis, Gottfried Christoph 88–90
Bénèche, Louis 135
Bergmann, Ernst von 37, 269
Bernstein, Johann Gottlieb 245
Bigelow, Henry 141
Birck, J. G. 117
Bismarck, Otto von 71, 157, 162–169, 174
Bois-Reymond, Emil du 187, 190, 253
Borns, Gustav Jacob 193
Bozzini, Philipp 135–137
Braune, Wilhelm 135
Broca, Paul 51, 93, 94
Brüninghausen, Joseph Hermann 150
Bumm, Ernst 262
Busch, Dietrich Wilhelm Heinrich 262
Busch, Friedrich 108–110, 113, 114, 242
Busch, Johann David 150

Calchaquí, Juan de 59
Casaamata, Joannis Virgilius 123
Casper, Leopold 138
Castan, Gustave 25
Castan, Louis 25, 194, 197
Catt, Heinrich de 80
Chamberlen, Hugh 149, 150
Chamberlen, Peter 149
Chamberlen, William 149
Cheselden, William 124

Civiale, Jean 141
Critchett, George 125
Curtis, Philippe 194

David, Heinz 239
Deicke, Wilhelm Heinrich 135
Desmarres, Louis Auguste 120, 122, 128
Desormeaux, Antonin Jean 135, 137
Dieck, Wilhelm 45, 46, 114, 199, 242
Diepgen, Paul 241, 244
Dietel, Manfred 239, 240
Domagk, Gerhard 267
Donders, Frans Cornelis 248, 249
Dujardin, Felix 225
Duncker, Franz 163

Ecker, Alexander 192
Ehrlich, Paul 71
Elisabeth Christine, Königin von Preußen 89
Engelmann, Theodor Wilhelm 253
Eulenburg, Botho von 167

Fauchard, Pierre 111
Ferrini, Giuseppe 191
Fick, Rudolf 201–203, 208, 209
Fincke, Max 195
Fischer, Eugen 58
Fontana, Felice 191
Forckenbeck, Max von 163
Friedrich II. (Friedrich der Große), König von
 Preußen 80
Friedrich III., Kaiser von Deutschland 166
Friedrich Wilhelm I., König von Preußen 79,
 80, 252
Friedrich Wilhelm III., König von Preußen
 251
Friedrich Wilhelm IV., König von Preußen
 162, 186
Friedrich Wilhelm von Brandenburg
 (Der Große Kurfürst) 251
Frohse, Fritz 197, 198
Froriep, Robert 240

Gaffky, Georg 76
Galli, Giuseppe 43

Gegenbaur, Carl 193
Gentz, Ismael 270
Goethe, Johann Wolfgang von 35, 36, 88
Goldberg, Thorsten 270
Görl, Leonhard 138, 139
Graaf, Regnier de 81
Grabow, Wilhelm von 166, 171
Graef, Gustav 72, 77
Graefe, Albrecht von 117, 118, 120, 122, 125–130, 248, 249, 269, 270
Greeff, Richard 29–31, 33, 34, 37
Griesinger, Wilhelm 269
Grimm, Hans 58
Großholtz, Marie 194
Grünfeld, Joseph 137
Guerini, Vincenzo 45, 46, 48

Haeckel, Ernst 193
Haensch, Hermann 232
Hagens, Gunther von 212, 213
Halberstädter, Ludwig von 30
Halske, Johann Georg 253
Hamberger, Georg Erhard 79
Hamilton, Emma (Lady Hamilton) 112
Harig, Georg 260
Harndt, Ewald 242
Hartmann, Robert 190
Hartwig, Paul 136, 137–139, 142, 144
Harvey, William 81, 85
Hebra, Ferdinand von 36
Heister, Lorenz 150
Helmholtz, Hermann von 71, 248, 254, 269
Henle, Jakob 225
Henning, Julius von 165–168
Herbst, Gustav 225, 226
Hertwig, Oskar 190
Heubner, Otto 269
Hildebrand, Adolf von 269
Hilton, John 225
Hirsch, Rahel 270
Hirschberg, Julius 117, 122, 125
Hirschmann, Georg 136
Hirschmann, Wilhelm 253
His, Wilhelm 193, 198
Hopwood, Nick 193
Hufeland, Christoph Wilhelm 269
Hyrtl, Joseph 86

Imhotep 243
Israel, Oscar 37

Jaeckel, Willi 269
Jaeger, Eduard 128, 129

Jaeger, Friedrich 129
Jagor, Fedor 99
Jahr, Rudolf 134, 245
Jasmand, Bernhard 242
Jüngken, Johann Christian 120

Kaiserling, Carl 189, 198, 199
Kant, Emmanuel 252
Kasten, Heinrich 24, 25
Katharina II., Zarin von Russland (Katharina die Große) 89
Keibel, Franz 198
Kettler, Louis-Heinz 239
Keudell, Robert von 165, 166
Kirsche, Walter 209
Kitasato, Shibasaburo 69, 71, 73–75, 77
Kleist-Retzow, Hans von 166
Klimsch, Fritz 269
Koch, Hedwig 71, 75, 76, 257, 259, 260
Koch, Robert 69, 71, 73–77, 257–260, 269, 270
Kolbe, Georg 269
Kolbow, Fritz 24, 25, 27, 28, 31, 33, 36, 37
Koller, Karl 120
Kopsch, Friedrich 200
Kraatz, Helmut 262
Kraus, Friedrich 269
Krietsch, Peter 239
Kristeller, Samuel 147, 148, 150, 151, 153–155
Kruber, Johann Julius 90
Küchenmeister, Friedrich 224, 226, 227, 229
Kutner, Robert 199, 245

Langenbeck, Bernhard 108, 174
Langerhans, Paul sen. 163
Lassar, Oskar 24, 37
Latsch, Friedrich Wilhelm August 106, 107
Lautenschläger 74
Leber, Theodor 248
Lederer, Hugo 269
Leidy, Joseph 225
Leiter, Joseph 135
Lesser, Edmund 27, 37
Leuckart, Rudolf 226, 227, 230, 233
Levret, André 150, 262
Lewald, Theodor 198
Lieberkühn, Johann Nathanael 79–89
Liebermann, Max 269
Liebreich, Richard 117
Liman, Carl 265
Loewe, Ludwig 171

Personenregister

Loewenstein, Heinrich 134, 136, 138
Lopez, José F. 58
Lubarsch, Otto 58, 239
Luschan, Felix von 197, 246, 247
Luschka, Hubert von 225, 226
Lutter, August 117

Mackenzie, William 122
Maggiolo, J. 112
Malpighi, Marcello 81, 86
Martens, Franz Heinrich 35
Martin, Eduard 154, 262
Mauriceau, François 149
Mayer, Carl 261
Meckel von Hemsbach, Johann Heinrich 240
Meesmann, Alois 30
Meigen, Johann Wilhelm 225
Mette, Alexander 242
Mex, Paul 110
Middeldorpf, Albrecht Theodor 142
Möbius, Karl 190
Molotow, Wjatscheslaw Michajlowitsch 210
Mommsen, Theodor 163
Motte, Guillaume de la 150
Müller, Friedrich 202
Müller, Johannes 186, 225, 251, 253, 254, 269, 270
Mutsuhito (*Meiji-Tennō*), Kaiser von Japan 72

Naegele, Franz Carl 150, 153
Natzmer, C. E. 166
Neher, Erwin 253
Nelson, Horatio (Lord Nelson) 112
Nitze, Maximilian 133–140, 142–144, 243, 245
Noster, Ludwig 269

Oberdoerster, Fritz 210
Ogai, Mori 69, 71
Orth, Johannes 239, 240
Owen, Richard 225, 233

Pagenstecher, Karl 165
Paget, James 225, 233
Palfyn, Johann 147, 150
Paré, Ambroise 124, 149
Paulus von Ägina 26
Pellier, Jean-Henri 122, 123
Peters, Wilhelm 187
Pfaff, Philipp 111
Phoebus, Philipp 240
Pieck, Wilhelm 210
Polscher, Walter 43–45, 48

Prokop, Otto 265
Prowazek, Stanislaus von 30
Purkyně, Jan 192
Puttkammer, Bernhard von 165

Railliet, Alcide-Louis-Joseph 225
Rauch, Christian Daniel 194, 269
Reichert, Karl Bogislaus 186, 187, 189, 190
Reinhardt, Benno 240
Reiß, Wilhelm 92, 96–98
Riedel, Johan Gerard Friedrich 99
Roloff, Christian Ludwig 89
Roon, Albrecht von 165–167
Rössle, Robert 239
Rowlandson, Thomas 112
Rubner, Max 254
Rückert, Johannes 199, 203, 212
Rudolphi, Carl Asmund 89, 251, 269
Rust, Johann Nepomuk 270
Ruysch, Frederik 19, 35, 81

Sabatnik 129
Sakmann, Bert 253
Sauerbruch, Ferdinand 270
Schaarschmidt, August 81
Schmarje, Walther 197
Schmidt, Georg Friedrich 80
Schmitz, Bruno 198
Schröder, Carl 154
Schröder, Hermann 242
Schultze-Seemann, Fritz 246
Schulze, Franz Eilhard 190
Schulze-Delitzsch, Hermann 163
Schweigger, Theodor 117
Scurla, Herbert 97
Ségalas, Pierre 137
Seifert, Adolf 190, 194–201, 208
Seifert, Anton 177
Seifert, Dietrich 212, 213
Seifert, Günther 196, 208, 209
Seifert, Otto 177, 181, 194, 196, 197, 201–210, 212
Seifert, Paul 177, 196, 197, 200, 201, 208
Seifert, Rudolf 200, 208
Seitz, Gustav 269
Semmelweis, Ignaz 150
Siebold, Adam Elias von 261
Siebold, Carl Casper von 262
Siebold, Carl Theodor Ernst von 225
Siebold, Eduard von 261, 262
Siemering, Rudolf 270
Simon, Gustav 135

Simon, Heinz 239
Skarbina, Franz 269
Skramlik, Emil von 254
Smellie, William 150
Sommer, Marcus 212
Spieker, Paul Emanuel 257
Steger, Franz Josef 198, 199
Stieve, Hermann 202–209, 212
Stoeckel, Walter 262
Strauch, Curt 247
Struck, Heinrich 71
Stübel, Alphons 92, 96–98
Sudhoff, Karl 1
Susini, Clemente 191
Swammerdam, Jan 81

Teichmann, Ludwig 203
Tieck, Ludwig 194
Tiedemann, Friedrich 225
Torquemada, Juan de 100
Tschudi, Johann Jacob von 59

Vargas, Getúlio 204
Vargas, Luthero 204, 205
Vesalius, Andreas 241
Virchow, Hans 195, 200, 242
Virchow, Rosalie 170

Virchow, Rudolf 11, 27, 35, 37, 51, 58, 71, 91, 93, 96, 98, 157–159, 161–172, 174, 187, 190, 194, 219, 220, 226–233, 237–241, 246, 247, 252, 257, 269, 270
Vogel, Hugo 269
Volger, Luise 36

Waldau, Adolph Emil Ernst 117, 122
Waldeyer, Anton 209
Waldeyer, Wilhelm 189, 190, 195, 197, 198, 201, 203, 209, 251, 252
Walter, Friedrich August 239, 251
Walter, Johann Gottlieb 239, 251
Weber, Adolph 117, 118
Wehland, Susanne 270
Wichmann, Carl Friedrich 270
Wickersheimer, Jean 186–191, 194, 195
Wilcke, Günter 206, 210, 211
Wilhelm I., König von Preußen 163
Wilhelm II., Kaiser von Deutschland 273
Wilms, Robert 186, 190
Winau, Rolf 243
Wustmann, Ingrid 247

Zavaleta, Guillermo 59
Zenker, Friedrich Albert von 231, 233
Ziegler, Adolf 192–194, 212
Ziegler, Friedrich 193, 194, 198, 199, 212